ATMUNGS-
PATHOLOGIE UND -THERAPIE

VON

DR. LUDWIG HOFBAUER
ERSTE MEDIZINISCHE UNIVERSITÄTSKLINIK IN WIEN
(VORSTAND: PROF. K. F. WENCKEBACH)

MIT 144 TEXTABBILDUNGEN

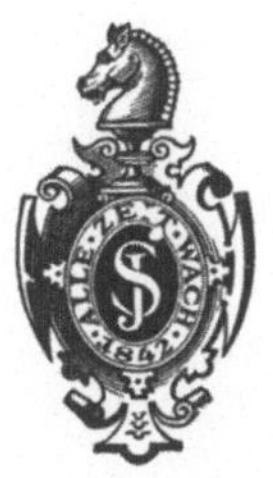

BERLIN
VERLAG VON JULIUS SPRINGER
1921

ISBN-13: 978-3-642-89861-7 e-ISBN-13: 978-3-642-91718-9
DOI: 10.1007/978-3-642-91718-9

Softcover reprint of the hardcover 1st edition 1921

Inhaltsübersicht.

Atmungspathologie.

Allgemeiner Teil.

Spezieller Teil.

Atmungstherapie.

Allgemeiner Teil.

Spezieller Teil.

„Im Atemholen sind zweierlei Gnaden,
Die Luft einziehen, sich ihrer entladen."
Goethe.

Atmungspathologie.

Allgemeiner Teil.

I. Physiologische Grundlagen.

Aron: Virchows Archiv **126**, 520; **160**, 226.
Aschenbrandt: zit. nach Kayser.
Bloch: Nasenatmung. Zeitschr. f. Ohrenheilk. **18**.
— Pathologie und Therapie der Mundatmung. Wiesbaden 1889.
Bohr: Deutsches Archiv f. klin. Med. **88**.
— Skand. Archiv f. Physiol. **22**, 236. 1891.
Boruttau: Archiv f. d. ges. Physiol. **84**, 388.
— Nagels Handb. d. Physiol. **1**.
Brauer: Über Pneumothorax. Univ.-Progr. Marburg 1906.
Bruns: Deutsches Archiv f. klin. Med. **107**.
Bürker: Archiv f. d. ges. Physiol. u. Pathol. **82**.
Buttersack: Berl. klin. Wochenschr. 1902.
Camp, de la: Zeitschr. f. klin. Med. 1903, II.
Chilaiditi: Soc. de Radiol. med. de Paris 1910, Decembre.
Cloetta: Archiv f. experim. Pathol. u. Pharmakol. 1912, 1914, **76**, 125.
— Archiv f. klin. Chir. **98**, 836.
Drachter: Münch. med. Wochenschr. 1919, Nr. 18.
Ebert: Archiv f. experim. Pathol. u. Pharmakol. **75**, 391.
Eppinger u. Wagner: Wagners Archiv f. inn. Med. **1**, 139.
Falk, zit. nach Kisch in Eulenburg-Samuel: Allg. Ther. I, 651.
Fuld: Archiv f. Entwicklungsmech. **11**.
Gebhardt: Verh. d. deutsch. Ges. f. orthop. Chir., Beilage z. Zeitschr. f. orthop. Chir. **27** (Literatur).
Groedel: Herzgröße, Zeitschr. f. klin. Med. **70**, 46.
Haldane u. Smith: Journ. of Physiol. **22**, 231. 1897.
Hamburger: Dubois-Engelmanns Archiv f. Phys. 1896, 302.
Hasse: Archiv f. Anat. (u. Physiol.) 1886, 185; 1914, II/III.
— Jahrb. f. Kinderheilk. **69**, 625.
Henriquez: Skand. Archiv f. Physiol. **4**, 194.
Hofbauer: Mitteil. a. d. Grenzgeb. d. Med. u. Chir. **24**.
— Zeitschr. f. phys. u. diät. Ther. **17**.
— Zeitschr. f. klin. Med. **59**.
— Zeitschr. f. experim. Pathol. u. Ther. **5**.
— Med. Klin. 1913, 28; Berliner klin. Wochenschr. 1913, 49.
— Wiener klin. Wochenschr. 1907, 3.
Holzknecht u. Hofbauer: Holzknechts Mitteil. II, Jena 1907.
— — Zeitschr. f. klin. Med. **70**, 3/4.
Hutchinson: Med. chir. Transact. **29**.

Jamin: (Stand und Bewegung des Zwerchfells) 23. Kongr. f. inn. Med. 1906, 566.
Jansen: Mitt. a. d. Grenzgeb. d. Med. u. Chir. **25**, 916.
Kaiser K. F. L.: Zeitschr. f. phys. u. diät. Ther. **17**.
Kayser: Nasen-Mundatmung. Archiv f. d. ges. Physiol. u. Pathol. **41**, 127; **47**, 543.
— Zeitschr. f. Ohrenheilk. 1890, 96.
Keith: Proc. of the Anat. 1903, May; Journ. of Anat. and Phys. **39**. 1905.
Kreuzfuchs: Münch. med. Wochenschr. 1912, 80; Wien. klin. Wochenschr. 1919. 635.
Ledderhose: Mitt. a. d. Grenzgeb. d. Med. u. Chir. **15**.
Leon: Materialprüfungswesen. Vortr. d. Ver. z. Verbr. naturw. Kenntn. Wien **51**.
Lichtheim: Archiv f. experim. Pathol. u. Pharmakol. **10**.
Liebermeister: Centralbl. f. allg. Pathol. u. pathol. Anat. 1907, 646.
Litten: Deutsche med. Wochenschr. 1892, 273; Deutsche Ärzteztg. I, Nr. 1.
Löwy: Archiv f. d. ges. Physiol. u. Pathol. **42**.
Löwy u. Gerhartz: Archiv f. d. ges. Physiol. **155**.
Maar: Skand. Archiv f. Physiol. **13**, 269.
Melchior (Bauchdruck): Berl. klin. Wochenschr. 1919, 1201.
Meltzer: Journ. of Phys. 1892.
— u. Auer: Journ. of experim. Med. **12**.
Minkowski: Pathologie der Atmung in Krehl-Marchands Handb. d. allg. Pathol.
Moriz: Zeitschr. f. Biol. **32**.
Müller (Lehe): Zeitschr. f. Ohrenheilk. **73**, 309.
Paulsen: Nasenatmung. Sitzungsber. d. k. k. Akad. d. Wiss., Wien **85**/3.
Plesch: Zeitschr. f. experim. Pathol. u. Ther. **13**.
Popielski: Sekret-Innervation der Nebennieren. Archiv f. d. ges. Physiol. **170**, 245.
Pütter: Intrapulmonaler Sauerstoffverbrauch. Zeitschr. f. klin. Med. **73**, 342.
Ransome: Med. chir. Transact. **56**.
Reichert: Amer. Textbook of Phys. **1**. 1900.
Rethi: Sitzungsber. d. k. k. Akad. d. Wiss., Wien **109**/3.
Roux: Archiv f. Anat. (u. Phys.) 1883, 1885; Ges. Abhandl. üb. Entwicklungsmechanik, Leipzig 1895.
— Zeitschr. f. orthop. Chir. **4**.
Sajous: Int. secret. a. princ. of medic. Philadelphia 1903 I, New York med. Journ. **111**, 265.
Schenk: Innervation der Atmung. Ergebn. d. Physiol. **7**. 1908.
Schiefferdecker: Archiv f. d. ges. Physiol. **139**, 423.
Schiele: Zeitschr. f. klin. Med. **76**, 391.
Schreiber: Dtsch. Archiv f. klin. Med. **33**.
Seemann: Exspirat. wirkende Atemreflexe, Archiv f. d. ges. Physiol. **91**, 313.
Sibson: Med. chir. Transact. **31**.
Siebeck u. Borkowski: Wasserausscheidung d. d. Lungen, Dtsch. Archiv f. klin. Med. **131**, 55.
Skoda: Zeitschr. d. k. k. Ges. d. Ärzte zu Wien **9**/1. 1853.
Stewart: Manual of Phys. 1900, 242.
Tar: Dtsch. med. Wochenschr. 1917, Nr. 51; Zeitschr. f. Tuberkulose **31**, 84.
Tendeloo: Ursachen der Lungenkrankheiten. Wiesbaden 1902.
Tiedemann u. Gmelin: zit. nach Buttersack.
Tigerstedt: Lehrb. d. Physiol. d. Menschen, Hirzel, Leipzig.
Traube: Ges. Abhandl. **2**, 982.
Wawrziniok: Handb. d. Materialprüfungswesens, Springer, Berlin 1918.
Weber: Besitzen d. Lungen Vasomotoren? Archiv f. (Anat. u.) Physiol. 1910, Suppl. 391!!, 1914, 5/6.
Weisker: Schmidts Jahrb. **219**, 27.
Wenckebach: Atmung und Kreislauf. Volkmanns Kl. Vortr., N. F. 465, 466.
— Wagners Archiv f. inn. Med. **1**, 1.
Zeltner: Jahrb. f. Kinderheilk. **78** Ergänzungsh.
Zuntz: Intrapulmonaler Sauerstoffverbrauch. Zeitschr. f. klin. Med. **74**, 347.
Zwardemaaker: Zur Physiologie des Geruches. Engelmann, Leipzig 1895.

A. Die Atembewegung.

a. Zweck.

Der Zweck der Atembewegung ist vornehmlich die Aufnahme von Sauerstoff, sowie die Abgabe von Kohlensäure. Diesem Zweck dienen fast ausschließlich die Lungen. Die Hautatmung ist von so geringer Bedeutung, daß sie füglich vernachlässigt werden kann.

Über die Triebkräfte des intrapulmonalen Stoffwechsels herrscht gegenwärtig noch keineswegs Übereinstimmung unter den Autoren. Im allgemeinen überwiegt die Ansicht, daß der respiratorische Stoffwechsel durch den Ausgleich der zwischen Luft und Blut bestehenden Differenz in der Spannung der Kohlensäure resp. des Sauerstoffs, also als Folge einfacher Diffusion zustande kommt (Zuntz und Löwy).

Bohr, sowie Haldane und Smith hingegen kommen auf Grund ihrer Versuche zu dem Resultat, daß auch andere Mechanismen hierbei im Spiele sein müssen, und zwar denkt Bohr an eine sekretorische Tätigkeit der Alveolarwand, welcher eine aktive Sauerstoffaufnahme und Kohlensäureabgabe entspreche. Zugunsten dieser Annahme eines nicht bloß den Gesetzen der Diffusion gehorchenden Gasaustausches sprechen nicht nur Erfahrungen des genannten Autors, sondern insbesondere die Versuchsresultate von Henriquez und Maar, welche nachweisen konnten, daß die Größe des Gaswechsels, vornehmlich die der Sauerstoffaufnahme unter dem Einflusse des N. vagus steht. Nach Eppinger und Wagner hat sogar die Lunge „nicht nur für die Regulierung der Blutgase zu sorgen, sondern nimmt wahrscheinlich auch teil am intermediären Stoffwechsel und muß man mit der Möglichkeit rechnen, daß auch unter physiologischen Verhältnissen die Milchsäure im Lungenkreislauf eine Modifikation erfahren dürfte“.

b. Ursache.

Für die Atembewegung des ruhenden Körpers kommt als auslösender Reiz in erster Linie die Kohlensäure in Betracht. Aber nicht sie allein ist das wirksame Agens. Auch der Sauerstoffmangel spielt dabei eine gewisse Rolle, jedoch nicht an sich, sondern nach der von Pflüger ausgesprochenen Ansicht nur insoferne, als er zur Bildung von leichtoxydablen Stoffen führt, die im Blute kreisen und erst den eigentlichen direkten Atemreiz darstellen. Ihre Wirksamkeit verdanken solche Stoffe, die auch in erheblichem Maße bei der durch angestrengte Muskeltätigkeit bewirkten Arbeitsdyspnöe in den Muskeln gebildet werden, ihren sauren Eigenschaften. (Geppert und Zuntz, A. Löwy).

Betreffs der Genese des Atemrhythmus (Automatie) s. S. 79.

c. Form.

1. Einatmung.

Die Erneuerung der Luft vollzieht sich, wie bekannt, während der Einatmung, und zwar infolge einer Druckerniedrigung im Brustraume. Dieser erfährt nämlich entsprechend der lediglich durch Muskelkräfte besorgten Entfernung der Brustkastenwände vom Thoraxmittelpunkt eine Erweiterung, die wieder zu einer Verdünnung der dort befindlichen Luft und somit zu einer Druckerniedrigung führt. Allein die Entfernung der Brustwandabschnitte vom Thoraxzentrum ist bei der Einatmungsbewegung fast niemals in allen Teilen eine gleichmäßige. Vielmehr bewegen sich, wie Sibson, Ransome, Hutchinson durch Messung der respiratorischen Ausschläge konstatieren konnten, bei der ruhigen unbeeinflußten Atmung fast ausschließlich die kaudalen Anteile des Thorax, in erster Linie das Zwerchfell, während die oberen, kephalen Brustwandabschnitte nahezu vollkommen ruhig stehenbleiben.

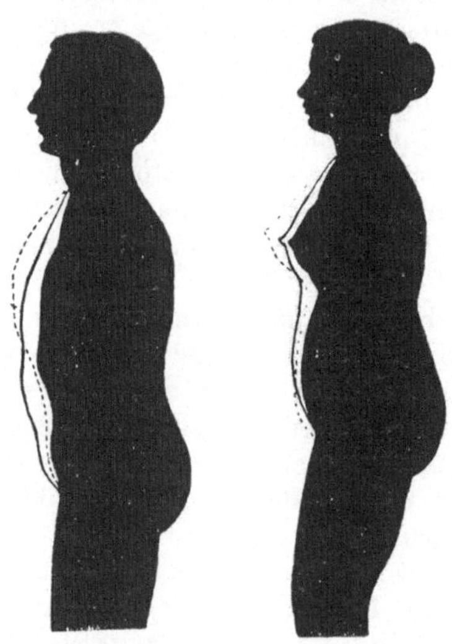

Abb. 1. Schematische Darstellung der respiratorischen Brust- und Bauchwandbewegung (nach Hutchinson).
Die vordere Schattenbegrenzung veranschaulicht den Stand am Ende der Ausatmung.
Die ausgezogene Linie veranschaulicht den Stand am Ende der ruhigen Einatmung.
Die gestrichelte Linie veranschaulicht den Stand am Ende der vertieften Einatmung.

Im Gegensatze hiezu wird bei vertiefter Atmung das Plus an Einatmungskräften nahezu lediglich von den an den oberen Brustkastenpartien sich ansetzenden Muskeln geleistet, so daß nur die oberen Thoraxabschnitte hierbei zu stärkerer Tätigkeit herangezogen werden, während die unteren eher eine Herabsetzung ihrer respiratorischen Leistung zeigen.

Am augenfälligsten erscheinen diese funktionellen Unterschiede bei ruhiger und tiefer Atmung auf den Hutchinsonschen Bildern dargestellt[1]) (s. Abb. 1).

[1]) Kreuzfuchs vermutet „physiologischen Antagonismus der Atmung der Spitzen und der basalen Anteile der Lungen", weil er ein „Hellerwerden" der Lungenspitzen beim Summen, ein Dunklerwerden beim tiefen Inspirium radiologisch feststellen und die Kontrastwirkung als alleinige Ursache ausschließen zu können glaubt, geht aber mit dieser Annahme wohl zu weit. Beim Husten freilich (und ebenso bei pressendem Summen) kommt es in der Tat zu einer Aufhellung der Spitzenfelder, nicht aber beim ruhigen Atmen. Infolge der Wirkung der Bauchmuskulatur wird bei den erwähnten Atemvariationen die in den basalen Partien vorhandene Luft plötzlich unter Druck gesetzt, kann, wegen des Glottisschlusses (resp. der engen Glottis) nicht entweichen und wird in die kephalen Lungenteile gepreßt.

Dieselben zeigen zwar gleichsinnige Bewegungen bei Mann und Weib, aber das männliche Zwerchfell ist intensiver tätig als das weibliche, was de la Camp schon beim vierjährigen Kinde nachzuweisen vermochte. Auf diesen graduellen Unterschied führt Schiefferdecker die Differenz in der Faserdicke des Zwerchfells beim Mann und Weib zurück. Scheinbar im Gegensatze zu den Ermittlungen von Sibson, Ransome und Hutchinson ergaben die Röntgenuntersuchungen von Holzknecht und Hofbauer eine bedeutende Verstärkung der Zwerchfellbewegungen bei Atmungsvertiefung und eine dauernde Annäherung des Organs an seine Inspirationsstellung (s. Abb. 38). Diese Verschiedenheit in den Versuchsresultaten wird bei Berücksichtigung der eigentümlichen Zwerchfellstatik leicht verständlich. Der Antagonist der Zwerchfellmuskulatur (die Bauchwandmuskeln) besorgt keineswegs nach starker Beanspruchung des Diaphragmas eine Rückbeförderung desselben in seine bei ruhiger Atmung innegehabte Mittellage, weil die Bauchmuskulatur bei ruhiger Atmung für respiratorische Zwecke nicht herangezogen wird, dieser Innervationsweg mithin nicht gebahnt ist (vgl. S. 8). Überdies unterstützt den Effekt der Zwerchfellmuskulatur die Schwerkraft ganz wesentlich. Die großen Bauchdrüsen und auch der sonstige Inhalt der Bauchhöhle machen ihren Einfluß infolge der Schwerkraft im Sinne einer Verstärkung der inspiratorischen Bewegung des Zwerchfells geltend. Sie ziehen beim aufrechtstehenden Menschen ebenso wie die Zwerchfellmuskulatur die Diaphragmakuppel nach abwärts. Infolge dieser eigentümlichen Verhältnisse kommt es bei Atmungsvertiefung zwar bald zu einer dauernden statischen Verschiebung des Zwerchfells, aber auch zu einer Herabsetzung seiner Bewegungsgröße, zu Kleinheit der respiratorischen Ausschläge der vorderen Bauchwand, wie dies die obenerwähnten messenden Untersuchungen von Hutchinson, Sibson u. a. ergaben.

Als sichtbarer Ausdruck der Zwerchfellsbewegung leistet bei der Beobachtung mit freiem Auge am Krankenbett das Littensche Phänomen gute Dienste.

„...eine schattenartige Wellenbewegung, welche beiderseits etwa in der Höhe des 6. Interkostalraumes beginnt und als gerade Linie oder seichte Furche, welche mit den Rippen einen spitzen Winkel bildet, bei tiefster Inspiration mehrere Interkostalräume weit, zuweilen bis an den Rippenbogen herabsteigt, um bei der Exspiration um das gleiche Maß wieder in die Höhe zu steigen. Während bei tiefster Inspiration das sichtbare Spiel des Zwerchfells 2—3 Interkostalräume, im Maximum 6 cm beträgt, schwankt es bei oberflächlicher Atmung nur um 1—$1^1/_2$ Interkostalräume.“ (Litten.)

Im Gegensatz zu ihrer Wirkung am Zwerchfell wirkt an den knöchernen Thoraxwänden die Schwerkraft als Antagonist, nicht aber als Förderer der Einatmungsmuskulatur. Hört letztere in ihrer Funktion auf, so wird der knöcherne Brustkasten infolge der auf Rippen und Brustbein einwirkenden Schwerkraft im Sinne einer Exspirationsbewegung nach abwärts gezogen, weil die Rippen nur an ihrem rückwärtigen Ende an der Wirbelsäule befestigt sind.

Unter Umständen kann es statt zu einer Weitung des Brustraumes sogar zu einer Verengerung desselben durch Annäherung einzelner Brustwandteile an das Brustkastenzentrum während der Einatmung kommen. Ein Beispiel dieser Art stellt die bei rein kostaler Atmung auftretende inspiratorische Zwerchfellhebung dar („pseudoparadoxe Zwerchfellbewegung“ Holzknecht und Hofbauer) (s. Abb. 2). Während diese Art inspiratorischer Zwerchfellhebung nur geringe Werte erreicht, weil sie nahezu bloß gemäß der Hebung der Rippenringe geschieht, welche dem Zwerchfell als Insertionsring dienen, wird bei dem als „Chilaiditi's Manöver“ beschriebenen inspiratorischen Ansaugen des schlaff gebliebenen Zwerchfells (infolge maximaler rein kostaler Inspirationsbewegung bei geschlossener Glottis) eine sehr bedeutende Annäherung des Diaphragmas und des mit demselben verbundenen Magens an den Mittelpunkt des Brustkastens erzielt. Bezüglich der von den verschiedenen Autoren nicht einheitlich beantworteten Frage, ob bei Atemvertiefung zuerst oben und dann erst unten eingeatmet werden solle oder umgekehrt, s. S. 279.

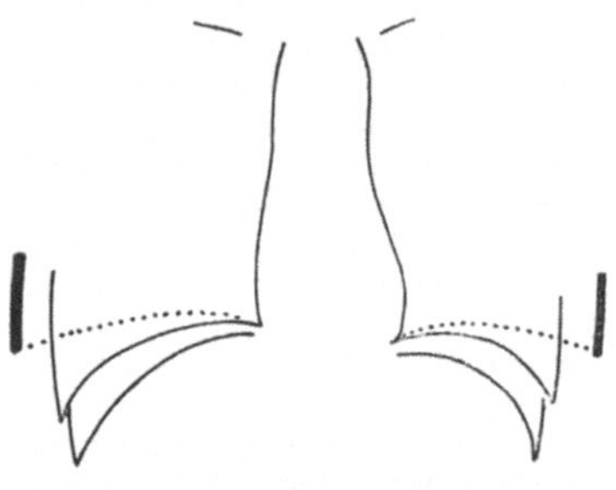

Abb. 2. Pseudoparadoxe Zwerchfellbewegung. (Verkleinerte Bewegungsskizze [vgl. S. 98 Fußnote] von Patient Wol). Das Zwerchfell steigt insbesondere bei vertiefter Einatmung (punktierte Linie), von der knöchernen Brustwand gehoben, in die Höhe.

Entsprechend den erwähnten funktionellen Verschiedenheiten in der Betätigung der Muskelkräfte beteiligen sich auch die verschiedenen Anteile der Lungen nichts weniger als gleichmäßig am Gaswechsel. Der in populären Abhandlungen gebräuchliche Vergleich der Lunge mit einer Ziehharmonika gibt eine unrichtige Vorstellung von der Wirkung der Brustkastenbewegung auf die Lufterneuerung in der Lunge. Im krassen Gegensatze zu der bei einem solchen Instrument erfolgenden gleichmäßigen Verteilung der angesogenen Luft in dessen ganzen Hohlraum, kommt die durch Atembewegung erzeugte Druckveränderung und Ventilation in der Lunge keineswegs allen Teilen derselben gleichmäßig zugute. Nur derjenige Teil der Lunge, welcher dem sich beim Atemzuge bewegenden Brustwandteile am nächsten liegt, wird auch entsprechend stark ventiliert. Die übrigen Lungenanteile hingegen werden schon bei geringer örtlichen Entfernung von diesem Motor funktionell gar nicht beeinflußt. Am raschesten orientiert über dieses eigentümliche Verhalten die Durchleuchtung des Brustkastens vor dem Röntgenschirm. Hierbei lassen sich die respiratorischen Veränderungen der Luftfüllung durch eine entsprechende Variation der Helligkeit an den einzelnen Teilen des Lungenfeldes erkennen. Bei ruhiger Atmung weisen besonders die unteren Anteile der Lungenfelder inspiratorische Aufhellung auf, während bei maximaler Exspiration (gemäß der überwiegenden Wirk-

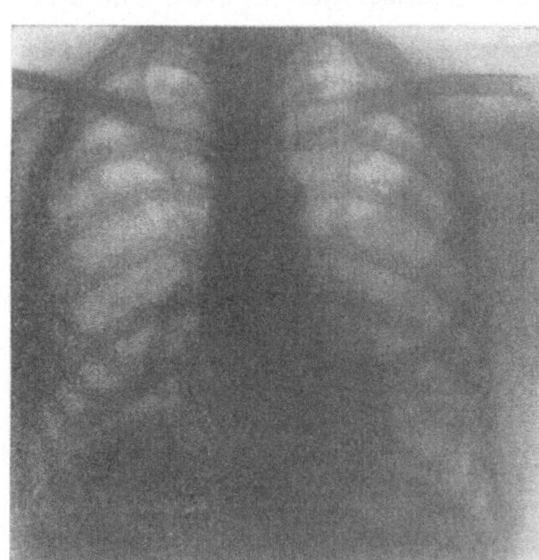

Abb. 3. Röntgenaufnahme des Brustkorbes am Ende ruhiger Ausatmung.

samkeit der Bauchmuskulatur vgl. weiter unten S. 8) hierselbst die stärkste Verdunklung auftritt (s. Abb. S. 292). Bei forcierter und absichtlich überwiegend kostal gestalteter Inspiration macht sich eine hochgradige Aufhellung der Spitzenfelder geltend. Nur bei gleichmäßiger maximaler Einatmung resultiert eine alle Teile des Lungenfeldes umfassende Aufhellung (s. Abb. S. 289).

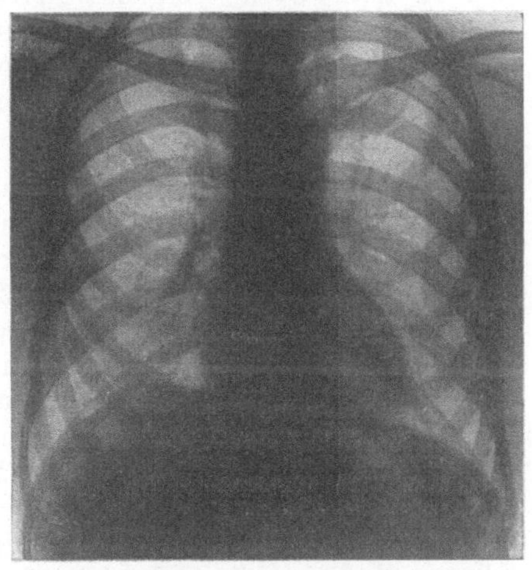

Abb. 4. Röntgenaufnahme desselben Brustkorbes am Ende ruhiger Einatmung.

Diese räumliche Beschränkung der respiratorischen Druckveränderungen im Brustkasten ist bedingt durch die Einstrahlung des Bronchialbaumes in das Lungengewebe, ferner durch die Bindegewebssepta in letzterem und durch Verschiedenheiten in der Dehnbarkeit der verschiedenen Lungenbläschen (Tendeloo).

Ähnlich verhalten sich funktionell die zentralen Lungenpartien. Sie werden gelüftet infolge der respiratorischen Bewegung des Herzens, welche bei sehr vertiefter Ein- und Ausatmung durch Zwerchfellsenkung sich einstellt (s. Abb. 5).

„Beim Sinken des Herzens wird Raum frei im Innern des Thorax. Hierdurch ist den mittleren und oberen Partien der Lungen Gelegenheit zu innerer Expansion geboten“ (Wenckebach).

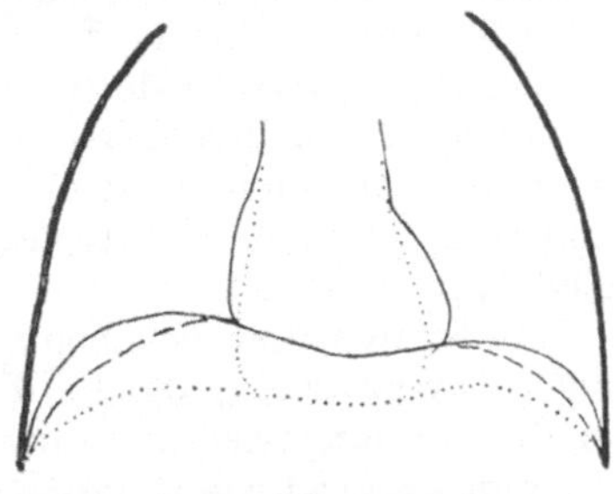

Abb. 5. Schematische Darstellung der Zwerchfellbewegung bei ruhiger und vertiefter Atmung.
Die ausgezogene Linie zeigt den Stand des Zwerchfells am Ende der Ausatmung.
Die gestrichelte Linie zeigt den Stand des Zwerchfells am Ende der ruhigen Einatmung.
Die punktierte Linie zeigt den Stand des Zwerchfells am Ende der vertieften Einatmung.

Zu einer bedeutenderen Abplattung der Zwerchfellskuppel während der Einatmung und zu einer stärkeren Krümmung während der Ausatmung und demzufolge zu einer ausgesprochenen Bewegung des Centrum tendineum kommt es nämlich nur bei Vertiefung der Atembewegung unter ausgesprochener Mitbeteiligung der Bauchmuskulatur (Keith, de la Camp). (Vgl. diesbez. S. 212f.)

Der Lungenmantel wird gelüftet infolge des eigentümlichen Bewegungsmechanismus, dem die Rippen aus anatomischen Gründen bei ihrer Lokomotion folgen.

Werden die Rippen inspiratorisch gehoben, so entfernen sich ja nicht bloß die vorderen Rippenenden vom Zentrum des Brustkorbes, sondern auch die Seitenteile der Rippen, da die letzteren durch zwei Gelenkverbindungen mit der Wirbelsäule verbunden sind:

1. in der Fovea costalis der Wirbelkörper und
2. in der Fovea costalis transversalis. Die vom Köpfchen zum Höcker der Rippe gezogene Drehungsachse verläuft nicht quer, sondern schräg, so daß die beiden Achsen einen nach vorne spitzen Winkel bilden (s. Abb. 6).

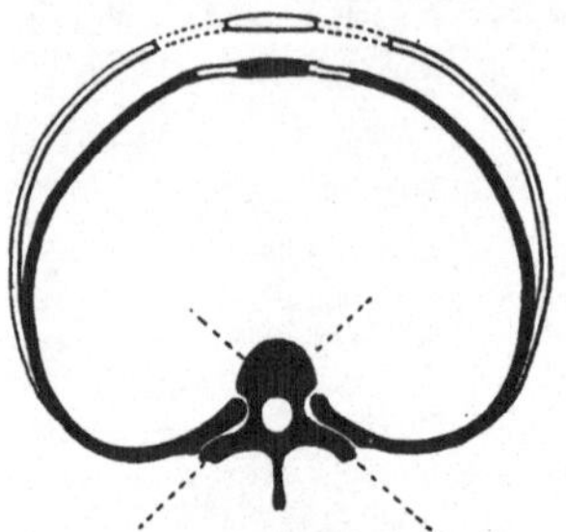

Abb. 6. (nach Frey) Projektion eines Rippenpaares nebst Verbindungsstücken auf eine horizontale Ebene. Die Exspirationsstellung ist schwarz.

2. Ausatmung.

Die Ausatmung kommt dadurch zustande, daß sich der Brustkasten beim Aufhören der Wirkung der inspiratorischen Muskelkräfte seiner Ruhestellung wieder nähert. Beim ruhigen Atmen besorgen dies fast lediglich elastische Kräfte. Dieselben werden durch die Inspiration in den verschiedenen Anteilen des Atemapparates wachgerufen. Es kommt zu einer Umschaltung der von den Inspirationsmuskeln aufgebrachten Energie in elastische Kraft, die in den extra- und intrapulmonalen Geweben aufgestapelt wird. Bei der inspiratorischen Vergrößerung des Brustkastenumfanges entsteht eine Dehnung der elastischen Bestandteile der Thoraxwände. Dadurch werden in letzteren die extrapulmonalen elastischen Kräfte des Bandapparates und der knorpeligen Bestandteile des Brustkastens wachgerufen. Überdies werden hierbei elastische Kräfte in der vorderen Bauchwand ausgelöst durch die Verschiebung des Bauchinhaltes nach unten und vorne, welche das Niedertreten des Diaphragmas bedingt.

Neben diesen in den Bedeckungen wachgerufenen elastischen Kräften werden aber auch in den Lungen durch die inspiratorische Volumänderung elastische Kräfte geweckt, die von ganz besonderer Bedeutung sind (vgl. S. 18ff.).

Außer den besprochenen elastischen Kräften wirkt exspiratorisch die Schwerkraft, welche die bei der Einatmung gehobenen Rippen in die Ausgangsstellung zurückbringt.

Von exspiratorisch wirksamen Muskelkräften kommen in erster Linie die der muskulären Bestandteile der Bauchwand in Betracht, dieses Antagonisten der Zwerchfellmuskulatur. Sie werden bei ruhiger Atmung fast gar nicht betätigt, sondern hauptsächlich bei Verstärkung des Exspirationsaktes (Husten, exspiratorische Atemnot usw.).

Außerdem treten aber auch der M. serratus posticus inferior als Rücken-Rippenmuskel sowie insbesondere das dicke, laterale Bündel des M. latissimus dorsi in Funktion.

„Dieser laterale Teil entspringt an der Fascia lumbodorsalis, am hinteren Teil des Darmbeinkammes und an den unteren drei bis vier Rippen und inseriert sich am Oberarm an der Spina tuberculi minoris. Dieser Muskelzug, der mit Recht den Namen des Hustermuskels verdient, hypertrophiert bei jedem Huster . . . umfaßt bei fixiertem Oberarm tatsächlich einen großen Teil des Thorax, komprimiert diesen von der Seite her und zieht, beinahe senkrecht die Rippen kreuzend, die Rippen mit Kraft aufeinander. Durch diesen Zug zieht er gemeinsam mit der Bauchmuskulatur den Thorax zusammen und den Rücken krumm.“ (*Wenckebach.*)

Die Verschiedenheit der Kräfte, welche die Ein- resp. Ausatmung besorgen, veranlaßt die Differenzen im Ablauf der respiratorischen Brustwandbewegung. *Während der Einatmung entfernt sich die Brustwand gleichmäßig rasch vom Mittelpunkt des Thorax, während der Ausatmung hingegen erfolgt anfänglich eine rasche, gegen Ende zu eine immer mehr abflauende Annäherung an denselben.* Bei graphischer Aufnahme der Atembewegung verläuft dementsprechend der inspiratorische Schenkel jäh und gleichmäßig, der exspiratorische hingegen nähert sich in paraboler Form der Abszisse.

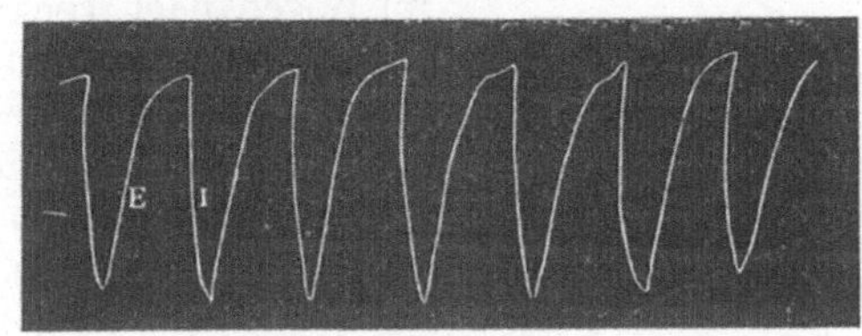

Abb. 7. Atemkurve des Gesunden. I = inspiratorischer, E = exspiratorischer Schenkel.

3. Atempause.

Am Ende der Ausatmung macht sich eine kurze *Atempause* geltend. Bei pneumographischer Darstellung der Atembewegung kommt sie als geradliniger Teil der Kurve auf der Abszissenachse zum Ausdruck.

4. Atemweg.

Als Ein- und Austrittspforte für die Luft ist einzig und allein die *Nase* eingerichtet. Auf dem langen, engen und mehrfach geschlängelten Wege, welchen die Luft hierbei in der Nasenhöhle durchmißt, werden infolge der oftmaligen Änderung der Richtung und des Durchschnittes dieses Atemweges auch die zentralen Anteile des Luftstromes ausgiebig mit der diese Hohlräume auskleidenden, überaus blutreichen Schleimhaut in Berührung gebracht und mit warmem Wasserdampf gesättigt. Es vollzieht sich vor dem Eintritt der Atemluft in die Stimmritze eine entsprechende Vorbereitung und Adaptierung derselben an die Erfordernisse der tieferen Luftwege. Sie wird nicht nur vom Staub befreit, sondern überdies genügend befeuchtet und erwärmt, den Bedürfnissen völlig angepaßt. Bei Atmung durch den offenen Mund hingegen kommt die Luft nahezu unpräpariert in den Kehlkopf und diese Adaptierung vollzieht sich erst von da abwärts zum Schaden der so zarten Luftröhrenschleimhaut, vor allem des so wichtigen Flimmerepithels derselben (*Fr. Müller*).

Die beiden Atemwege unterscheiden sich wesentlichst durch drei Eigenschaften: ihre Verlaufsrichtung, ihre Querschnittsform, die Beschaffenheit der auskleidenden Schleimhaut.

Schon die Differenz in der Lage der Nasen- und der Mundöffnung veranlaßt Alterationen der Luftströmung von Bedeutung (s. Abb. 8). Die frontal gelegene Mundöffnung bedingt ein Einströmen der Luft in horizontaler Richtung, in welcher sich kein Hindernis findet, so daß der Luftstrom ungebrochen in leichter Krümmung dem Kehlkopfeingang zufließt. Durch die fast horizontal gelegene Nasenöffnung hingegen kann derselbe nur nahezu senkrecht aufsteigend ins Naseninnere gelangen, muß sich daselbst alsbald am vorderen Ende der mittleren Muschel brechen und streicht von da ab längs der Außenfläche der letzteren im Bogen nach rückwärts, um dann nach abwärts abbiegend zum Kehlkopfeingang zu gelangen. Hierbei kongruiert keineswegs die Richtung des Luftstromes mit der des Muschelverlaufes. Die Luft strömt nicht, wie man erwarten könnte, durch die relativ weiten Nasengänge, sondern in dem nahezu spaltförmigen Raume zwischen mittlerer Muschel und Nasenscheidewand (s. Abb. 9a–b). Diese aus physikalischen Gründen postulierte Richtung der Luftströmung in der Nase wurde durch die Feststellungen von Paulsen, Zwaardemaker, Rethi vollinhaltlich bestätigt.

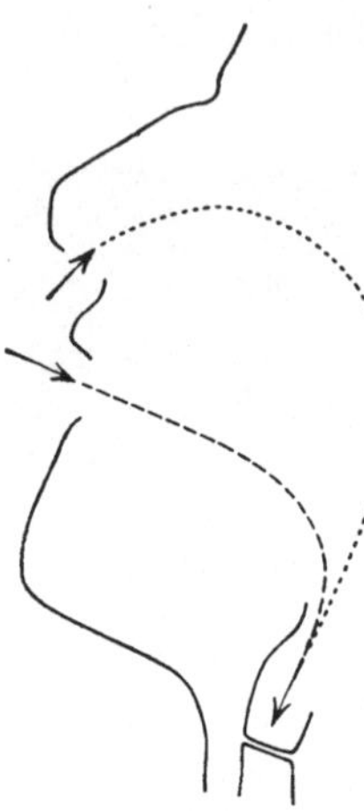

Abb. 8. Luftweg bei Mund- resp. Nasenatmung.

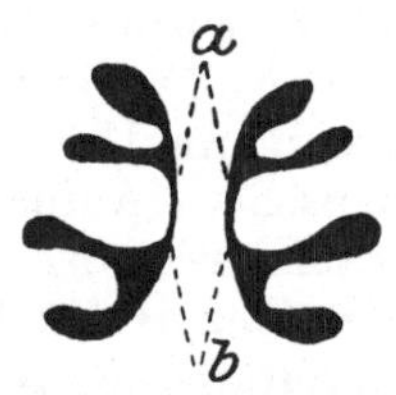

Abb. 9. Die Nasenhöhlen im Frontalschnitt. Nur die zwischen *a* und *b* liegenden spaltförmigen Räume werden von der Atemluft bestrichen.

„In der normalen Nase strömt beim ruhigen Atmen die Hauptmasse der Luft anfangs nach oben, in der Höhe des vorderen Endes der mittleren Muschel nach hinten, verbleibt nach innen von dieser und biegt am hinteren Muschelende nach unten gegen den Nasenrachenraum ab. Die Breite des Hauptstromes erstreckt sich in der Gegend der Nasenmitte nach unten in den mittleren Nasengang etwa bis zur oberen Fläche der unteren Muschel und oben bis zur oberen Muschel. Sehr gering ist die Luftbewegung unter dem Nasendache. Im unteren Nasengang entsteht hinten ein Wirbel. Auch bei relativ weiten Nasengängen und weiter Riechspalte ist die Luftströmung im Wesen dieselbe, und der innerhalb normaler Grenzen verbleibende Turgor der Schleimhaut übt auf die Richtung des Luftstromes keinen merkbaren Einfluß aus." (Rethi.)

Seitenlagerung veranlaßt eine tiefgreifende Veränderung der Luftströmung in der Nase. Die von der Unterlage abgewendete Nasenhälfte wird nahezu allein vom eingezogenen Luftstrom benutzt. Letzterer streicht dabei (wie Selbstbeobachtung bei Coryza überzeugend lehrt) nicht auf der oberen Fläche der Nasenscheidewand (dem Boden der benutzten Nasenhälfte), sondern im Bogen an der äußeren (bei dieser Lagerung des Kopfes „oberen") Wand des Nasenraumes. Die der Unterlage zugewendete Nasenhälfte wird sukkulenter (wie das unter solchen Verhältnissen reichlich aus dem unteren Nasenloch fließende Sekret der Schleimhaut beweist) und bleibt für die Dauer der Lagerung von der respiratorischen Funktion nahezu ausgeschaltet.

Schon dadurch wird die durchstreichende Luft oft durcheinander gemischt und jeder Anteil wenigstens temporär mit der auskleidenden Schleimhaut in Berührung gebracht. In letzterer finden sich ferner reichliche Einlagerungen von überaus blutreichem Schwellkörpergewebe, welche beim Vorbeistreifen von reizender, d. h. den Verhältnissen des Körperinneren nicht genügend angepaßter Luft die ohnehin schmale Röhre noch weiter verengern. Auf diesem ganzen Wege wird also die eingeatmete Luft in innigste Berührung mit einer Schleimhaut gebracht, welche überaus reichlich mit Blutgefäßen und Schleimdrüsen ausgestattet ist. Daher gestaltet sich bei Benutzung des nasalen Atemweges die Vorbereitung der Einatmungsluft vor dem Eintritt in die tieferen, mit empfindlicher Schleimhaut ausgekleideten Luftwege zu einer möglichst vollkommenen. Wärme und Wasserdampf werden bis zu der dem Körperinneren entsprechenden Sättigung an die Luft abgegeben und der in derselben suspendierte Staub abgefangen, so daß nach dem Eintritt in die Stimmritze eine weitere Adaptierung unnötig und unmöglich wird.

Ganz anders gestaltet sich dagegen die Vorbereitung der Luft bei Mundatmung. Hier tritt die Luft durch eine breite Öffnung ein und wird von hier bis zum Kehlkopfeingang in einer weiten Röhre in mehr oder minder gerader Linie fortbewegt, so daß von einer Berührung der zentralen Anteile des Luftstroms mit der Schleimhaut nicht die Rede sein kann. Aber selbst die peripheren Partien werden so gut wie gar nicht verändert, weil die Mundhöhle einen viel breiteren Durchschnitt hat als die Mundöffnung resp. der Kehlkopfeingang. Es bleiben mithin die an die Peripherie, d. h. an die Schleimhaut der Mundhöhle angelagerten Luftmassen stationär ruhend, während die eingesogene Luft nur mit den zentralen Anteilen dieser stehenden Luftsäule in Berührung kommt. Überdies besitzt ja die Mundhöhle außer der Parotis nur Schleimdrüsen, während die Nasenschleimhaut vor Austrocknung seitens des Luftstroms durch ein in großer Menge abgesondertes wässeriges Sekret geschützt ist[1]).

Exakt erwiesen wurden die tiefgreifenden Veränderungen der Luft auf ihrem Wege durch die Nase durch experimentelle Untersuchungen von Löwy und Gerhartz, nachdem die Ähnliches erweisenden Erhebungen von Aschenbrandt durch Kayser zum Teil angegriffen worden waren.

Löwy und Gerhartz bestimmten die Temperaturunterschiede, welche auftreten, wenn einmal durch die Nase ein- und durch den Mund ausgeatmet wurde, das andere Mal die Atmung in umgekehrter Weise erfolgte. Trotzdem in diesen

---

[1]) Die Bedeutung des Atemweges für den Organismus konnte ich durch folgenden Tierversuch ad oculos demonstrieren:

Führt man durch zwei gegenüberliegende Punkte der äußeren Naslochumrandung beiderseits beim Meerschweinchen eine Fadenschlinge und zieht die Schlinge fest, so daß die beiden Nasenöffnungen verschlossen bleiben, so beginnt alsbald die Atmung sich tiefgreifend zu verändern. Zwischen je zwei Atemzüge tritt eine längerdauernde Atempause, die Einatmung wird hörbar, krampfhaft und geht mit tiefer Einziehung der unteren Brustkorbpartien (wohl infolge krampfhafter Zwerchfellaktion) einher. Die Ausatmung zeigt das Bild ausgeprägten Flankenschlagens. Das Tier kann sich auf den Beinen nicht erhalten, fällt auf die Seite, resp. den Rücken, kann sich nicht mehr erheben, die Schleimhäute werden immer deutlicher cyanotisch. Das Tier wird nach wenigen Stunden moribund. Löst man jetzt die festgezogene Fadenschlinge (ohne sie jedoch zu entfernen, so daß die allfällig verantwortlich gemachte „Nervenreizung“ bestehen bleibt), so weit, daß Luft durch die Nasenlöcher eingezogen werden kann, so erholt sich das Tier innerhalb weniger Stunden vollkommen. Ansonsten ist es längstens am Morgen des folgenden Tages tot.

Versuchen nur bei einem der beiden Respirationsakte der pathologische Weg der Mundatmung gewählt wurde, ergab sich für die erste Reihe (Einatmung durch die Nase):

„Das Mittel aller Werte, die bei Gesunden und bei Exspiration durch den Mund erhalten wurde, liegt bei 34,0° C . . ."

Für die zweite hingegen (Einatmung durch den Mund):

„Das Mittel beträgt 32,2° C." In denselben Versuchen wurde auch die Bedeutung der Ausatmung durch die Nase erwiesen:

„Die Lungenluft kühlt sich in der Nase ab, das ist insofern ein zweckmäßiger Vorgang, als das aus der Lunge mitgeführte Wasser sich in der Nase zu einem Teil kondensieren kann, die Nasenschleimhaut also feucht erhalten wird."

B. Wirkungen der Atembewegung.

a. Statische Verschiebungen.

1. Zwerchfell.

Den deutlichsten und augenfälligsten Einfluß übt die Atembewegung auf die Stellung und Form des Zwerchfells aus. Die Kuppelbildung desselben stellt den sichtbaren Ausdruck der im Brustraum stetig wirksamen elastischen Kraft dar, welche durch die „Spannung" des Lungengewebes ausgelöst wird. Diese intrapulmonale Kraft (vgl. weiter S. 18) veranlaßt eine möglichst weitgehende Annäherung der Thoraxwandungen an das Brustkorbinnere (die Bildung der Zwerchfellkuppel, sowie das Einsinken der Interkostalräume.) Freilich bedeutet die Spannung der Lunge nur eine, wenn auch sehr bedeutende Kraftquelle für die Ausbildung der Zwerchfellkuppel, nicht aber die einzige; denn die Kuppelbildung wird auch noch beeinflußt durch die Fixation des Zwerchfells an Mediastinum und Perikard (Wenckebach) und in ganz bedeutendem Maße auch von dem im Bauchraum herrschenden Druck (vgl. diesbez. S. 212).

2. Knöcherner Brustkorb.

Nicht bloß Lage und Form des Zwerchfells werden durch die Atembewegungen wesentlich beeinflußt, sondern in gleicher Weise, wenn auch nicht so klar auf den ersten Blick erkennbar, Stand und Form der knöchernen Anteile der Brustkorbwände. Durch die dauernde Steigerung des Muskeltonus (infolge der Atembewegung) wird nämlich eine dauernde Änderung in der Statik der Thoraxwandungen im Sinne eines Zuges nach oben erzielt. Dem entgegen wirkt nach abwärts die Schwerkraft auf die in den Rippengelenken aufgehängten Rippenbogen. Diese bewirkt trotz des derselben entgegenwirkenden Tonus der Inspirationsmuskulatur eine schon physiologischerweise zustande kommende allmähliche Änderung des Neigungswinkels der Rippen zur Horizontalen während des Lebens, welche besonders an der „oberen Brustapertur" deutlich zutage tritt (s. Abb. 10, 11).

Von der Geburt bis zur Pubertät erfolgt eine stetig fortschreitende Senkung der vorderen Rippenenden und dementsprechend sowohl eine stetig zunehmende Neigung der anfänglich nahezu horizontal stehenden „oberen Apertur“ als auch eine Horizontalrichtung der beim Neugeborenen steil von rückwärts nach vorn ansteigenden „unteren Apertur“. Um diese Veränderungen sichtbar und meßbar vor Augen zu führen, habe ich entsprechend dem ersten und elften Brustwirbeldorn einerseits, und dem oberen Ende des Brustbeins (evtl. dem Manubrialgelenk) und dem unteren Ende des Corpus desselben andererseits, schwarze Knöpfe aufgeklebt und die Versuchspersonen in der Sagittalebene photographiert. Wird schon hierdurch die Vergleichsmöglichkeit der verschiedenen Thoraxformen erleichtert, so erwirkt eine weitere Vereinfachung der Untersuchung und Ermöglichung eines Vergleiches zwischen den verschieden großen Brustkörben die von mir eingeführte Messung mit Konstruktion des reduzierten sagittalen Thoraxdurchschnitten (s. S. 46).

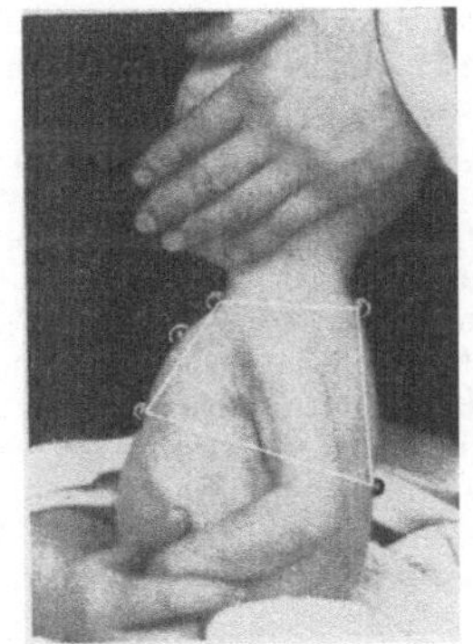

Abb. 10. Photographie des Brustkorbes eines gesunden $^1/_2$ jährigen Kindes.
Um die große Tiefe, sowie den nahezu horizontalen Stand der oberen Apertur, sowie das Aufsteigen der unteren Brustapertur anschaulich zu machen, wurden entsprechend dem 1. und 11. Brustwirbeldorn, sowie an der Incisura jugularis und entsprechend der sterno-ensiforme line (Keith) Knöpfe auf der Brusthaut aufgeklebt, mitphotographiert und auf der Photographie durch Linien verbunden.

Da die Bewegung in den Rippengelenken gleichzeitig eine Drehung der Rippen und ein Näherrücken an den Brustkorbmittelpunkt zur Folge hat, bewirkt dieselbe eine statische Veränderung der gesamten Brustkastenform derart, daß die von der Geburt an bis zur Pubertät fortschreitende Senkung der Rippenringe eine Umwandlung des anfänglich im Sagittalschnitt nahezu quadratischen Brustkorbes im Sinne einer Annäherung desselben an den „asthenischen Habitus“ vollführt (vgl. Abb. 10, 11). Die Entfernung zwischen Brustblatt und Wirbelsäule, die „Tiefe“ des Brustkorbs wird stetig geringer, und zwar um so geringer, je weniger die Atemtätigkeit dieser Wirkung der Schwere entgegenarbeitet (vgl. II, S. 44f.).

Die Atembewegungen veranlassen aber nicht bloß statische, sondern auch anatomische Veränderungen an den knöchernen Bestandteilen des Brustkorbes insbesondere im wachstumfähigen Alter, also beim kindlichen Organismus.

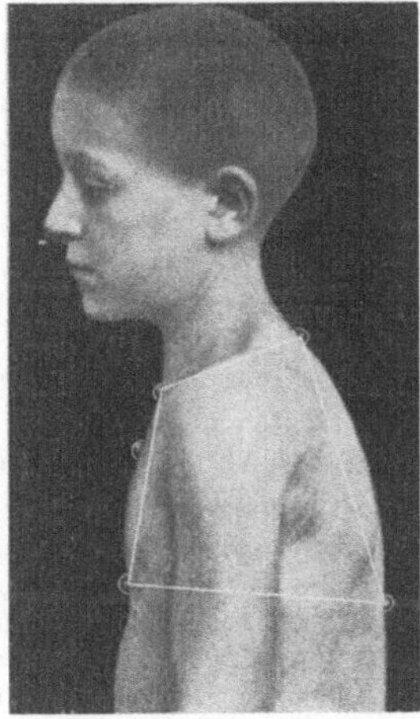

Abb. 11. Photographie des Brustkorbes eines gesunden 10 jährigen Knaben.
Die Tiefe des Brustkorbes hat gegenüber dem auf Abb. 10 gezeigten wesentlich abgenommen, die obere Brustapertur verläuft steiler nach abwärts, die untere fast horizontal.

„Das normale Wachstum des Knochens vollzieht sich auf Grund zweier Funktionen: der normalen Ernährung einerseits und der auf das wachsende Organ einwirkenden normalen Wachstumsreize andererseits. So wenig es fraglich sein kann, daß bei mangelhafter Ernährung eines Organs eine mangelhafte Ausbildung desselben resultiert, ebensowenig kann es langatmiger Auseinandersetzungen bedürfen, wenn es den Nachweis gilt, daß jedes im Wachstum begriffene Organ von Wachstumsreizen getroffen werden muß, wenn es sich normaliter entwickeln und vergrößern soll. Für den Knochen und den Knorpel ist gewiß einer der wesentlichsten Wachstumsreize darin zu erblicken, daß sie in Funktion gesetzt werden. Bei Ausfall der Funktion verkümmert das Organ sogar dann, wenn es schon vollentwickelt war. Wenn es überhaupt nötig ist, hierfür einen Beweis zu erbringen, so sei es gestattet, kurz auf die Veränderungen hinzuweisen, welche an Amputationsstümpfen und bei Ankylosierung von Gelenken an den betreffenden Knochen nachweislich werden. Die Knochensubstanz wird in allen diesen Fällen im Laufe der Jahre so wesentlich reduziert resp. rarefiziert, daß an Stelle eines kompakten Knochens ein spongiöser, brüchiger Torso zurückbleibt. Um wieviel mehr muß sich erst der Ausfall der Funktion in solchen Fällen geltend machen, wo der Knochen noch in seiner Entwicklung begriffen ist. Wenn da der Wachstumsreiz ausfällt, so kommt es überhaupt gar nicht zu normaler Größenentwicklung, das Organ bleibt auf einer infantilen Stufe stehen ... Die normalen Wachstumsreize bestehen darin, daß die das knöcherne Gebilde in Bewegung setzenden Muskeln ihre Funktion vollauf erfüllen.“ (Hofbauer.)

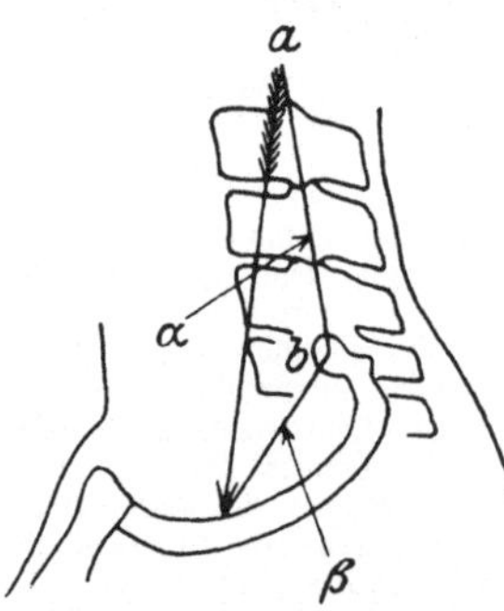

Abb. 12. Schema der Wirkungen der Einatmungsmuskeln auf den knöchernen Brustkorb. Der Pfeil veranschaulicht die Richtung des Scalenus. Die Kraft desselben läßt sich in die beiden Komponenten α und β zerlegen, α versucht die Punkte a und b einander zu nähern, β die Rippe stärker zu biegen.

Auf Grund der entwicklungsmechanischen Darlegungen von Roux und seiner Schule kann mit Sicherheit angenommen werden, daß „der Knochen in seiner Bildung, Erhaltung und Ausgestaltung ... vor allem ein Produkt des Lebens labiler Elemente ist, ähnlich wie in einem Flußgebiet das Land von dem Wasser abhängig ist ... daß die Hebelarme, an denen die Muskeln angreifen, durch funktionelle Anpassung reguliert werden können.“ (Fuld.)

Der Einfluß der funktionellen Beanspruchung der Rippen auf ihre Ausbildung und Form sowie auf die Neigung der oberen Brustapertur wird ohne weiteres klar durch die Betrachtung der hierbei wirksamen Kräfte. Als Paradigma diene die physiologische Funktion der Mm. scaleni. Dieselben ziehen von der Halswirbelsäule gegen den vorderen Teil des Rippenbogens und nähern letzteren kostalen Insertionspunkt (s. Abb. 12) dem vertebralen. Entsprechend allgemeingültigen mechanischen Grundsätzen läßt sich die wirksame Kraft in zwei Komponenten zerlegen:

1. eine senkrecht wirkende, welche die Rippe hebt (α in Abb. 12);
2. eine horizontal wirksame (β in Abb. 12),

welche das vordere Ende der Rippe ihrem Köpfchen zu nähern bestrebt ist. Letztere Kraft wirkt wie die bei Spannung eines Bogens in Funktion tretende. Dieselbe veranlaßt nicht bloß elastische Spannungen in der Rippe, sondern auch Änderungen ihres Wachstums infolge funktioneller Anpassung (Roux).

Um zunächst über die mechanische Wirkungsweise der hier wirksamen Kräfte sich zu orientieren, empfiehlt sich das Studium der bei Beanspruchung eines elastischen Körpers auf Zug resp. Druck nachweisbaren Veränderungen, wie sie Roux vorführt:

„An einem Gummimodell des zu deutenden Objektes macht man die bei Druck, Zug, Biegung oder Torsion desselben entstehende Linie stärksten Druckes und Zuges dadurch oberflächlich wahrnehmbar, daß man die Oberfläche vorher mit flüssigem Paraffin überstreicht. Bei der Deformation entstehen in dem Paraffinüberzug Sprünge, welche an den Stellen überwiegenden Zuges rechtwinklig zum Zuge, an den Stellen überwiegenden Druckes rechtwinklig zum Druck gestellt sind ... Der Druck überträgt sich somit am stärksten von Teil zu Teil in der Richtung des einwirkenden Druckes. Solche Richtungen stärkster Übertragung einer Kraft von Teil zu Teil werden als Übertragungsrichtung κατ' ἐξοχὴν, als „Trajektorien" bezeichnet ... Um eine erste Übersicht über die komplizierten Vorgänge im Innern eines gebogenen Balkens zu gewinnen, ziehe man auf die schmalen Seitenflächen eines Stückes Zeichengummi in gleichen Abständen quergestellte Linien und in der Mitte befindliche längsverlaufende Linien. Biegt man den Gummi über eine der großen Flächen, so konvergieren jetzt die vorher parallelen Linien der mitgebogenen Seitenflächen nach der Konkavität hin. Zugleich ist zu bemerken, daß in der der gebogenen Längskante parallelen Mittellinie der Seitenfläche (der „neutralen Achse") die quergestellten Linien sich noch in dem gleichen Abstande wie vorher erhalten haben, während sie gegen die Konkavität hin sich einander immer mehr nähern, gegen die Konvexität sich immer mehr voneinander trennen, wodurch eben die radiäre Stellung bedingt ist. Da der Widerstand eines elastischen Körpers der Deformationsgröße proportional ist, so folgt hieraus, daß auf der konkaven Seite Druck, auf der konvexen Seite Zug in mit dem Abstand von der Mittellinie zunehmender Intensität stattfindet, in der Richtung dieser Linie selber aber keine Zug- oder Druckbeanspruchung ausgeübt wird ... Vergleicht man weiterhin den Grad der Konvergenz unserer Linien längs eines ganzen Balkens, so sieht man, daß auch hierin Ungleichheit besteht, indem die Konvergenz an den Enden des Balkens am geringsten ist und von beiden Seiten her nach der Mitte immer mehr zunimmt ... Die Oberfläche wird also bloß durch die letzte Lage der Trajektorien dargestellt, und nicht bloß die Struktur, sondern auch die äußere Gestalt ist vollkommen durch die Funktion bestimmt. Das Gebilde hat außer der „funktionellen Struktur" auch eine „funktionelle Gestalt".

Nach der Lehre von der Balkenbiegung treten an einem gebogenen Stab die größten Spannungen an der äußeren Oberfläche auf. Ebenso verhält es sich bei den Knochen. Den größeren Spannungen entspricht wieder der größere Reiz. Durch die Beanspruchung findet eine Reizung der Gewebsteilchen statt. Der Reiz bewirkt einen Blutandrang, eine „Hyperämie", und dadurch eine bessere Ernährung der beanspruchten Zellen. Die assimilierende Wirkung des Blutes zum Ersatz und zur Neubildung der verbrauchten Substanz geht im gereizten Zustand über das zu bloßer Erhaltung notwendige Maß hinaus; die Zellen arbeiten mit „Überkompensation". An den gereizten Stellen tritt infolge der Blutüberfüllung der Gefäße die sog. „Aktivitätshypertrophie" auf, während umgekehrt an den nicht gereizten Stellen infolge Unterernährung weniger neue Zellen gebildet, als veraltete abgestoßen werden. Der Nichtgebrauch der Organe schwächt und verkleinert sie, man spricht von „Inaktivitätsatrophie".

Unter diesem Gesichtswinkel der Funktion als Wachstumreiz werden die Veränderungen leicht verständlich, welche bei Verschiebungen in der Größe und Richtung der Atemkräfte als Deformationen des knöchernen Thorax zum Ausdruck kommen (vgl. S. 38f.).

Mangelhafte Berücksichtigung dieser Grundlagen führte einzelne Autoren zu besonderen Vorstellungen. So nimmt Drachter behufs Erklärung der bei Ruhigstellung der Lungen auftretenden Störungen an, die Lunge wirke „thoraxwandstützend", verhindere dadurch das Eintreten von Interkostalmuskelatrophie und paralysiere den auf der Außenwand des Thorax lastenden Druck.

3. „Lungengröße."

Die Lungen verdanken den Respirationsbewegungen neben ihrer Lüftung ihre statische Einstellung („Größe"). Schon der erste Atemzug bringt die fötal luftleere Lunge aus ihrem Gleichgewichtszustande, auf welchen sie während des ganzen Lebens nie mehr zurückkehrt. Die inspiratorischen Kräfte übertreffen die exspiratorischen, so daß der atmenden Lunge trotz stetiger Resorption des gasförmigen Alveolarinhaltes seitens des in den Alveolarkapillaren kreisenden Blutes die Rückkehr zum fötalen Gleichgewichtszustand unmöglich gemacht wird.

Erst dann, wenn durch Einlagerung eines fremden Körpers in den Pleuraraum (Luft, Flüssigkeit oder Tumormassen) oder bei Absperrung eines Luftröhrenastes einem Anteile der Lunge Gelegenheit gegeben wird, auf seinen Gleichgewichtszustand zurückzukehren, zieht sich derselbe soweit als möglich auf den luftleeren Zustand zurück, ohne daß hiefür ein positiver, auf seiner Außenfläche lastender Druck notwendig wäre (Traube).

Freilich ist eine solche Umwandlung des Lungengewebes nur beim lebenden Organismus möglich, weil nur dann das Blut der Alveolarkapillaren den gasförmigen Inhalt völlig resorbieren kann. Die Umwandlung der Lunge zu einem luftleeren Organ vollzieht sich trotz der Mächtigkeit der elastischen Spannung nicht rasch, weil die Luft aus dem Alveolus nicht ohne weiteres völlig austreten kann. „Daß der vollständige Kollapsus der Lunge bei der Eröffnung des Brustkorbes nur deshalb unmöglich ist, weil der vollständigen Entleerung der Luft Widerstände in den Weg treten, welche die völlige Wirksamkeit der Elastizität hemmen", zeigte Lichtheim und nahm eine polsterartige Anschwellung der Schleimhaut am Übertritt des Alveolus in den Bronchiolus an, welche mechanisch den Luftaustritt hindere.

Das in den Lungen kreisende Blut resorbiert das im Alveolus vorhandene Gas langsam, aber völlig nur deshalb, weil der Druck des letzteren höher ist als der Druck des Gases im strömenden Blut. Mit Aufhören der Zirkulation hingegen fällt die Resorbierbarkeit des Alveolarinhaltes weg. In dieser Differenz zwischen dem Verhalten einer lebenden Lunge und einer toten liegt die Erklärung für die Versuchsresultate Liebermeisters, welche meiner Auffassung von der Mächtigkeit der elastischen Lungenspannung anscheinend widersprechen.

Entsprechend den Änderungen in der Stellung der Brustkorbwände, insbesondere des Zwerchfells, stellen sich bei Lagewechsel Schwankungen der Lungengröße ein (Bohr).

Der wechselnde Zwerchfellstand ist auch die Ursache, warum sich die Lunge bei Lageveränderung in ihren unteren Abschnitten verschieden stark retrahiert. Diese letztere Tatsache hat schon C. Gerhard durch den Nachweis bestätigt, daß beim Aufrichten aus der liegenden in die sitzende Stellung der Perkussionsschall in den unteren Lungenpartien höher wird.

Müllers (Lehe) rein spekulative Darstellung, welche „möglichste Schonung der an sich schon in seiner Leistungsbreite beschränkten Elastinkraft des Lungengewebes" fordert, entbehrt jedes objektiven Fundamentes.

Als Folge der Lungenspannung, welche von der Lungengröße abhängig ist, entsteht subatmosphärischer Druck im Brustraume.

4. „Negativer Thoraxdruck“, intrathorakale Saugkraft.

Während des ganzen Lebens herrscht im Brustraume (vornehmlich als Folge der Lungenspannung, sowie des elastischen Zuges der Brustwände) ein niedrigerer Druck als außerhalb desselben. Zwischen den beiden Pleurablättern gemessen beträgt derselbe beim gesunden, ruhig atmenden Menschen inspiratorisch — 4,2 bis — 5,1, exspiratorisch — 2,5 bis — 3,3 mm Quecksilber (Aron).

Bei Änderung der Körperlage machen sich hauptsächlich infolge der dabei entstehenden Verschiebungen des Zwerchfells (s. S. 29) lokal Alterationen der intrathorakalen Saugkraft geltend, so zwar, daß an ein und demselben Punkte des Brustkastenraumes — besonders in seinen unteren Anteilen — bei ein und demselben Menschen ganz verschieden hoher Druck herrscht, je nach der Körperlage, je nachdem ob er sitzt, liegt oder steht. Die Abhängigkeit des Thoraxdruckes von der Körperlage konnte Aron manometrisch direkt nachweisen (s. Tabelle I).

Tabelle I.
Intrapleuraler Druck bei Empyema pleurae. Nach Aron.

Liegen. Größe des negativen Druckes in cm Glyzerin auf der Höhe der		Sitzen im Bett. Größe des negativen Druckes in cm Glyzerin auf der Höhe der		Sitzen auf dem Stuhl. Größe des negativen Druckes in cm Glyzerin auf der Höhe der		Sitzen auf dem Stuhl bei möglichst entfalteter Lunge	
Inspir.	Exspir.	Inspir.	Exspir.	Inspir.	Exspir.	Inspir.	Exspir.
— 4,62	— 2,10	— 5,20	— 2,80	— 5,16	— 3,20	— 9,40	— 4,10
— 4,64	— 2,16	— 4,84	— 2,60	— 5,80	— 3,20	— 7,12	— 4,34
— 4,62	— 2,14	— 5,40	— 2,80	— 6,12	— 3,24	— 7,50	— 4,28
— 4,40	— 2,12	— 4,80	— 2,70	— 5,20	— 3,20	— 8,14	— 4,34
— 4,30	— 2,06	— 4,80	— 2,80	— 5,50	— 3,30	— 7,16	— 4,40
— 4,60	— 2,12	— 5,40	— 2,50	— 5,50	— 3,32	— 8,32	— 4,40
— 4,60	— 2,10	— 4,90	— 2,80	— 6,44	— 3,30	— 7,40	— 4,26
— 4,50	— 2,20	— 4,80	— 3,00	— 5,20	— 3,36	— 8,20	— 4,30
— 4,60	— 2,16	— 4,52	— 2,90	— 5,10	— 3,14	— 7,00	— 4,30
— 4,46	— 2,10	— 5,10	— 3,00	— 6,30	— 3,30	— 6,88	— 4,36
— 5,44	— 2,20	— 5,24	— 3,84	— 6,10	— 3,36	— 6,96	— 4,34
— 4,61	— 2,24	— 5,22	— 2,90	— 5,80	— 3,20	— 7,24	— 4,52
Mittelwerte aus obigen Zahlen in cm Glyzerin							
— 4,616	— 2,14	— 5,018	— 2,80	— 5,70	— 3,42	— 7,61	— 4,33
Mittelwerte, umgerechnet in mm Quecksilber							
— 4	— 1,9	— 4,52	— 2,5	— 5,1	— 3	— 6,85	— 3,9

Überdies werden aber auch durch die Atembewegungen der Brustwandung Druckschwankungen — die sogenannten respiratorischen Druckschwankungen — hervorgerufen. Dieselben sind gegenüber den dauernd nachweisbaren Druckgrößen relativ klein. (Schon daraus erhellt, daß die dauernd in den Lungen aufgestapelte elastische Kraft größer ist als die durch die einzelne Respirationsbewegung hervorgerufene.)

5. Die Lungenspannung.

Allgemein verbreitet ist die Vorstellung, daß am Schluß der Einatmung in den gedehnten Lungen elastische Kräfte aufgestapelt sind, welche dieselben auf die vor Beginn der Einatmung innegehabte Größe zurückführen wollen. Demgegenüber stieß vielfach auf Widerstand die Annahme, daß selbst am Ende der Ausatmung die elastischen Kräfte der Lunge nichts weniger als erschöpft seien. Und doch drängt eine ganze Reihe von Feststellungen zu der Voraussetzung einer den Lungen stetig innewohnenden elastischen Kraft, welche viel mächtiger ist als die vorher aufgezählten. Dieselbe entsteht in der Lunge mit dem Übergange aus dem fötalen Zustande in den lufthaltigen und verdankt der während des ganzen Lebens dauernden Aufrechterhaltung der Luftfüllung ihre Konstanz. Diese den Lungen stetig innewohnende „Spannung" wurde bis in die jüngste Zeit hinein von vielen Seiten deshalb wohl wesentlich unterschätzt, weil sie beim normalen Menschen keine ohne weiteres sichtbaren Effekte auslöst bis auf den manometrisch gemessen recht kleinen „negativen Thoraxdruck". Letzterer erlaubt aber ebensowenig einen Schluß auf die Größe der denselben auslösenden elastischen Kraft, wie das Gewicht der Quecksilbersäule im Manometer eines Dampfkessels auf die absolute Größe der die Hebung dieser Säule erzeugenden Druckkraft schließen läßt.

Erst bei pathologischen Veränderungen erweist sich die Größe und Bedeutsamkeit dieser latenten intrapulmonalen Kraft („Kontraktionskraft" Skodas, „vitale Retraktionskraft" Traubes).

Die durch diesen letzteren Namen hervorgerufene Vorstellung, diese Kraft verdanke „vitalen", physikalisch nicht nachweisbaren Ursachen ihre Entstehung, erweckte wohl die Ungläubigkeit, welche zu so harter Negation dieser den Lungen innewohnenden Kraft führte. Bei Berücksichtigung der in der Physik wohlbekannten Tatsachen über Spannung und Dehnung klären sich aber die scheinbaren Widersprüche restlos auf.

Die Größe der „Spannung" (σ), welche in einem auf Zug beanspruchten Gegenstande durch diesen hervorgerufen wird, eruierten die Physiker an der Hand von Versuchen, welche an Metallstäben ausgeführt wurden. Abgesehen von den durch die Verschiedenheit des gewählten Metalles erzielten Variationen ließen sich hierbei gesetzmäßige Beziehungen zwischen Größe der Kraft und der durch dieselbe ausgelösten Spannung feststellen. Dieselben werden ausgedrückt durch die Formel $\sigma = P \times f$, wobei P die jeweils herrschende äußere Kraft und f den ursprünglichen Querschnitt des Stabes bedeutet. Dehnung und Spannung weisen innerhalb gewisser Grenzen einen Zusammenhang auf, der durch das Hookesche Gesetz $\varepsilon = \alpha \times \sigma$ ausgedrückt wird. α bedeutet darin eine Erfahrungszahl, die „Dehnungskoeffizient" genannt wird und die Verlängerung darstellt, welche ein Stab von 1 cm Länge und dem Querschnitt 1 cm^2 infolge Belastung mit 1 kg erleidet. Das Hookesche Gesetz, welches ausdrückt, daß Spannung und Dehnung einander proportional sind, besitzt nur für gewisse Materialien und naturgemäß nur für elastische Formveränderungen Geltung. Von dem Punkte 0 an (s. Abb. **13**) verläuft die Kurve als gerade Linie bis zum Punkte p. Hier hört die Proportionalität zwischen Spannung und Dehnung auf. Wir bezeichnen p als „Proportionalitätsgrenze". Im weiteren Verlauf wendet sich die Kurve in sanfter Krümmung von der Geraden ab; die Spannung steigt allmählich bis zu ihrem Maximum B, um von dort an stetig bis zum Punkte Z, wo das Zerreißen des Stabes stattfindet, zu fallen. Der Punkt B heißt „Bruchgrenze" des Materials, während Z keine besondere Bezeichnung besitzt, weil die Lage von Z unbestimmt und in hohem Maße von der Geschwindigkeit abhängig ist, mit welcher der Stab zerrissen wird.

Daß die Lungen des lebenden Organismus über ihren Gleichgewichtszustand hinaus gedehnt sind, erwiesen schon Löwys Tierversuche. Dieser Autor fand bei seinen Untersuchungen über den Erregungszustand des Lungenvagus, daß letzterer erst bei Rückkehr der Lunge auf den luftleeren Zustand seine sonst stetig vorhandene Erregung verliert.

„... daß der Tonus des einer atelektatischen Lunge zugehörigen Vagus erloschen ist, daß der Grund dieses Erlöschens in rein mechanischen Verhältnissen zu suchen sei, eben in der völligen Luftentleerung ... Auch unabhängig von den Atembewegungen besteht ein Tonus der Vagi, welcher eintritt, sobald mit dem ersten Atemzuge die Lunge aus dem völlig luftleeren Zustand in den lufthaltigen übergeht."

Ebenso hat Lewandowsky zeigen können, daß im peripheren Vagusstumpf bei Lungenaufblasung eine tetanische negative Schwankung des Demarkationsstromes auftritt, beim Wiederzusammensinken aber keinerlei elektrisches Aktionsphänomen zu erkennen ist, Tatsachen, welche Boruttau bestätigen konnte. Zu ähnlichen Versuchsresultaten gelangten auch Schenk und Ishihara.

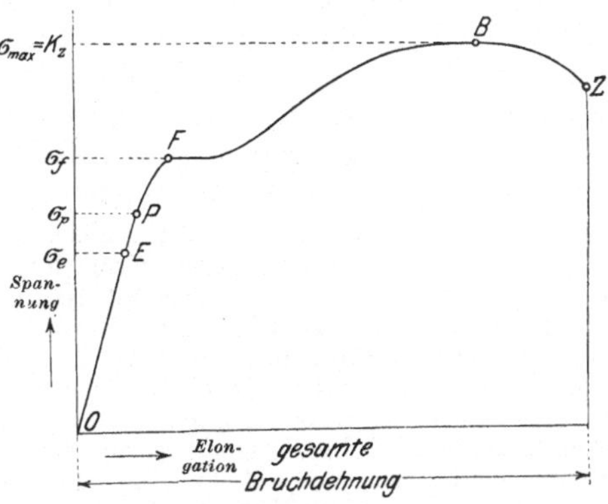

Abb. 13 (nach Wawrziniok) Zugdiagramm des Kupfers.

Änderungen der Lungenausdehnung wirken daher bei dem schon physiologischerweise so stark aus seiner Gleichgewichtslage gebrachten Organe ganz anders als die Dehnung eines vorher in Ruhelage befindlichen Körpers. Die Versuche von Jansen, Tendeloo u. a. an durchlochten Blechstücken können demgemäß kaum zur Beantwortung dieser Frage verwendet werden, sondern lediglich die Gesamtheit der pathologisch-physiologischen Erfahrungen (vgl. S. 53). Diese aber macht die Annahme zu einer sichergestellten, daß das Optimum der in der Lunge aufgestapelten Spannung bei physiologischer Organgröße erreicht wird (entsprechend dem Punkte B der Kurve Abb. 13).

Die respiratorischen Schwankungen der stetigen Lungenspannung sind keineswegs an allen Stellen des Brustkastens gleich groß. Beim Kaninchen bzw. Hunde sind z. B. die respiratorischen Schwankungen der intrathorakalen Spannung in den kranialwärts von der dritten bis vierten Rippe liegenden retroösophagealen Teilen der Brusthöhle äußerst gering (0 oder fast 0), während sie kaudalwärts mehr oder weniger beträchtlich zunehmen (Meltzer). Diese Resultate der Druckmessung werden durch die obenerwähnten funktionellen Unterschiede (s. S. 4) der oberen und unteren Thoraxpartien einerseits und durch die mangelhafte Fortpflanzung von Druckschwankungen im Brustkasteninnern andererseits leicht begreiflich.

Weil bei der Leiche sich die Lungen nach Eröffnung des Brustkastens von den Wänden desselben zurückziehen, dachten schon ältere Autoren an intrapulmonale elastische Kräfte. Am bekanntesten sind die Untersuchungen von Donders, welcher in die Luftröhre der Leiche ein Manometer einband und durch den auf diese Weise zu messenden Ausschlag zu eruieren trachtete, wie groß die elastische Kraft sei, welche diese Zusammenziehung der Lungen nach Eröffnung des Thorax bewirke. Hierbei ergaben sich recht geringe Werte. Dementsprechend wurde der negative Thoraxdruck meist wenig hoch bewertet und ihm jede wesentliche Wirkungsmöglichkeit abgesprochen. Einzelne Autoren, wie z. B. Brauer, gingen sogar so weit, für den Lebenden die Anwesenheit selbst dieses geringen negativen Druckwertes zu leugnen, in der Annahme, daß die Adhäsion der Lunge an der inneren Brustwand die Ausbildung eigentlichen negativen Druckes unmöglich mache.

Die Spannung der Lungen bleibt während des ganzen Lebens infolge der stetig wirksamen Einatmungsbewegungen erhalten und damit auch die in ihnen vorhandene elastische Kraft, trotzdem letztere stetig Arbeit vollbringt (s. diesbezüglich folgende Seite). Die Lungen stapeln ähnlich einem Akkumulator die Kraft der Einatmungsmuskeln auf und beeinflussen durch dieselbe nicht bloß die Statik der übrigen Thoraxorgane, sondern auch wesentlich den Ablauf verschiedener Bewegungsvorgänge (siehe weiter unten).

Plesch versuchte eine den physikalischen Gesetzen und klinischen Erfahrungen nichts weniger als entsprechende Erklärung des scheinbaren Widerspruches zwischen dem Wesen dieser „statischen" Kraft und der stetigen Leistung derselben: „So behauptet z. B. Tigerstedt, daß ... eine dauernde Kraftwirkung durch eine statische Stellung unmöglich ist ... Wir können ... einwenden, daß der Dondersche Aspirationsdruck deshalb stets wirksam bleiben muß, weil durch die Herzbewegung stets die angesaugten Blutmassen weiterbefördert werden und deshalb immer frische Blutmassen an deren Stelle aspiriert werden müssen. Die Blutbewegung ist es, welche eine statische Einstellung unmöglich macht." (Plesch.) Wie wenig diese Anschauung den Autor selbst befriedigte, erweist schon der Umstand, daß von ihm kurz nach der Erörterung des zirkulatorischen Nutzens des negativen Thoraxdruckes ebenso eindringlich der Nutzen positiven Druckes vorgetragen wird, der sogar „reflektorisch" zu diesem Behufe erzeugt werde. Die Unhaltbarkeit einer solchen Annahme erweisen schon die Tierversuche Gerhardts und die klinischen Erfahrungen bei der Orthopnoe kardialen Ursprunges.

b. Kinetische Wirkungen.

Die Atembewegungen erzielen nicht bloß eine Bewegung der Brustwandungen und der Luft, sondern beeinflussen überdies sehr intensiv die Blut- und Säfteströmung nicht allein in den Brustorganen, sondern im gesamten Körper.

1. Förderung des Blutkreislaufs.

α) **Großer Kreislauf.** Am augenfälligsten erweisen den Einfluß der Atembewegung auf den Blutlauf die sichtbaren respiratorischen Schwankungen sowohl der Körpervenen als auch der Herzgröße. Diese sichtbaren respiratorischen Füllungsverschiedenheiten stellen nun nicht etwa die Wirkung einer einzigen Kraftquelle dar, sondern die Resultante aus einer ganzen Reihe von zum Teil in-, zum Teil exspiratorisch wirksamen Komponenten. Einerseits macht ihren Einfluß geltend die stetig in gleichem Sinne wirkende „Lungenspannung", andererseits die teils in-, teils exspiratorisch sich betätigende, nicht allerorts gleichmäßig verteilte Atemmuskulatur. Demgemäß läßt sich manchmal sogar an verschiedenen Stellen des Körpers ein gegensätzliches Verhalten während ein und derselben Atemphase erkennen. Die Körpervenen z. B. zeigen zwar allesamt mehr oder minder deutliche respiratorische Volumschwankungen, aber keineswegs ein gleichsinniges Verhalten. Die Venen des Unterkörpers schwellen bei der Einatmung an, die des Oberkörpers hingegen ab, und umgekehrt verhalten sie sich bei der Ausatmung (Ledderhose).

Betrachten wir zunächst die Wirkungen der elastischen Kraft der Lungen!

Der große Kreislauf erfährt die hauptsächlichste Förderung seitens der Lungenspannung auf seinem rückläufigen venösen Anteil. Die elastische Spannung der Lungen veranlaßt die dauernde Rückbeförderung des venösen Blutes von der Körperperipherie zum Herzen. Sie bleibt trotz dieser stetigen Arbeitsleistung dauernd auf ihrer Höhe erhalten (s. oben vorhergehende Seite).

Nun macht ja diese Saugkraft auf alle intrathorakalen Gebilde gleichmäßig ihren Einfluß geltend. Ebenso wie sie das rückläufige Blut dem Herzen zuführt, sollte daher das austretende arterielle Blut bei seinem Austritt aus der Brusthöhle behindert werden, so daß also zusammengenommen kein unterstützender Einfluß auf die Blutbewegung resultieren würde. Demgegenüber ist zu bedenken, daß

1. die starrwandigen, arteriellen Gefäße viel mehr Widerstand leisten als die dünnwandigen, venösen,

2. bei dem relativ hohen Druck im arteriellen System eine Verminderung nicht soviel ausmacht als bei dem geringen Druck im Venensystem eine Erhöhung um eine an und für sich geringe Größe.

Mit dieser stetig wirksamen und für alle Teile des venösen Körperkreislaufes gleichmäßig in Betracht kommenden Kraftquelle interferiert die nur zeitweise einsetzende, keineswegs alle Teile gleich beeinflussende Wirkung der Atembewegung (s. auch S. 322 Weiss !).

Am krassesten prägen sich diese Differenzen aus bei Analyse der Zwerchfelltätigkeit. Hier erzielt die Einatmung eine lokale Wirkung infolge der respiratorischen Druckschwankungen, welche im Abdomen bedeutende Effekte erzielen.

„Wenn man nun bedenkt, daß bei der Zwerchfellbewegung zugleich der Bauchinhalt komprimiert wird, daß unmittelbar unter dem Diaphragma die blutreiche Leber liegt und die großen Lebervenen unmittelbar unter dem Zwerchfell, ganz nahe am rechten Vorhofe, in die Vena cava inferior einmünden, so begreift man leicht, welche große Bedeutung die tadellose Wirkung dieses Mechanismus für die Fortbewegung des Blutes aus dem Bauche zum Herzen haben muß. Die Leber, welche eine große Rolle als Blutreservoir in physiologischen und pathologischen Zuständen spielt . . ., wird unmittelbar von der Bewegung des sie fast ganz einhüllenden Diaphragmas getroffen. Kann man die Leber passend mit einem blutaufsaugenden Schwamm vergleichen, so ist das Zwerchfell die Hand, welche den Schwamm ausdrückt." (Wenckebach.)

Diese aktive Auspressung der Leber beeinflußt weiterhin günstig die Blutbewegung in der unteren Hohlvene.

„... spritzt dasselbe (sc. das Blut der Leber) mit mehr Kraft unterhalb des Zwerchfells in die Vena cava nach hinten-oben ein. Es nimmt hierbei vielleicht die stärkere Saugung auch einen größeren Teil des in der Vena cava unter geringem Druck stehenden Blutes mit nach oben kephalwärts mit. Der Mechanismus solcher Ansaugung ist ja von den gewöhnlichen Zerstäubern her genügend bekannt." (Hofbauer.)

Trotz dieser inspiratorischen Begünstigung des venösen Blutlaufes in der Vena cava ascendens macht sich während der Einatmung eine Stauung in den Beinvenen des Gesunden geltend (s. Abbildung 14). Den Grund hierfür bildet die inspiratorische Abklemmung der Vena cava ascendens im viereckigen Schlitz des Zwerchfells. Dieselbe kommt zustande infolge der dieses Loch umkreisenden, hierbei sich kontrahierenden hinteren Zwerchfellschenkel (s. Abb. 15).

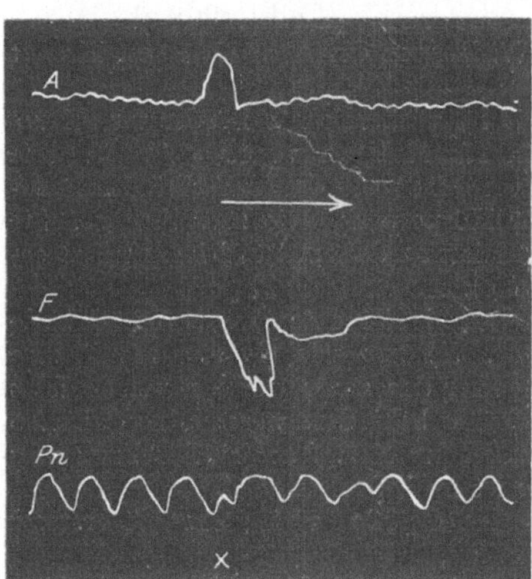

Abb. 14. Plethysmogramm des Armes (A) und des Fußes (F) und Pneumogramm (Pn) bei aktiver Exspiration mittels Bauchwandeinziehung (×). Das Volumen des Armes wird größer, das des Fußes kleiner.

Die Förderung des Blutlaufes in der Leber und Vena cava ascendens einerseits, die Abklemmung letzterer im Foramen quadrilaterum andererseits veranlaßt die „Lakusbildung" knapp unterhalb des Zwerchfelldurchtrittes.

„Henle erwähnt eine Kaliberzunahme der Vene zwischen der Einmündung der Lebervenen und dem Zwerchfell, einen Lacus venae cavae .. Tatsächlich besteht eine Erweiterung des Lakus, allein sie besteht nicht für sich allein, sie ist nur ein Teil einer Erweiterung des intraperikardialen Abschnittes der unteren Hohlvene, eines Bulbus venae cavae inferioris, und zwar der untere Abschnitt desselben." (Hasse.)

Während der verstärkten Ausatmung wird der Rücklauf des Blutes aus der unteren Körperhälfte gefördert durch die hierbei zur Wirkung kommende Bauchmuskulatur. Infolge des von unten nach oben langsam fortschreitenden Kontraktionsvorganges in dieser Muskelwand (s. Abb. 16) wird der Inhalt des Bauches komprimiert und nach oben verdrängt. Aber nicht bloß der Inhalt des Bauches (Därme und große Drüsen) wird hierbei von unten nach oben fortschreitend ausgedrückt; auch der Rückfluß des Blutes aus der Vena cava ascendens selbst wird bei dieser Aktion gefördert, und zwar auf zweifache Weise.

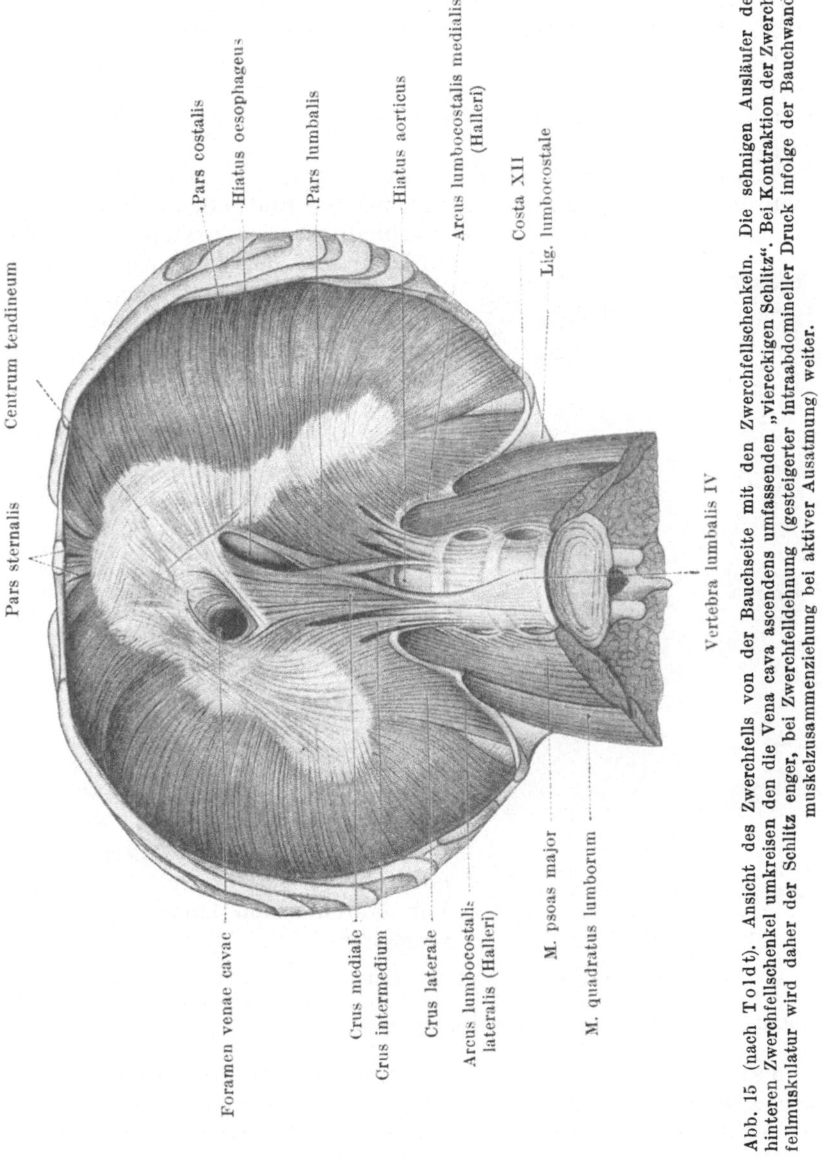

Abb. 15 (nach Toldt). Ansicht des Zwerchfells von der Bauchseite mit den Zwerchfellschenkeln. Die sehnigen Ausläufer der hinteren Zwerchfellschenkel umkreisen den die Vena cava ascendens umfassenden „viereckigen Schlitz“. Bei Kontraktion der Zwerchfellmuskulatur wird daher der Schlitz enger, bei Zwerchfelldehnung (gesteigerter intraabdomineller Druck infolge der Bauchwandmuskelzusammenziehung bei aktiver Ausatmung) weiter.

1. Die Vene wird langsam von unten nach oben ausgepreßt.

2. Das Foramen quadrilaterum wird infolge der Zwerchfellhochtreibung maximal erweitert und dieser Staudamm möglichst eliminiert durch Aufhebung des Widerstandes, welchen die wie eine Zwinge das Blutgefäß umkreisenden hinteren Zwerchfellschenkel ansonsten ausüben (s. Abb. 15).

Die Bauchmuskulatur als exspiratorisch wirksame Kraft verbessert hierbei überdies die Statik des Zwerchfells und auf diesem Wege durch Verbesserung der Dynamik der Zwerchfellmuskulatur die inspiratorische Leberauspressung (s. oben). Der als Folge der Betätigung anzusehende „Tonus" der Bauchwand schon wirkt in demselben Sinne stetig.

β) **Kleiner Kreislauf.** Unterstützt die elastische Kraft der Lungen schon durch Ansaugung des rückströmenden Blutes den großen Kreislauf, so gestaltet sich noch viel nachhaltiger ihre zirkulatorische Einwirkung auf den pulmonalen Blutlauf. Die Aufmerksamkeit der meisten Autoren war allerdings bisher darauf nicht gerichtet, sondern nur auf die Beeinflussung der Blutfüllung in den Lungen durch die Atembewegung. Die Ansichten darüber, ob die Ein- oder die Ausatmung den stärkeren Blutfüllungszustand bedinge, sind allerdings noch immer geteilt (Bruns, Cloetta).

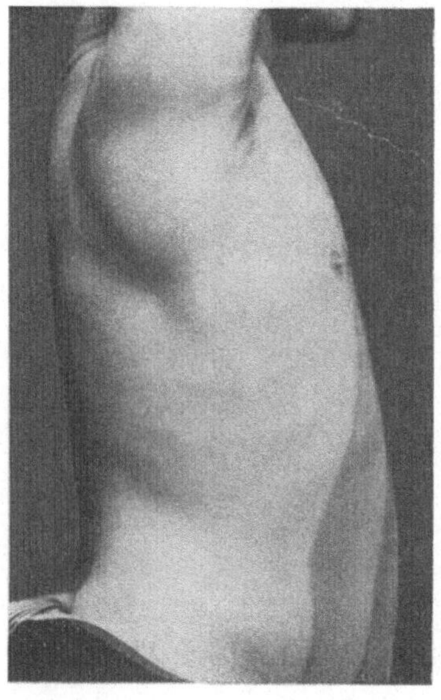

Abb. 16. Von unten nach oben aufsteigende Einziehung der vorderen Bauchwand entsprechend dem Fortgang der aktiven Bauchatmung.

Cloettas Mitteilung, die Lunge sei auf der Höhe der Inspiration schlechter durchblutet als im retrahierten Zustande, das Optimum der Durchblutung finde sich bei einem Blähungszustande von zirka 3 mm Quecksilber, hat mit Rücksicht auf die Ergebnisse über „Lungenspannung" (vgl. S. 19) viel für sich.

Aber nicht so sehr die Kinetik der Respirationsorgane unterstützt die Blutbewegung im kleinen Kreislauf, sondern in weitaus größerem Maße noch die „Spannung" der Lungen. Vor Jahren schon hatte ich darzutun vermocht,

„daß die vitale Retraktionskraft der Lungen eine ganz außerordentliche Erleichterung des kleinen Kreislaufs bedeute und die Ursache für die Differenz der Wanddicke der beiden Herzventrikel darstelle".

In schroffem Gegensatz zu dieser Auffassung hat Brauer im weiteren Ausbau seiner früher erwähnten Ansicht von der so geringen Bedeutung des negativen Thoraxdruckes eine solche Auffassung energisch bekämpft. Demgegenüber konnte ich Beweise für die Richtigkeit meiner Ausführungen sowohl im Experiment als an der Hand klinischer Erfahrungen erbringen. Es ließ sich zeigen, daß einerseits schon relativ kleine negative Druckgrößen die Zirkulation wesentlich fördern und andererseits jede Einbuße derselben das Herz übermäßig belastet. Die beim Gesunden über ihren Gleichgewichtszustand bis zum Optimum ausgedehnte Lunge (vgl. S. 19) hält vermöge der konsekutiv in ihr aufgestapelten „Spannung“ die Blutgefäße möglichst weit offen und verringert dadurch die dem Blutlauf gegenüberstehenden Widerstände.

An der Hand dieser Erfahrungen ergab sich,

„... daß der rechte Ventrikel allein den Kreislauf nicht besorgt und die Unterstützung durch die elastische Kraft der Lungen nicht entbehren kann. Welch gewaltigen Einfluß der negative Thoraxdruck auf die Vorwärtsbewegung des Blutes im kleinen Kreislauf besitzt, erwiesen wir durch einen Modellversuch: Läßt man Flüssigkeit unter stetig gleichbleibendem Druck durch ein geschlängeltes dünnwandiges Kautschukrohr laufen, so hängt die Größe der in der Minute durchfließenden Flüssigkeitsmenge ganz gewaltig davon ab, welcher Druck auf der Außenfläche dieses Kautschukschlauches lastet. Schon dann, wenn dieser Druck um wenige Millimeter verringert wird, resultiert eine ganz beträchtliche Mehrleistung in der Minute.“ (Hofbauer.)

Die klinischen und pathologisch-anatomischen Erfahrungen, welche in diesem Sinne sprechen, finden sich im speziellen Teile (s. S. 54 ff., 209 ff.).

Zugunsten dieser meiner Auffassung spricht auch das in Brauers Klinik selbst gefundene Ergebnis der Tierversuche von Bruns „über Folgezustände beim einseitigen Pneumothorax“.

„Der Blutgehalt der Kollapslunge ist ... schon nach wenigen Sekunden meßbar geringer als der der gesunden, er nimmt weiter ab entsprechend der Dauer des Kollapses ... Der Lungenkreislauf des Tieres mit offenem Pneumothorax enthält meßbar weniger Blut als der des Lungengesunden.“

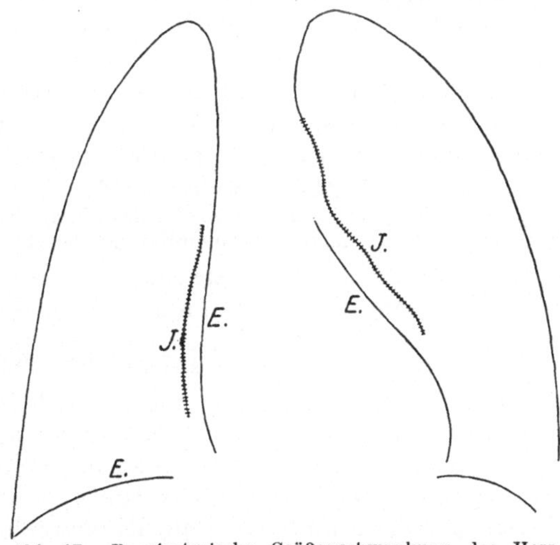

Abb. 17. Respiratorische Größenschwankung des Herzschattens (nach Hofbauer und Holzknecht) J = inspiratorische, E = exspiratorische Bewegung.

γ) **Herz.** Die vorerwähnten mehrfachen Einflüsse der Atembewegung auf den Blutlauf lassen es leicht begreiflich erscheinen, wenn eine respiratorische Größenschwankung des Herzens zustande kommt. Die inspiratorisch konstatierbare Verbreiterung des Herzschattens (s. Abb. 17) gewinnt noch an Bedeutung, wenn man die während der Einatmung eintretende Steilstellung des Herzens in Rechnung zieht (vgl. Abb. S. 7 und 213).

„Der Herzschatten wird während der ganzen Inspirationsphase immer größer und größer, während der Exspiration hingegen nimmt er anfänglich rasch an Volumen ab, um am Ende der Exspiration seine geringste Größenentwicklung wieder etwas zu überschreiten.“ (Holzknecht und Hofbauer.)

Wenckebach bestätigte anläßlich seiner Untersuchungen „über pathologische Beziehungen zwischen Atmung und Kreislauf beim Menschen“ diese Feststellungen mit den Worten:

„In einer vor kurzem erschienenen Abhandlung haben Holzknecht und Hofbauer diesen nicht unbedeutenden respiratorischen Größenschwankungen des Herzens eine ausführliche Besprechung gewidmet, und ich kann mich ihrem Befunde ganz anschließen."

Fernerhin läßt sich der Einfluß der Atembewegung auf die Herztätigkeit oftmals in Form der Arythmia respiratoria, in manchen Fällen vergesellschaftet mit respiratorischer Blutdruckschwankung (Macnar Wilson) nachweisen.

Freilich wirkt die einzelne Phase der Atembewegung nicht in allen Fällen im gleichen Sinne auf die Pulszahl. Die Inspiration z. B. geht in einer Reihe mit Beschleunigung, in einer anderen mit Verlangsamung der Schlagfolge einher, weshalb die Klärung des ursächlichen Zusammenhanges bisher keine vollkommene ist.

2. Unterstützung der Lymphströmung.

Nicht bloß die Lymphströmung in den Lungen, sondern auch die in den davon abgelegenen Körperteilen, besonders in den großen Körperhöhlen, wird durch die Atembewegungen überaus stark beeinflußt.

So erwies Hamburger im Tierexperiment den wohltätigen Einfluß der intraabdominellen respiratorischen Druckschwankungen auf die Resorptionskraft des Peritoneums. Derselbe konnte zeigen,

„daß bei geringfügiger Steigerung des intraabdominellen Druckes die Resorption bedeutend gefördert wird. Bei einer Drucksteigerung von nur 5 cm ist eine zwei- bis dreifache Beschleunigung der Resorption zu beobachten".

Grober erwies die Bedeutung der respiratorischen Bewegung für die Aufsaugung im Pleuraraum (vgl. S. 165).

3. Einfluß auf die Baucheingeweide.

Daß die Atembewegung auch auf den Bauchinhalt ihre Wirkung ausüben muß, erhellt daraus, daß die muskulären Bauchwände ja, wie mehrfach erwähnt, zur Atemfunktion herangezogen werden. Sie üben bei ihrer Atemleistung Druckwirkungen aus, welche im Sinne einer Stellungsveränderung der Baucheingeweide, sowie einer Vorwärtsbewegung ihres Inhaltes wirken. Nicht nur bezüglich der im Hohlraum des Diaphragmas liegenden Leber, sondern für den gesamten in der Bauchhöhle liegenden Inhalt gilt die von Wenckebach geprägte Vorstellung, daß die von Muskelplatten gebildeten Bauchwände denselben umfassen „wie die Hand den Schwamm". Sowohl die inspiratorische Kontraktion des Zwerchfells als auch die exspiratorische der vorderen Bauchwand wirkt im Sinne einer Automassage der Eingeweide. Infolge dieses mechanischen Effektes findet eine Beförderung der in den Hohlorganen des Bauches befindlichen Ingesten und Sekrete statt, wobei auch die ausgelösten Druckschwankungen eine Rolle spielen (Hofbauer, Kaiser). Die Baucheingeweide erfahren also infolge dieser Druckwirkung des inspiratorisch von oben her drückenden Zwerchfells einerseits, der exspiratorisch wirkenden vorderen Bauchmuskulatur andererseits eine Massage und Inhaltsverschiebung im Sinne einer Unterstützung ihrer motorischen Funktion. Letztere wird überdies noch wesentlich erleichtert durch die bei Betätigung der Muskulatur resultierende Tonussteigerung in der vorderen Bauchwand, infolge welcher die Eingeweide ihren Befestigungspunkten an der Wirbelsäule angenähert bleiben, mithin die bei Beförderung ihres Inhaltes zu überwindende „Hubhöhe“ möglichst verkleinert wird. Am klarsten führen dies vor Augen die diesbezüglichen Erfahrungen über den Einfluß entsprechender Atemübungen bei der Enteroptose (vgl. Abbildungen S. 212, 213).

Das Sekret der großen intraabdominellen Drüsen wird infolge der erwähnten Druckschwankungen vorwärts bewegt. In der Leber wird nicht nur die Blutströmung durch die Kontraktion des das Organ umfassenden Diaphragmas günstig beeinflußt, sondern ebensosehr der Gallenabfluß (Hofbauer). Diese Unterstützung ist um so höher anzuschlagen, als der Sekretionsdruck der Galle, für welchen früher relativ bedeutende Werte angenommen wurden, gleich Null ist (Bürker). Für den Neugeborenen freilich bedeutet die plötzlich einsetzende Zwerchfellaktion die Quelle des Icterus neonatorum.

„Die normale Gelbsucht der Neugeborenen ist ein Stauungsikterus, kommend und schwindend unter dem Einfluß der Zwerchfellatmung ... Der übernormale Druck und damit die Stauung schwinden nach kurzer Zeit infolge der durch die Atmung bedingten Abschwellung der Leber und durch die Lageveränderungen, welche die Leberpforte mit den darin gelagerten Gefäßen und Ausführungsgängen sowie das darunter gelagerte Duodenum erfährt ... Der Atmungsdruck vermag (sc. beim Erwachsenen) infolge günstigerer Anordnung nicht mehr den hemmenden Einfluß auf das Abströmen der Galle auszuüben wie in den ersten Lebenstagen.“ (Hasse.)

Tiedemann und Gmelin konnten für die Bauchspeicheldrüse erweisen, daß

„der Saft reichlicher ausfloß, wenn die Eingeweide des Bauches durch den Zwerchmuskel stark gepreßt wurden und wenn das Tier tief einatmete“.

Von ganz besonderer Bedeutung müssen die respiratorischen Druckschwankungen sein für die Ausschwemmung des Sekretes der Nebennieren „im Hinblick auf die Tatsache, daß der geringste mittelbare oder unmittelbare Druck auf die Nebennieren zu dem Auftreten von Adrenalin im Blute führt“ (Popielski).

Möglicherweise kommt es bei letzterem Vorgang zu Wechselbeziehungen zwischen innerer Sekretion und Atemtätigkeit, ist der obenerwähnte (S. 3) Einfluß des Nervus vagus auf den Gasaustausch in der Lunge darauf zurückzuführen, daß dem Sekret der Nebennieren eine maßgebende Rolle beim Zustandekommen des letzteren zuzuschreiben ist.

Die Tatsache, daß die Sauerstoffspannung im arteriellen Blut höher ist als die in der Alveolarluft und umgekehrt die Spannung der Kohlensäure im Blute geringer ist als die der Atemluft (Reichert, Bohr, Haldane und Smith, G. N. Stewart), hatte die Unmöglichkeit einer Sauerstoffaufnahme resp. Kohlensäureausscheidung nach den Gesetzen der Diffusion erwiesen und zu der Annahme einer sekretorischen Tätigkeit der Alveolen geführt, welche von Zuntz lebhaft bekämpft wurde. Demgegenüber gewinnt die Annahme, die respiratorische Tätigkeit in den Lungen könne nur beim Vorhandensein von Nebennierensekret im Blute klaglos sich abspielen, an Wahrscheinlichkeit. Als Stütze dafür wäre schon das erwähnte Resultat eines Einflusses des Nervus vagus auf den Gasaustausch zu verwenden. Hierzu kommt, daß beim Versagen der Nebennierentätigkeit (M. Addison, vgl. dortselbst S. 118) eine Dissoziation des Hämoglobins mit Ablagerung von „Bronzepigment“ in Erscheinung tritt, welches einer Desoxydation seine Entstehung verdankt. Aus letzterer Tatsache zog Sajous den Schluß, daß die „Affinität“ des Plasmas sowie des Hämoglobins zum Sauerstoff abhängig sei von dem Hinzutreten des Nebennierensekrets zum Blut.

Das physiologische Experiment erbringt zugunsten der vorerwähnten Annahme die folgenden Resultate: Nach Entfernung der Nebennieren stellt sich (Hultgren und O. Andersson) Dyspnöe ein, die Atmung wird tief und langsam, die Einspritzung eines Nebennierenextraktes oder des Blutes aus der Nebennierenvene (Cybulski) ruft bei Tieren, welche ihre Nebennieren eingebüßt haben, für einige Zeit eine erhebliche Besserung der Symptome hervor. . . .

Die Einspritzung von Nebennierenextrakt bewirkt leichte Verflachung der Atmung und es erscheinen exspiratorische Pausen. Bei Zufuhr von Nebennierenextrakt in größerer Menge besonders bei intravenöser Injektion wird die Atmung tief und dyspnoisch . . . bis endlich unter Dyspnöe . . . der Tod eintritt. (Tigerstedt).

Einzelne Autoren glauben sich berechtigt, die Druckschwankungen, welche im Bauche infolge der Atembewegung auftreten, auch als Reize für die Drüsen selbst auffassen zu dürfen, und muten daher gesteigerter Atemtätigkeit eine gesteigerte Reizeinwirkung auf die abdominalen Drüsenparenchyme zu (Buttersack).

C. Beziehungen zwischen Körperstellung, Statik und Kinetik.

Die Abhängigkeit der respiratorischen Brustwandbewegung von ihrer Stellung und umgekehrt läßt sich am augenfälligsten dartun am Zwerchfell.

Die Zwerchfellmuskulatur kann inspiratorisch um so größere Wirksamkeit entfalten, je höher die Kuppel vor Kontraktion ihrer Muskelfasern in das Brustkasteninnere hinein ragte. Daher bewirkt jede Betätigung der antagonistischen Bauchwandmuskulatur nicht bloß eine Verbesserung der Ausatmung in Folge der konsekutiven Hochdrängung des Zwerchfelles (vgl. S. 8), sondern indirekt auch eine Verstärkung der inspiratorischen Bewegung, weil durch diese Hochdrängung eine bessere Leistung der Zwerchfellmuskulatur ermöglicht wird.

Dementsprechend erklären sich leicht die durch Lageänderung ausgelösten Differenzen in der Ausschlagsbreite des Diaphragmas sowie die durch Bauchmuskelaktion ausgelöste Vergrößerung derselben. Das Zwerchfell weist nämlich schon beim Gesunden ganz erkleckliche Höhenunterschiede (mehr als die Höhe eines Interkostalraumes) auf, wenn die Versuchsperson ihre Körperlage ändert (Holzknecht und Hofbauer, Jamin).

Als Ursache für diese Änderung des Zwerchfellstandes bei Lagewechsel nehmen Holzknecht und Hofbauer an „daß der Stand des Zwerchfells deshalb bei Lageveränderung seine Stellung wechsle, weil in der einen Lage mehr, in der anderen weniger von dem Druck, den die tiefst gelegenen Partien des Bauches auszuhalten haben, auf ihm lastet“ und befindet sich diese Annahme in vollem Einklang mit den manometrischen Messungen von Schreiber, Weisker, Moriz, Matthes und Kaiser.

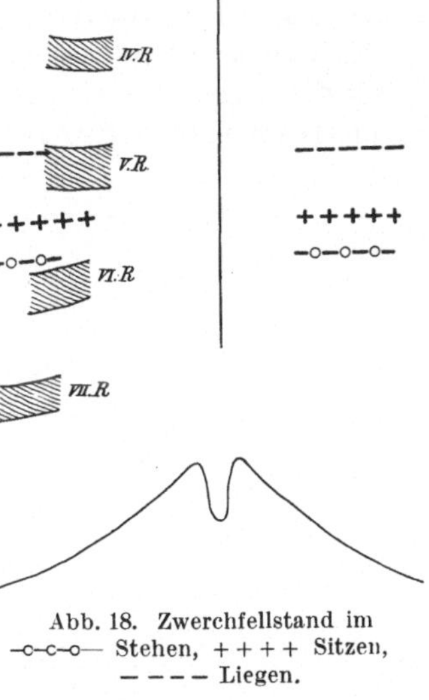

Abb. 18. Zwerchfellstand im —o—o—o— Stehen, + + + + Sitzen, – – – – Liegen.

1. Einfluß der Körperstellung auf die Statik des Thorax.

Am höchsten kranialwärts rückt die Zwerchfellkuppel bei Rücken resp. Bauchlage (oberer Rand der fünften Rippe). Wesentlich tiefer befindet sie sich beim Stehen (ungefähr in der Mitte des fünften Interkostalraumes). Mit dem Übergang in sitzende Lage tritt das Zwerchfell mit seiner Kuppel noch tiefer (oberer Rand der sechsten Rippe, s. Abb. 18).

Bei Seitenlage rückt die „untere“ Diaphragmahälfte (das ist diejenige, welche der Unterlage, auf welcher die Versuchsperson liegt, nähergerückt ist) noch mehr kranialwärts als bei Rückenlage, weil die Baucheingeweide hierbei auf diesen Anteil allein fallen. Die „obere“, von der Unterlage abgewendete, daher vom Druck der Baucheingeweide völlig entlastete Zwerchfellhälfte hingegen rückt maximal, d. h. mehr als im Sitzen, in den Bauchraum hinab, gleichgültig ob rechte oder linke Seitenlage eingenommen wird (s. Abb. 20).

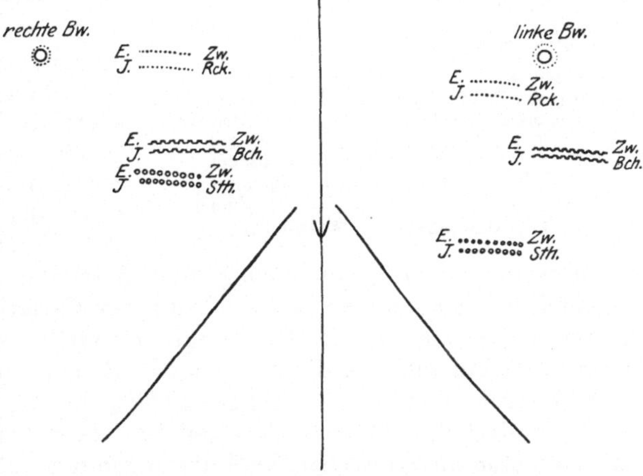

Abb. 19. Atemausschläge des Zwerchfells im Stehen (*Zw.-Sth.*), Sitzen (*Zw.-Bch.*) Liegen (*Zw.-Rck.*).

Außerdem kommt es infolge jeder solchen Lageveränderung zu einer Verschiebung in der Breite des phrenikokostalen Winkels klinisch oft nachweisbar in Form entsprechender Wanderung des unteren

Lungenrandes. Ebenso wie bei Seitenlage (s. unten Abb. S. 107) wird auch bei jeder anderen solchen Lageveränderung infolge der Druckänderung im Bauchraum auf der der Unterlage zugewendeten „unteren“ Seite der phrenikokostale Winkel fast völlig zum Verschwinden gebracht, auf der „oberen“ hingegen maximal eröffnet.

Zu den unter normalen Verhältnissen zu beobachtenden, statischen Veränderungen gehört auch die Verschiebung des Zwerchfells, welche beim Hochheben der Arme auftritt. Das Diaphragma tritt hierbei um ein beträchtliches Stück nach abwärts (Hofbauer und Holzknecht).

Wenckebach gibt für dieses Verhalten folgende Erklärung:

„Beim Hochheben eines Armes werden die unteren Thoraxpartien an der nämlichen Seite ziemlich stark gehoben und infolge der eben genannten Eigentümlichkeit ihrer Bewegung zugleich auch seitwärts gebracht. Bei dieser Erweiterung des Rippenbogens wird das Zwerchfell mehr gestreckt, die Kuppel muß sich abflachen und wird dabei den Bauchinhalt etwas hinunterdrücken.“

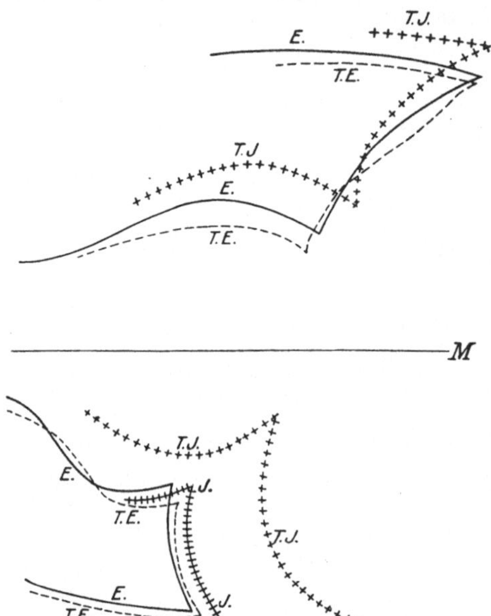

Abb. 20 (nach Hofbauer und Holzknecht). Atemausschläge des Zwerchfells in Seitenlage.
J. = Stellung bei ruhiger Einatmung
E. = „ „ „ Ausatmung
T.J. = „ „ vertiefter Einatmung
T.E. = „ „ „ Ausatmung.
U = Unterlage, M = Mittellinie.

2. Einfluß der Statik auf die Kinetik des Thorax.

Entsprechend diesen Stellungsverschiedenheiten des Zwerchfells macht sich eine korrelate Veränderung in der Größe der respiratorischen Zwerchfellsbewegungen geltend. Bei Rückenlage erweist sich dieselbe sehr bedeutend, sie ist geringer beim Sitzen, noch geringer beim Stehen (s. Abb. 19). Noch augenfälliger treten diese statisch bedingten Variationen in Erscheinung bei Seitenlagerung. Die hochgedrängte untere Zwerchfellhälfte zeigt abnorm große Ausschläge, die stark in den Bauchraum hinuntergetretene obere Zwerchfellhälfte fast völliges Fehlen derselben (s. Abb. 20).

Gegenüber diesem so auffälligen Verhalten der beiden Zwerchfellhälften treten die statischen Veränderungen der knöchernen Brustwand sehr in den Hintergrund. Bei pathologischen Verhältnissen erst bemerkt man, daß im Gegensatz zum Verhalten des Zwerchfells der „untere“ (der Unterlage genäherte) Teil der knöchernen Brustwand fast ganz ruhig bleibt, während die obere Hälfte übermäßig große Ausschläge aufweist (s. Abb. S. 164).

3. Einfluß der Kinetik auf die Statik des Thorax.

Jede längerdauernde Verschiebung in der Beanspruchung der Atemmuskulatur übt einen gesetzmäßigen Einfluß auf den Stand des betreffenden Brustwandabschnittes aus. Am augenfälligsten zeigt dies das Diaphragma. Bei stärkerer Betätigung seiner Muskulatur nähert sich das Zwerchfell infolge der Tonussteigerung derselben dauernd seiner Inspirationsstellung. Jede Ausschaltung seiner Muskeltätigkeit manifestiert sich durch Hochstand, welch letzterer bei einseitiger Insufficienz sich auch nur für die betroffene Zwerchfellhälfte einstellt. (S. Abb. S. 95.)

Dieselben Erscheinungen machen sich auch an den knöchernen Brustwandabschnitten geltend (vgl. S. 43ff.). Nur springen hier wegen der größeren Festigkeit der Bestandteile die Alterationen nicht so sehr in die Augen.

II. Störungen der Brustkorbstatik.

Bittorf u. Forschbach: Lungenfüllung bei Krankh. Zeitschr. f. klin. Med. **70**, 474.
Bohr: Skand. Archiv f. Physiol. **2**; Wiener med. Wochenschr. 1907, 1952; Deutsches Archiv f. klin. Med. **88**.
— Nagels Handb. **1**.
Braune: Der Sternalwinkel in anatomischer und klinischer Beziehung. Archiv f. Anat. u. Entwicklungsmech. 1888.
Brugsch: Zeitschr. f. experim. Pathol. u. Ther. **19**, 8.
Bruns: Zeitschr. f. experim. Pathol. u. Ther. **7**; Berliner klin. Wochenschr. 1910, Nr. 6.
— u. Sauerbruch: Mitt. a. d. Grenzgeb. d. Med. u. Chir. **23**.
Byloff: Wiener klin. Wochenschr. 1913, Nr. 31.
Curschmann: Trachealverlagerung. Münch. med. Wochenschr.
Deneke, D.: Arch. f. klin. Med. **131**, 125.
Dietlen: Ergebn. d. inn. Med. u. Kinderheilk. **12**.
Drachter: Bruns Beitr. **111**.
Durig: Centralbl. f. Physiol. 1903.
Ebstein, E.: Ergebn. d. inn. Med. u. Kinderheilk. **8**, 424.
Elias, H.: Wiener klin. Wochenschr. 1919, 301.
Fraenkel, A.: Ther. d. Gegenw., August 1910.
—, B.: Berliner klin. Wochenschr. 1889, 625.
Freund, W. A.: Beiträge zur Histologie der Rippenknorpel. Berlin 1858; Ther. d. Gegenw. Januar 1902.
— Berl. klin. Wochenschr. 1902, Nr. 333; Ther. Monatsschr. 1902.
— Zeitschr. f. experim. Pathol. u. Ther. **3**.
Frölich: Die Brustmessung im Dienste der Medizin. II. 1899.
Gerhardt, D.: Verhandl. d. Naturf. Ges. zu Basel **21**.
Hofbauer u. Holzknecht: Holzknechts Mitt. **2**, Jena 1907, 43ff.
Hofbauer: Zeitschr. f. klin. Med. **61**, **79**; Berliner klin. Wochenschr. 1910, Nr. 12; 1913, Nr. 49.
— Wiener med. Wochenschr. 1906, 23 (Organverlagerungen).
— Zentralbl. f. inn. Med. 1905.
— Kongr. f. inn. Med. 1905.
— Zeitschr. f. experim. Pathol. u. Ther. **4**, **6**, **12**.
— Verhandl. d. Berliner Charité-Ärzte, Sitzung v. 4. XII. 1913.
— Verhandl. d. k. k. Ges. d. Ärzte zu Wien. Wiener klin. Wochenschr. 1908, 98.

Jamin: Zwerchfell u. Atmung. Atl. u. Grundr. d. Röntgendiagnostik, München 1909.
Kawamura: Künstl. Erzeug. v. Lungenschrumpfung d. Unterl. d. Pulmonalarterienäste; Dtsch. Zeitsch. f. Chir. **125**, 373.
Koster: Inaug.-Diss. Freiburg 1892.
Kraus: Ermüdung als Maß der Konstitution. Bibl. med. I/3.
— Paravertebrales Dreieck. Ges. d. Charité-Ärzte, 2. XI. 1905.
Krehl: Pathol. Physiologie, 363.
Kroenig: D. Klinik am Eingange d. XX. Jahrh. **11**.
Kuhn: Die Lungensaugmaske. Springer, Berlin.
Langstein und Ylppö: Jahreskurse f. ärztl. Fortb., Juni 1917, S. 20.
Liebermeister: Deutsche med. Wochenschr. 1908.
Minkowski: in Krehl-Marchands Handb. d. allg. Pathol. **2**, 517.
Mühsam: Berliner klin. Wochenschr. 1912, 617.
Müller, Fr.: Beobachtungen im Perkussionskurs. Berliner klin. Wochenschr. 1896, Nr. 38.
Natier: Monde méd. 1914, mars.
Noorden, v.: Med. Klin. 1910; Const. of the heart. Intern. clin. **4**, Ser. I, 25.
Orth in Senator-Kaminer: Krankheiten und Ehe. Berlin 1904.
Ortner, N.: Wiener klin. Wochenschr. 1914, 1649; Med. Klin. 1916, 818.
Peiser: Jahrb. f. Kinderheilk. 69, III. Folge **19**.
Plesch: Zeitschr. f. experim. Pathol. u. Ther. **13**, 165.
Politzer, H.: Volumen pulm. diminutum. Med. Wochenschr. 1919, 1103.
Rauchfuß: Deutsches Archiv f. klin. Med. **89**.
Rokitansky: Handb. d. allg. pathol. Anat., Wien 1846.
Rosenfeld: Einseitiger Zwerchfellhochstand. Deutscher Kongr. f. inn. Med. 1914.
Roux: Virchows Archiv, **209**, 179.
— D.: Kampf der Teile im Organismus, Leipzig 1881.
Rubow: Deutsches Archiv f. klin. Med. **92**, 258.
Sauerbruch u. Elving: Die extrapleurale Thorakoplastik. Ergebn. d. inn. Med. u. Kinderheilk. **10**, 878.
Schmorl: Münch. med. Wochenschr. 1901, 50.
Siebeck: Deutsches Archiv f. klin. Med. **97**, **100**.
Stähelin: in Stähelin-Mohrs Handb. **2**.
Stiller: Die asthenischen Konstitutionskrankheit. Stuttgart 1907.
— Berliner klin. Wochenschr. 1905, Nr. 38.
Straub: Kleiner Kreislauf. Deutsches Archiv f. klin. Med. **121**, 394.
Swoboda: Formänderung des kindlichen Brustkorbes. Jahrb. f. Kinderheilk. **31**.
Thiele: Zeitschr. f. klin. Med. **76**.
Tiegel: Langenbecks Archiv **95**, 810.
Traube: Ges. Beiträge **1**, 100, **3**, 611.
Velden, R. v. d.: Der starr dilatierte Thorax. Enke, Stuttgart, 1910.
Voltolini: Die Rhinoskopie und Pharyngoskopie. 1879.
Weil: Lungenretraktion, Dtsch. Archiv f. klin. Med. **29**, 373.
Wenckebach: Volkmanns Klin. Vortr., N. F. Nr. 465, 466.
Zimmermann: Dissert. (Klinik Brauer.) Marburg 1916.
Zuntz u. Löwy: in Michaelis' Handb. d. Sauerstofftherapie, Berlin 1906.

A. Auslösende Faktoren.

Als solche kommen freilich ganz verschiedene funktionelle Störungen in Betracht.

a. Respiratorische Insuffizienz.

Dieselbe führt bei der stetigen Aufsaugung des Alveolarinhaltes infolge der „Spannung“ des Lungengewebes (vgl. oben S. 16, 20), zu einer Verkleinerung des Lungenvolumens sowie zu einer Annäherung der

Brustkastenwände an den Mittelpunkt. Sie wird hervorgerufen entweder durch eine mangelhafte Betätigung der Muskelkräfte, welche den Brustkasten bewegen oder durch eine Steigerung der Widerstände, welche einer solchen Bewegung sich entgegenstellen.

1. Mangelhafte Tätigkeit der Atemmuskulatur.

α) **Inspiratorisch.** Sie veranlaßt die ungenügende Lungen- und Brustkastenausdehnung beim Mundatmer, Bleichsüchtigen und den „vererbten" Fällen von phthisischem Habitus, wie wir ihn bei den noch gesunden Kindern Tuberkulöser sehen (vgl. S. 130).

Am ausgesprochensten zeigt sich die Veränderung über den apikalen Partien, woselbst nahezu völlige Ruhigstellung der Brustwände eintritt (s. Abb. S. 175). Demgemäß kommt es hier zu den stärksten statischen Veränderungen, zu weniger ausgebildeten an den übrigen mehr kaudal gelegenen Thoraxanteilen. Demgegenüber trägt mehr lokalen Charakter die bei Erkrankungen des neuromuskulären Apparates eintretende statische Veränderung der Brustorgane, die der mangelhaften Ausstrahlung lokaler Bewegungsänderung in entferntere Lungenanteile entspricht (vgl. oben Tendeloo). Nur an der Stelle des Kräfteausfalles selbst bleiben die Brustwandungen sowie die Lungen dem Zentrum angenähert.

β) **Exspiratorisch.** Ungenügende Exspiration macht nicht an allen Teilen der Lungen und der Brustkorbwände gleich stark sich geltend, weil die muskulären Ausatmungskräfte nicht gleichmäßig an der gesamten Peripherie des Brustkorbes einwirken (vgl. oben S. 8).

Die mangelhafte Betätigung der exspiratorischen Muskelkräfte tritt nämlich lediglich in Erscheinung in Form einer Insuffizienz der Bauchwandmuskulatur. Diese veranlaßt durch Herabsetzung ihres Muskeltonus (resp. durch die Vorwölbung der vorderen Bauchwand mit Senkung der Baucheingeweide) eine Herabsetzung des auf der Unterfläche des Diaphragmas wirkenden intraabdominellen Druckes. Dadurch entwickeln sich Zwerchfelltiefstand und Zusammensinken der „unteren Brustapertur" ohne wesentliche Veränderungen der kephalen Brustkorbabschnitte (vgl. Abb. S. 147).

2. Gesteigerte Widerstände

α) **Inspiratorisch.** Wenn der Wirksamkeit der Inspirationsmuskulatur sich pathologische Hindernisse entgegenstellen, wie etwa bei Bronchostenose oder bei erhöhtem intraabdominalen Druck, resp. narbigen Verwachsungen an der oberen Seite des Zwerchfells (insbesondere im phrenikokostalen Winkel), die Zwerchfellbewegung somit behindert wird, so kommt es ebenfalls bloß zu lokalen Veränderungen (Verringerung der Lungenausspannung resp. Einziehung der Thoraxwand) im Wirkungsbereich des behinderten Inspiratorenanteiles. Die übrigen Thoraxanteile hingegen weisen oft sogar Steigerung ihrer Ausdehnung auf (infolge der konsekutiven Dyspnöe resp. der entsprechenden statischen Veränderungen).

β) **Exspiratorisch.** Können die Exspirationskräfte wegen zu großer, ihnen gegenüberstehender Widerstände sich nicht genügend betätigen, so kommt es zur Entfernung der gesamten Brustkastenwände vom Mittelpunkt und dementsprechend zu Lungenblähung. Eine solche Veränderung resultiert bei den Fällen von starrem Thorax. Hier stellt die Skelettveränderung die primäre Ursache der Verschiebungen dar und löst sie mechanisch aus. Sie ruft auch an dem unteren Verschluß des Brustkastens, dem Zwerchfell, eine Entfernung vom Mittelpunkt hervor, weil das Diaphragma durch das Auseinanderrücken seines knöchernen Insertionsringes gedehnt wird und demgemäß den seine Kuppelbildung auslösenden Kräften (s. oben S. 12) größerer Widerstand gegenübersteht. In anderen Fällen wird die Wirkung der stärksten exspiratorischen Hilfskraft, der Bauchmuskulatur, lahmgelegt durch die Zwischenschaltung von Tumoren, Aszites, meteoristisch geblähtem Darm oder Fett zwischen dieser Kraftquelle und dem Thoraxinhalt.

In betreff der bei allgemeiner Verengerung der Luftwege resultierenden Veränderungen s. weiter unten.

b. Respiratorische Mehrleistung.

1. Inspiratorisch.

Verstärkte Inspiration. die durch jede Art von Atemnot (vgl. S. 62) hervorgerufen wird, führt zu einer allgemeinen Überfüllung der Lungen mit Luft sowie zu dauernder Inspirationsstellung aller Anteile der gesamten Brustwände.

2. Exspiratorisch.

Exspiratorische Mehrleistung kann sowohl eine Verkleinerung, als auch eine Vergrößerung des Lungenvolumens herbeiführen. Die Einlagerung fremder Massen im Brustraum (Pleuritis, Pneumothorax, Perikarditis, Herzhypertrophie, Tumormassen usw.) ermöglicht es den Lungen, ihrer Spannung mehr nachzugeben und sich ihrem Gleichgewichtszustande zu nähern, sodaß im Gegensatz zu dem bisher Erwähnten eine Verkleinerung des Organs, jedoch gleichzeitig eine Entfernung der Brustwand von dem Thoraxzentrum erfolgt.

Zu ganz anderer Wirkung, d. h. einer Vergrößerung des Lungenvolumens, führt die Mehrleistung der exspiratorisch wirksamen Kräfte besonders dann, wenn sie sich mit einem Verschluß der Luftwege paart, wie etwa beim Husten und Pressen, und zwar aus folgendem Grunde: Die plötzlich einsetzende Tätigkeit der exspiratorischen Hilfsmuskulatur erzeugt begreiflicherweise positiven Druck. Zugleich aber ist der Austritt der Alveolarluft behindert durch 1. den Ventilverschluß (Lichtheim) beim Übergang des Alveolus in den Bronchiolus, s. S. 16,

2. den Glottisverschluß. Dieses Widerspiel führt zu einer Schädigung der Alveolarwand und in weiterer Folge zum konsekutiven „exspiratorischen Emphysem".

c. Abnorme Blutfüllung.

Die respiratorische Wirksamkeit der pulmonalen Blutgefäße (vgl. S. 16) macht es erklärlich, daß bei funktionellen Störungen im Blutkreislaufe statische Veränderungen der Atmungsorgane zutage treten. Denn nicht bloß die Intensität der Lufterneuerung, sondern ebenso die der Durchblutung der Lungen, dieser zweiten für die Möglichkeit einer respiratorischen Leistung des Organs unerläßlich nötigen Prämisse, beherrscht die Lungengröße.

1. Überfüllung des Lungenkreislaufes.

Diese löst im Tierversuche wohl Veränderungen der Lungengröße aus („Lungenschwellung" von Basch), doch läßt sich dieses Versuchsresultat nicht ohne Einschränkung auf die im klinischen Bilde des Herzfehlers resp. des kardial-asthmatischen Anfalles bemerkbaren Vergrößerungen des Lungenvolumens in allen Fällen anwenden (vgl. S. 199f.). Eine solche Annahme widerspricht den seither gemachten experimentellen Erhebungen (Gerhardt jun., Sihle) und ist auch unnötig, da, zumindest für viele Fälle eine genügende Erklärung sich durch die hierbei vorhandene Atemnot (vgl. S. 62) ungezwungen ergibt.

2. Blutleere des Lungenkreislaufes.

Unterbindung der Lungenarterie wird im Tierversuche (Bruns und Sauerbruch) mit dem Eintritt von Lungenschrumpfung beantwortet. Bei analogen Vorgängen im menschlichen Organismus (etwa Pulmonalstenose) läßt sich mitunter ebenfalls eine Verkleinerung des Lungenvolumens nachweisen, aber keineswegs ausnahmlos.

Ähnliche Veränderungen treten auf infolge von Verengerung der Vena pulmonalis.

„Der Einfluß der Venenverengerung äußerte sich ... in der ersten Zeit in starker Blutüberfüllung (sc. der Lungen)..., doch schon nach kürzerer Zeit, nach Wochen oder Monaten, bot sich wider Erwarten ein ganz anderer Befund. Die gestaute Lunge war kleiner, blässer und fühlte sich derber an ..., die mikroskopische Untersuchung der gestauten Lunge ergab in einer Reihe von Fällen mehr oder minder ausgesprochene Vermehrung der bindegewebigen Elemente, fibröse Verdickung der Alveolarsepten und der Pleura." (Tiegel.)

B. Organverschiebungen.

a. Mediastinalorgane.

Das weiche Mittelfell weicht bei jeder Differenz in der Größe der auf seinen beiden Seiten einwirkenden elastischen Lungenspannung von seinem normalen Platz. Eine solche wird bei einseitiger Bronchostenose hervorgerufen durch gesteigerte Widerstände gegenüber der Inspiratorentätigkeit (siehe oben) und konsekutive übermäßige Resorption des Alveolarinhaltes, ebenso bei einseitiger Lungeninfiltration und durch einseitige Tumormassen (Hofbauer und Holzknecht). Infolge jeder der genannten Veränderung der Atemorgane kann die Atemluft den durch die Wirkung der Atemkräfte notwendig werdenden Druckausgleich nicht besorgen. Das Überwiegen der inspiratorischen Kraftquellen über die den Lufteintritt hindernden zeigt sich hier in Form einer Verschiebung des Mittelfells in der Richtung der an der Außenseite des Brustkorbes ansetzenden Inspiratoren. In allen hiehergehörigen Fällen erscheint das Mediastinum gegen die erkrankte Seite verschoben. Die auf diesem Wege zustande kommende Verlagerung des Herzens und der Luftröhre (s. Abb. 21) ist oft als erstes oder augenfälligstes Symptom einer einseitigen Lungenerkrankung von besonderer Bedeutung (Curschmann senior).

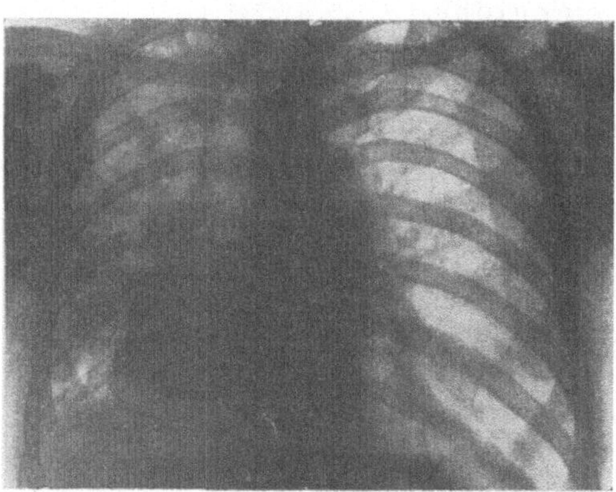

Abb. 21. Röntgenaufnahme eines an gummöser Schrumpfung der rechten Lunge leidenden Kranken. (Tom. P.-Nr. 499.)

Besonders springt die Verlagerung der Mediastinalorgane in die Augen bei lokal beschränkter Lungenentspannung, wie etwa beim interlobären Erguß (vgl. S. 161). Daß aber selbst unter solchen Bedingungen eine Verschiebung des Herzens fehlen kann, zeigte schon A. Fraenkel. Als Ursache ist das Vorhandensein schwieliger Mediastinitis anzusehen (N. Ortner).

b. Zwerchfell.

Den Zwerchfellstand beeinflussen außer der Stellung seines Insertionssringes (s. oben S. 34) und mechanisch wirkenden, festen Anheftungen vornehmlich drei Kräfte: α) die Lungenspannung von oben, β) der intraabdominale Druck von unten, γ) der Tonus der Zwerchfellmuskulatur.

Dementsprechend entsteht:

1. Zwerchfelltiefstand

infolge von: α) **narbiger Anwachsung,**

β) **Herabsetzung der Lungenspannung** bei Pneumothorax, Pleuritis, Tumor pleurae, Infiltration des Lungengewebes durch entzündliche[1]) oder Tumormassen, Hypertrophie des Her-

[1]) Falls die Infiltration nicht mit Entspannung des Gewebes einhergeht, wie etwa bei der mit Narbenbildung einhergehenden Aktinomykose, kommt es nicht zum Zwerchfelltiefstand (Hofbauer).

zens, Perikarditis resp. infolge übermäßiger Luftzufuhr (vgl. oben) (Volumen pulmon. auctum und Emphysem).

γ) **Herabsetzung des intraabdominellen Druckes** infolge Herabsetzung des Tonus der Bauchwandmuskulatur (bei Enteroptose, Habitus asthenicus, Thorax piriformis, Hernien, Prolapsen, schneller Abmagerung und post partum).

δ) **Steigerung des Tonus der Zwerchfellmuskulatur** bei Dyspnöe, Asthma, Hysterie. Als Beispiel sei genannt die Beobachtung Jamins. Dieser Autor sah nach stundenlang anhaltender Polypnöe einer Hysterika Tiefstand beider Zwerchfellkuppen im Röntgenbild.

Sind die eben erwähnten Veränderungen nur einseitig ausgebildet, so kommt es, wie insbesondere bei narbigen Verwachsungen, zu einseitigem Zwerchfelltiefstand.

2. Hochstand des Zwerchfells

wird ausgelöst durch: α) **narbige Anwachsung,**

β) **mangelhafte Luftfüllung** infolge von Veränderungen der Luftwege: Bronchostenose (infolge Kompression durch intrathorakale Drüsen, Narben oder Tumoren resp. Obstruktion durch Narben oder

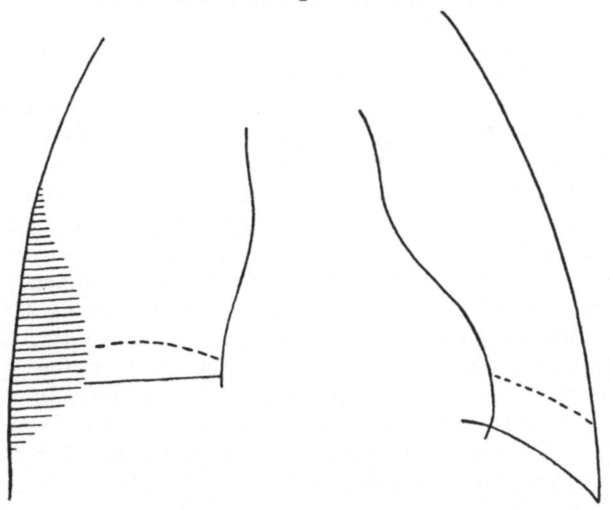

Abb. 22. Zwerchfellhochstand infolge narbiger Anheftung.

Karzinom) oder aber infolge von mechanischer Behinderung der Zwerchfellstätigkeit durch Narben nach Pleuritis oder Verletzungen. Bei den zuletzt erwähnten Erkrankungen kommt es entsprechend der Einseitigkeit des Krankheitsprozesses zu einseitigem Zwerchfellhochstand (s. Abb. 22). Ein solcher kann sich selbstredend auch entwickeln bei Fällen der folgenden Gruppen:

γ) **Steigerung des intraabdominellen Druckes** (infolge Meteorismus, Peritonitis, Schwangerschaft, Tumor).

Bei allgemeiner Drucksteigerung (Meteorismus, Ascites, Tbc. peritonei, Gravidität, Fettleibigkeit oder multiplen Abdominaltumoren) betrifft der Hochstand beide Zwerchfellhälften, bei lokaler (Vergrößerung von Leber, Milz, einer Niere, Paranephritis, subphrenischem Absceß, Gasbildung im Magen) nur die anliegende Zwerchfellhälfte. Nach Versuchen Rosenfelds vermögen im allgemeinen Aufblähungen des Magens bei Magengesunden oder Magenkranken, abgesehen von Personen mit ptotischem resp. atonischem Magen, Blähung des Kolons durch Einblasungen vom Rektum aus, das Zwerchfell nicht wesentlich in die Höhe zu treiben. Dazu, daß es zu einem Hochstand des Zwerchfells kommt, gehört noch eine gewisse Schwäche des Zwerchfellmuskels resp. des Nervus phrenicus. Beim Morb. Bechterew wird behufs Erzielung maximaler Wirksamkeit der respiratorischen Zwerchfellfunktion durch dauernde Verwendung der antagonistischen Bauchwandmuskulatur resp. die dadurch erzielte Erhöhung ihres Tonus und konsekutive habituelle Einziehung der vorderen Bauchwand (s. Abb. S. 155) das Zwerchfell zum dauernden Hochstand gezwungen.

δ) **Herabsetzung des Tonus des Zwerchfells** infolge von mangelhafter Tätigkeit der Inspirationsmuskulatur bei schwerer Chlorose (Fr. Müller, C. v. Noorden), Mundatmung (bei adenoiden Wucherungen, Polypen, Verdickungen und sonstigen organischen Veränderungen in der Nase, oder auch rein funktionell), bei Zwerchfellschwäche resp. -lähmung (s. Abb. S. 95).

c. Knöcherner Brustkorb.

Bis in die jüngste Zeit wurde entsprechend der allgemein gebräuchlichen anatomischen Forschungsrichtung die Ursache jeder Brustkorbverbildung in anatomischen Veränderungen gesucht. Einerseits machte man „Narbenzug“ für die Entstehung einer Brustkorbverbildung verantwortlich, andererseits „Wachstumstörungen“ an ganz bestimmten Stellen des Skelettes. Speziell für die verschiedenen Arten des pathologischen „Habitus“ (vgl. S. 130 ff.) glaubten mehrere Autoren (W. A. Freund und seine Schule, Hansemann, Löschcke u. a.) die Ursache in ihren anatomischen Befunden sehen zu können. Klinische Beobachtungen jedoch sowie auch die Nachuntersuchung der von den genannten Autoren angegebenen Daten an größerem Material erwiesen die Unhaltbarkeit einer allgemeinen Erklärung auf diesem Wege und führten mich weiterhin zur Analyse derselben unter dem Gesichtswinkel der gestörten Funktion als pathogenetischem Faktor. Dieselbe führte zu der Erkenntnis: Die Störungen der Statik des knöchernen Brustkastens können sowohl funktionell als organisch begründet sein.

Als funktionelle Ursache kommt jede Störung in der Leistung der am Brustkorb ansetzenden Muskulatur, vor allem die der Atemtätigkeit in Betracht. Hierbei ist nicht so sehr auf die Störung als solche zu reflektieren, als vielmehr auf die weitere Folge: die Störung des Muskeltonus, welch letzterer gemäß jeder Verschiebung in der Betätigung der respiratorischen Muskelgruppe sich verschieden gestaltet. Bei Steigerung der Leistung resultiert eine dauernde Vermehrung des Tonus, bei Herabsetzung derselben eine entsprechende Verringerung des letzteren. Die respiratorische Insuffizienz mit der Folge einer Herabsetzung des Tonus der Inspirationsmuskulatur läßt sich besonders gut studieren bei einseitigem Vorhandensein dieser Bedingungen (wie etwa nach pleuralen Erkrankungen). Schwer verständlich in pathogenetischer Hinsicht waren insofern die oft stark ausgeprägten Verbildungen des Stammes (Verkrümmung der Wirbelsäule, Hängenlassen resp. Hebung des Schultergürtels und Abstehen des Schulterblattwinkels), als die Veränderungen **einmal auf der kranken und ein andermal auf der gesunden Seite** sich geltend machen (s. Abb. 23 und 24)! Daß dieselben nicht im Sinne der landläufigen Auffassung durch den Zug pleuraler Schwarten ausgelöst werden, erwiesen bald meine Beobachtungen insbesondere mit Röntgenstrahlen. In vielen Fällen zeigte sich trotz Fehlens einer nennenswerten Schwarte ausgesprochenste Skoliosenbildung, oft mit Rippeneindellung vergesellschaftet (s. Abb. 25). Die von mir seit Jahren vertretene Auffassung der Verbildung als Folge einseitiger Alteration in der Leistung der Atemmuskulatur führte nicht ohne weiteres zu restloser Erklärung der gesehenen Veränderungen. In weitaus den meisten hierhergehörigen Fällen kommt es zu einem Hängen der Schulter auf der Seite der Erkrankung mit Konvexität der Wirbelsäule nach der gesunden Seite. Nur in einer überaus geringen Zahl zeigte sich eine seitliche Wirbelsäulenverbiegung, deren Konvexität der erkrankten Seite zugewendet ist (s. Abb. S. 146). Diese diametral entgegengesetzten Folgen bei anscheinend völlig gleich gearteter Veränderung hatten schon früher die Autoren mehrfach beschäftigt

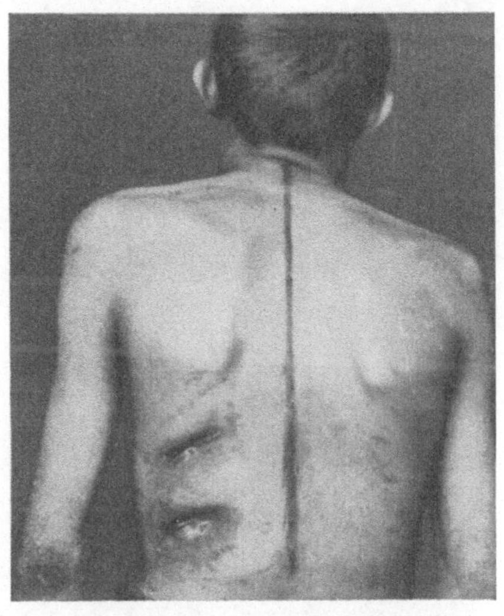

Abb. 23. Hebung des Schultergürtels nach Pleuraempyem.

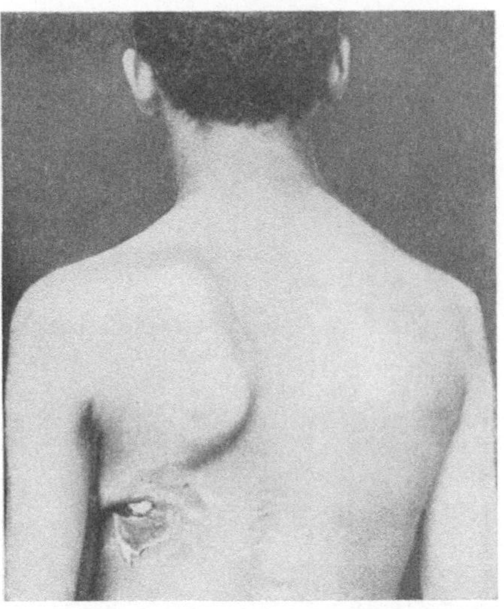

Abb. 24. Senkung des Schultergürtels nach Pleuraempyem.

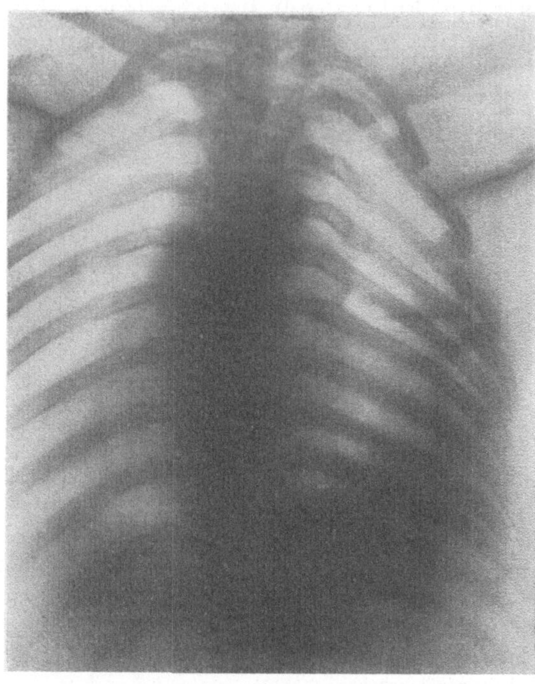

Abb. 25. Eindellung der aneinandergerückten Rippen nach Pleuritis (Pat. Sadow).

und veranlaßten mich zu einer systematischen Prüfung der mir zur Verfügung stehenden hierhergehörigen Kranken.

An der Hand des Materials meiner Brustschußabteilung ließ sich nun zunächst folgende Skala aufstellen:

Am raschesten und besten ausgeprägt zeigen sich statische Störungen an dem von der muskulären Fixation am stärksten abhängigen Schulterblatt, etwas weniger leicht an der schon besser fixierten Schulter, viel weniger rasch an der Stellung der Rippenringe, und an letzter Stelle steht in der Reihe die Wirbelsäule.

Als Folge einseitiger Muskelinsuffizienz kommt es zunächst zum Abstehen des Schulterblattwinkels (s. Abb. 26), dann des ganzen Schulterblattes auf der verletzten Seite (s. Abb. 28), zum Hängen der Schulter daselbst (s. Abb. 24). Bei noch stärkerer Ausprägung zeigt sich Herabsinken der Rippen auf der betroffenen Seite (s. Abbildung 25) und Annäherung derselben an den Mittelpunkt des Brustkorbes infolge der eigenartigen Lage der Achse, um welche die Rippen sich drehen (vgl. Abb. 6), sowie zu einer Verschmäle-

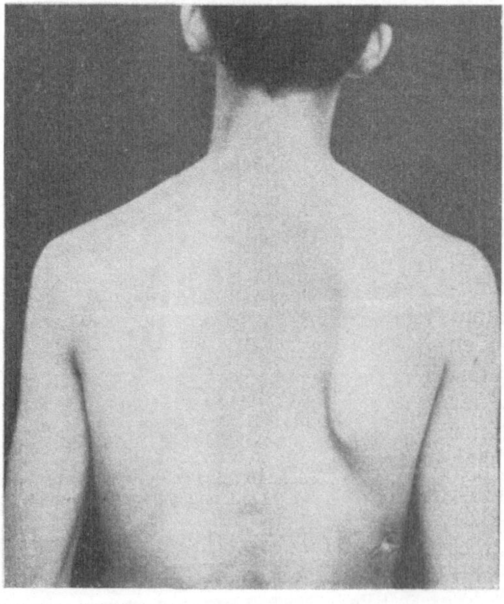

Abb. 26. Abstehender Schulterblattwinkel nach Pleuritis.

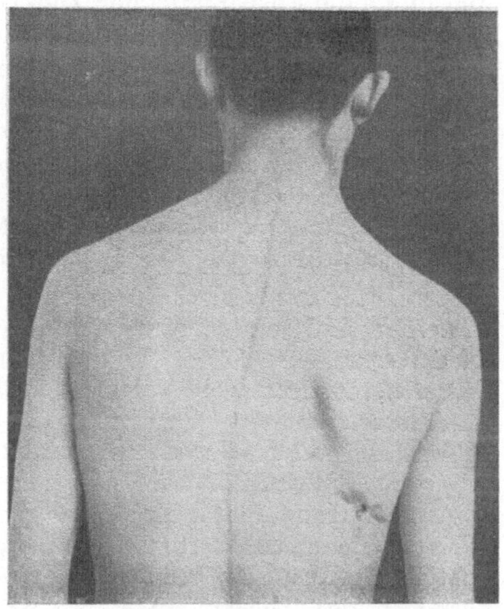

Abb. 27. Skoliose und abstehender Schulterblattwinkel nach Empyema pleurae.

rung der Zwischenrippenräume (Abb. 25).

Dem Versuch einer Erklärung dieser Erscheinungen mit Hilfe pathologisch-physiologischer Erfahrungen stand nun zunächst ein Hindernis gegenüber. Während doch allgemein pathologische Erfahrungen zeigen, daß — wie etwa bei der „Défense" — an schmerzhaft gereizten Stellen der Organismus durch Muskelkontraktion vor Schmerzen sich schützt, zeigte sich hier mangelhafte Betätigung der Muskulatur an der Stelle des Brustschusses!

Klarheit auf diesem Gebiete verschaffte erst der systematische Vergleich der Thoraxverbildung mit den in den betreffenden Fällen nachweislichen Veränderungen der Brustorgane, mit Einbeziehung der zugehörigen radiologischen „Bewegungsskizzen" (s. S. 93, Fußnote). Derselbe ergab, daß bei straffer Anlötung des Zwerchfells an die Brustwand sich ein Hängen der Schulter auf der erkrankten Seite einstellte, bei freiem Phrenikokostalwinkel hingegen eine Hebung gegenüber der gesunden Seite (s. Abbildung 23, 24). Dieses Verhalten erklärt sich ungezwungen bei Berücksichtigung der (s. S. 108) bei Besprechung der Klinophobie gegebenen pathologisch-physiologischen Grundlagen. Bei Zwerchfellsanwachsung würde jeder Versuch einer Muskelkontraktion auf der erkrankten Seite, einer Défense musculaire, Schmerzen erzeugen (ebenso wie die deshalb ja vom Patienten vermiedene Seitenlagerung),

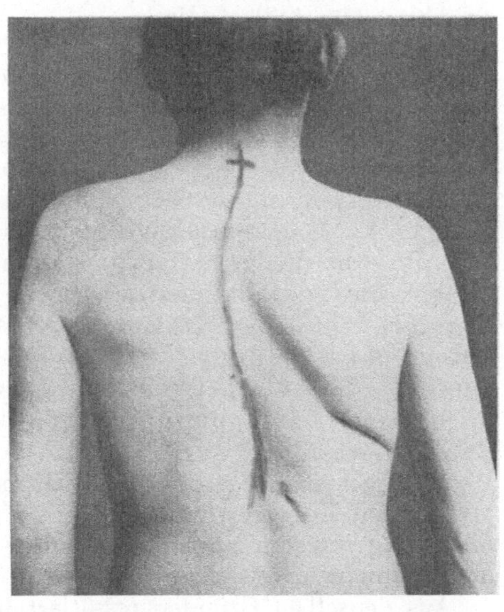

Abb. 28. Starke Skoliose und Abstehen des ganzen inneren Schulterblattrandes nach Empyema pleurae.

weil durch die Anspannung der Thoraxmuskulatur die Brustwand vom Zwerchfell entfernt, der phrenikokostale Winkel erweitert würde. Aus diesem Grunde wird jeder solche Versuch vermieden; es resultiert eine Herabsetzung der Muskelbetätigung auf der verletzten Seite mit dem konsekutiven Resultat einer Tonusherabsetzung, einem Hängen der Schulter. Beweisend hierfür ist der Effekt entsprechender Atemübungen (s. Abb. S. 99). Konform der Wiederaufnahme der Atemtätigkeit verschwindet die Störung der Brustkorbstatik. Nur dann, wenn der phrenikokostale Winkel frei ist, entwickelt sich die „Défense". Dementsprechend kommt es in solchen Fällen zu dauernder Muskelversteifung und Tonussteigerung und weiterhin zur Hebung der Schulter auf der erkrankten Seite. Wahrscheinlich entsteht nicht bloß die bei pleuralen, sondern wohl auch die nicht so selten bei pulmonalen Erkrankungen bemerkte Skoliose, wie z. B. die einmal nach der gesunden, ein andermal nach der kranken Seite gerichtete Wirbelsäulenverbiegung (Wenckebach), bei der Phthise aus gleichen Gründen.

An der Hand dieser Erfahrungen lassen sich weiterhin allgemein gültige Gesichtspunkte für die Pathogenese der Brustkorbverbildungen aufstellen. Auch der bisher als Folge von mystischen Wachstumsstörungen des Thorax aufgefaßte pathologische „Habitus" (vgl. S. 130ff.) wird unter diesem Gesichtswinkel ungezwungen dem Verständnis näher gebracht, als Folge respiratorischer Funktionsstörung.

Die Effekte einer Tonusveränderung in der Atemmuskulatur werden bezüglich der Rippen- und Wirbelsäulenstatik erst dann restlos erklärlich, wenn man die Wirkung der Atemmuskulatur auf die knöchernen Konstituentien des Brustkorbes an der Hand des Schemas (s. Abb. S. 14, **143**) studiert.

Die Inspirationsmuskulatur der knöchernen Brustwand zieht schief von oben hinten medial nach unten vorn lateral, daher läßt sich die Wirkung ihres Tonus zerlegen in mindestens zwei Komponenten, eine die Rippen hebende α und eine zweite diesen Knochenreif stärker krümmende β (wie die Sehne den Bogen).

Die Komponente α bedingt nicht bloß eine Hebung und Auswärtsrollung der Rippe infolge Schiefstellung der Rippenbewegungsachse (s. Abb. 6). Vielmehr wirkt sie im Sinne einer Annäherung des vertebralen Insertionspunktes a an die Stelle des Wirbelrippengelenkes b, also im Sinne einer Krümmung der Wirbelsäule, ebenso wie die Komponente β auf die Rippe im Sinne einer Verstärkung ihrer Krümmung einwirkt. Daher erzielt die respiratorische Insuffizienz:

1. eine Verringerung der Thoraxwölbung,
   α) gemäß der Verringerung der Auswärtsrollung der Rippen,
   β) gemäß der verringerten Rippenbiegung;
2. eine Verringerung der Wirbelsäulenkrümmung gemäß der geringeren Einwirkung der die beiden Punkte a und b nähernden Komponente α in Abb. S. 14.

Aus denselben Gründen resultiert bei Mehrleistung der Atemmuskulatur

1. eine Steigerung der Brustkorbwölbung
   α) gemäß der stärkeren Auswärtsrollung,
   β) gemäß der stärkeren Biegung der Rippen;
2. eine Steigerung der Wirbelsäulenkrümmung gemäß der Verstärkung der die Punkte a und b einander nähernden Komponente α.

Zu einer solchen kommt es nicht etwa bloß durch organische Veränderung der Wirbelkörper, sondern schon durch stärkere Radiärstellung der Wirbel (s. Abb. S. 139).

Doch wäre es unberechtigt, den umgekehrten Schluß zu ziehen und aus der Stärke der Brustkorbwölbung die Größe der Atemtätigkeit, resp. eine gleichsinnige Veränderung des Inspiratorentonus zu erschließen. Vielmehr stellt die erstere die Resultante aus mehreren Komponenten dar.

1. Vorwölbung der Brustwand.

α) **Funktionell ausgelöst** kann diese Veränderung in Erscheinung treten

1. als Folge einer Herabsetzung der Lungenspannung.

Als hierhergehöriges Beispiel sei die Vorwölbung der Brustwand erwähnt bei Ausbildung eines pleuralen Ergusses (nicht bloß bei Eintritt von positivem Thoraxdruck, sondern auch schon bei stärkerer Verringerung des negativen), ja sogar bei Unterlappenpneumonie ohne Exsudat. Sie entsteht hier durch das Überwiegen des Tonus der Inspirationsmuskulatur über die herabgesetzte Lungenspannung. Letztere kann gemäß der mangelhaften Ausgleichsfähigkeit von Druckschwankungen im Lungeninnern (s. oben S. 7 und 17) sich nicht auf die ganze Lunge gleichmäßig verteilen, weshalb es zu **lokaler** statischer Veränderung kommt, entsprechend dem Sitze der Lungenerkrankung.

2. Andererseits entwickelt sich oft eine Vorwölbung der Brustwandungen bei Steigerung des Inspiratorentonus. Eine solche führt gemäß der Ausbreitung über alle Einatmungsmuskeln bei längerer Dauer zur **allgemeinen** Vorwölbung der Brustwände. Freilich macht sich die funktionelle Differenz der oberen und unteren Brustwandabschnitte (vgl. oben S. 4) oft geltend in Form einer besonderen Präponderanz der Alteration an den oberen Brustwandabschnitten.

Als klassisches Beispiel finde hier Erwähnung der „kupplige Thorax bei Frühgeburten und jungen Säuglingen", den Langstein und Ylppö folgendermaßen beschreiben:

„Sehr häufig wird beobachtet, daß bei anscheinend gesunden Säuglingen, die vorher keinerlei Lungenkrankheiten durchgemacht haben, der Thorax in seinem vorderen oberen Teil sich stark vorzuwölben und „kupplig" zu werden beginnt. . . Daß diese kupplige Vorwölbung nach manchen akuten Erkrankungen der Respirationsorgane, diffuser Bronchitis, Pneumonien usw. entsteht und vorkommt, steht fest. Wir wollen aber hier darauf aufmerksam machen, daß die gleichen Erscheinungen ungemein häufig auch nach anderen, mehr oder minder pathologischen Zuständen auftreten. Speziell haben wir dies oft im Anschluß an chronischen Meteorismus auftreten sehen."

Da aber jede funktionelle Verschiebung gleichzeitig als Veränderung der normalen Wachstumsreize angesehen werden muß (s. oben S. 5f.), so wird durch dieselben auch eine gleichsinnige Veränderung in der Entwicklung der knöchernen Bestandteile angebahnt.

β) **Organisch ausgelöst?** Läßt sich auch als Ursache der stärkeren Vorwölbung eine stärkere Krümmung und Größenentwicklung der knöchernen Thoraxbestandteile nachweisen, so darf deshalb keineswegs der ursächliche Einfluß funktioneller Störungen unterschätzt werden. Die anatomisch nachweisbare Alteration stellt vielmehr die Folge längerdauernder Änderung in der funktionellen Beanspruchung dar. Freilich wird eine solche vornehmlich dann in Erscheinung treten können, wenn die Atemstörung im wachstumsfähigen Alter zur Ausbildung kam. Von einzelnen Autoren wurden (s. S. 131f.) als Ursache für die Thoraxanomalie angesprochen gewisse in manchen Fällen nachweisliche Knorpelveränderungen (deren primäres Vorhandensein kaum nachweislich ist und sekundäres Zustandekommen den bekannten allgemein physiologischen Gesetzen vollkommen entspricht.

Unter diesem funktionellen Gesichtswinkel wird die Beobachtung von Brugsch leicht verständlich, welcher Autor sich mit der zahlenmäßigen Feststellung des Brustumfanges als Ausdruckes eines „Habitus" beschäftigte. Er konnte an der Hand des Materiales seiner Untersuchungsreihen feststellen, „daß im Laufe der Entwicklung alle Gruppen eine Integration in die Breite erfahren, so daß die Zahl der engbrüstigen Individuen erheblich vermindert wird". Die mit steigendem Alter in Erscheinung tretende Neigung zu chronischer Bronchitis und Emphysembildung geht eben mit einer Steigerung des Inspiratorentonus einher.

2. Einsinken der Brustwand

kann ebenfalls zustande kommen ohne jedwede organische Veränderung derselben, lediglich in Folge statischer Verschiebungen.

α) **Funktionell ausgelöst.** Die Veränderung entwickelt sich infolge einer Vergrößerung seitens der der Atembewegung gegenüberstehenden Widerstände (s. S. 33) oder als Folge der Tonusherabsetzung in der ungenügend betätigten Inspirationsmuskulatur[1]). Nun macht sich die gestörte Wirksamkeit derselben meist nicht gleichmäßig an allen Teilen des knöchernen Brustkastens geltend. Gemäß den oben S. 4 gegebenen Darlegungen über die funktionellen Differenzen der oberen und unteren Brustwandungen zeigen sich die Folgen an den verschiedenen Teilen verschieden stark ausgeprägt. Beim Ausfall vertiefter Atmung kommt es hauptsächlich zur Herabsetzung des Tonus in der Muskulatur der oberen Brustwandabschnitte, zu mangelhafter

[1]) Hierher gehören zum großen Teil zumindest die durch pleurale Schwarten resp. deren „Narbenzug" ausgelösten Einziehungen der lateralen Brustwand und „Verziehungen" der Wirbelsäule. Auch hier werden oft durch statische Veränderungen essentielle vorgetäuscht, wovon man sich an der Hand entsprechender Röntgenbilder (s. Abb. 29) leicht überzeugen kann. Keineswegs immer entspricht die Stärke der Verbildung dem Grade der Schrumpfung; in vielen Fällen sogar nicht einmal der Sitz der stärksten Veränderungen dem Sitz der Schwarte.

Entfernung der kephalen Brustwand vom Mittelpunkt, zur „Engbrüstigkeit“. Entsprechend der Bedeutung der Atembewegung als Wachstumsreiz (s. oben S. 15f.) gesellt sich zu solcher funktionell ausgelösten Abflachung auch eine korrelate Wachstumsstörung.

β) **Organisch ausgelöst?** Insbesondere dann, wenn im wachstumsfähigen Alter infolge respiratorischer Insuffizienz die knöchernen Bestandteile von abnorm wenigen Wachstumsreizen betroffen werden und daher nicht der Norm entsprechend sich ausbilden können, entwickeln sich gut nachweisliche Entwicklungsstörungen. Das in einzelnen Fällen nachgewiesene Zurückbleiben der oberen Rippen-

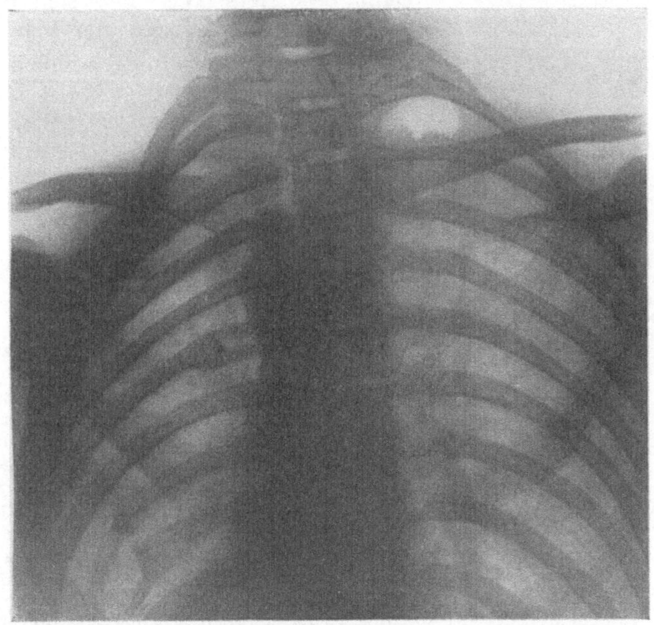

Abb. 29. Starkes Aneinanderrücken der Rippen nach Pleuritis, ohne daß an dieser Stelle eine schrumpfende Schwarte nachweisbar wäre.

ringe im Wachstum (W. A. Freund, Hansemann) sowie das „abnorm starke Wachstum einzelner Wirbelsäulenabschnitte“ (F. Kraus) wurden als Folge primärer Wachstumstörungen aufgefaßt. Nun können für diese Entwicklungsanomalien, zum Teil wenigstens, funktionelle Störungen verantwortlich gemacht werden. Dafür spricht schon die Tatsache, daß sich alle diese Alterationen an der Hand der erwähnten allgemein physiologischen Darlegungen einwandfrei erklären lassen, das „flügelartige Abstehen“ der Schulterblätter beim „phthisischen, asthenischen Habitus“ (s. Abb. S. 130), ebenso wie die Krümmungsverschiedenheiten der knöchernen Brustwand bei den verschiedenen Gattungen des hierdurch erzeugten pathologischen „Habitus“. Ebenso erfließt aus den vorstehenden Auseinandersetzungen das pathogenetische Verständnis für die Verbildungen der Wirbelsäule sowohl in sagittaler als in frontaler Richtung.

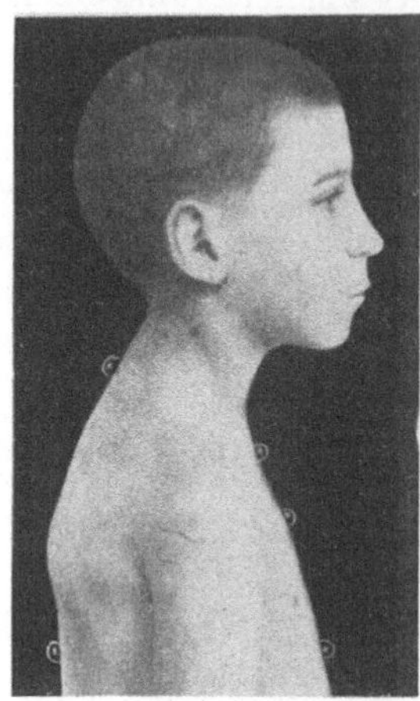

Abb. 30. Knabe mit Knöpfen an der Stelle des 1. und 11. Brustwirbeldornes, der Incisura jugularis sterni, des Sternalgelenkes sowie der Verbindung zwischen Brustblatt und Proc. ensiformis.

Bei gleichmäßiger Beeinflussung der zu beiden Seiten der Wirbelsäule wirksamen Inspirationsmuskulatur kommt es infolge von Mehrleistung zu Kyphose, von Minderleistung zu Flachrücken, bei unilateraler Bevorzugung resp. Herabsetzung hingegen zu Skoliose (s. Abb. S. 143).

Ganz besonders aber ließ sich die funktionelle Natur der meisten der hier in Rede stehenden Veränderungen durch meine **Thoraxkonstruktionsmethode**, die Konstruktion des reduzierten sagittalen Thoraxdurchschnittes erweisen. Durch dieselbe wurde es möglich, den Brustkorb desselben Menschen zu verschiedenen Zeiten und fernerhin auch die Brustkörbe verschiedener Menschen untereinander trotz verschiedener Größe ohne weiteres zu vergleichen.

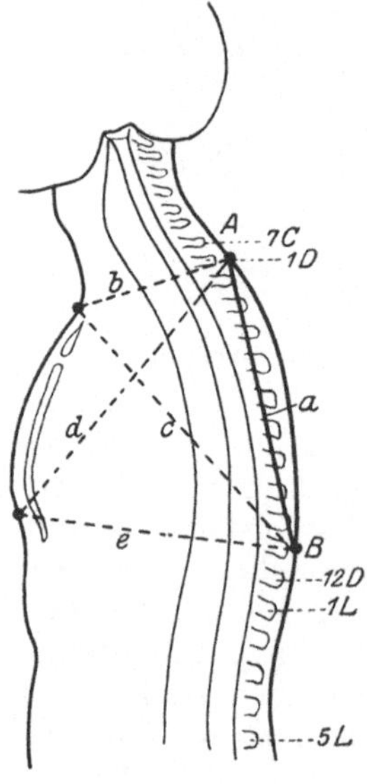

Abb. 31. Schema der Thoraxkonstruktion auf Grund der durch Messung der Distanzen *a, b, c, d, e* erhaltenen Werte.

Um nämlich die (oben S. 13) gekennzeichneten Maße und gegenseitige Neigung der verschiedenen Abschnitte des Brustkastens miteinander zu vergleichen, war es notwendig, die verschieden großen und verschieden gebildeten Brustkörbe auf ein Maß zurückzuführen. Hierfür arbeitete ich folgende Methodik aus (s. Abb. 31, 32): Der Stand des ersten und elften Brustwirbeldorns (*A*, *B*) wird mittels Hautstiftes markiert und hierauf die Entfernung zwischen diesen beiden Marken sowie die Entfernung zwischen der oberen Marke A und der Incisura jugularis resp. dem Ansatz des Processus xyphoideus am unteren Ende des Brustbeinkörpers einerseits und ebenso die Entfernung der unteren Marke B von diesen beiden Punkten andererseits mittels eines der gebräuchlichen gynäkologischen Beckenmesser ermittelt. Auf Grund dieser fünf Maße läßt sich leicht der Sagittalschnitt des Brustkastens zeichnen, indem man die beiden Dreiecke *a*, *b*, *c* und *a*, *d*, *e* auf der gemeinschaftlichen Basis *a* konstruiert. Selbstredend kann man durch Vermehrung der Punkte an der Vorder- resp. Hinterfläche des Brustkastens, deren Abstand von den Punkten *A* und *B* man bestimmt, die ganze Vorder- und Hinterfläche bezüglich auffälliger pathologisch veränderter Krümmungen im sagittalen Schattenriß präzisieren. In manchen Fällen, z. B. beim Birnthorax oder bei stark ausgesprochener Kyphose des Emphysematikers, ist eine solche Methodik fast unerläßlich.

Um nun den Vergleich zwischen den verschiedenen Brustkörben zu erleichtern, empfiehlt sich die Reduktion der so erhobenen Maße auf eine konstante Größe sowie Ausführung der Zeichnung auf durchsichtigem Papier. Man kann dann die verschiedenen Bilder mit der in allen Fällen gleichgroßen, konstanten Linie a aufeinanderlegen und übersieht mit einem Blick die Verschiedenheiten in der Neigung der oberen Brustapertur sowie des Sternums, und ebenso dessen relativen Abstand von der Wirbelsäule: die Tiefe des Thorax. Als konstante Größe des Abstandes $A—B$, also der Linie a, wähle ich die Distanz von 5 cm und lasse ich folgendes Beispiel der Reduktion folgen:

A. Weich., ein alter Emphysematiker, bietet die Werte

a	b	c	d	e
25,5	14,5	29	27,5	25,5

Die erhaltenen Werte werden entsprechend der als konstant gewählten Größe $a_1 = 5$ proportionaliter reduziert gemäß der Formel $a : b = 5 : x$ usw., also $x = \frac{5 \times 14,5}{25,5} = b_1$.

Jede der gewonnenen Zahlen wird also mit derselben Größe: $\frac{5}{a}$, in diesem Falle $\frac{5}{25,5}$, multipliziert. Am raschesten geschieht die Reduktion bei Zuhilfenahme der Logarithmentafel. Hierbei wird zum Logarithmus des zu reduzierenden Wertes immer derselbe Wert (der Logarithmus von 5, von dem der Logarithmus des für den betreffenden Fall erhobenen Wertes a subtrahiert wurde) addiert und der diesem Logarithmus entsprechende Zahlenwert aufgesucht. Man gewinnt dann für das gewählte Beispiel die Werte

a_1	b_1	c_1	d_1	e_1
5	2,9	5,7	5,2	5

und konstruiert die beiden Dreiecke $a\,b\,c$ und $a\,d\,e$ auf der gemeinschaftlichen Basis a. Es resultiert so die Abb. 32.

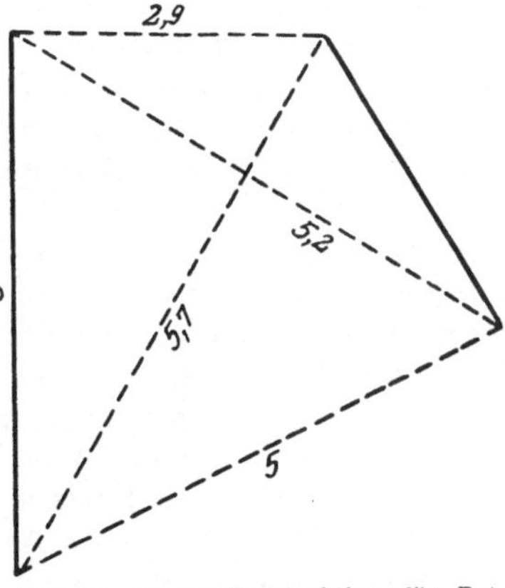

Abb. 32. Thoraxkonstruktion für Pat. Weich.

Mittels dieser Konstruktionsmethode läßt sich zeigen, daß beispielsweise die obere Brustapertur, deren Steilstellung mit konsekutiver Verkleinerung des Tiefendurchmessers als Folge einer Verkürzung des ersten Rippenringes hingestellt worden war, schon bei Änderung des Atemmodus ganz bedeutende Schwankungen in ihrer Stellung aufweist. Das klarste Beispiel dieser Art bildet die im Gefolge eines asthmatischen Anfalles auftretende Stellungsänderung der oberen Brustapertur mit Vergrößerung der Thoraxtiefe. Die in anderen Fällen nachweisbare ausgeprägte Rückbildung der Engbrüstigkeit ist schon mit Rücksicht auf die kurze Zeit, welche zwischen beiden Messungen verstrich, gleichfalls nicht auf wirkliche Vergrößerung der oberen Rippenringe zurückzuführen, sondern auf Veränderungen rein statischer Natur. Ein Gleiches gilt von den ebenso nachweislichen Verschiebungen in der Statik der einzelnen Wirbel infolge von Atemstörungen. Das krasseste hierhergehörende Beispiel bilden die Fälle von Kyphose der Wirbelsäule bei asthmatischen Kindern, deren Mütter unaufgefordert die Beobachtung mitteilten: im Verlaufe eines Anfalles bilde sich eine ganz wesentliche

Verstärkung des „krummen Rückens" aus, welche nach dem Abklingen des Anfalles allmählich wieder verschwinde (s. Abb. S. 153). In einem Falle meiner Beobachtung erkannte die Mutter durch diese Verstärkung der Kyphose schon im vorhinein, daß ein Anfall für die allernächsten Stunden zu erwarten sei.

Fast noch krasser läßt sich der Einfluß der Atemmuskulatur erweisen auf die Statik der unteren Brustkorbabschnitte. Beim Gesunden verdanken dieselben ein gut Teil ihrer Ausdehnung dem Druck, welchen die Baucheingeweide von innen her auf sie ausüben. Letztere werden durch den Tonus der exspiratorisch wirksamen Bauchwandungen (s. oben S. 8) daran verhindert, der Schwere folgend nach abwärts zu fallen. Insbesondere beim jugendlichen Individuum, wo die Dehnbarkeit der Brustwände eine weitaus vollkommenere ist als beim Erwachsenen, wird dieser Einfluß oft gut nachweisbar. Sinken nämlich infolge mangelhaften Muskeltonus der vorderen Bauchwand die Baucheingeweide nach unten-vorn, weil dieselbe kein genügendes Widerlager bietet und sich daher stark nach vorn vorwölbt (s. Abbildung S. 17), gleiten also gewissermaßen die die unteren Anteile des Brustkorbes normaliter ausfüllenden Baucheingeweide aus demselben heraus, so fallen die unteren Rippenringe in Ermangelung ihrer von innen her wirkenden Auseinanderdehnung zusammen. Infolgedessen zeigt sich an den unteren Brustkorbanteilen statt Vorwölbung der Rippenringe ein Einsinken derselben (s. Abbildung 85a), es entsteht ein Birnthorax (vgl. S. 147). Daß letzterer auf diese Weise zustande kommt, läßt sich bei geeigneten jungen Patienten ohne weiteres erweisen, indem man die Baucheingeweide durch Horizontallagerung in ihre physiologische Stellung zurückbringt. Durch dieses Manöver kann das Einsinken der unteren Rippen zum Verschwinden gebracht werden, sie zeigen wieder ihre normale Vorwölbung (s. Abb. S. 148 oben). Auch in diesem Falle kommt respiratorische Insuffizienz der (für die unteren Anteile des Brustkorbes vornehmlich in Betracht kommenden) Atemmuskulatur (vgl. S. 212f.) als letzte Ursache ausschlaggebend in Betracht. Ist doch der mangelhafte Tonus der exspiratorisch nahezu allein wirksamen Bauchwandmuskulatur die erste Ursache für die Auslösung einer solchen statischen Verschiebung der Baucheingeweide im Stehen.

Demgemäß bildet sich das Einsinken der Brustwand zurück (s. Abbildung S. 148 unten) bei Steigerung des Bauchmuskeltonus durch Erziehung zu aktiver Bauchatmung.

d. Lungengröße.

1. Funktionelle Einflüsse.

Die innigen Beziehungen zwischen der Größe der Lungen und ihrer funktionellen Beanspruchung entsprechen nicht bloß den auch für alle anderen Organe gültigen allgemein physiologischen Gesetzen, sondern gestalten sich sogar besonders intensiv, weil die Atembewegungen nicht bloß die Lufterneuerung, sondern auch den dauernden Luftgehalt der Lungen ganz wesentlich beherrschen (vgl. oben S. 16).

κ) **Respiratorisch.**

Vergrößerung. — Wird aus welchem Grunde immer die Atemtätigkeit verstärkt[1]), so bleibt dauernd mehr Luft in der Lunge, wird mithin das Lungenvolumen dauernd vergrößert. Dementsprechend sieht man bei Atemvertiefung in der spirometrischen Kurve (s. Abbildung 33) ein stetiges Absinken der exspiratorischen Fußpunkte ganz ähnlich wie bei der pneumometrischen Kurve des bewußtlosen, Cheyne-Stoke-Atmung darbietenden Patienten (s. Abbildung 34). Selbst am Ende der Ausatmung steht die obere (exspiratorische) Kurvenspitze weniger hoch als bei der ruhigen Atmung. Es wird also weniger Luft aus der Lunge ausgetrieben als bei ruhiger Respiration. Ein Teil der mehr eingeatmeten Luft bleibt in der Lunge zurück. Vom ersten Atemzuge an entsteht bei Atemvertiefung eine immer stärker werdende Lungenblähung. Beim Aufhören der Atemvertiefung steigen langsam die oberen (exspiratorischen) Endpunkte der Kurve wieder hinauf, um allmählich die vor Einsetzen der vertieften Atmung innegehabte Höhe wieder zu erreichen.

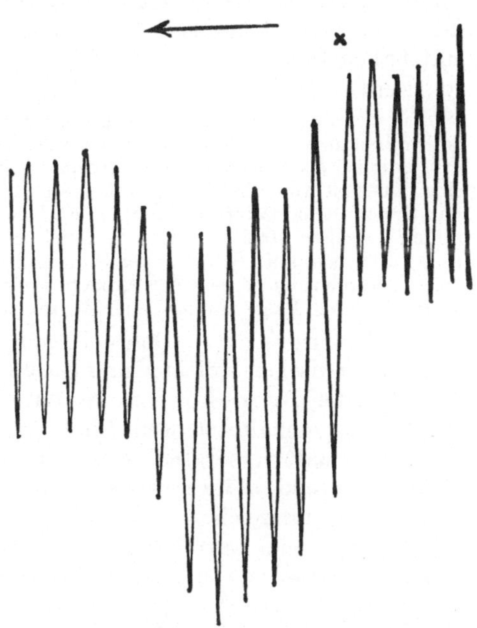

Abb. 33. Spirometerkurve bei Atemvertiefung. Vom Beginn der vertieften Atmung an (×) erreichen die oberen (exspiratorischen) Maxima nicht mehr die früher innegehabte Höhe und kehren nach Aufhören derselben erst langsam auf diese zurück.

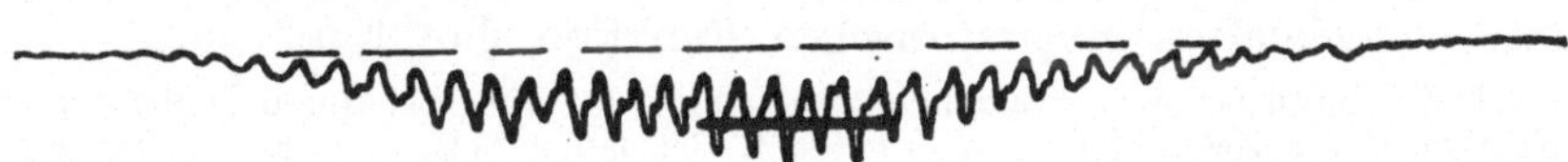

Abb. 34. Pause der bei Cheyne-Stokesschem Atmen erhaltenen Atemkurve. Die oberen (exspiratorischen) Fußpunkte derselben erreichen während der Atemperiode nicht die Abscisse.

[1]) Selbst bei Steigerung der Widerstände für die einzuatmende Luft, wie z. B. bei Einschaltung von künstlichen Stenosen, resp. bei pathologischen Veränderungen von seiten der Luftwege: Larynx- oder Trachealstenose (Siebeck, Liebermeister, Bruns, Forschbach und Bittorf) kommt es zu Lungenblähung. Die diesen Erhebungen widersprechenden Befunde von Kuhn ließen sich bei Nachprüfung (Zimmermann) nicht bestätigen.

Jedoch nur dann, wenn die Atemvertiefung von kurzer Dauer ist, bildet sich die infolge mangelhafter Exspirationsverstärkung auftretende Luftüberfüllung der Lungen in relativ kurzer Zeit wieder zurück. Bei öfter sich wiederholenden Attacken hingegen resp. bei dauernder Atemnot hat die Lunge nicht Zeit und Gelegenheit genug, auf den normalen Luftfüllungszustand wieder zurückzukehren. Bevor noch die Entleerung der von der früheren Atemvertiefung her restierenden Restluft statthaben konnte, wird schon von neuem die Lunge überfüllt, und so resultiert denn eine dauernde Luftüberfüllung der Lunge.

Ein geradezu klassisches Beispiel dieser Art bildet Prof. Durig. Er weist bei vollkommener Gesundheit und vorzüglicher respiratorischer Leistungsfähigkeit lediglich als Folge gehäufter Arbeitsdyspnöe (infolge touristischer Betätigung) eine dauernde Luftüberfüllung auf, die er mittels der von ihm angegebenen einwandfreien Residualluftbestimmung nachweisen konnte. Während die Normalzahlen zwischen 1000 und 1250 ccm sich bewegen, weist er dauernd Werte von 1990—1998 ccm auf. Selbst in der Ruhe ließ sich also in diesem Falle trotz Fehlens jeder Veränderung seitens der Bronchi dauernd eine Volumzunahme der Lunge nachweisen als Folge funktioneller Mehrleistung.

Verkleinerung. — Den ausgesprochensten Beweis für den Zusammenhang zwischen Lüftung und Größe der Lungen stellt das Verhalten derselben bei Bronchostenose dar. Ein von der Atmung mehr oder minder ausgeschalteter, weil durch einen verengten Bronchus mit Luft nur mangelhaft versorgter Anteil der Lunge wird kleiner und luftärmer, die vikariierend stärker arbeitenden übrigen Lungenanteile werden größer und luftreicher. Ganz dementsprechend verhalten sich auch die Lungen beim korrelaten Tierversuch. Nicht bloß bei solcher, organisch bedingten Ateminsuffizienz, sondern ebenso bei rein funktionell ausgelöster wird die Lunge kleiner, weniger lufthaltig. Das beste Beispiel für diesen ursächlichen Zusammenhang geben die Befunde der habituelle Mundatmung darbietenden Patienten. Entsprechend der „Erleichterung" des Atemholens infolge Verkürzung und Verbreiterung des Atemweges (vgl. S. 10f.) wird die Atemarbeit und die Atemgröße der Mundatmer geringer als bei Nasenatmung (Voltolini). Dementsprechend tritt Retraktion und Atelektase[1]) der Lungen, insbesondere der Lungenspitzen, und „Engbrüstigkeit" auf (Kroenig, Hofbauer, Natier).

Ebenso verdankt die Retraktion der Lungen mit konsekutivem Zwerchfellhochstand bei Chlorose (Fr. v. Müller, von Noorden) einer mangelhaften respiratorischen Funktion ihre Entstehung.

„Daß Chlorotische oberflächlich atmen und daß sich bei ihnen leicht ein zu hoher mittlerer Zwerchfellstand entwickelt, ist lange bekannt. Es scheint mir, daß mit dieser Abnormität des Atemtypus der Lufthunger der Chlorotischen — wenigstens teilweise — im Zusammenhange steht. Hierfür spricht der vortreffliche Erfolg, den systematische Atemübungen zu Hause, am besten nach dem Müllerschen System, auf den mittleren Zwerchfellstand der Chlorotischen und gleichzeitig auf das Gefühl des Lufthungers ausüben." (v. Noorden.)

---

[1]) Werden hingegen infolge konsekutiver bronchialer Reizung Hustenreiz und vertiefte Atmung ausgelöst (vgl. diesbez. S. 184), so entstehen Lungenblähung und Faß- resp. Birnthorax.

Freilich machen sich diese funktionell hervorgerufenen Volumenänderungen nicht im Bereiche der gesamten Lungen gleichstark geltend. Vielmehr läßt sich eine Abstufung nach bestimmten Gesetzen immer wieder konstatieren:

1. Entsprechend den funktionellen Differenzen zwischen oberen und unteren Lungenpartien (vgl. S. 4) entwickelt sich eine Lungenspitzenatelektase resp. Hilusverdichtung, weil diese Partien bei Mundatmung am meisten lahmgelegt werden.

2. Entsprechend der lokal beschränkten Wirkung der respiratorischen Tätigkeit eines Brustwandabschnittes beschränkt sich die Veränderung auf das benachbarte Lungengewebe (s. S. 7, 103). Dadurch erklärt sich das Zustandekommen der „Kompression“ der vom Exsudat umspülten Lungenanteile resp. der Atelektasen bei Perikarditis, Hypertrophia cordis sowie das Zustandekommen des Rauchfußschen Dreiecks. Daß hierbei nicht Druck von seiten des Exsudats usw. notwendig ist, sondern schon die Ausschaltung von der Atmung resp. die Möglichkeit einer Spannungsherabsetzung (vgl. oben S. 16) genügt, konnte ich vor langem schon zeigen, und zu ähnlichen Schlüssen kommt Deneke. Demgemäß kommt es beim interlobären Pleuraexsudat dazu,

„daß sich im Interskapularraum der gesunden Seite in der Höhe etwa des dritten bis sechsten Brustwirbels ... ein paravertebraler Kreissektor nachweisen ließ, der in genannter Ausdehnung oben und unten von der Wirbelsäule entspringt und sich in seinem Gipfel etwa $1^1/_2$—2 cm von derselben lateralwärts erhebt“ (Ortner).

β) Zirkulatorisch.

Vergrößerung. — v. Basch konnte im Tierexperiment die Ausbildung einer bedeutenden „Lungenschwellung“ als Folge einer Stauung im kleinen Kreislauf nachweisen, welche er durch Obstruktion der Lungenvenen resp. des linken Vorhofs erzielte. Diese von v. Basch erwiesene „Lungenschwellung“ läßt sich freilich nur bei vollkommen ungehinderter Ausdehnungsmöglichkeit des Organs durch Blutüberfüllung erzielen. Der geringste Gegendruck auf die Lungenoberfläche aber verhindert die Erweiterung der Lunge, und genügt hierfür schon das Anliegen der Lunge an die Brustwand (Gerhardt).

Einen andersgearteten Zusammenhang zwischen Kreislauf und Lungengröße supponiert Bohr. Derselbe sieht die Ursache für die Erhöhung der Mittellage in einer durch Vergrößerung der respiratorischen Oberfläche sowie durch Erleichterung der Zirkulation in der Lunge erzielten Verbesserung des Gaswechsels. Eine scheinbare Stütze dieser Bohrschen Anschauung erbrachte Rubow.

Ließ derselbe seine leicht Herzkranken eine gewisse Arbeit leisten, so reagierten sie darauf wie die Gesunden ohne wesentliche Änderungen des Füllungszustandes ihrer Lungen. Die schwer Herzkranken hingegen zeigten unter denselben Bedingungen eine Erhöhung der Mittellage durch Zunahme der Residualluft und eine Verminderung der Vitalkapazität. Die Zunahme der mittleren Füllung sollte die Folge desselben kompensatorischen zweckmäßigen Vorganges darstellen, den Bohr für die Änderung der Mittellage beim Gesunden annimmt.

Gegen die Berechtigung dieser Schlußfolgerungen sprachen sich schon mehrere Beobachter aus, welche ebenso wie Rubow die spirometrische Untersuchung am Herzkranken zur Grundlage ihrer Beobachtungen machten.

„Die alleinige Betrachtung der prozentualen Verhältnisse, wie es Rubow tut, gibt ein falsches Bild ohne die gleichzeitige Berücksichtigung der absoluten Größe der einzelnen Volumina. Man sieht dann, daß der dekompensierte Herzkranke seiner Residualluft kein größeres Plus von ventilierbarer Luft hinzufügen kann ... Aus diesen Erwägungen sind Rubows Schlüsse hinfällig, es besteht beim dekompensierten Herzkranken keine nennenswerte Erhöhung der Mittelkapazität, die die Zirkulation in der Lunge verbessern könnte, keine inspiratorische Muskelanstrengung zur Erhaltung einer hohen Mittellage, die die Dyspnöe des Herzkranken als Arbeitsdyspnöe im Sinne Rubows erklären könnte." (Bittorf und Forschbach.)

Ebenso spricht sich Siebeck dahin aus, „daß Rubow nicht genügend begründete Schlüsse gezogen hat".

Schon aus rein physikalischen Gründen ist die „Zweckmäßigkeit" der Lungenvergrößerung im Sinne Bohrs nicht anzunehmen, wie Mühsam zeigen konnte.

„Das Verhältnis von Oberfläche und Inhalt wird also bei gleichmäßig wachsender linearer Größe immer ungünstiger zwischen O (Oberfläche) und I (Inhalt), es ist also durchaus unwahrscheinlich, hier beim Emphysem in Richtung Vergrößerung eine Zweckmäßigkeit zu erwarten."

Mehr noch spricht gegen Bohr die von ihm selbst zugegebene Abhängigkeit der Lungengröße von der Körperlage (s. oben S. 16), welche doch gewiß nicht Veränderungen in der benötigten respiratorischen Leistungsgröße ihre Entstehung verdankt. Von vornherein verliert schon seine Hypothese an Wahrscheinlichkeit durch die Erhebung von Zuntz und Löwy, daß 9495 ccm Sauerstoff in der Minute durch die gesamte Lungenoberfläche hindurchtreten könnten, für den Organismus aber nur 250 ccm in der Ruhe, bei maximaler Arbeitsleistung 3000 ccm erforderlich sind.

Verkleinerung. — Bruns und Sauerbruch konnten zeigen, „daß sich im Anschluß an die Unterbindung des Hauptstammes der Lungenarterie oder eines Astes eine charakteristische Veränderung der Lunge entwickelt: eine Karnifikation und Schrumpfung, verbunden mit einer derben Verwachsung mit der Umgebung".

2. Physikalische Einflüsse.

α) **Lagewechsel.** Neben den funktionellen Faktoren kommen auch rein physikalisch wirkende Ursachen in Betracht. Das erweisen z. B. die Veränderungen des Lungenvolumens bei Lagewechsel. Schon die hierbei auftretende (s. Abb. S. 29) durch Veränderung des Bauchdruckes (Hofbauer und Holzknecht) bedingte Änderung des Zwerchfellstandes veranlaßt eine entsprechende Veränderung der Lungengröße (Bohr).

β) **Elastizitätsverlust der Brustwandung.** W. A. Freund glaubte sich zu der Annahme berechtigt, für gewisse Fälle die Veränderungen des Luftgehaltes der Lungen mit primären Alterationen der festen Brustwandungen in ursächliche Verbindung bringen zu dürfen. Das Emphysem der Lunge sei in diesen Fällen Folge einer mangelhaften exspiratorischen Bewegungsmöglichkeit von seiten des knöchernen Thorax. Die Rippenknorpel seien degeneriert resp. verknöchert, der Brustkasten infolgedessen starr, so daß die Lunge nicht imstande sei, in ihre Ruhestellung zu gelangen, weshalb sie stetig inspiratorisch gebläht bleibe. Daß bei Emphysem sich in manchen Fällen solche Veränderungen der Rippenknorpel nachweisen lassen, ist gar nicht zu bezweifeln. Ob aber hier ein post hoc, propter hoc Geltung besitzt, muß aus mehreren Gründen dahingestellt bleiben. Freunds Theorie ist schon deshalb ungenügend für die Erklärung der Alterationen der Lungengröße im allgemeinen, weil er selbst nur einen Teil der Emphysemfälle damit erklärt wissen will.

Freilich spielen außer diesen erwähnten, physikalisch gut auflösbaren Faktoren auch noch andere bisher nicht völlig geklärte hier eine Rolle. So macht sich eine eigentümliche „Disposition" der Lungenspitze zur Atelektase auch in solchen Fällen geltend, wo die dieselbe auslösende Krankheit fernab von der Spitze abläuft. Das krasseste diesbezügliche Beispiel stellt die von mir in einer großen Anzahl von Fällen klinisch und röntgenologisch nachgewiesene Luftverarmung der gleichseitigen Lungenspitze, z. B. nach Lungenschuß mit geringfügiger basaler Schwarte dar. Hier ist zwischen diesem Erkrankungsherd und der atelektatischen Stelle eine beträchtliche Menge von normal lufthaltigem Lungengewebe eingeschaltet, sodaß Tendeloos Annahme (vgl. S. 7) nicht geltend gemacht werden kann.

Vielleicht hängt mit solcher „Disposition" auch die Entstehung der von H. Elias nachgewiesenen „paravertebralen Aortendämpfung" zusammen.

3. „Nervöse" Einflüsse.

Neben den aufgezählten klinisch und resp. experimentell festgestellten Faktoren glaubt Minkowski noch „nervöse" für das Lungenvolumen in Anspruch nehmen zu sollen

„Nervenreflexe, zum Teil bewußte und zum Teil unbewußte Erregung höher gelegener Nervenzentren, durch die in ähnlicher Weise wie Tiefe und Frequenz der Atmung auch die Stellungen der Thoraxwandungen und der mittlere Ausdehnungszustand der Lungen den mannigfachsten Zwecken angepaßt wird."

Plesch hat an Stelle der von mir vertretenen mechanischen Erklärung der Verkleinerung der Mittellage beim Niederlegen (s. S. 20) hierfür eine „reflektorische" Genese angenommen. Die Unhaltbarkeit einer solchen Annahme erwies ich durch den Hinweis auf die klinischen Erfahrungen bei der kardialen Orthopnöe.

C. Folgen.

a. Veränderung der Lungenspannung.

Daß die Alterationen der Lungengröße mit Änderungen der Spannung einhergehen müssen, leuchtet ohne weiteres ein. Bemerkenswerterweise aber werden die beiden diametral entgegengesetzten Veränderungen: Vergrößerung und Verkleinerung des Organes mit gleichgearteten Wirkungen dieser Spannungsveränderung beantwortet, und zwar mit

1. zirkulatorischer,
2. exspiratorischer Insuffizienz.

Sowohl bei Lungenüberdehnung als bei Lungenkollaps entwickelt sich (s. S. 208) einerseits Hypertrophie und Dilatation des rechten Herzens, andererseits Erschwerung und Insuffizienz der Exspiration.

Die normal gefüllte Lunge stellt eben einen bereits sehr stark vom Gleichgewichtszustand entfernten, gedehnten elastischen Körper dar (vgl. S. 9). Deshalb gehen in diesem Falle Veränderungen der Größe und Spannung nicht parallel[1]). Allgemeinen physikalischen Gesetzen entsprechend gibt es für jeden elastischen Körper einen Höhepunkt der Spannung. Jede weitere Steigerung der Ausdehnung hat ebenso wie die Herabsetzung derselben den gleichen Effekt einer Spannungsherabsetzung zur Folge (s. Punkt *B* in Abb. 9).

Die klinischen Erfahrungen legen daher die Annahme nahe, daß die physiologische Lage der Lungen dem Optimum entspricht, dem Maximum von im Organ aufgestapelter Spannung, jede Änderung der Ausdehnung daher eine Schädigung derselben zur Folge haben muß. Zugunsten einer solchen Auffassung spricht auch der Umstand, daß bei Vergrößerung des Lungenvolumens, beim Emphysem, sich histologisch Zerreißung der Gewebselemente nahezu stetig findet. Trotz der relativ geringen Organvergrößerung kommt es zu diesem Effekte, weil schon vorher das Gewebe bis nahe der Zerreißungsgrenze gespannt war und unter solchen Vorbedingungen die auf dem Teile *B*—*Z* des Spannungsdiagramms (Abb. 9) dargestellten Vorgänge statthaben, der Punkt *Z* bald erreicht wird.

b. „Zwangslagen."

1. Die Orthopnöe.

Mit dem Namen der Orthopnöe bezeichnet man die bei Erkrankung der Respirations- oder Zirkulationsorgane so oft bemerkbare Erscheinung, daß die Patienten nicht in ruhiger Rückenlage verbleiben können, sondern zumindest während des Schlafens aufrecht sitzen müssen. Dieses Phänomen wurde gemeiniglich so erklärt, daß ein großer Teil der akzessorischen Inspirationsmuskulatur erst dann seine volle Wirksamkeit zu entfalten vermag, wenn der Kranke eine bestimmte Lage einnimmt, der Thorax nur dann vollständig erweitert werden könne, wenn derselbe möglichst wenig durch das Gewicht des übrigen Körpers belastet wird. Dafür, daß die Orthopnöe bei Nacht besonders stark in Erscheinung tritt, gibt Bouchard die Erklärung, daß bei Nacht mehr harnfähige Substanzen im Körper retiniert bleiben als bei Tage. Als Folge der Einwirkung dieser Substanzen sei die nächtliche Steigerung

[1]) Ungenügende Berücksichtigung dieser physikalischen Grundlagen führte ja Liebermeister zu seinen Angriffen gegen meine Anschauungen.

der Atemnot aufzufassen. Er erklärt aber nicht, was denn im Sitzen besser sei als im Liegen.

Nun konnte ich bei pneumographischer Aufnahme der Atemnot bei allen Fällen von Orthopnöe eine weitgehende Erschwerung und Verlängerung der Ausatmung nachweisen (nicht aber der angeblich bei Rückenlage behinderten Einatmung) und fernerhin erweisen, daß diese Atmungsalteration einer Herabsetzung der Lungenspannung ihre Entstehung verdanke. Daraus erfließen folgende Anhaltspunkte für die Erklärung der Orthopnöe:

α) **Bei pleuralen Erkrankungen.**

Der erleichternd wirkende Einfluß der Körperlage wird durch Berücksichtigung unserer diesbezüglichen Röntgenuntersuchungen (s. Abbildung 18) dem Verständnis nahegebracht. Während beim Liegen die Zwerchfellkuppel den höchsten Stand erreicht, nimmt sie beim Stehen eine tiefere Stellung ein und rückt beim Sitzen noch weiter kaudalwärts vom Brustzentrum hinweg. Hierdurch wird die Größe der Lunge wesentlich beeinflußt, ihre in solchen Krankheitsfällen herabgesetzte Spannung der Norm nähergebracht. Überdies wird beim Sitzen eine statische Veränderung der Baucheingeweide angebahnt. Dieselben fallen infolge der Schwerkraft auf die vordere Bauchwand, welche durch diese Belastung nach vorn vorgewölbt wird.

Durch das von den Kranken so bevorzugte Aufstützen des Oberkörpers auf die Arme resp. das Anhalten am Bettrand entfällt für die Muskulatur der vorderen Bauchwand die Notwendigkeit eines Festhaltens des Oberkörpers und sie kann daher zur Gänze für die Exspiration verwendet werden.

Die Muskulatur der vorgewölbten Bauchwand nun erzielt bei ihrer exspiratorischen Zusammenziehung eine maximale Leistung und demgemäß auch als Antagonist der Zwerchfellmuskulatur eine Verstärkung der respiratorischen Diaphragmaausschläge.

Den praktischen Beweis für die Richtigkeit dieser Auffassung liefert das Verhalten der Zwerchfellbewegung bei Dyspnöe. Während beim Gesunden dieselbe im Sitzen geringer ist, als in Rückenlage, zeigt der Dyspnoiker das umgekehrte Verhalten (s. Tabelle 2, folgende Seite).

Im Schlafe jedoch entfällt die Tätigkeit der auxiliären Hilfsmuskeln; es kommt daher zum Gefühl der Atemnot, so daß der Patient erwacht. Einzelne Patienten verstärken den Wirkungskreis der Bauchdecken durch eigentümliche Seitenlagerung (s. S. 59).

Wenn aber auch die Bauchmuskulatur im Schlafe sich nicht direkt exspiratorisch betätigt, so wirkt doch schon der Tonus derselben allein beim Sitzen im gleichen Sinne.

Während beim Gesunden sich Statik und Kinetik des Zwerchfells bei verschiedener Körperlage entgegengesetzt verhalten, wird beim Orthopnoiker im Sitzen die respiratorische Funktion nicht bloß in der Richtung gesteigert, daß infolge des Herunterrückens des Zwerchfells die Lungenspannung und daher die Summe der Exspirationskräfte steigt. Vielmehr treten überdies die respiratorischen Bewegungen des Zwerchfells in

Tabelle 2.
Zwerchfellbewegungen des Orthopnoikers bei Lagewechsel.

	Name	Respir. Zwerchfellausschläge beim Liegen		Sitzen		Bemerkungen
		Ruhige Respir.	Vertiefte Respir.	Ruhige Respir.	Vertiefte Respir.	
I	Szab. Z. 92 3. XI. 08	2,0	$2^1/_2$	$2^1/_2$	3	Vit. cordis Orthopnöe
II	Breit. 9. XI. 08	1,4	3,6	1,4	1,4	Emphysem. pulm. Cor magn. Asthma Jetzt keine Orthopnöe
III	Swob. Z. 91 12. XI. 08	1,0	1,5	1,2	4,0	Urämie; links groß. Transsud., rechts nur wenig Flüssigkeit
IV	Matol. Z. 91 16. XI. 08	1,2	3,5	1,7	3,5	Vit. cordis Nächtliche Orthopnöe Tags kann auch liegen
V	Grünb. Z. 93 26. XI. 08	0,75	2,5	1,5	3,5	Orthopnöe; Vit. cordis comp., Insuffic. tricusp.
VI	Steinsch. Z. 92 27. III. 09	2,0	3,5	1,8	3,8	Vit. cordis, starke Orthopnöe.

weitaus verstärktem Maße in Erscheinung. Hiermit scheint aber bloß das Zustandekommen der Orthopnöe bei den, rein exspiratorischen Charakter der Atemnot aufweisenden pleuralen und pulmonalen Erkrankungen ursächlich geklärt, weniger jedoch ihr Vorkommen bei kardialer Insuffizienz.

β) **Bei kardialen Erkrankungen.**

Die durch die Vermehrung der Lungenspannung in dem Organ wachgerufenen elastischen Kräfte sind aber ebenso wie für die Ausatmung auch für die Aufrechterhaltung des Blutkreislaufes als überaus wichtige Kraftquelle anzusehen (vgl. oben S. 24ff.). Resultiert doch eine gesteigerte Ansaugung des venösen Blutes durch die Vermehrung der Lungenspannung. Dazu kommt dann noch eine verstärkte Ausnutzung der Bauchmuskelkraft (mit dem nachweislichen weiteren Effekt einer Vertiefung der respiratorischen Zwerchfellausschläge [s. Tabelle 2]), die Aktivierung dieser zweiten sehr bedeutenden Kraftquelle für die (vgl. oben S. 22) Förderung der rücklaufenden Blutbewegung in der ganzen unteren Körperhälfte. An der Stelle, wo bei kardialer Insuffizienz am häufigsten und ersten Stauung sich geltend macht) — im Bereiche der Vena cava ascendens — tritt eine Vermehrung der Auxiliärkräfte des Kreislaufs infolge der aufrechten Körperhaltung in Erscheinung.

Zwar fallen bei Rückenlage die Baucheingeweide gegen die Wirbelsäule und die hintere Zwerchfellhälfte, so daß letzteres maximal nach oben gedrängt und sein Foramen quadrilaterum maximal erweitert wird. Das Blut in der Vena cava ascendens kann aber trotz dieser maximalen Behebung seines Staudammes (s. S. 22) diese Stelle nicht passieren, weil in dieser Gegend bei Rückenlage viel höherer positiver Druck herrscht als in den von dieser Stelle peripherwärts gelegenen Anteilen. Überdies wird bei Rückenlage die Tätigkeit der Bauchdeckenmuskulatur nahezu völlig ausgeschaltet.

Wenn hingegen aufrechte Körperhaltung eingenommen wird, so wölbt sich die vordere Bauchwand infolge des Druckes der auf ihre Innenfläche fallenden Baucheingeweide vor, der maximale Druck der bis dahin auf der Vena cava ascendens lastete, wird dadurch eliminiert. Überdies kann nunmehr die Kraft der Bauchwandmuskulatur bei Kontraktion derselben werktätig die Baucheingeweide und die aufsteigende Hohlvene im Sinne der rückläufigen Blutbewegung von unten nach oben langsam ansteigend auspressen (s. Abb. 16). Dieser Effekt wird noch ad maximum dadurch gesteigert, daß am Ende dieser aufsteigenden Kontraktion der Bauchmuskelwand das Zwerchfell hochgedrängt, das Foramen quadrilaterum maximal erweitert wird.

Bei der darauf folgenden Inspiration kann das vorher hochgedrängte Zwerchfell durch seine Kontraktion einen maximalen zirkulatorischen Effekt auf das Blutreservoir der Leber ausüben (Wenckebach).

Nicht für alle Fälle von kardialer Insuffizienz kann diese Auffassung zu Recht bestehen, denn manche Patienten können im Gegenteil nur in Rückenlage die ersehnte Nachtruhe finden.

2. Seitenlage.

α) Bei pleuralen Erkrankungen.

Die an pleuralen Affektionen leidenden Kranken behaupten oft, nur auf der Seite liegend „genug Luft“ zu bekommen und beantworten jede andere Lage mit schwerster Atemnot. In manchen dieser Fälle, insbesondere beim Pneumothorax wird

α_1) die gesunde Seite zum Liegen benützt.

Dadurch erzielt der Patient

1. eine möglichst ausgiebige Ausspannung der Lunge auf der erkrankten Seite, d. h. möglichste Wiederherstellung ihrer Spannung. Rückt doch das Zwerchfell bei dieser Lage auf der von der Unterlage entfernten Seite möglichst stark kaudalwärts in den Bauchraum hinein (s. Abb. S. 107);

2. eine möglichst starke Lüftung der gesunden Lunge bei geringster Anstrengung in ihren basalen Partien (s. Abb. 20);

3. möglichst vollkommene Ruhigstellung der basalen Lungenteile auf der erkrankten Seite, was bei Ventil- oder

offenen Pneumothorax von großer Bedeutung sein kann, weil auf diesem Wege ein weiterer Lufteintritt behindert wird.

Freilich muß hierbei das Zwerchfell der unteren gesunden Seite den Widerstand der auf seiner Unterlage lagernden Baucheingeweide stetig überwinden. Dieser Faktor schon erwirkt manchmal Vorliebe für die Rückenlage oder gar

α_2) Lagerung auf die kranke Seite.

Das Mediastimum und das Herz wandern hierbei nach Möglichkeit in die kranke Seite hinein. Dadurch wird die ansonsten statthabende Hineinziehung derselben in die gesunde Seite bis zu einem gewissen Grade paralysiert. Es kommt mithin bei solcher Lagerung zu keiner so starken Herabsetzung der Lungenspannung auf der gesunden Seite. Derselben wird ja durch die starke statische Veränderung der zugehörigen oberen Zwerchfellhälfte überdies entgegengearbeitet, weil sie maximal kaudalwärts rückt (s. Abb. S. 30).

2. Erwirkt die Lagerung auf die Pneumothoraxseite eine respiratorische Betätigung der unteren Lungenpartien auf der erkrankten Seite.

Je nach den speziellen Eigentümlichkeiten des Falles wird daher die Lagerung auf die gesunde oder aber auch auf die kranke dem Patienten am meisten nutzen und daher von ihm aufgesucht.

Ähnlich wie beim Pneumothorax gestaltet sich der Nutzen der Seitenlage bei pleuralem Exsudat. Hier spielt wohl die erste Rolle die dadurch erzielte (s. oben) Verbesserung der Exspirationsmöglichkeit.

β) **Bei bronchopulmonalen Erkrankungen.**

Leicht begreiflich wird diese bei manchen bronchopulmonalen Erkrankungen (besonders nachts) oft bevorzugte Lagerung dann, wenn es sich um bronchiectatische Kavernen, Lungengangrän oder einen Lungenabszeß handelt. Aus der Höhle fließt in solchen Fällen bei der einen Lage das Sekret auf die Bronchialschleimhaut und erzeugt Hustenreiz, bei entgegengesetzter hingegen wird die Ruhe des Patienten nicht behindert.

γ) **Bei kardialen Erkrankungen.**

Oftmals bevorzugen Herzkranke, insbesondere nachts die Seitenlage, ohne daß im Sinne der bisherigen Darlegungen eine unilaterale Beeinträchtigung der Atemorgane (Hydrothorax usw.) sich nachweisen ließe. Eine allgemein gültige Erklärung dieses Verhaltens läßt sich mit Hilfe der erwähnten mechanischen Momente nicht geben. Manchmal scheint dies immerhin im folgenden Sinne möglich:

Behufs Verstärkung der Wirksamkeit der Bauchdeckenmuskulatur einerseits, des Zwerchfells andererseits auf den gestörten retrograden Blutkreislauf suchen manche schwer dekompensierte Herzkranke besonders nachts eine eigentümliche Seitenlagerung auf die rechte Seite auf. Dieselbe behagt ihnen wohl deshalb, weil hierbei die eben erwähnten Hilfskräfte am meisten Einfluß (in Form einer Auspressung des überfüllten Blutreservoirs, der Leber) besitzen. Ein solches nächtliches „Sich-auf-die-Leber-legen" demonstrierte mir der in obiger Tabelle II als Fall 5 figurierende Patient Grünb. als die einzige von ihm gefundene Lage, welche ihm die nächtliche Ruhe erlaubte. Ähnliche Beobachtungen machte E. Ebstein. Überdies wird durch die Seitenlage eine in manchen Fällen nicht gleichgültige Verschiebung erzielt: eine respiratorische Dislokation des Herzens, bei welcher einzelne Teile des Herzens stark bewegt resp. geknickt werden, andere nahezu völlig ruhig bleiben (s. Abb. 20).

3. Bauch- und Knieellenbogenlage.

„Wie französische Autoren (Hirtz) jüngst beobachtet haben, kann es in derartigen Fällen von Dyspnöe bei hochgradiger Perikarditis zu spontaner Knieellenbogenlage kommen. Ähnliche Beobachtungen hat bereits Merclen gemacht. ... Bauch- und Knieellenbogenlage im letzten Stadium der Insufficientia myocardii bei Kyphoskoliose ... eine solche Stellung, die auch nachts bevorzugt wurde, stellt offenbar an das sog. Kyphoskolioseherz (C. Hirsch) weniger Anforderungen als im Sitzen oder in der Rückenlage". (E. Ebstein.)

Die durch diese Lagerung erzielte Verbesserung des Kreislaufs beruht offenbar auf folgenden statischen und kinetischen Verschiebungen:

1. Wird hierdurch der auf der Vena cava ascendens lastende, den rückläufigen Blutlauf behindernde Druck der Baucheingeweide (vgl. oben S. 57) möglichst eliminiert,

2. Wird die Kraft der Bauchwandmuskulatur maximal ausgenutzt. Die Baucheingeweide fallen möglichst stark gegen die vordere Bauchwand, wölben dieselbe noch stärker vor, als beim Sitzen, so daß schon

α) die hierdurch in ihr wachgerufenen elastischen Kräfte und noch mehr,

β) die muskulären Kräfte derselben,

das Maximum ihrer Leistungsfähigkeit aufbringen können.

3. Erfährt die Aktion der Zwerchfellsmuskulatur durch Elimination des auf seiner Unterfläche lastenden abdominalen Druckes einerseits, die Betätigung ihres Antagonisten (s. 2 β) andererseits, möglichste Unterstützung.

4. Rückt das Diaphragma kaudalwärts mit dem Erfolge einer Steigerung der Lungenspannung. Über die Bedeutung dieser Faktoren für den rückläufigen Blutlauf s. oben S. 56 f.

III. Störungen der Atembewegung.

Anderson: Journ. of anatomy **18**.
Aron: Zeitschr. f. klin. Med. **54**, 136; **58**, 197.
Assmann: Hilusschatten. Münch. med. Wochenschr. 1920, 134, 177.
— Hilusschatten. Fortschritt d. Röntgenstr. **17**, **18**.
Bacmeister: Mitt. a. d. Grenzgeb. d. Med. u. Chir. **26**/4.
Baglioni: Zur vergleichenden Physiologie der Atembewegungen der Wirbeltiere. Ergebn. d. Physiol. **11**, 588.
Baillet u. Enriquez: Semaine méd. 1894, 569.
Barany-Kraft: Zeitschr. f. Heilk. **26** (N. F. **6**).

Bergmann, G. v.: Berliner klin. Wochenschr. 1918, 524.
Birch-Hirschfeld: Deutsches Archiv f. klin. Med. **64**; — Tuberkulosekongreß 1899.
Birk, W.: Monatsschr. f. Kinderheilk. **14**, 376. 1918.
Bittorf: Münch. med. Wochenschr. 1910.
Blumenfeld: 79. Vers. deutsch. Naturf. Dresden 1907.
Bohr: Deutsches Archiv f. klin. Med. **88**, 1327.
Boruttau: Atemzentrum und seine Tätigkeit. Ergebn. d. Physiol. **3**. 1904.
Bougarel: L'adenopathie . . . Thèse. Paris 1907.
Brauer: Jahresk. f. ärztl. Fortbild. 1910.
Bruns: Zirkulationsänderung des einseitigen Lungenkollapses. Beiträge z. Klin. d. Tuberkul. **29**, 1913.
— Zeitschr. f. experim. Pathol. u. Ther. **7**.
Camp, de la, u. Mohr: Zeitschr. f. experim. Pathol. u. Ther. **1**.
Chelmonsky: Deutsches Archiv f. klin. Med. **105**.
Christeller: Thymustod. Virchows Archiv **226**, 277.
Cloetta: Exper. Asthma. Archiv f. experim. Pathol. u. Pharm. **73**, 233.
Curschmann jun.: Phys. med. Monatsschr. 1904, H. 5—7 (Pneumothorax).
Czerny, Ad.: Monatsschr. f. Kinderheilk. **16**, Nr. 1.
Dietlen: Zeitschr. f. Röntgenk. u. Radiumforsch. 1912, Heft 9.
Edelmann: Wiener klin. Wochenschr. 1918, 917.
Einhorn: Zeitschr. f. klin. Med. **45**, 490 (A. dyspepticum).
Eiselsberg, v.: Deutsche Chir. **81**.
Eppinger, H.: Zwerchfell, in Nothnagels Handb. II. Aufl., Suppl.
— u. Hess: Zeitschr. f. klin. Med. **71**.
Eyster: Journ. of experim. Med. 1906; ref. in Centralbl. f. inn. Med. 1907. 69.
Finkelstein: Alimentäre Intoxikationen im Säuglingsalter. Jahrb. f. Kinderheilk., N. F. **65**, **2**.
Filehne: Berliner klin. Wochenschr. 1874, 1; Zeitschr. f. klin. Med. II (Cheyne-Stokes-Atmung).
Fraenkel: Berliner klin. Wochenschr. 1889, 625.
Freund: Berliner klin. Wochenschr. 1912, Nr. 36.
Frugoni: Policlinico **17**, M. 1910.
Ganter: Atemstörung b. Fleckfieber. Münch. med. Wochenschr. 1919, Nr. 25.
Georgiewsky: Schilddrüsenpräparate. Zeitschr. f. klin. Med. **33**, 174.
Gerhardt, D.: Münch. med. Wochenschr. 1913, Nr. 52.
— Zeitschr. f. klin. Med. **30**, 102; **55**, 212.
Ghon: Verhandl. d. deutsch. pathol. Ges. **16**, 172.
— Der primäre Lungenherd . . . Wien 1912.
— u. Roman: Sitzber. d. W. Ak. d. Wiss. **49**, 1919, 89.
Guinon: Bull. de la soc. de pédiatrie 1904, 322.
Haberer, v.: Langenbecks Archiv f. Chir. **105**, 297.
— Mitt. a. d. Grenzgeb. d. Med. u. Chir. **27**, 201.
— Zeitschr. f. ärztl. Fortbild. 1916, Nr. 14.
Hamburger: Negative Tuberkulinreaktion. Wiener klin. Wochenschr. 1919, 189.
Hammar: (Thymus). Zeitschr. f. Kinderheilk. **15**, 310.
Hart: Münch. med. Wochenschr. 1908, 669.
Hauer: Prager med. Wochenschr. 1889, Nr. 30.
Hellin: Deutsche med. Wochenschr. 1912, Nr. 4, 31; Münch. med. Wochenschr. 1913, Nr. 16.
Henle: Zeitschr. f. rat. Med. **1**, 249.
Henszelman: Wiener klin. Wochenschr. (Militärsanitätswesen) 1918, 132/6.
Hering u. Sherrington; Pflügers Archiv **68**, 222.
Herzog: Deutsches Archiv f. klin. Med. **124**.
Hofbauer: Semiologie der Kurzatmigkeit. Fischer, Jena 1904.
— Zeitschr. f. klin. Med. **59**.
— Thorax phthisic. 22. Kongr. f. inn. Med. 1905, Diskuss. z. Refer. „Vererbung".
— Zeitschr. f. experim. Pathol. u. Ther. **4**, **6**, **7**.
Archiv f. d. ges. Physiol. **138**, **147**.

Hofbauer, Deutsche med. Wochenschr. 1916, Nr. 5; Centralbl. f. inn. Med. 1905, 1906.
— Mitt. a. d. Grenzgeb. d. Med. u. Chir. **9**, **11**; Archiv f. d. ges. Physiol. **147** (Mundatmung); Zeitschr. f. ärztl. Fortbild. 1917.
— Sitzungsber. d. k. k. Ges. d. Ärzte zu Wien 19. VI. 1914.
— 27. Kongr. f. inn. Med. 1910, 474 (anaemische Atemstörungen).
— Aktinomykose. Wiener klin. Wochenschr. 1906, 98; 1903, Nr. 19; 1909, Nr. 46.
— u. Holzknecht: Holzknechts Mitteil. **2**, Jena 1907, 48.
Huchard: Mal. du coeur et de vaisseux. Paris 1893.
Jagic und Lipiner: Wiener klin. Wochenschr. 1919. 183.
Jamin: Groedel's Grundr. u. Atlas d. Röntgendiagnostik i. d. inn. Medizin.
— Vertr. d. Kongr. f. inn. Med. 1906.
— Festschr. f. Rosenthal, Leipzig 1906, **2**, 87.
Kienboeck: Wiener klin. Wochenschr. 1898, Nr. 22.
Koenig, Fr.: Thymusstenose. 35. Kongr. f. Chir. Centralbl. f. Chir. 1906.
Köpke: Zeitschr. f. Krankenpflege **22**, 137, 230.
Kraus: Kropfherz. Wiener klin. Wochenschr. 1896.
— Korrel. Wachstumsstörungen. Zeitschr. f. Tuberkul. **19**, 424.
Krehl: Referat Deutscher Kongr. f. inn. Med. 1913.
— u. Matthes: Archiv f. experim. Pathol. u. Pharmakol. **35**.
Kretz: Experim. hämatog. Tuberkulose. Verhandl. d. deutsch. pathol. Ges. **14**, 73.
Kuss: Bull. et mém. de la Soc. méd. des hôp. à Paris 1909, 21.
Landouzy: Hérédité tuberculeux. Confér. intern. contre la Tuberculose. Bruxelles 1910; ref. Revue critique de méd. et de chir. 1911, 62.
Lichtheim: Archiv f. experim. Pathol. u. Pharmakol. **10**.
Löschcke: Emphysem. Deutsche med. Wochenschr. 1911, 917.
Lommel: Deutscher Kongr. f. inn. Med. 1917, 777.
Maas: Asphyxie bei Struma. Berliner ärztl. Zeitschr. 1880.
Macewen u. Rudloff: Infekt. eitriger Erkrankungen des Gehirns und Rückenmarks. Wiesbaden 1898.
Matthes: Fieber. Diskuss. z. Ref. a. d. Kongr. f. inn. Med. 1913.
Meyer, H.: Referat. Deutscher Kongr. f. inn. Med. 1913.
Minkowsky: in Krehl-Marchands Handb. d. allg. Pathol. 517.
Minnich: Das Kropfherz. Deuticke, Wien.
Minor: Zeitschr. f. d. ges. Neur. u. Psych. **12**. 1912.
Moenckeberg: Pathol. u. Anat. d. Asthmas. Verhandl. d. deutsch. pathol. Ges. **14**, 173.
Natier: Monde médical 1914, mars.
Noorden, v.: Chlorose, in Nothnagels Handb.
Pal: Münch. med. Wochenschr. 1903; 25. Kongr. f. inn. Med. 1908, 694.
Paltauf: Wiener klin. Wochenschr. 1889, 877. 1890, 172.
Pembrey: ref. Centralbl. f. inn. Med. 1908, 689.
Penzoldt: Münch. med. Wochenschr. 1903, 1.
Pottenger: Zeitschr. f. Tuberkul. **19**. 1913.
Prettin u. Leibkind: Münch. med. Wochenschr. 1904, 259.
Rach: Zeitschr. f. Kinderheilk. **15**.
Rehn: 35. Kongr. f. Chir. Centralbl. f. Chir. 1906, 63 (Thymusstenose).
Reichmann: Zeitschr. f. klin. Med. **56**, 401; **58**, 575.
Rose: Langenbecks Archiv **22**.
Rosenbach: Zeitschr. f. klin. Med. **1**, 589; **2**; — Virchows Archiv **105**, 215.
Rosenfeld: Deutscher Kongr. f. inn. Med. 1914, 723.
Roux: Histomechanik. Virchows Archiv **206**, 190; **209**, 168.
— Morphologie der funktionellen Anpassung. Archiv f. Anat. (u. Physiol.) 1885, 120.
Rubow: Deutsches Archiv f. klin. Med. **92**.
Sahli: Klinische Untersuchungsmethoden. Deuticke, Leipzig-Wien.
Sauerbruch u. Elving: Ergebn. d. inn. Med. u. Kinderheilk. **10**, 879.
Schick, B.: Wiener klin. Wochenschr. 1910, 153.
Schmidt: Herdreaction (Tbc). Deutsches Archiv f. klin. Med. **131**, 1.

Schnitzler: Wiener med. Presse 1877, 1636 (Kropfasthma).
Schürmeyer: (Zwerchfellbeweg. im Röntgenbild). Verh. d. deutsch. Röntgengesellsch. 1905, **1**.
Sibson: Med. chir. Transact. **31**, 469.
Socin: Erstickungsanfälle bei Kropfkranken. Korrespondenzbl. f. Schweizer Ärzte 1894, 222.
Sonne: Sauerstoffmangelpolypnöe. Zeitschr. f. klin. Med. **72**, 320.
Sorgo u. Maendl: Körperbewegung und Lungenaffektionen. Med. Klin. 1918, Nr. 10.
Stähelin: Lungenkrankheiten, in Stähelin-Mohrs Handb. Berlin 1914.
— Jahreskurse f. ärztl. Fortbild. 1914, H. 2.
— u. Schütze: Zeitschr. f. klin. Med. **75**, 15.
Stieda: Thymusstenose. Münch. med. Wochenschr. 1912, 111.
— Ergebn. d. inn. Med. u. Kinderheilk. **6**, 1.
Strübing: Zeitschr. f. klin. Med. **30**, 11.
Sury v.: Vierteljahrsschr. f. ges. Med. **36**, 88. 1906.
Tandler: Lehrb. d. syst. Anat. Vogel. 1917.
Tendeloo: Studien über die Ursachen der Lungenkrankheiten. Wiesbaden 1902.
— Ergebn. d. inn. Med. u. Kinderh. **6**, 1.
Traube: Ges. Beiträge **2**, 891, 893; **3**, 103, 112.
Tschokke: Weitere Untersuchungen über das Verhältnis der Knochenbildung. Zürich 1892.
Unverricht: 11. Kongr. f. inn. Med. 399.
Variot u. Bruder: Bull. de la soc. de pédiat. 1904, 51.
v. d. Velden: Der starr dilatierte Thorax. Stuttgart 1910.
Wassermann u. Bruck: Tuberkulose-Antikörper. Deutsche med. Wochenschr. 1906, Nr. 12.
Weiß, M.: Asthma uraemic. Zeitschr. f. Heilk. **2**, 101. 1881.
Wellmann: Deutsches Archiv f. klin. Med. **103**.
Wenckebach: Pericarditis. Zeitschr. f. klin. Med. **71**, 420.
— Die Arhythmie Leipzig, Engelmann 1903, 8ff.
— Pathol. Beziehung zwischen Atmung und Kreislauf. Volkmanns Vortr. N. F. 465/466.
Williams: Amer. Journ. of the med. science 1897, 665.
Zwardemaaker: Archiv f. (Anat. u.) Phys. 1904.

A. Allgemeine Störungen.

Alterationen der Atembewegung in einem an allen Stellen der Thoraxwand gleichen Sinne können nur dann statthaben, wenn die Ursache derselben allgemeiner Natur ist.

a. Verschiebung des Kräfteverhältnisses zwischen Ein- und Ausatmung.

Bei allen (wenn auch pathogenetisch völlig verschiedenen) Arten der Kurzatmigkeit entsteht eine solche Verschiebung. Es handelt sich dabei eigentlich nur um eine Verstärkung des schon normaliter nachweisbaren Überwiegens der Ein- über die Ausatmung, als dessen sichtbare Folge die Luftfüllung der Alveolen anzusehen ist, die trotz stetiger Aufsaugung des Alveolarinhaltes seitens des Blutes während des ganzen Lebens besteht. Bei Kurzatmigkeit kommt es infolge des vermehrten „Lufthungers“ zur Atemvertiefung. Hierbei tritt nicht bloß die (Seite 4 skizzierte) rein physiologische stärkere Heranziehung der oberen Brustkastenpartien zur Atmung in Erscheinung. Vielmehr verläuft die vertiefte Atmung bezüglich ihrer statischen und kinetischen Effekte nicht nach denselben Grundgesetzen wie die ruhige Atmung. In der überwiegenden Mehrzahl der Fälle **wird bei Atmungsvertiefung die Einatmung weitaus stärker vertieft als die Ausatmung.** Der Brustkasten wird während der Inspiration wesentlich weiter, bei der Exspiration hingegen fast niemals kleiner als bei ruhiger Atmung. Oft erreicht er **hierbei am Ende der Ausatmung nicht einmal den Annäherungsgrad an das Zentrum wie vorher bei ruhiger Atmung.** Diese gesetzmäßige Alteration macht sich bemerkbar, wenn man an kurzatmigen Patienten die Atembewegungen des Brustkastens graphisch aufnimmt (s. Abb. 34 und 37).

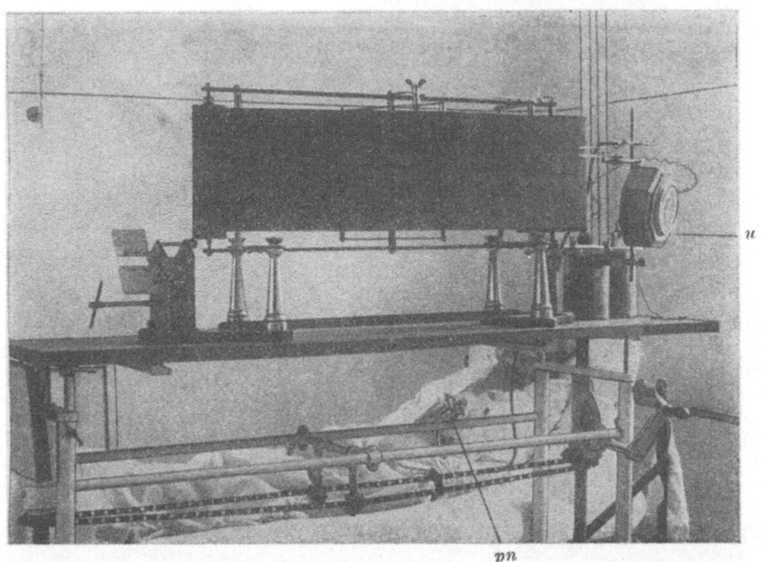

Abb. 35. Schleifenkymographion mit angelegtem Mareyschen Kardiopneumographen (*pn*) und elektrischer Uhr (*u*) zur Zeitschreibung.

In der Klinik verwendet man am besten die Schreibung am Schleifenkymographion, weil man hierbei die Atemstörung lange Zeit in Form einer fortlaufendenden Kurve darstellen kann. Die Übertragung der Thoraxbewegungen auf die Mareysche Schreibetrommel geschieht vermittels eines Mareyschen Kardiopneumographen und für die Zeitschreibung sorgt man vermittels eines Zeitschreibers mit elektrischer Uhr (s. Abb. 35).

Für den Praktiker jedoch ist es notwendig, zu diesem Zweck einen kompendiösen Apparat zu besitzen, und dieser Wunsch führte mich zur Konstruktion des „Taschenpneumographen[1]) (s. Abb. 36), der auf denselben Prinzipien aufgebaut die Aufzeichnung der Brustkastenbewegungen nicht schwerer macht als die Aufnahme einer Pulskurve mit dem gewöhnlichen kleinen Sphygmographen. Wie bei diesen Apparaten geschieht auch hier die Schreibung auf einen Streifen berußten Glanzpapieres und besorgt ein Uhrwerk das Vorbeiführen des Streifens

[1]) Verfertigt von Univ.-Mech. Ludwig Castagna, Wien IX/3.

an dem Schreibhebel. Die Gabel, welche die Bewegung der Brustwand dem Schreibhebel direkt überträgt, kann der Achse derselben beliebig genähert werden. Auf diese Weise gelingt im genügenden Ausmaße eine Variation in der Größe der Ausschläge. Die Zeitschreibung besorgt ein Uhrwerk oberhalb der Kurve im Zweisekundentakt. Zwei mittels eines federnden Mittelanteiles verbundene schmale Platten tragen an ihrem distalen Ende je einen Haken, an welchem das feste Band, welches den Thorax umfaßt, befestigt wird. Bei der Einatmung werden infolge der Weitung des Brustkastens und der Unnachgiebigkeit des

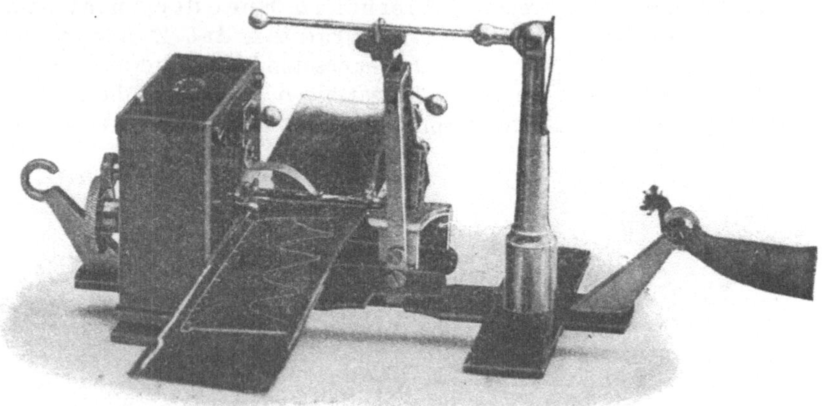

Abb. 36. Taschenpneumograph.

Bandes die beiden Platten im Winkel gegeneinander abgebogen. Diese Bewegung wird durch ein Hebelwerk direkt der Gabel und durch sie dem Schreibhebel übertragen, von ihm auf einen berußten Streifen Glanzpapier verzeichnet. Aufmerksam sei darauf gemacht, daß der Patient nicht merken soll, daß die Untersuchung der Atmung gilt, weil sonst infolge Willkürseinfluß die Kurve verändert wird, was in Form unregelmäßiger Veränderungen der einzelnen Atemzüge in Erscheinung tritt. Daß der Apparat völlig ausreicht, beweise der Umstand, daß nahezu alle hier reproduzierten Originalatemkurven mit demselben aufgenommen wurden.

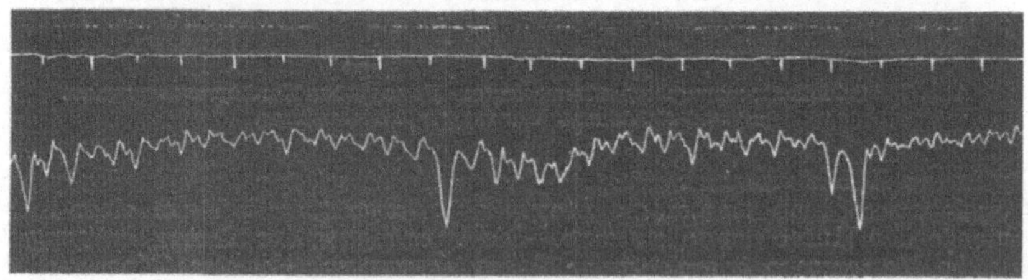

Abb. 37. Atemkurve bei inkompensiertem Herzfehler. ↓ = Einatmung, ↑ = Ausatmung. Das obere Niveau der Kurve (die exspiratorischen Maxima) senkt sich während der Atemvertiefung.

Bei graphischer Aufnahme der Thoraxbewegung konnte ich seit langem (ohne daß bei bloßer Betrachtung der Patienten irgend etwas davon zu bemerken wäre) bei kurzatmigen Patienten eine eigentümliche oft rhythmisch auftretende Variabilität in der Größe der einzelnen Atemzüge konstatieren (s. Abb. 37). Hierbei treten aber immer nur Vertiefungen nach der inspiratorischen Seite auf, während die Größe der Ausschläge nach der exspiratorischen Seite niemals überschritten, oft sogar (und speziell bei Vertiefung nach der Einatmungsseite) nicht einmal erreicht wird. Es stellt sich eine Verschiebung der exspiratorischen Fußpunkte der Kurve gegen die inspiratorische Seite ein. Der Brustkasten bleibt also bei solcher Atemvertiefung dauernd weiter. Diese einseitige Verschiebung des Atemmechanismus bei vertiefter Atmung ließ sich aber nicht ohne weiteres verallgemeinern. Die Zwerchfellbewegungen stehen unter anderen Bedingungen als die Brustkorbbewegungen. Steht doch der Muskulatur des Diaphragmas als Antagonist die exspiratorische Muskelkraft der vorderen Bauchwand gegenüber (vgl. S. 8). Daher mußte festgestellt werden, wie sich die Bewegungen des Zwerchfells bei Atmungsvertiefung verhalten. Die diesbezüglichen in Gemeinschaft mit Holzknecht durchgeführten Untersuchungen ergaben (s. Abb. 38):

„. . . daß die Einatmung eine verstärkte wird, während die Ausatmung nichts an Stärke gewinnt. In vielen Fällen geht die Verschiebung der in- und exspiratorischen Wirkungssphäre so weit, daß die Inspirationsbewegung eine stark gesteigerte ist, die Exspiration hingegen nicht nur nicht gesteigert, sondern sogar in ihrer Intensität gegenüber der Norm herabgesetzt ist."

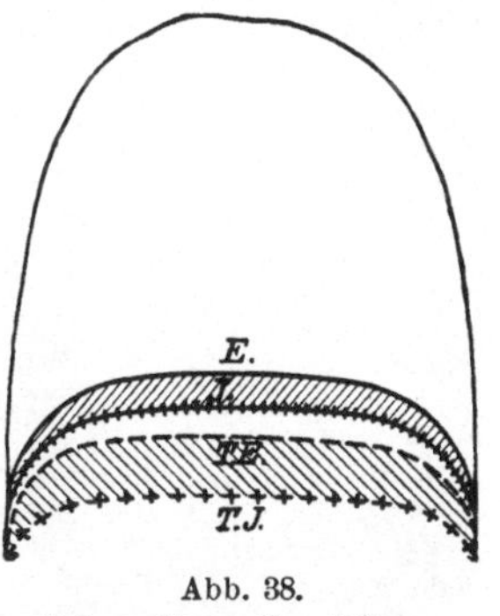

Abb. 38.
Schematische Darstellung.
Bewegung des Diaphragmas bei

ruhiger Atmung

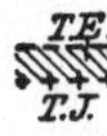

tiefer Atmung

Gegen diese meine Darstellung der rein inspiratorischen Form der Atemvertiefung als allgemein gültiger Regel hat Boenniger eingewendet, daß diese vorzugsweise inspiratorische Form der Atemvertiefung vielleicht Folge einer Willküraktion der zu vertiefter Atmung aufgeforderten Versuchspersonen darstelle. Die Unhaltbarkeit eines solchen Einwandes erweist das Ergebnis der pneumographischen Untersuchungen, insbesondere die vom bewußtlosen Urämiker gewonnene Atemkurve (s. Abb. 34). Während der Atemperiode erweist sich die immer stärker werdende Respiration lediglich als eine Verstärkung der Einatmung, die Ausatmung hingegen nimmt nicht einmal so viel an Verstärkung zu, daß die exspiratorischen Fußpunkte die während der Ruhe des Brustkastens innegehabte Stellung, d. i. die Abszisse, wieder erreicht.

Ebenso macht sich bei der von Boenniger geforderten „künstlichen Behinderung der Atmung" eine gleichsinnige einseitige Atemvertiefung bemerkbar, wie dies von Siebeck in der Klinik Krehls bei künstlicher Stenosierung der luftzuführenden Wege nachgewiesen werden konnte.

„Mit der Vertiefung der Atmung tritt eine erhebliche Erhöhung der Mittellage ein . . . dieser Befund entspricht ganz der von Hofbauer mitgeteilten pneumographischen Kurve."

Die Tatsache der rein inspiratorischen Atemvertiefung drückt sich übrigens schon im gewöhnlichen deutschen Sprachgebrauch deutlich genug aus. Bei Atemnot spricht der Patient selbst dann, wenn dieselbe durch Luftüberfüllung der Lunge bedingt ist, wie beim Emphysem davon, er habe „Lufthunger". Niemand klagt, er habe zu viel Luft.

Die Bauchmuskulatur als exspiratorische Hilfskraft wird, wie das Verhalten des Zwerchfells zeigt, bei Atmungsvertiefung meist gar nicht oder zumindest viel weniger in Anspruch genommen als die Inspirationskräfte. Der Organismus bedient sich eben der am meisten eingeübten, daher gebahnten Innervationswege, d. i. der inspiratorischen. Die Einatmung wird bei Atemvertiefung viel mehr in Anspruch genommen als die Ausatmung, weil erstere als Folge einer Aktion willkürlicher Muskulatur viel steigerungsfähiger ist als die der normalen, nur durch 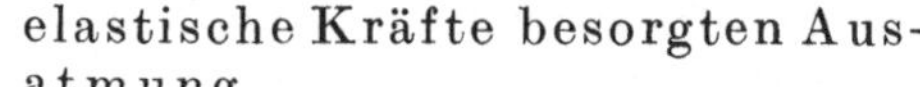 elastische Kräfte besorgten Ausatmung.

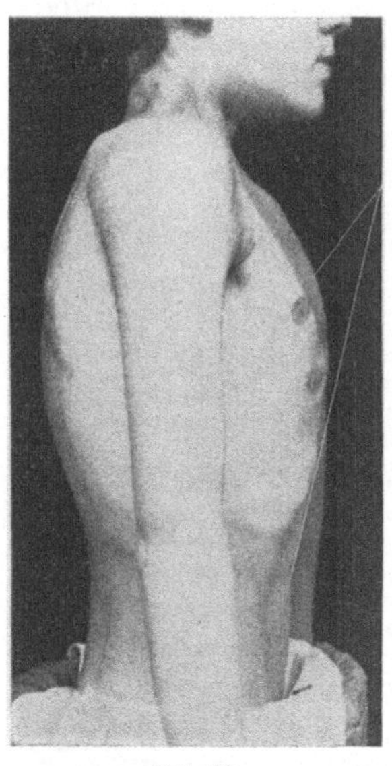

Abb. 39. „Verkehrte Bauchatmung“ infolge rein kostaler, inspiratorischer Atemvertiefung.

Bei länger dauernder Atemnot steigert sich das schon bei kurzdauernder Atemvertiefung zu beobachtende (s. S. 4) Überwiegen der oberen Atmung über die untere noch weiter. Bei der Inspiration findet nicht nur keine Erweiterung der unteren Apertur statt, sondern dieselbe wird infolge der Betätigung seitens der hinten oben an der Brustwirbelsäule ansetzenden kostalen Inspirationsmuskulatur gehoben und nach rückwärts bewegt. Die vorderen Anteile der unteren Apertur (die Gegend des unteren Sternalendes) nähern sich während der Einatmung, dem Mittelpunkt des Brustkastens statt sich von ihm zu entfernen, es resultiert die „Paradoxe Atembewegung der unteren Brustapertur“. Am besten nachweisbar wird diese pathologische Atmungsform (welche als weiteres Glied in der Reihe: inspiratorischer funktioneller Stillstand des Zwerchfells und pseudoparadoxe Zwerchfellsbewegung anzusehen ist) bei Verwendung meiner thorakometrischen Methode (s. S. 46). Die Entfernung „d“ der Abb. 31 wird in solchen Fällen inspiratorisch kleiner statt größer, ein beim Emphysematiker geradezu typischer Befund. Die Bauchdecken sinken bei der Einatmung (entsprechend der inspiratorischen Hochhebung des Zwerchfells[1]) und der Eingeweide) ein und treten bei der Ausatmung wieder vor („verkehrte Bauchatmung“, s. Abb. 39).

Doch ist der Gesunde leicht imstande, über Aufforderung eine

[1]) Bei radiologischer Durchleuchtung sieht man dementsprechend in geeigneten Fällen im letzten Anteil der Inspiration eine Hebung des Herzens samt dem vorderen Zwerchfellsanteil.

sehr ausgiebige Ausatmungsverstärkung eintreten zu lassen. Unter solchen Versuchsbedingungen zeigt sich, daß physiologischerweise bei Verstärkung der Ausatmung der Brustkorb fast unbeweglich bleibt, während die erst gegen Ende der verlängerten Ausatmung einsetzende und allmählich sich steigernde Tätigkeit der Bauchmuskulatur das Zwerchfell hierbei immer höher in den Brustraum hinaufdrängt.

Erst gegen Ende der Ausatmungsdauer, wenn die Spannung im Alveolus geringer geworden, die elastischen Kräfte mithin nicht mehr genügen, setzt der von außen her wirkende Druck ein und entfernt den noch zurückgebliebenen Teil der Atemluft aus dem Alveolus. Nur dadurch wird nämlich der Eintritt schädlicher Nebenwirkungen vermieden, welche in Erscheinung treten (Aron), wenn zu früh einsetzender oder zu starker Druck auf die vordere Bauchwand ausgeübt wird. Da dies bei verschiedenen behufs Exspirationsverstärkung angewendeten Atemapparaten (von Pescatore, Kirchberg s. S. 261) der Fall ist, sei darauf kurz aufmerksam gemacht.

Überdies stellt eine früher einsetzende Förderung der Ausatmung durch energische Betätigung der Bauchmuskulatur (wie dies etwa beim „Pressen" der Fall ist) eine keineswegs gleichgültige Atmungsveränderung dar. Infolge der hierbei erfolgenden, plötzlich einsetzenden, rasch hohe Grade erreichenden Drucksteigerung wird der Luftaustritt aus den Alveolen nicht nur nicht gesteigert, sondern eher herabgesetzt, weil die am Übergang vom Alveolus zum Bronchiolus vorhandene klappenähnliche Schleimhautausstülpung den Ausgang verschließt (Lichtheim). Überdies wird „schon durch geringe Drucksteigerung in den Luftwegen ... der Kreislauf wesentlich beeinträchtigt" (Gerhardt).

b. Störungen der Atmungstiefe.

1. Dauernd.

α) **Vertiefung der Atmung** findet sich bei der Kurzatmigkeit, aus welcher Ursache auch immer hervorgegangen, also beim Urämiker, Diabetiker, beim karzinomatösen und bei Basedowschem Asthma, bei der metastatischen Karzinose der Lungen, bei Atmungshindernissen in den Luftwegen, beim imkompensierten Herzfehler sowie beim hysterischen Asthma.

β) **Verflachung der Atmung** tritt ein bei:

„Erleichterung" der Atemarbeit infolge Verkürzung des Atemweges (Mundatmung, Tracheotomie);

insuffizienter Atemleistung infolge von anatomischen Muskelläsionen (Myopathien), sensiblen Störungen (Interkostalneuralgie, Ozäna, Appendizitis, Cholelithiasis, Ulcus ventric. usw.), funktionellen Störungen (Enteroptose vgl. S. 220, nervöse Adynamie usw.), Intoxikation (Diabetes, Morb. Basedowii usw.).

2. Periodisch.

Während in der Norm die Atmungstiefe des wachenden Menschen stetig gleiche Größe beibehält, macht sich bei gewissen Erkrankungen eine rhythmische Veränderung der Atemtiefe geltend, ähnlich den von Mosso beschriebenen Schwankungen der Atemtiefe im Schlafe. Das bestbekannte Beispiel dieser Art stellt dar das

Cheyne-Stokessche Atemphänomen.

Auf eine Reihe von Atemzügen folgt hierbei eine Atempause. Vom Wiederbeginn der Atemperiode bis zur Mitte derselben nehmen die Atembewegungen an Tiefe stetig zu, um von da ab bis gegen das Ende derselben allmählich wieder abzuflachen (s. Abb. 40). Diese Atemstörung wurde bei bewußtlosen Kranken (Hirnblutung, Meningitis, gesteigertem intrakraniellem Druck, schweren Kreislaufstörungen und Vergiftungen, Narkose usw.) oftmals beobachtet.

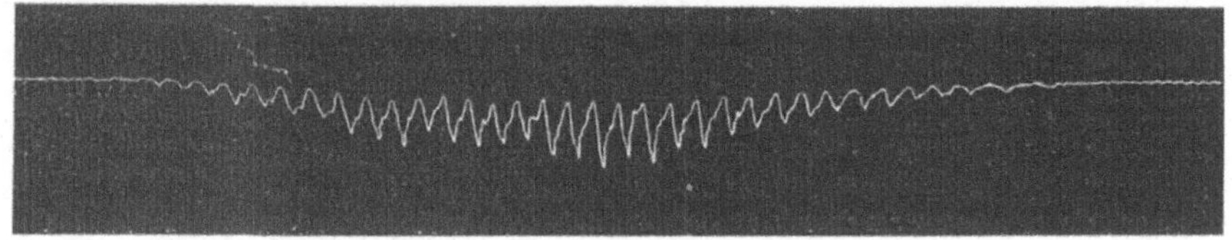

Abb. 40. Atemkurve eines Urämikers mit Cheyne-Stokesschem Atmen. (Vgl. das Schema derselben, Abb. 34.) ↓ Einatmung.

In vielen Fällen kommt es jedoch nicht zur Einschaltung absoluten Stillstandes zwischen zwei Atemperioden, sondern bloß zur Abflachung der Atmung in periodisch wiederkehrenden Intervallen „wogende Atmung“. Von dieser rhythmischen Größenschwankung merkt man mangels graphischer Aufnahme am Krankenbette nichts. Daher bleibt diese Atemstörung (s. Abb. 38), meist trotz ihrer überaus großen Häufigkeit unbemerkt. Sie findet sich bei den verschiedenen Arten von Autointoxikation (bei Lungenbrand, Lungenabszeß, Diabetes im Stadium der Säurevergiftung, Lebererkrankung, Nephritis, Urämie und bei inkompensiertem Herzfehler) sowie bei Intoxikation (Nikotin, Morphin etc.). Verbindet sich mit der wogenden Atmung Erhöhung der Atemfrequenz, dann weisen die Atemzüge allmählichen Übergang ihrer Größe auf (s. Abb. 40). Bei Verbindung mit Atmungsverlangsamung hingegen fällt oft in jede einzelne Phase der wogenden Atmung bloß ein Atemzug, es folgt daher regelmäßig ein großer auf einen kleinen Atemzug (s. Abb. 41). Ohne Grenze geht die wogende Atmung in die Cheyne-Stokessche über. Diese Erkenntnis verdient ganz besondere Beobachtung mit Rücksicht auf die pathogenetische Auffassung letzterer Atmungsalteration. Früher wurde (Traube, Filehne) mit Rücksicht auf die Beobachtung der Cheyne-Stokesschen Atmung bei Hirnblutung die Entstehung derselben auf eine schwere Schädigung ganz bestimmter Hirnpartien zurückgeführt. (Herabsetzung

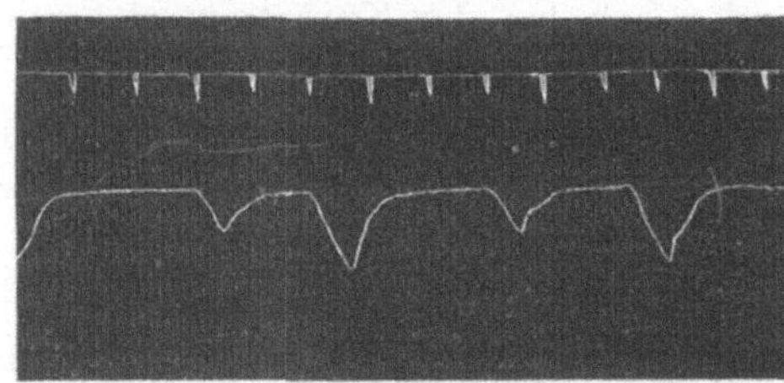

Abb. 41. Atemkurve eines Diabetikers mit wogender Atmung. ↓ Einatmung.

der Erregbarkeit des respiratorischen Nervenzentrums [Traube], zu welcher Filehne noch die des vasomotorischen Zentrums addierte). Diese als Ursache der Atemstörung schwere essentielle Schädigungen supponierenden Anschauungen sind durch die methodisch durchgeführte, graphische Darstellung der Atembewegungen beim Kranken revisionsbedürftig geworden. Es zwingen geradezu die so gewonnenen klinischen Erkenntnisse anzunehmen, daß das rhythmische Größer- und Kleinerwerden der Atmungsausschläge, welches einmal bis zum periodischen Aufhören der Atmung fortschreitet, ein andermal weniger ausgebildet ist, durch ein und dieselbe Veränderung ausgelöst wird: nämlich durch eine toxisch bedingte Herabsetzung des die Atemzüge stets auf gleicher Höhe erhaltenden Einflusses der Hirnrinde auf die subkortikalen Zentren. Zu dieser Auffassung veranlaßte mich einerseits die klinische Erfahrung, daß die periodischen Größenschwankungen der Atembewegung sich bei ungestörtem Bewußtsein, z. B. beim inkompensierten Vitium cordis so oft graphisch nachweisen lassen, nach Verabfolgung von wenigen Gramm Digitalis aber spurlos verschwinden (s. Abb. S. 197, 198), andererseits die von Mosso schon lange vorher erhobene Tatsache, daß solche Größenschwankungen auch beim Gesunden während des Schlafes auftreten.

3. Unregelmäßige Änderung der Atemtiefe

findet sich bei Lungenerkrankungen: Pneumonie, Lungenbrand, Lungenabszeß, Tuberkulose, Rippenfellerkrankungen, Pleuritis, Tumor pleurae, beim kardialen Asthma und manchen Nervenerkrankungen (Meningitis, Chorea, Morb. Basedowii, Tabes dorsalis, Hysterie, schmerzhafte Atmung) sowie bei Fleckfieber.

Bei Autointoxikationen wird manchmal unregelmäßige Atemvertiefung dadurch vorgetäuscht, daß noch vor Beginn der Ausatmung auf den eben vollendeten Inspirationsakt als Folge einer Rhythmusstörung eine zweite, oft sogar noch eine dritte Einatmungsbewegung folgt. Diese Anomalie (**„Türmung"**) wird als Rhythmusstörung dadurch gekennzeichnet, daß hierbei eine der Inspirationsverdopplung folgende „kompensatorische Atempause" (Hofbauer) sich bemerkbar macht (s. Abb. 48, 49).

c. Störungen der Atemform.

1. Inspiration.

(α) **Verlängerung der Inspirationsdauer** findet sich bei:

Krankheiten der Luftwege: Trachealstenose, Krupp, gestielte Polypen (oberhalb der Stimmbänder sitzend), Lähmung der Glottisöffner, Glottiskrampf, Glottisödem, Pertussis, Perichrondritis, Bronchialstenose, Fremdkörper im Larynx, Kompression von außen her (Ösophagusgeschwulst, Tumor mediastini), (vgl. S. 190) chronische fibrinöse Bronchitis, tuberkulöse Bronchialgeschwüre, Lues der Bronchien;

Lungenerkrankungen: kruppöse Pneumonie, Lungenabszeß, Lungengangrän, oft auch Lungentuberkulose;

pleural: lange bestehende Fällen von Pneumothorax, Pleuritis;

Herzkrankheiten: Asthma cardiale, trockene Dyspnöe der Arteriosklerotiker, Perikarditis, manche Fälle von Herzfehler (wohl infolge sekundärer Veränderungen: „Lungenstarre", Stauungsbronchitis), Aortitis purulenta;

Stoffwechselkrankheiten: Urämie im Stadium des Lungenödems, Diabetes und diabetisches Koma;

Nervenkrankheiten: Basedowsche Dyspnöe, tabische Lähmung der Glottisöffner, schmerzhafte Atmung.

(β) **Verkürzung der Inspirationsdauer** findet sich lediglich bei der „großen Atmung des Urämikers".

2. Exspiration.

(α) **Verlängerung der Exspirationsdauer** findet sich bei:

tracheobronchialen Erkrankungen: Fremdkörper in der Trachea, Polypen unterhalb der Glottis, Asthma bronchiale, kapilläre Bronchitis, chronische Influenza;

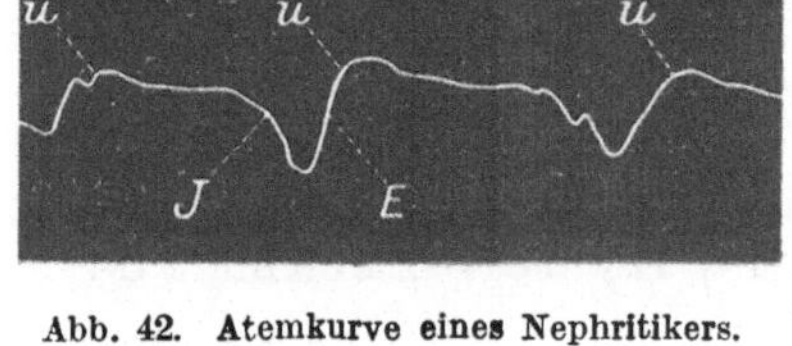

Abb. 42. Atemkurve eines Nephritikers. J = Inspiration, E = Exspiration, Ü = Überexspiration.

Erkrankungen der Mediastinalorgane: Tumor mediastini, Asthma cardiale (s. Abbildung 41), trockene Dyspnöe der Arteriosklerotiker, Perikarditis, manche Fälle von Herzfehler;

Krankheiten des Rippenfelles: frischer Pneumothorax, Pleuritis, Tumor pleurae;

Lungenerkrankungen: kruppöse Pneumonie, Tuberkulose, Lungenbrand, Lungenabszeß, Emphysem;

Stoffwechselkrankheiten: Nephritis, Urämie im Stadium des Lungenödems.

(β) **Verkürzung der Ausatmung** charakterisiert die Urämie im Stadium der großen Atmung (s. Abb 42). Sie findet sich außerdem bei vielen inkompensierten Herzfehlern, bei Basedowschem Asthma und dem Karzinomasthma.

(γ) **Aktive Exspiration.**

Eine wesentliche Veränderung der Ausatmungsform veranlaßt das Auftreten „aktiver Exspiration". Wenn das Verhältnis der austreibenden Kräfte zu dem zu überwindenden Hindernisse sich ändert, so daß die normalen Kräfte nicht mehr genügen, tritt Zuhilfenahme auxiliärer Muskelkräfte ein: aktive Exspiration. Sie findet sich beim Bronchialasthma, Pneumothorax, Tumor pleurae, Tumor mediastini, der Pleuritis und der Pneumonie. Bei manchen dieser Veränderungen (tuberkulöse Hilusdrüsen, s. S. 90) macht sich dies durch hörbaren exspiratorischen Stridor bemerkbar (B. Schick). Die auxiliäre Verwendung von Muskelkräften bei den erwähnten Erkrankungen ist leichtbegreiflich, handelt es sich doch um mechanische Erschwerung des Luftaustrittes. Viel weniger verständlich hingegen scheint diese aktive Exspiration bei Erkrankungen des Nervensystems: Meningitis, Miliartuberkulose, Hirnblutung (ohne jede Erkrankung der Lungen) und ebenso bei einer Reihe von Autointoxikationen: Nephritis, Urämie, Diabetes, Icterus gravis, inkompensiertes Vitium. Bei der erstgenannten Reihe von Erkrankungen sind es wohl sicher nervöse Einflüsse, welche die Mitwirkung auxiliärer Muskelkräfte bedingen. Schwieriger hingegen ist die Deutung der aktiven Exspiration bei der zweiten Reihe, den Autointoxikationen.

Dieselbe zeigt sich nicht in allen Fällen in gleicher Form und Ausprägung. Manchmal äußert sich die Verstärkung der Ausatmung lediglich in der Form, daß sie bis an ihr Ende gleichmäßig fortgeführt wird ohne die physiologischer-

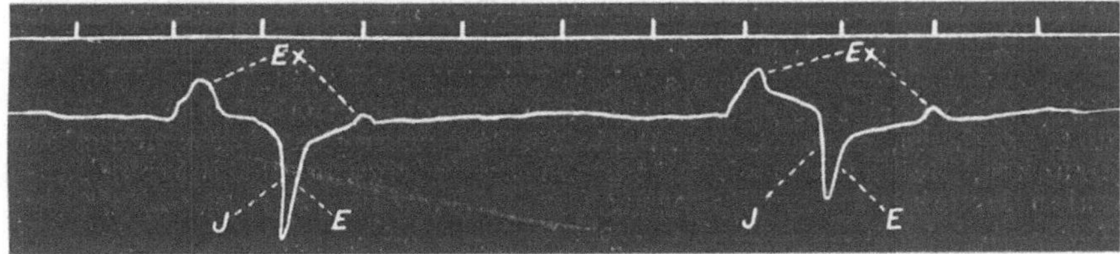

Abb. 43. Atemkurve bei urämischem Asthma. J = Inspiration, E = Exspiration, Ex = Extraexspiration.

weise bemerkbare terminale Abflachung (s. Abb. 37). Setzen die exspiratorischen Hilfskräfte anfänglich stark ein und hört dann plötzlich ihre Wirksamkeit auf, so können die elastischen Kräfte nur sehr geringe Effekte erzielen, weil schon der größere Teil der Luft aus den Lungen ausgetrieben ist; daher schließt sich an den steil ansteigenden Anfangsteil der Exspirationslinie ein der Abszissenachse fast parallel verlaufender Endteil an. Manchmal genügt dieser erste forcierte Versuch der Luftaustreibung nicht. Ans Ende des zweiten flach verlaufenden Teiles der Ausatmung schließt sich daher ein steil verlaufendes Endstück an, das „aktive exspiratorische Ende" (s. Abb. 54). Manchmal werden die Lungen durch die so forcierte Luftaustreibung um zuviel verkleinert. In der Kurve findet sich ein Anstieg des exspiratorischen Anteils über den Anfangspunkt des inspiratorischen hinaus: „Überexspiration" (s. Abb. 42). Daher kehrt der Schreiber, nachdem er die Abszissenachse überschritten, zu derselben zurück, streicht eine Zeitlang auf derselben bis zum Beginn der nächsten Einatmungsbewegung.

Nicht bloß am Ende der Ausatmung kann eine solche auxiliäre exspiratorische überstarke Luftentleerung statthaben. Eine solche findet oftmals auch während der Atempause statt, es entsteht eine „Extraexspiration" (s. Abb. 43 „Ex"). Bei der Urämie und dem Diabetes finden sich diese Veränderungen nur im Autointoxikationsstadium und wechseln auch da oftmals unter unseren Augen ihre Intensität. Beim Diabetes tritt im Koma eine Zeitlang die aktive Exspiration in Erscheinung, und man hört dementsprechend am Krankenbett (gleichzeitig mit der graphisch nachgewiesenen aktiven Exspiration) am Ende der Ausatmung ein exspiratorisches Stöhnen, welches plötzlich verschwindet, um nach einer gewissen Zeit wiederzukehren (s. Abb. S. 227).

Vielleicht bilden die Ursache für diese eigentümliche Erscheinung Veränderungen grobmechanischer Natur im Sinne zeitweilig auftretender Krämpfe der Bronchialmuskulatur; wahrscheinlicher allerdings spielen hier rein nervöse Einflüsse im Sinne einer Störung der Atemregulation eine Rolle.

Eine ganz eigentümliche Form der Ausatmungsverstärkung bildet der Husten.

Ausgelöst durch eine Reizung der sensiblen Nerven der unterhalb der Stimmritze befindlichen Atemwege, insbesondere der Fossa interarytaenoidea resp. der Bifurkationsstelle der Trachea (freilich manchmal auch durch Erregung sensibler Vagusfasern im Rachen, Oesophagus, Mediastinum, äußerem Ohr, der Oberfläche von Milz und Leber, resp. der Äste des Trigeminus in der Nase), dient er vor allem der Expektoration. Sicherlich kommt es hierbei zu einer exspiratorischen Mitbeteiligung der Bauchwandmuskulatur, der einzigen nachweislichen unter physiologischen Verhältnissen in Funktion tretenden exspiratorischen Hilfskraft. Die Erschwerung resp. der Ausfall dieser Muskelaktion z. B. infolge von Schmerzauslösung wie etwa nach Laparotomien behindert die Expektoration und veranlaßt die Neigung zu „postoperativen" Lungenkomplikationen (vgl. S. 224).

Der Mechanismus des Hustens steht freilich bislang nicht fest. Während Henle, Köpke eine peristaltische Aktion der Bronchialmuskulatur als Hilfskraft annehmen, machen Aron, Sihle die Steigerung des interpleuralen Druckes, Reichmann die plötzliche Erniedrigung des interpulmonalen Druckes bei der Sprengung der Glottis, welche beide der Hustenakt veranlaßt, für den Expektorationseffekt verantwortlich.

Daß aber keineswegs ein korrelates Verhältnis zwischen Hustenintensität und Menge des zu Expektorierenden besteht, sondern lediglich ein solches zwischen Husten und Intensität der Schleimhautreizung, erweisen am besten die Erfahrungen über die morgendlichen Hustenattacken beim Mundatmer (s. S. 184) resp. die dem Cheyne-Stokesschen Atemtypus genau entsprechenden periodischen Hustenattacken. Dieselben entstehen, wenn dieser erwähnte Atemtypus vergesellschaftet auftritt mit Mundatmung.

Anfallsweise auftretender Husten spricht ansonsten für eine mechanische Reizung der Nervenverteilungen des Nervus vagus, wie etwa bei Aortenaneurysmen, Fremdkörpern in den Luftwegen oder im Pharyngo-Oesophagus (Hofbauer), wobei es eben infolge der Schwankungen der Aortenfüllung resp. Fremdkörperwanderung zu intermittierender Verstärkung der Nervenreizung kommt.

Neben der erwähnten nützlichen Wirkung des Hustens kommt aber (nicht bloß bei dieser plötzlichen, sondern auch schon bei jedweder Exspirationsverstärkung, wie etwa beim Pressen) als schädlich in Betracht der Einfluß der intrathorakalen Drucksteigerung auf den Blutkreislauf.

„Schon durch geringe Drucksteigerung in den Luftwegen wird der Kreislauf wesentlich beeinträchtigt." (D. Gerhardt.)

d. Störungen von seiten der Atempause.

Wenn die Zahl der Atemzüge sinkt, die Atembewegung hierbei genügend rasch vor sich geht, so kommt es trotz Vertiefung des einzelnen Atemzuges zu

(α) **Vergrößerung der Atempause, Apnoe.** Hierher gehören das Basedow-Asthma, die „große Atmung“ bei Urämie resp. Diabetes. Bei letzterem allerdings ist die Atempause nicht mehr so groß wie beim Urämiker, weil eben der Atemzug selbst abnorm lange Zeit in Anspruch nimmt (s. Abb. 41 und 43).

Atemstillstand (Apnöe). Am längsten bekannt sind die periodisch wiederkehrenden Atemstillstände beim Cheyne-Stokesschen Atmen (s. S. 68, Abb. 40).

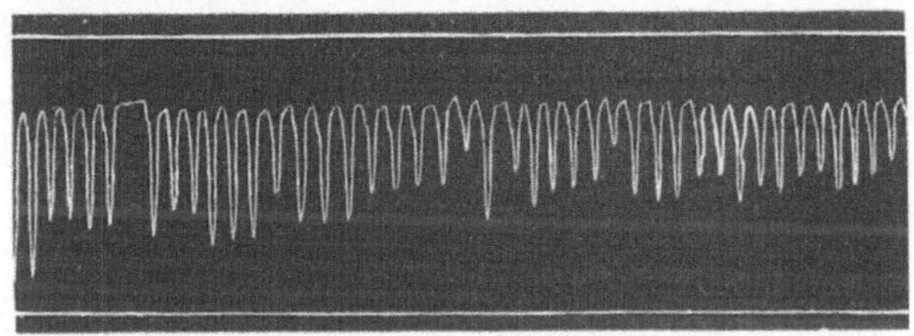

Abb. 44. Atemkurve bei Nephritis (Frau Z. 92. B. 10, 6. II. 08). ↓ Inspiration.

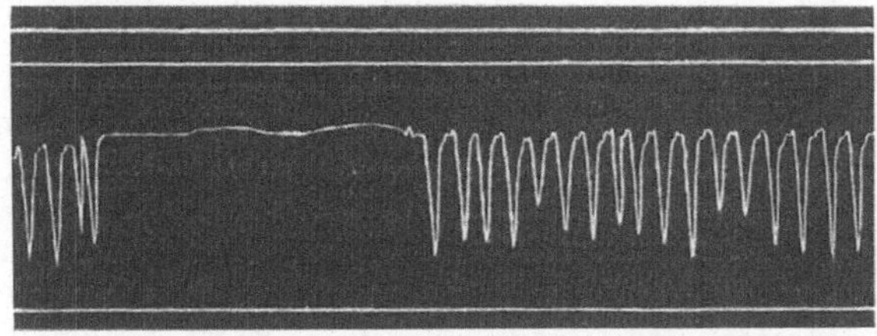

Abb. 45. Atemkurve bei Nephritis (Frau Z. 92, B. 10, 6. II. 08). ↓ Inspiration.

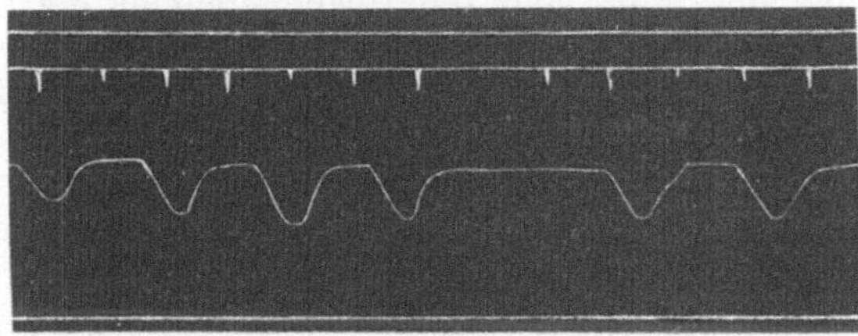

Abb. 46. Atemkurve eines nichtkomatösen Diabetikers (Palisa, Z. 91, B. 1; 2. III. 08).

Bezüglich desselben hatte sich durch die graphische Aufnahme die Annahme ergeben, daß es ebenso wie seine Vorstufe, die wogende Atmung, durch Herabsetzung des kortikalen Einflusses auf die subkortikale Abgabe von Impulsen ausgelöst werde (s. S. 68 f.). Dieselbe befindet sich im vollen Einklange mit den Feststellungen von Haring und Sherrington, sowie von Goltz und Loeb, welch letztere in der tonischen Hemmung geradezu die Hauptätigkeit des Großhirns erblicken.

Im Gegensatz hierzu treten scheinbar völlig regellos Atemstillstände auf bei:

1. Nervenkrankheiten (bekannt unter dem Namen des Biotschen Atmens), und zwar bei: eitriger Meningitis, Chorea, Tumor cerebelli, Abscessus cerebelli, Hirnblutung, subduraler Blutung, Tabes dorsalis;

2. Autointoxikation der verschiedensten Gattung (Cholämie, Nephritis, Diabetes, inkompensierter Herzfehler usw., s. Abb. 4 bis 47) resp. Intoxikation (Nikotin usw.);

3. Blutdrucksenkung (schwere Anämie vgl. S. 202, Tabes dorsalis, Morb. Addisonii, agonal).

Dabei läßt sich trotz der scheinbaren Regellosigkeit des Atemstillstandes bei graphischer Aufnahme eine gewisse Gesetzmäßigkeit seiner Dauer nachweisen, wenn man dem Vorbilde Wenckebachs folgt.

Durch graphische Darstellung der Herzarhythmie bei Zeitschreibung verschaffte dieser Autor sich die Möglichkeit einer zeitlichen Bestimmung der Dauer der „Pause" einerseits, des Wiedereinsetzens der Herzaktion andererseits. Er förderte auf diesem Wege grundlegende Erkenntnisse über das Zustandekommen der „Unregelmäßigkeiten" des Herzschlages zutage. Bei Übertragung seiner Methodik auf das in Rede stehende Thema ergibt sich eine weitgehende Kongruenz der erhaltenen Resultate. Zunächst läßt sich feststellen, daß der Atemstillsand in einer Reihe von Fällen (s. Abb. S. 77, 78) durch den Ausfall einer oder mehrerer Atembewegungen entstanden ist, die rhythmische Folge der letzteren aber trotzdem ungestört erhalten blieb, so daß der nächstfolgende Atemzug an der ihm gemäß dem vorhandenen Rhythmus zukommenden Stelle einsetzt. In einzelnen dieser Fälle setzt allerdings erst der zweite der Atempause folgende Atemzug an richtiger Stelle ein (s. Abb. 53, S. 78).

In manchen der Fälle geht die Regelmäßigkeit noch viel weiter. Auf eine aus mehreren aufeinandergesetzten Einatmungsbewegungen kombinierte Einatmung folgt nach Wiedererreichung der exspiratorischen Stellung der Respirationsorgane eine „kompensatorische Atempause", die um ebensoviel länger dauert, als Zeit notwendig gewesen wäre, um die aufeinander getürmten Atemzüge nacheinander ablaufen zu lassen (s. Abb. 49, S. 77).

Freilich ist eine so stark ausgeprägte Regelmäßigkeit nicht in allen Fällen vorhanden. In vielen derselben (auch bei Icterus gravis) finden sich regellos eingeschaltete Atempausen von verschiedener Dauer ohne jede Beziehung zu der Größe und Dauer der vorausgegangenen Einatmung.

(β) **Verkleinerung resp. Fehlen der Atempause** tritt bei allen Fällen von Atembeschleunigung ein sowie dann, wenn die einzelnen Atemzüge dermaßen lange dauern, daß keine Zeit für die Ausbildung einer Atempause bleibt, wie bei Pleuritis, Pneumothorax, Pneumonie, Perikarditis, inkompensiertem Herzfehler (s. Abb. 37, S. 64).

e. Störungen der Frequenz.

1. Dauernd.

(α) **Steigerung (Tachypnöe)** tritt auf bei manchen fieberhaft verlaufenden Erkrankungen (Pleuritis, Tuberkulose, Pneumonie, insbesondere Säufer- resp. Greisenpneumonie).

Daß nicht die Temperatursteigerung Ursache dieser Tachypnöe darstellt, daß die „Wärmetachypnöe“ keine sehr große Rolle spielt, geht schon daraus hervor, daß manche hochfieberhafte Kranke ganz ruhig atmen, z. B. Typhuskranke ohne Bronchitis“ (Siebeck), und auch keinerlei typische Veränderungen ihrer Atemform aufweisen (Hofbauer). Ferner findet sich Tachypnöe bei kardialen Erkrankungen (inkompensierter Herzfehler, Endokarditis, Perikarditis, Hochspannungsdyspnöe, Stenose oder Kompression der Art. pulmonalis), bei manchen Fällen von Intoxikationen und diabetischem Koma sowie bei manchen Nervenkrankheiten (Meningitis, Morb. Basedowii, Hysterie, Neurasthenie, letztere vornehmlich bei Kombination mit kardialen Erkrankungen). Mitunter tritt auch bei Chlorose anfallsweise Tachypnöe auf.

„Selten kommt es zu eigentlichen Anfällen von Tachypnöe, die sich stundenlang hinziehen und häufig zu wiederholen pflegen . . . Wir haben die Anfälle von Tachypnöe kaum als eine mit Chlorose engverbundene Erscheinung zu betrachten.“ (v. Noorden.)

Hier handelt es sich höchstwahrscheinlich um eine unabhängig von der Chlorose auftretende Manifestation hysterischer Tachypnöe.

Die bei manchen Fällen von Karzinom auftretende Tachypnöe läßt am ehesten an toxische Ursachen denken (vgl. S. 114), um so mehr als auch bei von außen eingeführten Giften (Phosphor, Arsen, Blausäure usw.) eine solche häufig auftritt.

(β) **Herabsetzung der Atemfrequenz (Bradypnöe)** findet sich bei Trachealstenose, Tumor mediastini, kardialem Asthma, schwerem Ikterus, Influenzapneumonie, manchen Fällen von diabetischem Koma und der großen Atmung des Urämikers, sowie bei Nikotin-Intoxikation.

2. Periodisch.

Bezüglich der periodischen Störungen der Atemfrequenz s. oben S. 73, sowie weiter unten S. 79.

3. „Arhythmie“.

Unregelmäßigkeiten der Atemfolge werden in vielen Fällen trotz Intaktheit der Atemorgane gesehen. Bei der Chorea (A. Czerny, Hauer) oder bei Fleckfieber (Ganter) ist auch bei graphischer Aufnahme von einem Rhythmus nichts mehr zu merken, vielmehr lediglich eine Fülle von Unregelmäßigkeiten zu konstatieren. Im Gegensatz zu solchem Verhalten findet sich nicht so selten die Einschaltung mehr oder weniger lange dauernder Atemstillstände in die im übrigen regelmäßig aufeinanderfolgenden Atemzüge, beispielsweise bei Erkrankungen des Zentralnervensystems (Abb. S. 232 u. Abb. 53). Fernerhin zeigte sich das Auftreten irregulärer Atemfolge bei einer Reihe von Patienten mit perniziöser Anämie. Für die Erklärung dieser „anämischen Atemstörung“ zog ich seinerzeit Resultate einer physiologischen Untersuchungsreihe heran, welche ich aus ganz anderen Gründen vorher ausgeführt hatte.

„Wenn man beim Versuchstiere (Hund, Kaninchen, Katze) plötzlich starken Blutverlust hervorruft, also eine akute Anämie setzt, so entsteht bald nach Beginn der Blutung eine ganz eigentümliche Veränderung der Atmung: Einerseits werden die Atemzüge überaus tief, andererseits finden sich mehr oder weniger lange dauernde Stillstände (s. Abbildung 49). Diese Störung der Atmung ist nicht Folge der Anämie als solcher, sondern lediglich durch die konkomittierende Erniedrigung des Blutdruckes bedingt.“ Wenn man beim Kaninchen eine Blutdrucksenkung hervorruft, ohne das Tier Blut verlieren zu lassen, indem man den Nervus depressor reizt, so treten (zeitlich vollkommen übereinstimmend mit der Blutdruckerniedigung) dieselben Atemstörungen auf, wie bei wirklicher Anämisierung und verschwinden prompt mit dem Erholen des Blutdruckes nach Aufhören des Nervenreizes. Dieser Versuch läßt sich an ein und demselben Versuchstiere mehrmals wiederholen (s. Abb. S. 195, 196).“

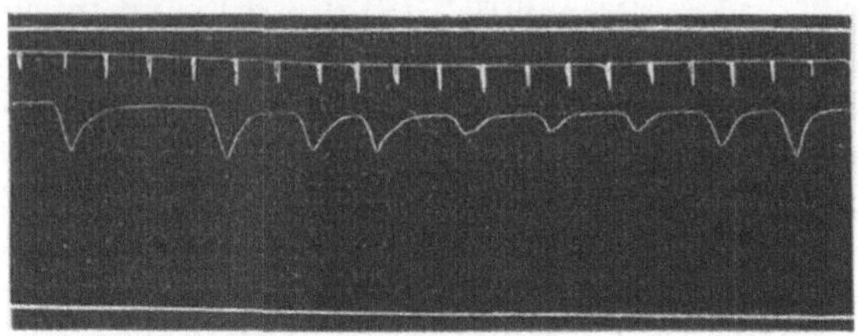

Abb. 47. Atemkurve bei komatösem Diabetiker (Jackel B. 15, 18. III. 12). ↓ Inspiration.

Seither ließ sich in weiteren Fällen von perniziöser Anämie gleiches Verhalten nachweisen (s. Abb. S. 202). Schon die zur Erklärung herangezogenen Tierversuche erwiesen, daß zum Zustandekommen respiratorischer Arhythmie keine organischen Veränderungen notwendig seien. Ließ sich doch durch Reizung des Nervus depressor jedesmal eine solche Atemstörung hervorrufen, die mit Aufhören der Reizung alsbald verschwand. In gleichem Sinne sprachen weitere klinische Erfahrungen, die zeigten, daß selbst ohne jede nachweisliche schwerere Veränderung des Blutdruckes Ausfall einzelner Atemzüge in Erscheinung tritt infolge von Autointoxikation. Bei einzelnen Fällen von Nephritis sieht man mehr minder lange dauernde Atempausen (s. Abb. 44, 45), ohne auf den ersten Blick eine Regelmäßigkeit in diesem Falle konstatieren zu können. Ähnliches Verhalten weisen manche Fälle von Diabetes mellitus auf (s. Abb. 46, 47), und zwar nicht nur im komatösen Stadium, sowie manche Fälle von Lungenemphysem. Ein Fall von Cholämie erst brachte

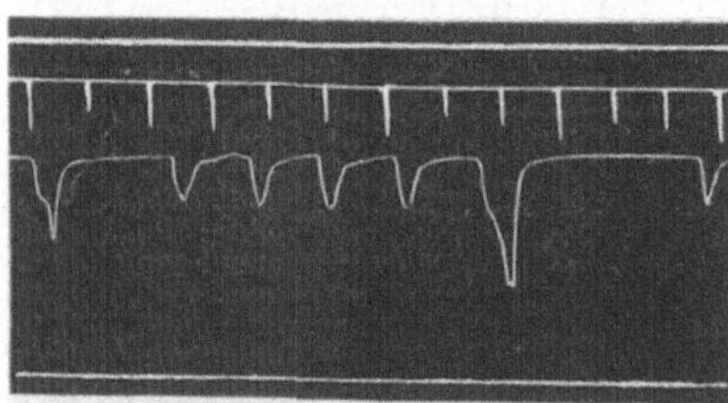

Abb. 48. Atemkurve bei Cholämie (akute Leberatrophie). (Schreib. B. 2. 10. VII. 12.) ↓ Inspiration.

Licht in dieses Kapitel der „irregulären Atmung“ durch das bei graphischer Aufnahme der letzteren gewonnene Bild (s. Abb. 48), welches eine eigentümliche Regelmäßigkeit in der Arhythmie erkennen ließ. Die Atemstillstände zeigen bezüglich ihrer Dauer zunächst Regelmäßigkeit in der Form, daß sie nur dann in Erscheinung treten, wenn der vorausgegangene Atemzug tiefer war als die regelmäßig aufeinander folgenden. Bei weiterer Verfolgung dieses Zusammenhanges fällt eine Abhängigkeit der Dauer dieser Atempause auf von der Zahl der aufeinander aufgesetzten Inspirationsbewegungen, welche dieser Atempause vorausgehen, wie sich bei näherer Analyse (s. Abb. 49) erweisen läßt.

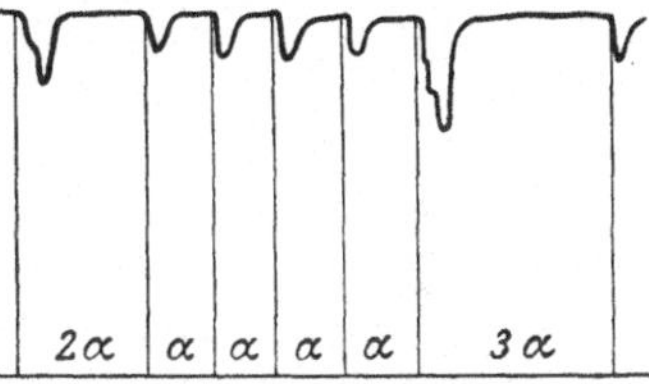

Abb. 49. (Schema zu Abb. 48).

Es handelt sich in diesem Falle (Alois Schr., 21 J., aufgen. auf Saal B 2 am 27. VI. 12) um akute gelbe Leberatrophie (Auszug aus dem Obduktionsprotokoll): „Akute gelbe Leberatrophie: Leber stark verkleinert (450 g) im Stadium der gelben Atrophie, zum Teil schon regeneriertes und hypertrophisches Gewebe befallend. Leberzellenadenom aus Regeneration. Stadium der gelben Atrophie. Stadium der roten Atrophie. Nekrose ohne fettige Degeneration und Parenchymabbau ohne Kapillardilatation. Fettige Degeneration des Herzens und der Nieren, cholämische Blutungen.“

Der Atemzug, welcher der großen Atempause vorausgeht, läßt drei aufeinander**getürmte** Einatmungsbewegungen erkennen; die zwei Einheiten dauernde Pause wird durch eine aus zwei Einatmungen zusammengesetzte Inspirationsbewegung eingeleitet. Diese Beobachtungen berechtigten nicht bloß zu der Annahme einer Regulation des Atemrhythmus durch eine nervöse Zentralstelle, sondern auch zur Annahme einer Korrelation zwischen Atemimpuls und Atempause. Unwillkürlich drängt sich der Eindruck auf, als sei die sonst rhythmisch die Atemimpulse abgebende Zentralstelle durch die gehäuft abgegebenen Impulse für eine entsprechend lange Zeit entladen („kompensatorische Atempause“).

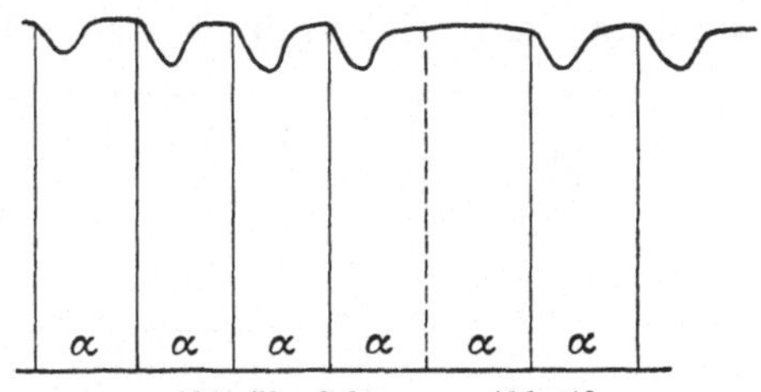

Abb. 50. Schema zu Abb. 46.

War durch diese Erfahrung der Eindruck wachgerufen, daß der Rhythmus der Atembewegungen eine Folgeerscheinung nervöser Regulation darstelle, so wurde durch dieselbe gleichzeitig der Gedanke nahegelegt, ob nicht etwa auch bei den oben mitgeteilten Fällen die scheinbare respiratorische Arhythmie bei näherer Prüfung Regelmäßigkeit erkennen lasse. In vielen derselben ließ sich ohne Schwierigkeiten eine solche nachweisen. Mißt man die Abstände der einzelnen Inspirationsbewegungen voneinander (s. Abb. 50—53), so ergibt sich, daß der Atemstillstand in seiner Dauer hier einem oder mehreren Atemzügen entspricht. Die Atempausen entsprechen genau einem bis neun Atemzügen. In diese Gruppe von Fällen gehören ebenso Diabetes und Anämie (s. Abb. 46, 47, 50, 51, 52). Einzelne Inspirationsimpulse fallen aus, ohne daß beim vorhergehenden Atemzug eine entsprechende Türmung von Einatmungsbewegungen nachzuweisen wäre. In einer anderen Gruppe von Fällen (eitrige Meningitis) macht sich die Arhythmie nicht in so einfach lösbarer Form geltend. Der Atemstill-

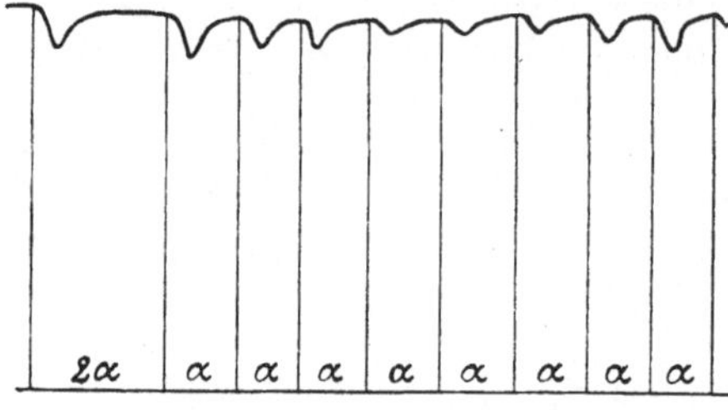

Abb. 51. Schema zu Abb. 47.

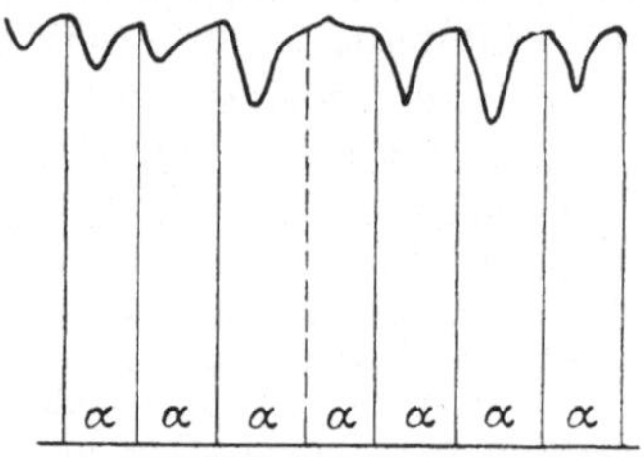

Abb. 52. Schema zu Abb. S. 202.

stand dauert nicht immer entsprechend der Länge eines Mehrfachen von Atemzügen (s. Abb. 53). Auf den ersten Blick erscheint also die Regelmäßigkeit durchbrochen.

Aber selbst hier läßt sich oft in der „Arythmie“ das Vorherrschen gesetzmäßiger rhythmischer Aufeinanderfolge der Atembewegung nachweisen, wenn man dem vorbildlichen Beispiele folgt, welches Wenckebach für die Analyse der Herzarhythmie gab. Mißt man in dem eben demonstrierten Beispiele die ganze Reihe der aufeinanderfolgenden Atemzüge durch, so ergibt sich zunächst:

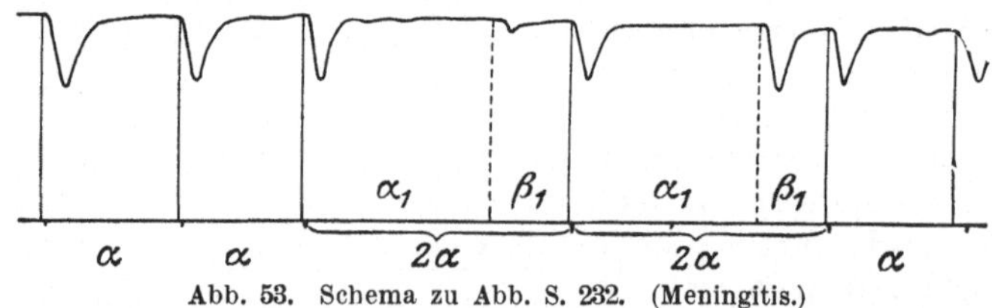

Abb. 53. Schema zu Abb. S. 232. (Meningitis.)

1. nach Ablauf der beiden längerdauernden Atemstillstände setzt die Atmung entsprechend dem vorher stattgehabten Rhythmus wieder ein. Der beim Pfeil ↑ beginnende Atemzug beginnt genau an dem Zeitpunkt, welcher ihm zugekommen wäre, wenn die vorausgegangenen drei Atembewegungen ohne Störung verlaufen wären.

2. Erfolgt die Verschiebung des 1. resp. 3. dieser drei „arhythmischen“ Atemzüge um gleich viel nach rückwärts, so daß die Entfernungen vom vorausgegangenen (α_1, α_1) resp. die Annäherung an den darauffolgenden (β_1, β_1) gleich groß sind.

Nicht in allen Fällen von respiratorischer Arhythmie läßt sich eine solche Regelmäßigkeit nachweisen. Nicht einmal die eben erwähnten

Fälle ließen dieselbe stetig so deutlich erkennen. Bei anderen Krankheiten, wie beispielsweise Morb. Basedowii, konnte ich im Gegenteil völlige Regellosigkeit sowohl in der Form als in der Aufeinanderfolge als charakteristische Veränderung dartun. Die Untersuchungen von Eppinger und Heß sowie von Minor bestätigten diesen meinen, auch von mir selbst späterhin immer wieder erhobenen Befund.

f. Folgerungen.

1. Zur Genese des Atemrhythmus und der Gleichmäßigkeit der Atemexkursionen.

Die Frage nach der Entstehung der rhythmischen Atembewegung war insbesondere dadurch kompliziert worden, daß man von vornherein an eine rhythmische Aufeinanderfolge zweier entgegengesetzter Impulse dachte, an die In- und an die Exspiratoren. Johannes Müller wies zuerst auf das arterielle Blut als letzte Ursache der hierfür verantwortlichen Erregung des Atemzentrums in der Medulla oblongata hin.

„Was erregt die Medulla oblongata? ... Diese Ursache ... kann keine andere sein als das arterielle Blut, welches bei dem ersten Eindringen der Luft in die Atemwerkzeuge entsteht ... eine unbekannte Ursache bewirkt, daß nach jeder Bewegung des Nervenprinzipes nach den Inspiratoren jedesmal die Bewegung desselben nach den Exspiratoren erfolgt und umgekehrt, so daß die eine Direktion wie beim Pendel und bei der Wage die notwendige Ursache der entgegengesetzten ist ... Die kontinuierliche Irritation der Medulla oblongata durch das arterielle Blut geht also durch eine noch unbekannte Ursache in eine periodisch abwechselnde Entladung des Nervenprinzips nach den Nervenfasern der Inspiratoren und Exspiratoren über, wovon die eine Entladung immer die Ursache ist, daß die andere antagonistisch eintritt." (Johannes Müller.)

Wesentlich erleichtert wird die Analyse der Automatiefrage schon durch folgende Überlegung: Da niemals ein selbständiger Impuls zur Ausatmung während einer Atempause sich bemerkbar macht, obwohl die Möglichkeit einer solchen durch die Feststellungen (s. S. 70, Abb. 42, 43) der Über- resp. Extraexspiration erwiesen ist, ergibt sich der Schluß:

1. Beim Gesunden stellt die Automatie der Atembewegung nicht die von Müller supponierte, einer Pendelbewegung entsprechende Folge von einander gegenseitig auslösenden Impulse für Ein- resp. Ausatmungsbewegungen dar, sondern die Folge einer rhythmischen Abgabe von **Ein**atmungsimpulsen durch das nervöse Zentralorgan. Die Ausatmung des Gesunden hingegen kommt lediglich passiv, d. h. ohne Abgabe eines Ausatmungsimpulses seitens des nervösen Zentrums als Folge der durch die Inspiration geweckten Kräfte zustande. Die Exspirationsbewegung stellt lediglich die Annäherung der Atemorgane an ihren Ruhestand dar.

Die Gesamtheit der oben S. 76ff. zusammengefaßten Erfahrungen, insbesondere die Erfahrungen bei der **„Türmung"** (s. S. 77) der Einatmung gestatten folgende weitere Schlüsse:

2. Der Impuls zur Einatmung ist als das Endresultat einer Summation von Reizen aufzufassen, welche im Zentralorgan sich anhäufen und erst bei Erreichung des Schwellenwertes zu einer Entladung in Form des Einatmungsimpulses führen.

Was die Natur des Reizes anbelangt, so wurde die Aufmerksamkeit auf „in der Nervenzelle selbst entstehende Stoffwechselprodukte (Ernährungsreize)" an Stelle des „Blutreizes" gerichtet, um so mehr als diese Auffassung dem Begriff der „Automatie" näher kommt.

„Automatische Bewegung ist diejenige, die ihre erste Ursache nicht in einem dem tätigen Organe äußeren reizenden Agens hat ... Die Auslösungsursache ... liegt innerhalb des sie erzeugenden Organes und besteht in Oszillationen der inneren Ernährungsbewegung, denen ebenso viele Oszillationen der Erregbarkeit desselben Organs entsprechen." (Luciani.)

„Für Luciani entspricht demnach die Lehre, daß es die Atemgase des Blutes sind, welche die Tätigkeit der Atemzentren erregen, nicht dem strengen Begriffe der Automatie. Als eine konkrete Form der Automatielehre von Luciani könnte die von Brailsford Robertson geäußerte Hypothese gelten ... daß die die spontane Tätigkeit der Zentren bewirkenden Vorgänge autokatalytische chemische Reaktionen sind, die im Innern der Nervenzellen stattfinden und wahrscheinlich in Autooxydationen bestehen, von denen das eine Produkt der Katalysator ist." (Baglioni.)

An dem Zustandekommen des normalen Atemrhythmus sind freilich noch andere Faktoren beteiligt, deren Gesamttätigkeit als „Regulation" bezeichnet wird[1]). Hierfür kommen in Betracht:

a) Äußere Bedingungen der Tätigkeit der Atemzentren;
   1. die peripheren afferenten Nervenreize,
   2. die Atemgase.

b) Innere Bedingungen der Tätigkeit der Atemzentren.

3. Der normale physiologische Impuls für die Atembewegung ist nicht ein kontinuierlicher, sondern ein rhythmisch auftretender: nur so ist das Zustandekommen einer „Erhaltung des Rhythmus" (s. oben S. 74ff.) möglich.

Aus der Tatsache, daß auf eine Türmung von zwei Einatmungsbewegungen eine zweimal, auf eine Türmung von drei Einatmungsbewegungen aber eine dreimal so lange Pause folgt als in der Norm (s. Abb. 48, 49), bevor der an regulärer Stelle einsetzende Atemzug beginnt, erfließt die Erkenntnis:

4. Die Einatembewegung hat eine dem Rhythmus der Atmung genau entsprechend lange dauernde „Erschöp-

[1]) Der Versuch Herzogs, eine „Selbststeuerung der Atmung beim Menschen" auf Grund seiner pneumographischen Aufnahmen zu erweisen, muß wohl mit Rücksicht auf seine eigenen, einander widersprechenden Angaben als unbefriedigend bezeichnet werden wie z. B.: „S. 45. Wahrscheinlich ist es der Selbststeuerung der Atmung zuzuschreiben, daß bei der Dyspnöe trotz der starken Inspirationen sich das Volumen der Lunge nicht vergrößert. — S. 67. Schließlich will ich noch das Vol. pulm. auct. besprechen, das im ersten Falle durch die Arbeitsdyspnöe verursacht wurde."

fungsphase“ zur Folge, weshalb nach verdoppelter Leistung eine zweimal, nach verdreifachter eine dreimal so lange dauernde Erholungsperiode nötig ist.

Die Erklärung der „kompensatorischen Atempause“ ergibt sich im Sinne der von Engelmann für die gleiche Erscheinung bei Herzarhythmie gegebenen Erörterungen (s. diesbezüglich Wenckebach, Die Arhythmie). Die Ursache für das Ausbleiben des Einatmungsimpulses ist wohl darin zu sehen, daß die nervösen Endorgane noch in der refraktären Phase sind, wenn der nächstfolgende physiologische Reiz sie erreicht. Dieser hat daher keinen Erfolg, der Atemzug bleibt aus. Erst dann kommt es wieder zu einem solchen, wenn diejenige Zeitdauer verstrichen ist, welche nötig gewesen wäre, um die aufeinandergesetzten Einatmungen samt den zugehörigen übrigen Teilen jedes Atemzuges (Ausatmung und Atempause) aufeinander folgen zu lassen. Der erste nach der kompensatorischen Ruhe kommende („postkompensatorische“) Atemzug tritt denn auch genau in dem Augenblick auf, in welchem er in Erscheinung getreten wäre, wenn die in Rede stehende Alteration nicht aufgetreten wäre.

Ausdrückliche Betonung verdient der Umstand, daß diese Rythmusstörung sich nahezu ausschließlich bei Toxikosen (wie Icterus gravis) findet, und die postmortale Untersuchung des Zentralnervensystems keinerlei anatomische Veränderung desselben finden ließ. In der bei hierhergehörigen Fällen innerhalb kurzer Zeit wiederholt auftretenden Türmung liegt wohl eine weitere Tatsache zugunsten der Vermutung (s. oben S. 79), daß die Atembewegung nicht durch Impulse zu Ein- und Ausatmungsbewegungen ausgelöst wird.

Dieses Festhalten an dem Atemrhythmus tritt in anderen Fällen trotz Einschaltung einzelner, demselben nicht entsprechend auftretender Atembewegungen (s. Abb. 53, S. 78) zutage. Das zeigt sich schon darin, daß nach denselben wieder die Atemzüge an der ihnen dem Rhythmus gemäß gebührenden Stelle sich zeigen, ja sogar selbst während der „Arythmie“ jeder zweite Atemzug an der richtigen Stelle auftritt. Die rhythmische Anordnung der Atembewegung geht aber sogar hier noch weiter. Das Zeitintervall zwischen den beiden „arythmischen“ Atembewegungen und der vorausgegangenen resp. den folgenden ist beide Male gleich groß.

5. Aus diesen konstanten Erscheinungen läßt sich auch für die Atembewegung **das Gesetz der Erhaltung der physiologischen Reizperiode** ableiten.

Die Dauer der Atempause entsprechend einem Vielfachen der Dauer eines normalen Atemzuges erweist: den aktiven (durch einen Impuls ausgelösten) Anteil der Atembewegung stellt die Einatmung dar, zu welcher der Impuls rhythmisch abgegeben wird.

6. Gemäß allgemein gültigen physiologischen Grundlagen erklären sich die Schwankungen der Frequenz sowohl als die der Tiefe als Folgen einer Änderung in der Höhe des Schwellenwertes für die Abgabe eines Impulses einerseits, einer Änderung der Reaktion auf den abgegebenen Impuls im Zentralorgan andererseits.

Sinkt der Schwellenwert, so wird rascher die nötige Summe von Einzelreizen erreicht, es entsteht Tachypnöe, steigt er, so braucht es längere Zeit als in der Norm, bis die Reizschwelle erreicht wird, es resultiert Bradypnöe.

Steigt die Reizbarkeit des Zentralorganes, so erfolgt auf den gleichgroßen Impuls eine stärkere Innervation der Atemmuskulatur, d. h. Vertiefung der Atembewegung. Sinkt sie hingegen unter die Norm, so resultiert als Effekt des Impulses bloß eine schwache Innervation, es kommt zur Atemverflachung. Nur dann fällt der vom Einatmungsimpuls ausgelöste Bewegungseffekt immer gleich groß aus, wenn normale Verhältnisse im Zentralnervensystem vorwalten. Bei leichten Störungen bleibt der Rhythmus erhalten, doch werden die ausgelösten Atembewegungen in ihrer Größe schwanken („wogende Atmung" s. S. 68). Daß sie dabei nach einem ganz bestimmten periodischen Rhythmus sich ändern, entspricht auch den sonstigen allgemein gültigen physiologischen Erfahrungen. Beim Gesunden treten z. B. rhythmische Alterationen der Sinneswahrnehmungen auf, wenn (wie beim Einschlafen) die Hirnrinde ihren Einfluß teilweise einbüßt. So konnte z. B. Urbantschitsch nachweisen, daß beim Einschlafen eine Uhr rhythmisch abwechselnd stärker und schwächer gehört wird. Je mehr sich die Alteration des Nervensystems vertieft, desto ausgeprägter werden die Größenunterschiede der einzelnen Atembewegung. Schwindet der regulierende Einfluß endlich völlig, so kommt es dahin, daß die Verkleinerung in der decreszendo-Periode bis zu einem völligen Verschwinden der Atembewegung sich steigert (Cheyne-Stokessches Atmen).

Dabei ist aber immer noch der Rhythmus erhalten, den das Zentrum für die Abgabe der Impulse beobachtete.

7. Da der Atemstillstand nie inmitten einer Atembewegung beginnt, sondern immer erst nach Rückkehr in die Ruhelage, so ergibt sich, daß er nicht aktiv als Folge eines eigenen Impulses zustandekommt.

2. Asthma und Dyspnöe.

Durch die Berücksichtigung der vorerwähnten kinetischen Störungen wird die ursächliche Differenzialdiagnostik der Atemstörung gefördert.

Hält man an der Einteilung der Kurzatmigkeit in Asthma (anfallsweise Kurzatmigkeit) und Dyspnöe (dauernd vorhandene Kurzatmigkeit) fest, so ergibt sich folgende Differenzierung:

Asthma bronchiale.

Die Ausatmung ist wesentlich verlängert und erschwert und mit Zuhilfenahme auxiliärer Muskelkräfte zu Ende geführt (s. Abb. 54). Bei pneumographischer Aufnahme zeigt sich winkeliger Verlauf des exspiratorischen Teiles. Die Atempause fehlt. Größe und Dauer der einzelnen Atemzüge ist wenig verschieden, die Frequenz deutlich herabgesetzt. Die von verschiedenen Brustabschnitten gewonnenen Kurven zeigen keine wesentlichen Differenzen.

Asthma cardiale.

Ein- und Ausatmung sind verlängert und verflacht. Die Atemkurve zeigt geradlinigen Verlauf des inspiratorischen Schenkels und langsamen, fast gleichmäßigen Aufstieg des exspiratorischen (s. Abb. S. 198). Die Atempause fehlt, die Frequenz ist herabgesetzt. Wesentliche Größen- oder Formdifferenzen sind nicht vorhanden.

Bei Kropfkranken und beim M. Basedowii findet sich häufig anfallsweise auftretende Kurzatmigkeit (vgl. S. 116):

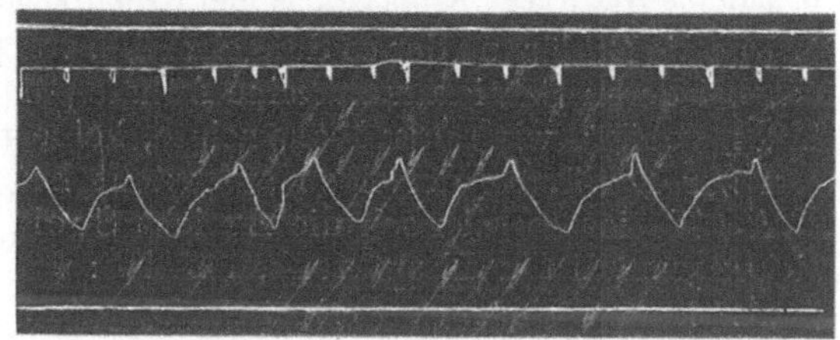

Abb. 54. Atemkurve bei Bronchialasthma. ↓ Einatmung.

„Kropf-Asthma".

Die bei M. Basedowii vorherrschende Atemnot zeichnet sich durch den Wechsel zweier Atemveränderungen aus (s. Abb. 55): einerseits vertiefte, rasche Atmung mit verkürzter Ein- und Ausatmungszeit, also gesteigerte Atmungstiefe und Fehlen von Atempausen bei gesteigerter Atmungsfrequenz, andererseits vollkommenes oder fast völliges Sistieren der Atmung durch längere Zeit. Am ausgeprägtesten sind die charakteristischen Änderungen der Atembewegungen auf der Höhe des Anfalles. Im Beginne desselben und ebenso gegen Ende werden sie weniger deutlich ausgesprochen.

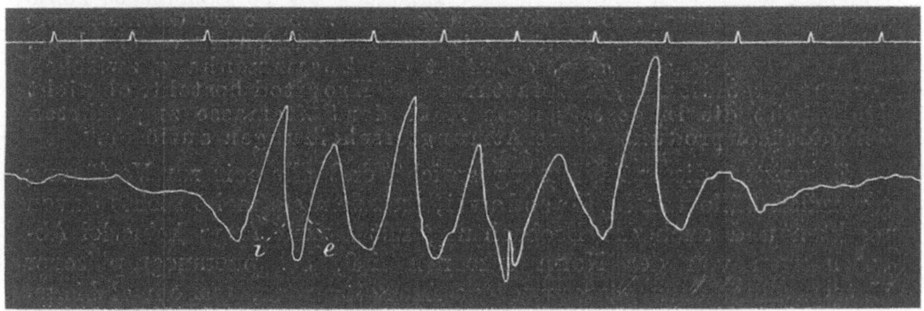

Abb. 55. Atemkurve bei Basedow-Asthma. *i* = Inspiration. *e* = Exspiration.

Dieses Basedowiker-Asthma beruht wohl ebenso auf Überschwemmung der Blutbahn mit den Produkten innerer Sekretion wie das den Kropfkranken oft plötzlich überraschende „Kropfasthma" *κατ'εξοχην*.

„Der akute Erstickungsanfall, der ... ohne Verengerung der Trachea einhergehen kann, befällt, wie Krönlein treffend sagt, ‚den Patienten wie ein Dieb in der Nacht' und trifft einen Kranken, der für gewöhnlich nur geringe Beschwerden und Kropfdyspnöe hat ... Mitten in der Nacht, während er bis zu diesem Momente ruhig schlummerte, erwacht er mit furchtbarer Erstickungsnot. Er springt auf, stürzt zum Fenster, reißt es auf und schnappt nach Luft, während vielleicht der In- und Exspirationsstridor laut genug ertönt, die Umgebung zu wecken und zu alarmieren. Der Anfall geht vorüber, der Kranke erholt sich von seiner Todesangst und in der Folgezeit ist seine Dyspnöe wieder so gering, daß nichts ahnen läßt, was er vor kurzem durchgemacht hat und was ihm vielleicht nächstens wieder bevorsteht. Für diese Atembeschwerden, welche meist bei bestehender Trachealstenose, oft aber auch ohne dieselbe auftreten und sogar zum Tode führen können, hat man die Ausdrücke Kropfasthma und Kropftod gebraucht." (v. Eiselsberg.)

Für die Erklärung der so dunkeln Fälle von Kropfasthma und Kropftod, bei deren Sektion man keine Anhaltspunkte für die Todesursache findet, genügt, wie schon Rose zeigte, keine der fünf Theorien, welche man zur Erklärung derselben aufgestellt hatte.

Als Kuriosum sei noch die Ansicht Socins erwähnt, der vom Erstickungsanfall der Kropfkranken meint:

„Er kann mit oder ohne chronische Dyspnöe auftreten ... und ist bedingt weniger durch eine akute Volumsvermehrung der Kropfgeschwulst, als die Folge einer verstärkten Aktion der konstant hypertrophischen, inspiratorischen Halsmuskeln."

Der Umstand, daß „nicht nur Herz und Lunge, sondern auch die oberen Luftwege durchaus normales Lumen zeigen" (Schnitzler), veranlaßte mich schon vor Jahren, die nachweislichen respiratorischen Störungen als Folgen einer Störung der inneren Sekretion der Schilddrüse anzusprechen.

„Angesichts des Mangels eines anatomischen Substrates, welches die Atembeschwerden und den Atemstillstand beim Kropfasthma und dem Kropftode veranlaßt, ist es wohl erlaubt, zu ihrer Erklärung auf die Erfahrungen hinzuweisen, welche zeigen, daß die Schilddrüsensubstanz ebenso wie deren Derivate beim Menschen und Tier Atemstörung, ja sogar Atemstillstand hervorrufen kann, die Vermutung auszusprechen, ob nicht ein Zusammenhang zwischen Hyperthyreoidismus, Kropfasthma und Kropftod besteht, ob nicht vielleicht die in gesteigertem Maße der Säftemasse zugeführten Schilddrüsenprodukte diese Atmungserscheinungen auslösen."

Zugunsten dieser Auffassung spricht, daß alle mir zur Verfügung stehenden Fälle von M. Basedowii, trotzdem sie meist nichts davon merkten und auch die Beobachtung mit freiem Auge keinerlei Abweichungen von der Norm erkennen ließ, bei pneumographischer Untersuchung ganz ausgesprochene Atemstörungen, manchmal bis zu 10—15 Sekunden dauernden Atmungsstillstand darboten. Bei einer basedowkranken Frau, die absolut keine Erscheinung von Atemnot hatte, trat während der Entbindung plötzlich ein Atmungsstillstand auf, welcher nicht weniger als $1^1/_4$ Minuten dauerte. Der Gynäkologe, welcher den Fall beobachtete, überlieferte ihn mir nachher zur Aufnahme der Atemkurve, und trotzdem die Frau gar nichts davon merkte, zeigte die aufgenommene Atemkurve ausgesprochenen, länger dauernden Atemstillstand.

Die Gesamtheit der klinischen und experimentellen Erfahrungen führte mich zu der Annahme, daß das Kropfasthma darauf beruht, daß der Körper durch qualitativ oder quantitativ verändertes Schilddrüsensekret vergiftet ist.

Asthma thymicum.

Bei Vergrößerung resp. Persistenz der Thymusdrüse kommt es zu paroxysmaler Atemnot mit freien Intervallen, resp. zu einer dauernden Kurzatmigkeit mit Steigerung derselben. Diese asthmatischen Anfälle steigern sich oft zu bedrohlicher Intensität und führen zum „Thymustod", manchmal jäh, manchmal nach längerer Dauer.

Als abgetan darf jetzt betrachtet werden die ablehnende Ansicht Friedlebens:

„Die Thymus vermag weder in ihrem normalen, noch im hypertrophischen Zustand den Laryngismus zu erzeugen, es gibt kein Asthma thymicum."

Die Pathogenese dieser klinisch festgestellten Atemstörung jedoch blieb bis in die jüngste Zeit hinein völlig unklar. A. Paltauf schon konnte zeigen, daß dieses Krankheitsbild nicht durch Druck der vergrößerten Drüse ausgelöst sei und „die Todesursache in der anormalen Körperkonstitution . . . zu suchen sei." Trotzdem dachten viele Autoren (Stieda, Rehn u. a.) an eine mechanische Entstehung der Atemnot, an eine Kompression der Trachea resp. eines Bronchus durch die Drüse

„daß bei der Thymushyperplasie . . . die beobachteten Atemstörungen ihre Ursache in einer Druckwirkung der Thymus haben. Dadurch, daß diese bereits im fötalen Leben auf die Trachea wirkt, führt sie eine mehr oder weniger starke Schädigung der Trachealwand herbei, die hauptsächlich in einer Erweichung derselben besteht. Diese wieder bildet eine Vorbedingung für die später eintretende dauernde oder periodische Druckwirkung der Thymus auf das Trachealrohr, die sich klinisch in behinderter Atmung und eventuell im Erstickungstod äußern." (W. Birk.)

Einzelne Autoren glaubten das anfallsweise Auftreten bei ansonst freier Atmung durch ventilartige Verstopfung der oberen Apertur bei der Inspiration erklären zu können. Dieselben lassen dementsprechend nur beim Nachweis einer derart zustandegekommenen Störung die Thymus als auslösendes Organ gelten.

„. . . scheint die Annahme eines Thymustodes nur in solchen Fällen berechtigt und wohl auch gesichert, in welchen eine Stenosierung der Trachea und die charakteristischen Erstickungsmerkmale festgestellt werden." Trotzdem kann Hart „sich nicht verhehlen, daß in vielen Fällen von Thymustod die mechanische Theorie nicht befriedigt."

Erfahrungen der jüngsten Zeit hingegen legen die Wahrscheinlichkeit einer chemischen Ursache als auslösenden Momentes nahe (vgl. S. 116ff.).

Die Bedeutung der Thymus als endokriner Drüse, ihre Wirkung auf die Tätigkeit der beiden anderen, für die Atemtätigkeit nichts weniger als gleichgiltigen Drüsen mit innerer Sekretion: Thyreoidea und Hypophyse darf gewiß nicht unterschätzt werden. Dabei ist es freilich wahrscheinlich, daß nicht alle Fälle pathogenetisch gleicher Natur sind. Dafür spricht schon der Umstand, daß manchmal inspiratorische, manchmal in- und exspiratorische Atemnot beim Thymusasthma beobachtet wurde (Rehn, Fritz König, Krumm).

Geradezu beweisend für die Annahme einer chemischen Ursache der Atemstörung scheint mir das Ergebnis der pneumographischen Untersuchung eines hierher gehörigen Falles.

Derselbe wurde von Dr. Silberknopf in der Gesellschaft der Ärzte zu Wien am 3. V. 1918 demonstriert. Der betreffende Protokollabschnitt lautet: „Schon aus der Ferne hört man ein lautes röchelndes Atmen, welches nach Angabe der Mutter bei dem neun Monate alten Kind seit Geburt besteht, bei Erregung stärker wird und auch im Schlaf nicht aufhört. Zyanose besteht nicht, jedoch leichte inspiratorische Einziehung im Jugulum. Die Perkussion ergibt Dämpfung über dem Manubrium, welche den rechten und noch weiter den linken Sternalrand überschreitet und nach abwärts in die Herzdämpfung übergeht. Dem entspricht der von Herrn Prof. Kienböck aufgenommene Röntgenbefund, welcher lautet: Starke Verbreiterung des Mittelschattens, besonders nach links, durch eine das Herz und die großen Gefäße deckende Masse."

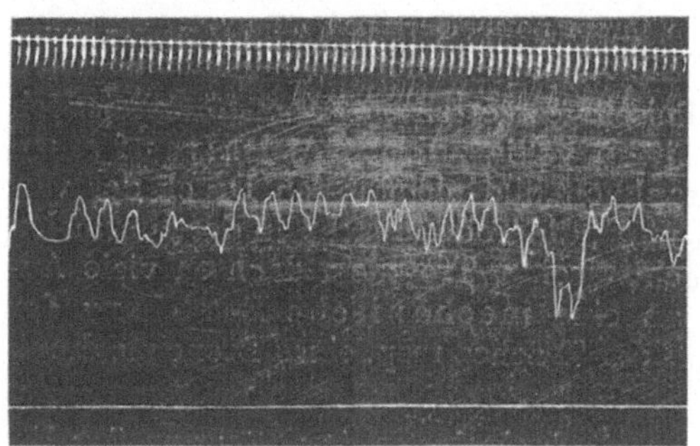

Abb. 56. „Thymus-Asthma". ↓ Inspiration.

Dank der freundlichen Überweisung des Falles durch den Abteilungsvorstand Dr. Friedjung konnte ich die pneumographische Kurve hierbei aufnehmen (s. Abb. 56). Dieselbe ähnelt sehr stark den beim Morb. Basedowii erhaltenen (s. Abb. S. 235). Sie ist charakterisiert wie letztere durch: Unregelmäßigkeit der Form und Tiefe der einzelnen Atembewegung, Fehlen einer Inspirationsverlängerung oder -erschwerung, Fehlen der Atempause.

Asthma uraemicum.

Hierbei treten Anfälle von Atemnot aus zwei ganz verschiedenen Ursachen in Erscheinung. Einerseits lösen die kardialen Veränderungen anfallsweise Atemstörungen auf. Dieselben entsprechen ganz dem Bilde des kardialen Asthmas.

Andererseits kommen bei Urämie aus toxischen Gründen Anfälle von Kurzatmigkeit zur Beobachtung, welche durch ganz bestimmte charakteristische Atemveränderung ihre spezifische Natur dartun: die „große Atmung" des Urämikers (s. Abb. 43, S. 71). Tiefe, raschverlaufende Atemzüge einerseits, langedauernde Atempausen andererseits mit Herabsetzung der Atemfrequenz charakterisieren diese Atemstörung.

Besonders deutlich manifestiert sich die spezifische Natur dieser Atemstörung bei graphischer Aufnahme derselben durch die starke Ausprägung der durch Muskelkräfte besorgten aktiven Exspiration[1]) (s. oben S. 70).

[1]) In einzelnen Fällen kommt es zur Ausbildung einer dem bronchialasthmatischen Anfall (s. oben) ähnlichen Atemstörung (M. Weiss).

Diabetes mellitus

erzeugt zwar ebenfalls eine „große Atmung", charakterisiert durch geräuschvolle, auffallend verlangsamte und vertiefte Atmung, doch zeigt die Inspiration abnorm flachen Verlauf und (wie schon v. Noorden betonte) verlängerte Dauer. Die Inspiration

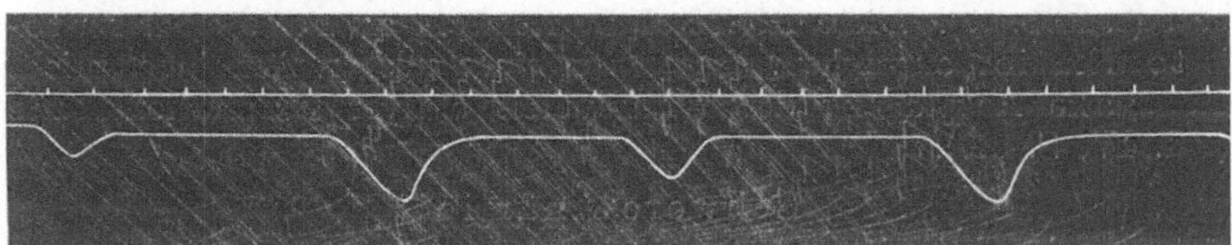

Abb. 57. Große Atmung bei Diabetes.

dauert oft länger und verläuft flacher als die Exspiration (vgl. Abb. 57). Manchmal wird dieses Mißverhältnis infolge der Mitwirkung aktiver Exspirationskräfte noch weiterhin verstärkt. Die Atemzüge sind verschieden tief, oftmals wird rhythmische Alteration derselben gut nachweisbar (s. Abb. 41, 57). Die Frequenz ist in einer Reihe von Fällen herabgesetzt, in einer anderen erhöht.

Hysterie und Neurasthenie

veranlassen in manchen Fällen einen Respirationstypus, welcher äußerlich der „großen Atmung" ähnelt. Bei graphischer Aufzeichnung erhält man (wie in einem Falle eigener Beobachtung) eine zwar enorm vergrößerte, jedoch alle Charakteristica der normal ablaufenden Thoraxbewegung darbietende Atemkurve.

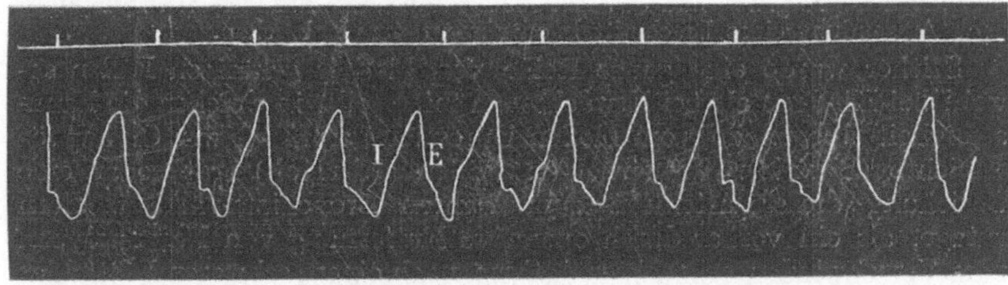

Abb. 58. „Carcinomasthma". *I* = Inspiration. *E* = Exspiration.

„Große Atmung" findet sich fernerhin terminal bei manchen Fällen von

Icterus gravis.

Die pneumographische Darstellung (vgl. S. 48 und S. 81) ergibt alle die klinischen Kennzeichen einer durch Störung des Chemismus hervorgerufenen, wenn auch nicht immer gleich stark ausgeprägten Atemstörung. Schwerer zu deuten sind die äußerlich unter dem gleichen Bilde verlaufenden, hierher gehörigen Fälle von

Karzinom.

Ein Fall meiner eigenen Beobachtung zeigte rasche Aufeinanderfolge der Atemzüge mit steilem Verlauf des exspiratorischen Anteils der Kurve als graphischem Ausdruck aktiver Exspiration. Differenzen der Form, Größe oder Dauer der einzelnen Atemzüge waren nicht zu bemerken, die Atempausen fehlten (s. Abb. 58). Diese Atemstörung ist wohl als Folge einer Autointoxikation anzusehen. Zugunsten einer solchen Annahme spricht die starke Ausprägung der Wirksamkeit aktiver Exspirationskräfte (vgl. IV, S. 120).

Schwere Anämie

löst manchmal (meist erst terminal) große Atmung aus.

H. Müller sah bei progressiver perniziöser Anämie „die Respiration weniger Fälle vor dem Tode oder erst am Todestage selbst laboriös werden, sehr frequent mit lautem Keuchen oder Schnaufen verbunden, ohne daß ein mechanisches Hindernis nachgewiesen werden kann“, und H. Senator sah Ähnliches bei drei Fällen perniziöser Anämie.

In einem Falle meiner eigenen Beobachtung kam es praeterminal zu auffallend lange dauernden Atemstillständen, unterbrochen durch überaus vertiefte Atemzüge. Bezüglich der pathogenetischen Auffassung vgl. S. 196.

Asthma dyspepticum.

Henoch teilte 1876 mehrere Beobachtungen an Kindern mit, welche ihn zur Aufstellung dieses Krankheitsbildes veranlaßten. Im Anschlusse an einen nachweisbaren Diätfehler, bei fieberhaftem Magenkatarrh, Stuhlverstopfung, sah er akut auftretende Dyspnöe

„sehr frequente jagende Respiration, kleiner, fast unzählbarer Puls, auffallende Blässe der Haut, Zyanose der Lippen, völlige Teilnahmslosigkeit bei völliger Intaktheit der Thoraxorgane“ und das fast momentane Verschwinden aller Symptome nach Anwendung eines Brechmittels oder spontanem Erbrechen.

Seither wurde eine ganze Reihe von hierher gehörigen Fällen sowohl bei Kindern als bei Erwachsenen mitgeteilt, in welchen die Kurzatmigkeit alle Grade vom bloßen Opressionsgefühl bis zur Orthopnöe erreichte (Barrie). In einzelnen Fällen (Ehrlich) trat sogar eine Beziehung dieser Affektion zum wahren Bronchialasthma insofern zutage, als ein vorher durch operative Entfernung von Nasenpolypen zum Verschwinden gebrachtes Asthma nach einem schweren Diätfehler wieder in Erscheinung trat und nunmehr „stets und nur in unmittelbarstem Anschluß an den Akt der Nahrungsnahme auftrat und immer sofort endete, wie Patient erbrochen hatte.“

A. Fränkel führt das Krankheitsbild des dyspeptischen Asthmas auf eine reflektorisch herbeigeführte Störung der Herztätigkeit, insbesondere Schwäche des linken Ventrikels zurück.

Größere Klarstellung der Atemstörung brachte erst H. Finkelstein, der dieselbe auch graphisch festlegte.

„Die bezeichnende Atmungsart des intoxizierten Kindes ist die ‚große‘, vertiefte, pausenlose, etwas beschleunigte Atmung. Die Erscheinung wechselt selbstverständlich in ihrer Intensität. Entsprechend der Schwere des Falles im ganzen ist sie das eine Mal nur angedeutet, das andere Mal fliegt der Thorax wie der eines gehetzten Wildes und ein qualvolles Keuchen und Ächzen begleitet jeden Atemzug. Ich gebe als Beispiel die Kurve eines mittelschweren Falles und zum Vergleiche diejenige desselben Kindes in der Rekonvaleszenz (s. Abbildungen). In Ausnahmefällen und dann meist vorübergehend kommen noch andere Atmungsformen vor, in denen Exkursionsschwankungen und Pausen eine Rolle spielen .. Es gibt noch einige andere seltene Typen der ‚Intoxikation', so ein wahres Asthma dyspepticum, wo bei geringen zerebralen Symptomen die Atmung die Szene beherrscht, so eine Form, in der apnöische Anfälle und eine andere, wo wiederholte plötzliche Kollapse eine Rolle spielen... Anfänger werden manchmal durch falsche Deutung der toxischen Dyspnöe zur irrtümlichen Annahme einer Pneumonie veranlaßt — der Geübte wird die pneumonische Dyspnöe und die Dyspnöe sine materia der ‚Intoxikation' mit einem Blicke unterscheiden. Einmal ist mir ein schwer intoxiziertes Kind mit der Diagnose: septische Diphtherie und Larynxkrupp auf die Diphtherieabteilung geschickt worden. Die völlige Aphonie infolge der Austrocknung, die angestrengte Atmung, das zersetzte Aussehen hatte zu diesem Mißgriff geführt."

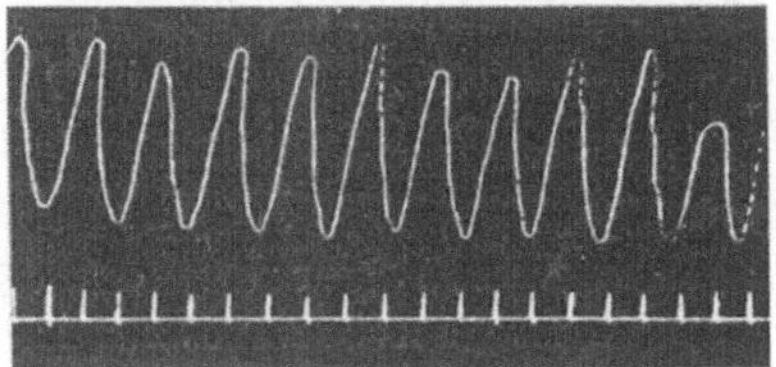

Abb. 59. „Typische »große« Atmung" (nach Finkelstein).

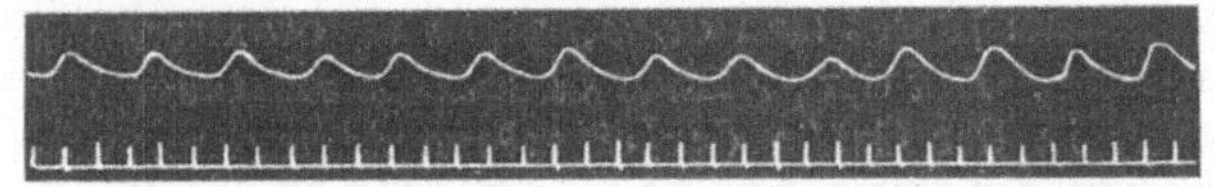

Abb. 60. „Normale Atmung". Dasselbe Kind in der Rekonvaleszenz (nach Finkelstein).

Dyspnöe.

Auch hier entspricht gewissermaßen jeder pathogenetischen Krankheitsgruppe ein Typus der Atemstörung.

Pleurale Dyspnöe

Dieselbe kennzeichnet sich durch Verlängerung der Ausatmung. Hingegen erweist sich, sofern nicht Komplikationen auftreten (s. Abb. S. 158), die Inspiration sehr wenig verändert; nur bei länger bestehenden Erkrankungen ist auch sie etwas verlängert.

Pulmonale Dyspnöe.

Als Prototyp derselben ist die Pneumonie zu betrachten, wenn nicht Komplikationen das Bild verwischen. In- und Exspiration sind verlängert (bei beiden verläuft die Kurve gleichmäßig schräg), die Atempausen fehlen. An verschiedenen Stellen des knöchernen Brustkorbes aufgenommene Kurven lassen Differenzen ihrer Form untereinander erkennen.

Tracheobronchiale Dyspnöe

wird charakterisiert durch verlängerte Dauer der Einatmung. Betrifft der Krankheitsprozeß nicht alle Teile des Bronchialbaumes gleichmäßig, so finden sich Differenzen im Aussehen der an verschiedenen Stellen der Brustwand aufgenommenen Kurven. Für die intumeszierende Bronchialdrüsentuberkulose gilt im allgemeinen diese inspiratorische Dyspnöe als charakteristisch. Als differentialdiagnostisch wichtig gegenüber dem Larynxkrupp wird Freisein der Stimme, Fehlen von respiratorischen Lageveränderungen des Kehlkopfes, Nachvornneigen des Kopfes angegeben. Bei Säuglingen hingegen sind Dyspnöe und Stridor vorwiegend exspiratorisch (Variot und Bruder, Guinon, Bougarel, Schick).

Nephritische Dyspnöe.

Eine Verlängerung der Exspiration und die verschiedenen Formen der aktiven Exspiration treten hierbei in Erscheinung. Die Inspiration ist oft etwas verlängert und verflacht, die Frequenz der Atemzüge meist herabgesetzt, in einzelnen Fällen gesteigert. (M. Weiß.)

Diabetische Dyspnöe.

Als Kennzeichen dieser Atemstörung sind zu bezeichnen: Verlängerung und Verflachung der Inspiration und Herabsetzung der Frequenz, sowie manchmal Verkleinerung der Höhenausbildung einzelner Atemzüge (ähnlich der nephritischen Atemstörung). Aktive Exspiration findet sich dann, wenn autotoxische Prozesse das Bild komplizieren. Auf der gleichen Grundlage entstehen periodische Schwankungen in der Größe der einzelnen Atemzüge, von wogender Atmung bis zum Cheyne-Stokesschen Atemkomplex sich steigernd. (Vgl. S. 120.)

Autotoxische Dyspnöe

kommt bei Erkrankungen verschiedener Organe zustande, wenn sie mit Selbstvergiftung einhergehen (schwere Leberleiden, Magen-, Darmstörungen, Fäulnisprozesse). In allen diesen Fällen kommt es zu aktiver Exspiration (s. Abb. 43, S. 71) und überdies oftmals zu wogender Atmung (s. Abb. 41, S. 68), manchmal zu unregelmäßigen Störungen der Größe und Aufeinanderfolge der einzelnen Atemzüge. (Vgl. S. 119.)

Hierher gehört eine ganze Reihe von sonst unter dem Namen des Asthma dyspepticum geführten Fällen, bei welchen jedoch die Atemnot nicht in Form einzelner Attacken, sondern mehr oder minder andauernd fortbesteht (s. oben). Huchards Fälle hingegen betreffen Herzkranke, deren Atemnot durch gastrointestinale Autointoxikation ausgelöst war.

Die Basedowsche Dyspnöe.

Verflachung der Atemkurve ist nahezu typisch für diese Atemstörung. Ein- und Ausatmung sind verlängert, geradezu charakteristisch sind die Unregelmäßigkeiten, welche Größe und Form der einzelnen Atemzüge aufweisen. Öfter treten völlige Atempausen in Erscheinung (s. Abb. 532).

Kardiale Dyspnöe.

Betreff der Pathogenese dieser Atemstörung herrschen noch immer diametral entgegengesetzte Auffassungen. Dies rührt zumindest teilweise daher, daß bei den verschiedenen untersuchten Fällen trotz einheitlicher Grundkrankheit zwei verschiedene Momente die Kurzatmigkeit auslösten (vgl. S. 200). Demgemäß treten auch pneumographisch beim Herzfehler in Erscheinung zwei völlig verschiedene Typen der Atmungsveränderung. Der eine derselben ist ausgezeichnet durch Verlängerung und Verflachung der Ein- und Ausatmung sowie Fehlen der Atempausen bei verminderter Frequenz (s. Abb. 198), der andere Typus zeigt spitze Atemelevationen infolge rascher Ein- und Ausatmung sowie das Vorhandensein aktiver Exspiration (s. Abb. S. 197).

Hysterische Dyspnöe.

Dieselbe geht mit charakteristischen Störungen der Atembewegung dann einher, wenn sie sich mit solchen Krankheiten (wie Herzfehler) vergesellschaftet, welche auch organisch bedingte Kurzatmigkeit auslösen können (Curschmann jun.). Die rein hysterische Atemstörung ist charakterisiert durch bedeutende Steigerung der Frequenz der Atemzüge, wobei jedes Geräusch und jegliche Zyanose fehlt. Ein- und Ausatmung verlaufen normal, so daß der Zustand besser als hysterische Tachypnöe zu bezeichnen wäre (s. oben S. 75). Diese im Schlafe völlig weichende Atemstörung wird oft durch Aurasymptome eingeleitet.

Daß die von vielen Seiten noch immer gelehrte Annahme einer

Fieberdyspnöe

keinerlei Berechtigung hat, erwiesen Hofbauer sowie Siebeck (s. oben S. 75).

Bei schwerer Anämie entsteht manchmal „ein ganz eigentümliches Dyspnöebild, bestehend in einer sehr beschleunigten und trotzdem maximal tiefen Atmung“ (Sahli).

B. Lokale Störungen.

a. Zwerchfell.

Das Diaphragma zeigt schon unter physiologischen Verhältnissen, also trotz völliger Intaktheit seines neuromuskulären Apparates, infolge von Verschiebungen des Atemmechanismus weitgehende Veränderungen seiner respiratorischen Ausschläge. Als Paradigma diene das Verhalten des Zwerchfells beim kostalen Atemtypus (s. Abb. 2, S. 6), wo eine scheinbar schwere Störung auftritt, eine Umkehr der Atembewegung: die sog. pseudo-paradoxe Zwerchfellbewegung (vgl. S. 66). Noch viel auffälliger verhalten sich die Zwerchfellausschläge bei Änderung der Körperlage (s. Abb. 19, 20, S. 30).

1. Herabsetzung der respiratorischen Ausschläge

Infolge der Wechselbeziehungen zwischen Statik und Kinetik des Organes (vgl. S. 28 ff.) kommt es zu einer solchen Veränderung infolge jedweder Änderung des auf seinen beiden Flächen herrschenden Druckes,

Demnach wirken Hochdrängung des Organes nach oben (infolge Vergrößerung des auf seiner Unterfläche lastenden intraabdominellen Druckes), ebenso wie Hochziehung (etwa durch Narben) der inspiratorischen Betätigung der Zwerchfellmuskulatur dauernd entgegen. Aus diesen Gründen kommt es (im scheinbaren Gegensatz zum Verhalten beim Gesunden) bei pathologischen Veränderungen des Zwerchfellstandes, gleichgültig ob nun Hoch- oder Tiefstand des Organes resultiert, zu einer Herabsetzung der respiratorischen Ausschläge; denn die Zwerchfellmuskulatur kann zwar kurze Zeit, nicht aber dauernd gegen gesteigerten Widerstand aufkommen. Ebenso kommt es zur Herabsetzung seiner Ausschläge bei entzündlichen Vorgängen am Zwerchfell selbst oder in seiner Nähe (subphrenischer Abszeß, Peritonitis, Paranephritis, Tbc. peritonei).

Bezüglich der Umkehr des Bewegungseffektes bei starker Vermehrung des Bauchdruckes siehe weiter S. 97.

Immerhin aber bleibt eine, wenn auch verringerte respiratorische Beweglichkeit erhalten, sowie ein gewisser Tonus (das Zwerchfell läßt sich durch Lufteinblasung ins Kolon nicht noch höher in den Brustkorb treiben). Die Phrenikusreizung nach Jamin löst kräftiges Herabsteigen des Zwerchfells aus. Nur dort, wo ein Versagen der Phrenikusreizung oder geringe Wirkung derselben sich ergab, fehlten bei Zwerchfellhochstand die respiratorischen Ausschläge völlig und ließ sich das Diaphragma durch Lufteinblasung höher treiben (Rosenfeld).

Bei einseitiger Verschiebung des supra- oder infradiaphragmalen Druckes kommt es gemäß der Verschiebung einer Zwerchfellhälfte zur Herabsetzung der respiratorischen Zwerchfellbewegung auf einer Seite.

Bei Bronchialstenose (Béclère) und ebenso bei Infiltration einer Lunge z. B. durch Tumormassen (Holzknecht und Hofbauer) kommt es zu inspiratorischem Zurückbleiben oder Nachschleppen der zugehörigen Zwerchfellhälfte.

Besondere Bedeutung gewann dieses Verhalten durch die Mitteilung von Williams, der es als Zeichen einer auf der betreffenden Seite sitzenden Lungenspitzentuberkulose bezeichnete (Williams Symptom).

Gemäß den eben gegebenen Erörterungen geht es gewiß nicht an, die Herabsetzung der Zwerchfellbewegung bei Lungenspitzentuberkulose ohne weiteres als Folge einer Läsion des Nervus phrenicus anzusehen, welcher an der Berührungsstelle mit der oberen Pleurakuppel infolge der Infektion der Lungenspitze geschädigt werde (vgl. diesbezüglich weiter unten), wenn auch de la Camp und Mohr im Tierversuch zeigen konnten, daß „das Williamsche Symptom entsprechend einer durch Phrenikuskompression an der Pleurakuppel hervorgerufenen und vollständigen einseitigen (oder auch beiderseitigen, dann aber meist quantitativ differenten) Zwerchfellparese zur Beobachtung gelangt".

Ebensowenig läßt sich allgemein die Erklärung Pottengers aufrechterhalten: „The lessened motion of the diaphragm is another expression of intrathoracical inflammation and that because of its reflex origin through the sympathetic nervs". Hatten doch schon lange vorher Holzknecht und Hofbauer gezeigt, daß auch beim Fehlen jedweder entzündungserregenden Ursache infolge einseitiger Herabsetzung der Lungenausspannung eine Herabsetzung der Zwerchfellexkursionen auf der erkrankten Seite in Erscheinung tritt.

Infolge schwartiger Verwachsung im phrenikokostalen Winkel kommt es oft zum Festhalten des Zwerchfells in seiner Exspirationslage in seinen der Brustwand zugewendeten Abschnitten. Demzufolge tritt exspiratorisch keine Formveränderung gegenüber der gesunden Seite in Erscheinung. Inspiratorisch hingegen springt der mediale Anteil bogenförmig gegen den Bauchraum vor (s. Bewegungsskizzenverkleinerung Abb. 61).

Bei allen Veränderungen der Zwerchfellbeweglichkeit ist Funktionsprüfung des neuromuskulären Apparates unter Berücksichtigung aller die Statik des Organes verändernden Faktoren (supra- und infradiaphragmaler Druck, kostale und abdominale Atmung, Lageänderung des Patienten)[1] nötig, bevor eine Lähmung oder Parese der Zwerchfellmuskulatur hierfür verantwortlich gemacht werden kann. Dies gilt in gleichem Ausmaße auch für den Fall völliger Einstellung der Atembewegungen.

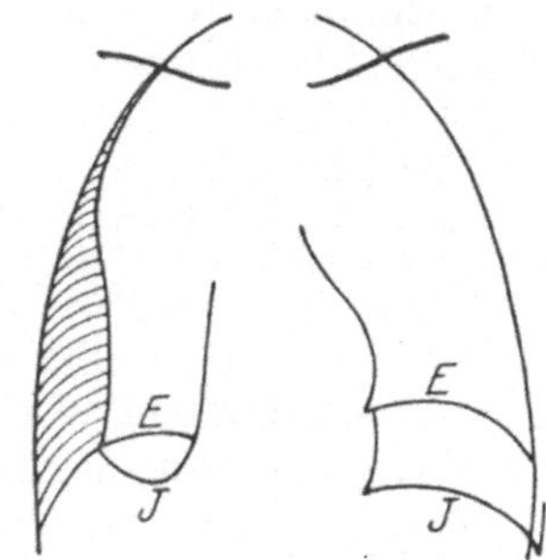

Abb. 61. Zwerchfellbewegungen bei Verwachsung im Phrenikokostalwinkel (Bewegungsskizze verkleinert). *J* = Inspiration. *E* = Exspiration.

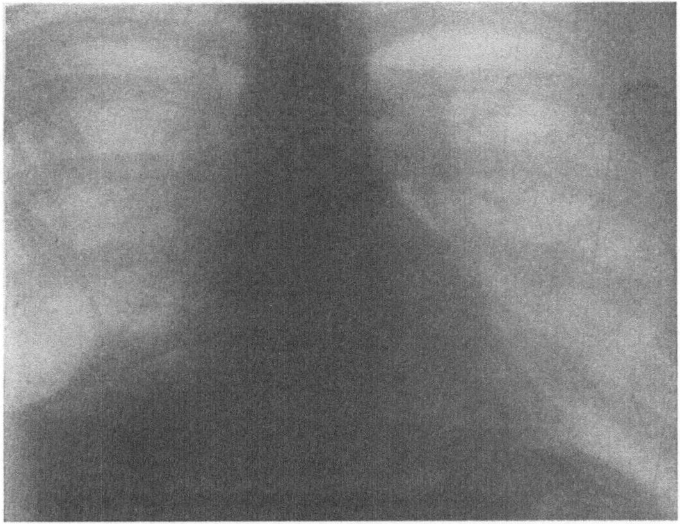

Abb. 62. Zeltförmige Erhebung an der rechten Zwerchfellkuppel bei der Einatmung. (Fall Pryst.)

[1]) Diesem Zweck einer Veranschaulichung der respiratorischen Brustwandausschläge dienen die bei uns gebräuchlichen „Bewegungsskizzen", welche zur Konstatierung pathologischer Veränderungen der Brustorgane sich oftmals den gebräuchlichen Röntgenphotographien gegenüber als weitaus überlegen erwiesen. Der in- und exspiratorische Stand aller Brustwände sowie evtl. nachweisliche Schatten werden auf dem Röntgenschirm aufgezeichnet und pausiert. Solche Bilder geben oft eine Erklärung für die Klagen der Patienten, welche bei lediglicher Verwendung photographischer Aufnahme unerklärlich wären, wie etwa die „Klinophobie" (s. S. 108). Auch die Möglichkeit pathogenetischen Einblicks in deren Entstehung sowie laufender Kontrolle über die Veränderungen der Beweglichkeit während der Beobachtungsdauer wird dadurch gegeben.

2. „Ruhe“.

Bei Steigerung der die respiratorischen Ausschläge beeinträchtigenden Einflüsse (s. oben) kommt es zum Fehlen der respiratorischen Zwerchfellbewegungen, zur „Ruhe“. Ein solches Stillestehen des Zwerchfells wird fast nur bei Pneumothorax gesehen.

„Die ‚Ruhe‘ des Zwerchfells auf der Pneumothoraxseite ist Folge des Mangels der Spannung der Lunge, welche de norma das exspiratorisch erschlaffte Zwerchfell hinaufzieht. Letzteres bleibt daher nunmehr beim Erschlaffen in der Horizontalen, wenn kein Exsudat auf ihm lastet.“ (Hofbauer.)

Bei Phrenikuslähmung (an welche zuerst bei Auftreten dieses Phänomens gedacht wird) ist im Tierexperiment „Ruhe“ höchstens initial auf der Seite der Durchschneidung zu finden (Rosenfeld, Hellin).

Versuche an Tieren, denen bei sonst normalen Brustorganen der Phrenikus einseitig durchschnitten wurde, zeigten, daß die Operation nicht Stillstand der betreffenden Zwerchfellhälfte zur Folge hat. Dieselbe machte vielmehr die Bewegungen der anderen Seite ruhig mit. Selbst die Durchschneidung beider Phrenici hat keineswegs eine totale Unbeweglichkeit des Zwerchfells zur Folge (Eppinger, de la Camp und Mohr, Hellin).

3. Pathologische Bewegungserscheinungen.

Narbenstränge, welche von der pleuralen Oberfläche des Zwerchfells gegen die Lunge ziehen, veranlassen (s. Abb. 62) schon durch ihre Fixation des Zwerchfells bei jeder Kontraktion seiner Muskulatur die Entstehung einer zeltförmigen Bildung. Noch stärker ausgeprägt tritt letztere dann in Erscheinung, wenn sich der Narbenstrang bis zur knöchernen Brustwand fortsetzt.

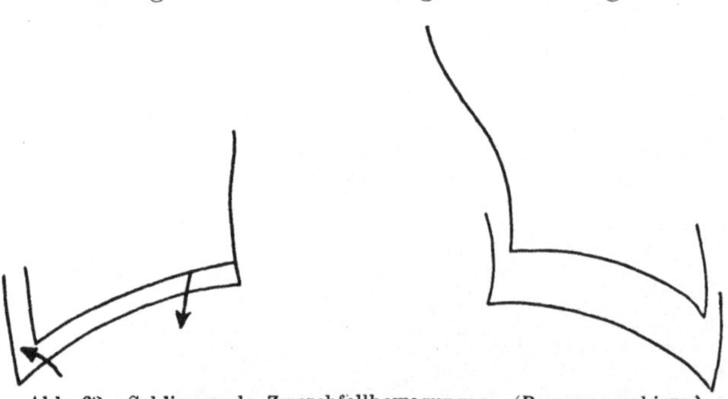

Abb. 63. Schlingernde Zwerchfellbewegungen. (Bewegungsskizze.)

Infolge breiter Verwachsung im phrenikokostalen Winkel baucht sich das Zwerchfell in dem frei gebliebenen Anteil (s. Abb. 61) nach unten aus oder es kommt sogar zu „schlingernder Zwerchfellbewegung“ wie im folgenden Falle eigener Beobachtung:

Redl, Franz (Prot.-Nr. 252/1916) zeigt bei Röntgenuntersuchung (Doz. Schwarz) „Schrapnellstück im rechten Phrenikokostalwinkel. Zwerchfellbewegung rechts schlingernd: erst abwärtsgehend und im letzten Moment nach aufwärts im äußeren Teile sich ziehend (durch kostales Überwiegen).“

Ebenso kann eine ganze Zwerchfellhälfte trotz völliger Intaktheit des neuromuskulären Apparates (lediglich infolge von Veränderungen, welche die Brustorgane eingingen) eine Umkehr ihrer respiratorischen Ausschläge aufweisen, die sogenannte „paradoxe Zwerchfellbewegung“ (Kienböck).

Dieselbe findet sich beim Pyopneumothorax und ist gekennzeichnet durch inspiratorisches Aufsteigen, exspiratorisches Tiefertreten der in der Pleurahöhle angesammelten Flüssigkeit, was eine gleichsinnige Zwerchfellbewegung erschließen läßt. Kienböck gab die pathogenetische Erklärung: das gelähmte Zwerchfell der kranken Seite würde inspiratorisch in die Höhe gerückt infolge der Drucksteigerung im Bauche, welche das Niedertreten der gesunden Zwerchfellhälfte auslöse. Diese Vorstellung kann angesichts der seither veröffentlichten Beobachtungen allgemeine Geltung nicht beanspruchen. Berechtigter scheint die folgende Erklärung zu sein: durch die Wirkung der Zwerchfellmuskulatur wird inspiratorisch das bis dahin gegen den Bauchraum vorgestülpte Diaphragma ausgespannt. Demzufolge wird das in der beutelartigen Vertiefung befindliche Flüssigkeitsquantum nach oben verdrängt, das Niveau muß steigen (Hofbauer).

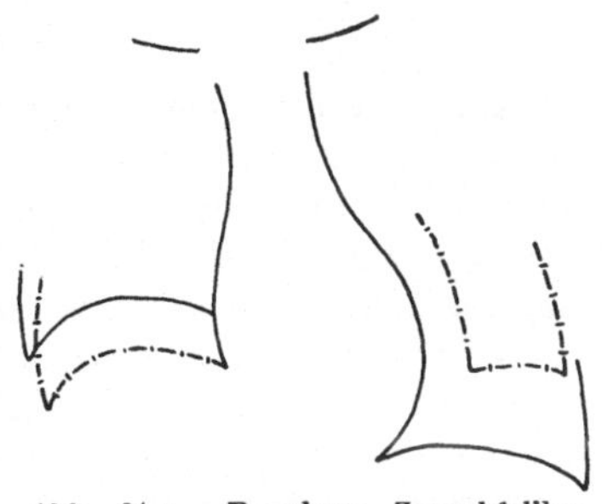

Abb. 64 a. Paradoxe Zwerchfellbewegung rechts nach Durchschuß der N. phrenic. (Pat. Menz.)

Wenn aber auch ohne Flüssigkeitsansammlung bei Pneumothorax paradoxe Bewegung gesehen wurde, so erklärt dieses Phänomen sich durch Berücksichtigung der oben erwähnten statischen Einflüsse sowie des allfälligen Auftretens „pseudoparadoxer Zwerchfellbewegung" oft völlig, manchmal freilich erst durch die Annahme Minkowskis, „daß die Nachgiebigkeit des Zwerchfells durch eine Ausschaltung seiner Innervation auf dem Wege der komplizierten Nerveneinflüsse bedingt ist, die die Koordination der Atembewegungen beherrschen".

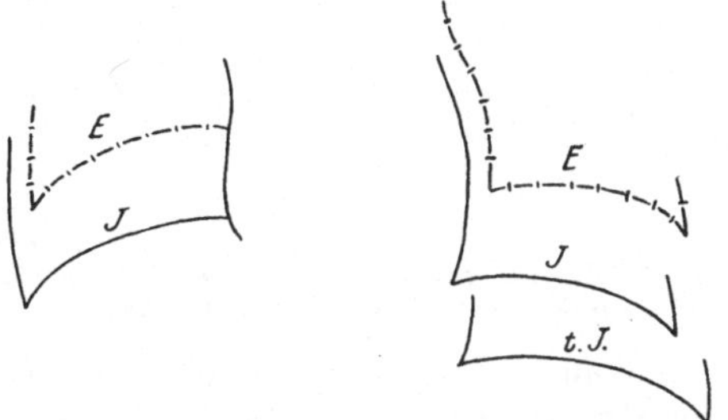

Abb. 64 b. Derselbe Pat. nach Übungsbehandlung.

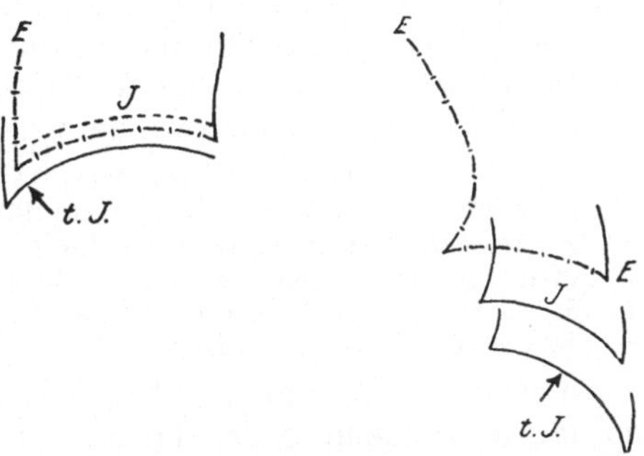

Abb. 64 c. Derselbe Pat. 1/2 Jahr nach Aussetzen der Übungen.

Freilich kann es auch durch Schädigung der Innervation des Zwerchfells zu paradoxer Zwerchfellbewegung kommen, wie ein Fall meiner eigenen Beobachtung (Durchschuß des rechten Phrenikus am Halse) zeigt (s. Abb. 64). Daß man nicht pathogenetisch daran allein denken soll, beweist schon das oftmals nachgewiesene Auftreten dieses Bewegungsphänomens als Folge einer Stenose der großen Luftwege (Béclère, Bittorf, Hofbauer und Holzknecht, Wellmann).

Unabhängig von der Respirationsbewegung kommt es bei Concretio cordis cum pericardio mit Pericarditis adhaesiva externa zu herzsystolischem Zucken des linken Zwerchfells bei eingehaltener extremer Inspiration (Dietlen).

b. Mediastinum.

Wenn durch pathologische Prozesse (Bronchostenose, Infiltration, Pneumothorax, Neoplasma) die zu beiden Seiten des Mittelfelles angreifenden Zugkräfte ungleich groß werden, so zieht diejenige Lunge, in welcher mehr von elastischer Spannung aufgestapelt ist, das Mediastinum gegen sich, bis der Gleichgewichtszustand wiederhergestellt erscheint. So resultiert eine statische Verschiebung des Mediastinums. Nun werden aber bei den genannten Krankheitsprozessen die Differenzen der in beiden Lungen wachgerufenen Kräfte beim Respirationsakt tiefgreifend verändert. Dementsprechend macht sich eine inspiratorische Wanderung des Mediastinums während jeden Atemzuges geltend, welche in manchen Fällen nach der gesunden, in anderen nach der kranken Seite hin erfolgt (s. Abbildung 65 und S. 170).

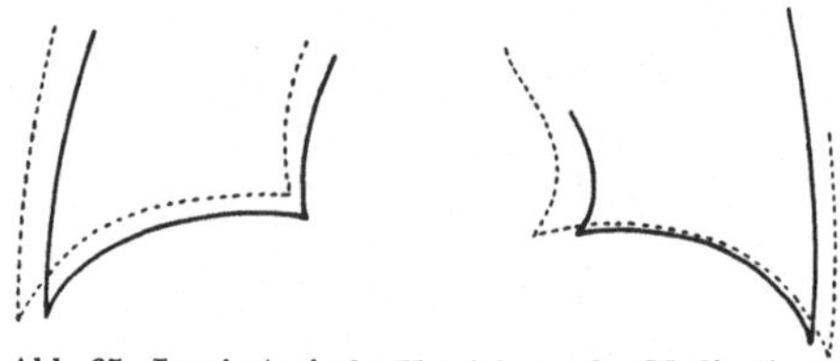

Abb. 65. Inspiratorische Verziehung des Mediastinum in die gesunde Seite. (Pat. Machn.)

Die knöchernen Brustwände entfernen sich beim Inspirationsakt beiderseits um gleichviel vom Mittelpunkt. Durch den verengten Bronchus jedoch kann bei der Bronchostenose die Luft nicht rasch genug eindringen. Dadurch entstehen bei dieser Krankheit auf der kranken Seite inspiratorisch weitaus größere Zugkräfte als auf der gesunden und ziehen das Mittelfell inspiratorisch in die erkrankte Seite hinein.

Aus denselben Gründen wandert das Mediastinum bei einseitiger Infiltration der Lunge in die kranke Seite hinein.

„Es wächst . . . auf der kranken Seite durch den Zuschuß an elastischer Kraft, welchen während der Inspiration die Lunge erfährt, daselbst die Kraft viel mehr als auf der gesunden Seite, wo zu der bedeutenden elastischen Kraft der Lunge nur die relativ geringe Vergrößerung, welche die Inspiration bedingt, hinzutritt.“ (Hofbauer und Holzknecht.)

In einem seither von mir beobachteten Falle (s. S. 170) erwies schon die starke Verziehung der Trachea die Mächtigkeit der Schrumpfung in den infiltrierenden Massen. Hier machte sich die respiratorische Verziehung durch inspiratorisches Anschwellen der Halsvenen sowie ein inspiratorisches Kleinerwerden des Arterienpulses bemerkbar (vgl. diesbezüglich S. 206).

Wenckebach sah (persönliche Mitteilung) inspiratorische Mediastinalwanderung als Folge einer schwartig ausgeheilten Pleuritis diaphragmatica. Die Narbenstränge hatten eine Verbindung zwischen Mediastinum und knöcherner Brustwand auf der erkrankten Seite erzeugt, welch letztere daher das Mediastinum bei ihrer inspiratorischen Entfernung vom Mittelpunkt mit verzog.

Beim Pneumothorax wird die Lunge der erkrankten Seite ebensoviel durch die Inspiration an Kräften gewinnen wie die gesunde Seite, wenn es sich um geschlossenen Pneumothorax handelt. Daher wandert hier ebenso wie bei einseitiger Lungeninfiltration das Mediastinum (s. oben) inspiratorisch in die kranke Seite. Wird jedoch infolge breiter Kommunikation des Luftraumes mit der Außenwelt der inspiratorische Zuwachs an elastischen Kräften in der kranken Lunge unmöglich gemacht, in der gesunden Lunge unverändert erzielt, so wandert dementsprechend das Mediastinum in die gesunde Seite.

c. Knöcherne Brustwand.

Herabsetzung der Brustwandbewegung findet sich bei Morb. Basedowii (Brysons Zeichen). Lokal entwickelt sich eine solche infolge von Paralyse oder Schwäche der Inspirationsmuskulatur, Ankylose der Rippengelenke, Verknöcherung der Rippenknorpel.

Der Einfluß der Knorpelstarre auf die Beweglichkeit des Brustkastens wird meistens wegen Nichtberücksichtigung der Bewegung in den Wirbelrippengelenken überschätzt. Bei Vorhandensein ersterwähnter Veränderung wird ohne weiteres Unbeweglichkeit des Brustkastens supponiert. Nun können aber selbst die völlig starr gewordenen Rippenringe in den Gelenken sich noch ziemlich ausgiebig bewegen, trotzdem das Sternum eine in diesem Fall fast völlig starre Verbindung der vorderen Rippenenden darstellt. Am augenfälligsten erweist dies ein Vergleich der bei „chondrogen starrem Thorax" vorhandenen, mit den bei Morb. Bechterew resultierenden Störungen. Während bei letzteren nur durch maximale habituelle Einziehung der vorderen Bauchmuskelwand („quere Bauchfurche", s. Abb. 87, S. 155) eine das Leben ermöglichende respiratorische Leistung ermöglicht wird (weil eben dann nur das Zwerchfell die ihm in solchen Fällen allein obliegende respiratorische Funktion in genügendem Ausmaß ausüben kann), fehlt ein solches Verhalten bei chondrogen starrem Thorax, bei welchem sich sogar durch Atemübungen nicht bloß Geh-, sondern völlige Arbeitsfähigkeit erzielen läßt (Hofbauer). .

Auf eine „sehr bedeutende Störung der Bewegung des Brustkorbes bei adhäsiver Perikarditis" machte Wenckebach aufmerksam. „Diese Störung kommt dadurch zustande, daß die Verwachsungen die Brustwand in der Regio cordis fixieren."

Aber auch ohne jede organische Veränderung kommt es mitunter zu ganz wesentlicher Verkleinerung der respiratorischen Brustwandbewegung, ja sogar zum fast völligen Stillstand der oberen Thoraxabschnitte, und zwar infolge von Mundatmung (Hofbauer, s. Abb. 175).

Eine oft deutlich sichtbare inspiratorische Einziehung der unteren, insbesondere lateralen Thoraxabschnitte ruft die Erhöhung, aber auch die Erniedrigung des intraabdominellen Druckes hervor. Dieser Vorgang stellt lediglich eine Steigerung der schon beim Normalen vorwaltenden, von Wenckebach geschilderten kinetischen Verhältnisse dar. Durch die Veränderung des intraabdominellen Druckes wird das Centrum tendineum noch stärker am inspiratorischen Niedertreten behindert, als dies schon beim Gesunden der Fall ist.

„Das Centrum tendineum bleibt nahezu beim gewöhnlichen Aus- und Einatmen in seiner Lage. Es bildet gewissermaßen den festen Punkt des Zwerchfells, während die Rippen den beweglichen darstellen.“ (Hyrtl, Topographische Anatomie.) Während man gewöhnlich bei inspiratorischer Einziehung am knöchernen Thorax nur an Stenosen der größeren Luftwege, Lungenschrumpfung resp. adhäsive Pleuritis denkt, kommt es aber auch zu einer solchen (infolge der von Duchenne erwiesenen, durch die Einlagerung der großen Bauchdrüsen in die Zwerchfellkuppel ausgelösten eigentümlichen Wirkung des Diaphragmas bei seiner Kontraktion) beim Tiefstand des Zwerchfells: Emphysem, Enteroptose. Es tritt mithin hier derselbe Effekt ein wie (s. oben) bei Volumzunahme des Unterleibes: bei Aszites und Geschwülsten der in der Nähe des Zwerchfells gelegenen Organe, Leber und Milz, nicht aber (selbst bei großen) Ovarialtumoren oder Gravidität (D. Gerhardt).

Pathologische Veränderungen der Brustorgane (Bronchostenose, Pleuritis, Pneumothorax, Pneumonie, Embolie, Tumor mediastini) bedingen Störungen der Atembewegung, die auf diejenigen Anteile der Brustwand beschränkt bleiben, welche dem Krankheitsherd benachbart sind.

Wenckebach beschreibt eine „Fixierung des unteren Brustteiles bei der Atmung“ als Folge von „Verwachsungen, wie sie bei Mediastinoperikarditis vorkommen. „Der ganze Brustkorb wird gehoben, die Schultern mit den Armen werden in die Höhe gezogen. Die untere Partie des Sternums wird etwas eingezogen und gar nicht nach vorn gebracht. Der Bauch wird nicht vorgewölbt, sondern eher etwas flacher.“

Schmerz resp. Lähmung der zu den betreffenden Muskeln führenden Nerven oder ihrer Zentren (Phrenikuslähmung, Hämorrhagie, Entzündungsprozesse, wie Myositis usw.) veranlassen ebenfalls Herabsetzung oder völligen Ausfall der Bewegung an den zugehörigen Anteilen des Brustkorbes.

Im Gegensatz zu den erwähnten anatomisch ausgelösten Störungen in der Bewegung einer Brusthälfte kann es auch rein funktionell zu solchen lokalen Störungen kommen, wie insbesondere beim habituellen Mundatmer; sie bilden oft einen Vorläufer der Skoliose bei Adoleszenten (vgl. S. 151) resp. der „Lungensklerose“ (Atelektase) bei Rekonvaleszenten. Dieselben unterscheiden sich von der anatomisch ausgelösten dadurch, daß am Ende der Ausatmung der Brustumfang beiderseits gleich groß ist und auf der Höhe der Einatmung am stärksten differiert.

Ungleichmäßigkeiten in der Atembewegung der verschiedenen Brustwandabschnitte finden sich nicht bloß bei lokalen Erkrankungen der Brustorgane, sondern auch überall dort, wo aktive Ausatmung (s. S. 70) in Erscheinung tritt. Die auxiliären Ausatmungskräfte besitzen nämlich ihren nahezu einzigen Vertreter in der Bauchwandmuskulatur. Daher kommt an den unteren Teilen der Brustwandung die aktive Ausatmung viel stärker zur Geltung als an den oberen.

C. Wirkungen.

Die Wirkungen einer Störung der Kinetik erstrecken sich auf drei Gebiete: auf die Statik, auf das Knochenwachstum und die Widerstandsfähigkeit des Atemapparates, und endlich auf die Bewegungsfreiheit. Die im folgenden zu besprechenden pathologischen Veränderungen von seiten der Brustkorbwandungen resp. der Thoraxorgane bilden wohl eines der prägnantesten Beispiele dafür,

„daß ... über die funktionellen Störungen hinweg ... anatomische Organveränderungen sich entwickeln können. Zwar widerstrebt diese Vorstellung ... zunächst primitivem Denken. Sind wir doch alle als ursprünglich morphologisch Geschulte zunächst Skeptiker, wenn aus einem Geschehen eine dauernde Material-

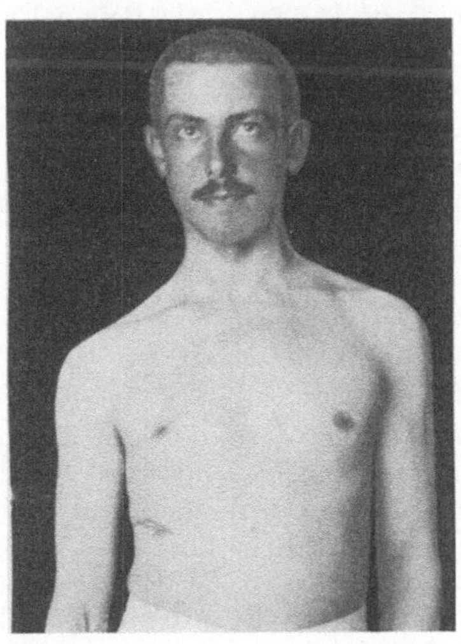

Abb. 66a. „Hängen der r. Schulter" als Folge rechtsseitiger Empyems (Fall Mag. vor der Atembehandlung).

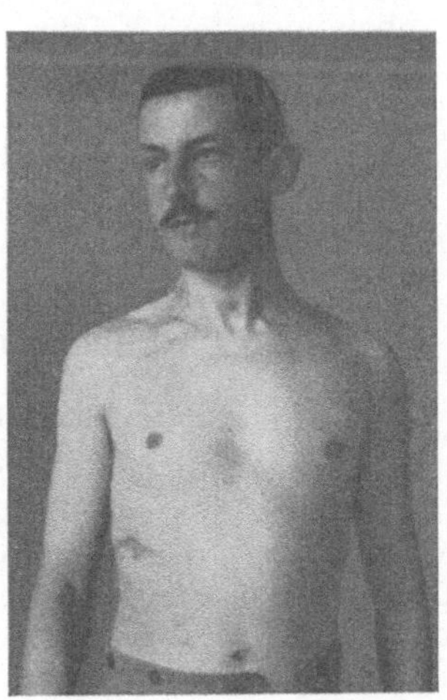

Abb. 66b. Überkompensation des Hängens der r. Schulter als Effekt der Atembehandlung.

änderung resultiert. Es liegt in diesem übrigens nur scheinbar Neuen ein Umschwung des Denkens, der wesentlich vom modernen Kliniker ausgeht." (G. v. Bergmann.)

Daß es sich hier um Ursache und Wirkung handelt, erweist der völlige Parallelismus der Erscheinungen. Ein solcher ließ sich insbesondere an dem Materiale meiner Brustschußabteilung immer wieder klar erweisen. Hierhergehörige Beispiele bilden die hier kurz wiedergegebenen Beobachtungen an den Patienten Seid (s. Abb. S. 176), Magyur (s. Abb. 66a, b), und Sim (s. Abb. S. 136, 137).

Ersterer bietet bei seiner Aufnahme nebst starkem Hängen der Schulter eine weitgehende Atelektase als Folgen respiratorischer Lahmlegung der rechten Seite. Diese Veränderungen verschwinden völlig mit Wiederherstellung der Atemfunktion. Ebenso gelingt durch letztere der Ausgleich der beim zweiten Patienten vorhanden gewesenen Verschiebungen des knöchernen Brustkorbs und der Schulter (vgl. Abb. 66a, 66b). Im Falle Sim. ließ sich eine weitgehende Rippensenkung mit Verengerung der Zwischenrippenräume und Verschmälerung des rechten Lungenfeldes vor Beginn der atemtherapeutischen Behandlung im Röntgenbild nachweisen. Alle diese Veränderungen verschwanden restlos bei Wiederherstellung der Atemfunktion.

a. Änderungen der Statik.

Jede Größenveränderung der beweglichen Kräfte beeinflußt dauernd die Stellung der einzelnen Brustkorbbestandteile infolge der konsekutiven Änderung des Muskeltonus. Der knöcherne Thorax zeigt als Folge längerdauernder Bewegungsstörung ebenso wie die Lungen Größen- und Formveränderungen, welche ohne Berücksichtigung dieses pathogenetischen Faktors als organisch ausgelöst imponieren. Als Beispiel seien die oben zitierten Erfahrungen an Patienten erwähnt (s. Abb. 66, S. 99).

Bezüglich der Brustkorbwandungen besonders sei dabei hervorgehoben, daß umgekehrt wieder die veränderte Statik eine Verschiebung der bei gleichgroßer respiratorischer Kraftaufwendung erzielbaren Effekte auslöst.

b. Ausbildung des Atemapparates.

1. Knochenwachstum.

Die Gestaltung der einzelnen Bestandteile des knöchernen Brustkorbes erfährt eine gesetzmäßige Änderung infolge von Störungen der Atembewegung. Die respiratorische Funktion bedeutet den physiologischen Wachstumsreiz für den knöchernen Brustkorb (s. S. 12ff.). Jede Störung derselben wird daher auch Änderungen in der Gestaltung der knöchernen Teile des Brustkorbes zur Folge haben, ganz besonders im wachstumsfähigen Alter. Wie ich seit vielen Jahren darzutun mich immer wieder bemühe, werden unter diesem physiologischen Gesichtswinkel gar manche der am Seziertisch gefundenen „typischen Deformationen des knöchernen Thorax" mühelos dem Verständnis nahegerückt, während man sonst genötigt ist, „angeborene" resp. „konstitutionelle" Störungen als Ursache zu supponieren, wenn man eben die Funktionsstörung als formverändernden Faktor vernachlässigt (W. A. Freund, Hart, Harraß).

Um die Entstehung der Deformationen als Folgen der Atemstörung zu verstehen, ist es nötig, sich die durch Atemstörung ausgelösten Verschiebungen der Atemkräfte, sowohl bezüglich ihrer Größe und Richtung, als auch bezüglich ihrer Wirkung auf den Knochen an der Hand der oben S. 12ff. dargelegten physikalischen Grundlagen vor Augen zu halten. Jedes einzelne Teilchen des Knochens nämlich wird, wie Roux zeigen konnte, in gesetzmäßiger Weise durch solche Verschiebungen bezüglich seines Aussehens beeinflußt. An den Stellen gesteigerten Druckes (bei + in Abb. 67) wird solange Knochensubstanz angesetzt, an den Stellen verringerten Druckes (bei — ebendort) solange angebaut, bis das Bälkchen genau in der Richtung der Kraftwirkung liegt. Jedes

„Bälkchen wird also durch diese ‚Konkurrenz um den funktionellen Reiz' so weit umgearbeitet, bis es ganz in der konstanten Druckrichtung liegt... Dasselbe Ergebnis ist auch ohne direkte Inaktivitätsatrophie möglich, sofern man annimmt, daß aller Knochen in gewisser Zeit der Atrophie verfällt, daß es einen physiologischen Knochenschwund ... afunktionellen gestaltenden Knochenstoffwechsel gibt ... die Gewebe des Säugetiers und Menschen ... die Eigenschaft haben, zufolge deren sie durch den funktionellen Reiz zum Wachstum und ... zur Bildung einer der Verteilung des Reizes entsprechenden Gestaltung ... veranlaßt werden.

Der primäre ... durch Druck und Zug passiv bildsamste Bestandteil der Skeletteile ist der Knorpel." (Roux.)

Als knöcherne Bestandteile des Brustkorbes kommen hier in Betracht: die Rippen und die Wirbel.

Die **Rippe** als gebogener Stab, wie früher S. 12 betrachtet, wird von den Einatmungsmuskeln nicht bloß im Sinne einer Erhebung im Rippen-

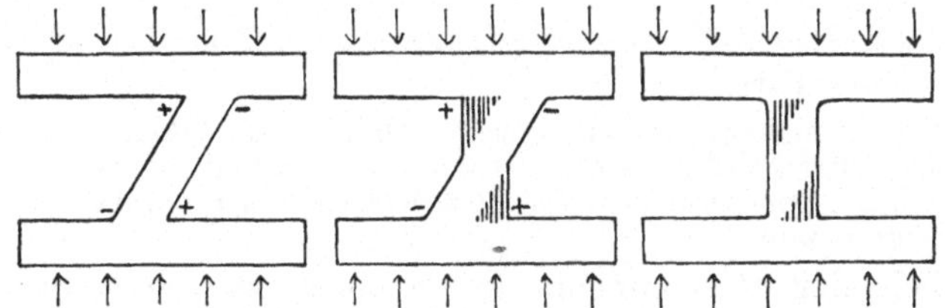

Abb. 67 (nach Roux). Schema der Umformung des Knochens infolge geänderter Druckrichtung.

wirbelgelenk beeinflußt, sondern auch im Sinne einer Biegung (s. Abb. 12, S. 14, Komponente β). Entsprechend dem Rouxschen Gesetz muß jede Alteration der Muskeleinwirkung folgendermaßen sich bemerkbar machen: 1. gesteigerte Innervation. In diesem Falle wird der Tonus der Atemmuskulatur erhöht, die Rippen werden infolgedessen stärker wachsen. Es resultieren aber nicht bloß längere Rippenringe, weil die gesteigerte Funktion ein gesteigertes Längenwachstum zur Folge hat, sondern auch nach größerem Radius gekrümmte Rippenringe, der Faßthorax. 2. Mangelhafte Betätigung der Atemmuskulatur. Hier fehlt es nicht nur an der genügenden Anzahl von Reizen für das Längenwachstum, sondern es können sich die obenerwähnten Druck- und Zugwirkungen nur ungenügend entfalten. Es entstehen mithin nicht bloß zu kurze Rippen und Knorpel (s. Abb. S. 131), sondern insbesondere die als „charakteristisch" bezeichneten, abnorm geknickten Rippen des „phthisischen Habitus".

Noch viel stärker machen sich selbstverständlicherweise diese Einflüsse bei der Ausbildung der **knorpeligen** Bestandteile der Rippenringe geltend. Halten wir diese Tatsache fest, so erklären sich ohne weiteres die an den Rippenknorpeln gefundenen

„angeborenen" Verkürzungen resp. „Degenerationen". Dieselben bilden ein Resultat der auf dieselben einwirkenden funktionellen Faktoren, d. h. der Atemkräfte.

Die mangelhafte Berücksichtigung dieses Umstandes hat die lediglich auf der Betrachtung des anatomischen Materials fußenden Autoren sogar zu dem Vorschlage einer Knorpeldurchschneidung in solchen Fällen geführt. Im Sinne der vorausstehenden Ausführungen kann eine solche von schädlichem Einflusse sein, wenn die Operation im wachstumsfähigen Alter durchgeführt wird, weil das normale Wachstum durch eine solche noch weiterhin beeinträchtigt wird (!!).

Auch an den **Wirbeln** macht sich der Einfluß der Atemtätigkeit in formativer Beziehung geltend, trotzdem infolge der Einschaltung der Zwischenwirbelscheiben der größte Teil der Kraftwirkung in der Gestaltänderung der letzteren sich erschöpft (s. Abb. S. 139). Gar manche der von einzelnen Autoren als Ursache einer Atemstörung angenommenen, am Seziertisch nachweisbaren Wirbelveränderungen läßt sich bei Berücksichtigung der funktionellen Einflüsse — zumindest mit demselben Recht — als Folge derselben auffassen, wie z. B. die Spondylarthritis Löschckes.

Zugunsten einer solchen Auffassung spricht schon die von Löschcke selbst erhobene Tatsache,

„daß die Spondylarthritis schon zwischen 20 und 30 Jahren vorkommt, mit zunehmendem Alter häufiger wird, und daß man bei Leuten über 50 Jahren erheblich häufiger spondylarthritische Veränderungen als normale Wirbelsäulen findet." (Löschcke.)

Bezüglich der Beziehungen der Skoliose zur Spitzentuberkulose s. S. 105.

2. Widerstandsfähigkeit („Disposition", „Prädilektion").

Der tiefgreifende Einfluß der Atembewegung auf die Blut- und Lymphzirkulation der Lunge kommt schon beim Gesunden in Form einer verschiedenen Widerstandsfähigkeit der einzelnen Lungenanteile gegenüber Infektionserregern zum Ausdruck. Die am wenigsten respiratorisch tätigen Partien zeigen denn auch die größte Empfänglichkeit gegenüber der Tuberkulose. Unter diesem Gesichtswinkel der funktionellen Insuffizienz als disponierenden Faktors wird zunächst die generelle Disposition der mangelhaft ventilierten Lungenspitzen, sowie auch die Bevorzugung der subapikalen Anteile bei der Ansiedlung des Virus leicht verständlich. Befinden sich die Spitzen doch außerhalb des von der Inspirationsmuskulatur bewegten knöchernen Thorax. Allerdings — könnte man mit Recht einwenden — zieht zu der Pleurakuppe ein sehniger Strang vom Musculus scalenus resp. der M. scalenus minimus selbst (Tandler), der eine — wenn auch geringe — respiratorische Mitbewegung derselben bewirkt. Und tatsächlich genügt auch schon diese minimale Bewegung der Pleurakuppe, um die äußerste Spitze der Lunge weniger empfänglich für Infektion zu machen. Die Stelle maximaler Disposition liegt denn auch nicht in den obersten, sondern in den „subapikalen" Partien. Jeder Lungenteil besitzt eben um so größere Disposition zur Erkrankung, je weniger er respiratorisch beansprucht wird.

So wird es (vgl. S. 7) auch leicht verständlich, „daß die ersten auf dem Lichtschirm wahrnehmbaren Veränderungen oft nicht an der Lungenspitze, sondern in der Gegend des Hilus gefunden werden und sich von hier erst nach der Spitze zu ausbreiten . . . daß die Krankheit doch wesentlich häufiger als man vordem annahm, außerhalb der Spitzen die ersten gröberen Veränderungen bewirkt, besonders in der Gegend des Hilus oder zwischen Hilus und Spitze und daß auch die weiter abwärtsgelegenen Teile durchaus nicht nur im jugendlichen Alter von der initialen Tuberkulose befallen werden“ (D. Gerhardt).

Geradezu als Beweis für die Richtigkeit obiger Annahme eines ursächlichen Zusammenhanges zwischen Disposition für tuberkulose Erkrankung und mangelhafter respiratorischer Betätigung des Lungengewebes kann die Erfahrung Birch-Hirschfelds am Sektionstische angeführt werden. Derselbe konnte bei Umkehrung des Atemmodus infolge Hochtreibung des Zwerchfells bei Schwangerschaft eine dementsprechende Umkehrung in der Empfänglichkeit der verschiedenen Lungenanteile nachweisen. Im gleichen Sinne sprechen die übrigen diesbezüglichen Erfahrungen bei Störungen der Kinetik. Am augenfälligsten zeigt sich dies bei „Erleichterung“ des Atemholens infolge einer Verkürzung des Atemweges wie etwa bei Mundatmung oder nach Tracheotomie. In diesen Fällen tritt eine Atemverflachung ein, deren Wirkungen sich ebenso wie die Ateminsufficienz nicht an allen Teilen in gleichem Ausmaß geltend macht, sondern hauptsächlich an zwei Stellen: an den Lungenspitzen einerseits, den zentralen Partien andererseits. Hier kommt es am raschesten zur sichtbaren Wirkung der Atemverflachung in Form von Atelektase (vgl. S. 174) deshalb, weil sie an Brustwandabschnitte grenzen, welche nur bei vertiefter Atemtätigkeit merkbare Bewegungen ausführen (vgl. S. 7, Abb. 5). „Weil aber der Luftgehalt jedes Lungenteiles von seiner respiratorischen Betätigung abhängt, so resultiert als Folge von Verkürzung des Atemweges resp. der konsekutiven respiratorischen Insuffizienz eine Atelektase der Lungenspitzen und Hiluspartien, eine Dämpfung resp. Schattenbildung daselbst.“

Diese meine Feststellung des geradezu konstanten Vorkommens vergrößerter Hilusschatten und peribronchialer Schattenbildung beim Mundatmer (s. Abb. 68) auch ohne spezifische Infektion erleichtert m. E. auch das pathogenetische Verständnis für das Zustandekommen eigentümlicher, vor Jahren schon von Fr. Kraus meisterhaft gezeichneter und in ihrer Bedeutung hervorgehobener klinischer bzw. röntgenologischer Krankheitsbilder.

„Neben anderweitigen Merkmalen des Lymphatismus, insbesondere neben röntgenologisch nachweisbaren intrathorakalen (teilweise wahrscheinlich tuberkulösen, zum Teil verkalkten) Lymphknoten finden sich auf den Röntgenplatten in solchen Fällen charakteristisch lokalisierte multiple bzw. streng umschriebene pleuritische und mediastinitische Adhäsionen an immer denselben Stellen (Gegend der Medianlinie rechts und links, Diaphragma usw.). Die nebenstehenden Abbildungen . . ., deren Interesse nur in dem von mir angenommenen Zusammenhange liegt, mögen das Gesagte erläutern . . . Ihr pathologisches Verständnis wurde mir aber erst durch die Arbeit von Ghon über den primären Lungenherd bei der Tuberkulose der Kinder nahegelegt . . . Die erwähnten Röntgenbefunde möchte ich deshalb als brauchbare diagnostische Kriterien der letzteren hinstellen."

Daß die funktionelle Störung, die Mundatmung, hier wohl die primäre pathologische Rolle spielt, erwies mir die Konstanz solcher

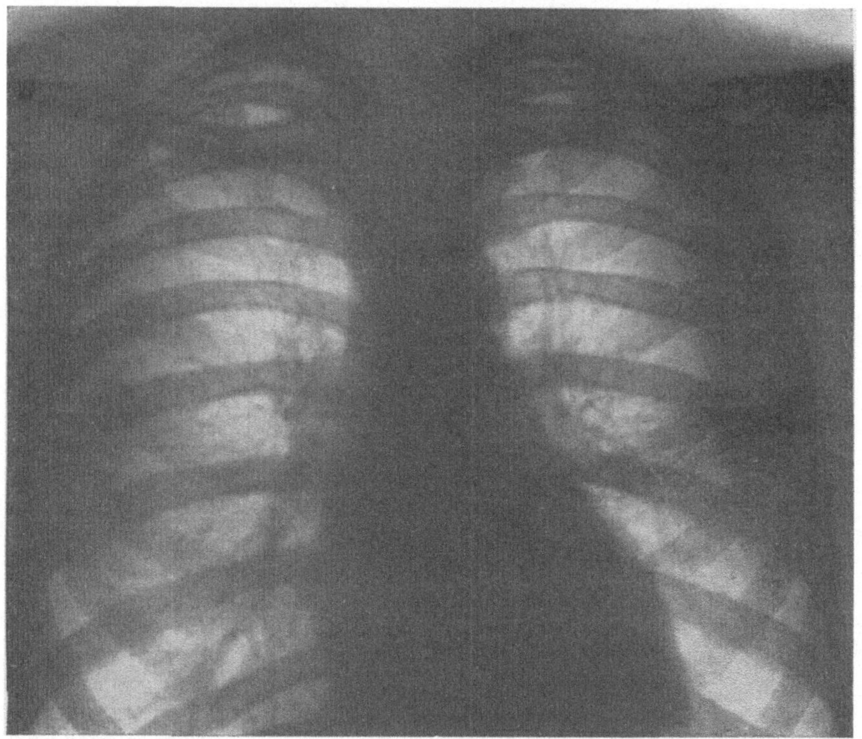

Abb. 68. Röntgenaufnahme des Brustkorbes bei einem habituellen Mundatmer (Pr.-Nr. 525).

Befunde bei längerdauernder Mundatmung (Kieferstation Klinik Eiselsberg). Hier fehlte oft noch die Infektion mit Tuberkelbazillen, ebenso bei manchen, gleiche Befunde bietenden Kranken von Hamburger. Sekundär allerdings kommt es bei Mundatmung leicht an diesen Stellen zu einer tuberkulösen Infektion. Die generelle „Disposition" des von jeder knöchernen „Inkarzeration" freien Lungenhilus für Tuberkulose ist deshalb ebenso ausgeprägt wie an den durch die oberen Rippen „strangulierten" Lungenspitzen, weil beide Anteile an Brustwandpartien grenzen, welche unter physiologischen

Verhältnissen lediglich bei Atmungsvertiefung größere Bewegungsausschläge aufweisen (s. S. 7, Abb. 5 und S. 4, Abb. 1), bei Atemverflachung völlig inaktiviert werden. Unter diesem Gesichtswinkel werden die so wertvollen Feststellungen Ghons über den Sitz des primären Lungenherdes (s. Abb. 69) pathogenetisch restlos geklärt.

Wohl zu unterscheiden von diesen spezifischen Veränderungen am Hilus sind die oben erwähnten durch Mundatmung bedingten, jedoch direkt ausgelösten mittels Röntgenstrahlen gut nachweisbaren Hilusveränderungen. Dieselben finden sich nach meinen Erfahrungen nahezu ständig beim Mundatmer und — gleichfalls infolge dieser Atemwegverkürzung — beim Asthmatiker. Chelmonskys Versuch, in dieser Veränderung die Ursache für das Asthma zu sehen, ist daher schon aus diesen Gründen abzulehnen, ebenso Blumenfelds Auffassung der „Drüsen als Ursache der fieberhaften Katarrhe". Vielmehr erklärt sich die in diesen Fällen radiologisch so gut sichtbare „Vergrößerung des Hilusschattens" durch die so oft nachweisbare habituelle Mundatmung einerseits, den starken Kontrast seitens der umgebenden übermäßig geblähten Lungenanteile andererseits.

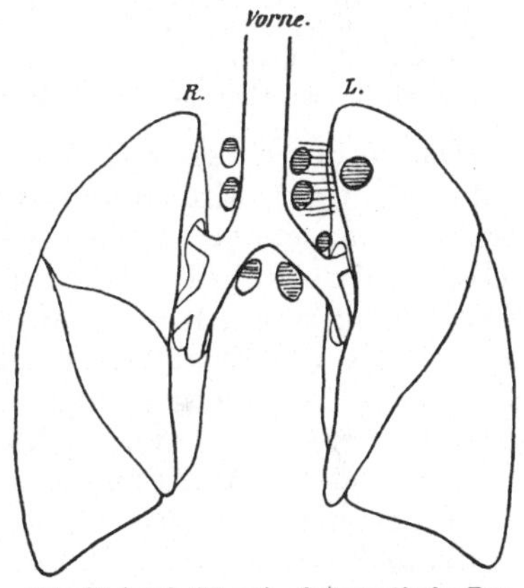

Abb. 69 (nach Ghon). Schematische Darstellung der Hilusdrüsenaffektion.

Folgende Erfahrungstatsachen werden durch diese physiologische Betrachtung leicht verständlich: Die Beobachtung Birch-Hirschfelds, welcher bei respiratorischer Lahmlegung des Zwerchfells infolge Schwangerschaft die initialen tuberkulösen Veränderungen (im Gegensatz zur Norm) in den basalen Lungenanteilen fand, und ebenso die Erfahrungstatsache, daß bei Mundatmung die noch weiterhin verstärkte Herabsetzung der schon physiologisch geringen, apikalen Atembewegung einerseits mangelhafte Ausbildung der oberen Anteile des knöchernen Thorax, andererseits Steigerung der „Disposition" für Tuberkulose zur Folge hat.

Das Zusammentreffen von Skoliose, resp. phtisischem Habitus mit Tuberkulose der Spitzen stellt nicht Ursache und Wirkung dar. Die beiden Affektionen sind aufzufassen als zwei gleichzeitig auftretende Koeffekte einer gemeinsamen Grundursache: der respiratorischen Insuffizienz.

So vorteilhaft aber auch auf Grund solcher Erfahrungen eine möglichst intensive respiratorische Betätigung der Brustorgane scheinen könnte, so bedeutete doch eine Verallgemeinerung dieser Erkenntnis eine übereilte Schlußfolgerung; denn eine Verstärkung der Atembewegung hat auch eine Steigerung der Resorption zur Folge. Letztere erzielt bei krankhaft veränderten Brustorganen als unerwünschte Wirkung eine gesteigerte Resorption von Zerfallsmaterialien des Eiweißes (Albumosen) und Bakterienprodukten (aus Infiltraten, Kavernen und Exsudaten) und damit Fieber, Schweiß und Abmagerung (Krehl und Matthes, H. H. Meyer).

In solchen Krankheitsfällen muß im Gegenteil durch Lahmlegung der Respirationsbewegung (vgl. weiter S. 271ff.) das Verschwinden dieser unliebsamen Erscheinungen erzwungen werden.

Diese Auffassung wird wertvoll unterstützt durch die Erfahrung, daß körperliche Bewegung bei Tuberkulösen nicht bloß Fiebersteigerung auslöst, sondern auch „lokale Reaktion".

Nach der „Bewegungsprüfung" treten über vorher auskultatorisch freien Spitzen deutliche Rasselgeräusche auf, vorher unklare und undeutliche auskultatorische Erscheinungen werden gesteigert und diagnostisch mit größerer Sicherheit verwertbar gemacht (Penzoldt, Sorgo und Mändel).

Das in der Umgebung des tuberkulösen Herdes aufgehäufte Tuberkulin (Bruns) wird durch die Atembewegung zur Aufsaugung gebracht, was gewissermaßen wie eine Tuberkulininjektion wirkt und Allgemeinerscheinungen einerseits (Temperatursteigerung, Schweiß und Abmagerung), lokale aktive Hyperämie andererseits erzeugt. An diese Kette von Erfahrungen reiht sich ungezwungen als weiteres Glied, daß nach Anlegung eines künstlichen Pneumothorax in der tuberkulös erkrankten Lunge nachweisliche starke Bindegewebswucherung sich einstellt. Dieselbe ist aufzufassen als Folge der verlangsamten Blut- und Lymphbewegung („Cirrhose cardiaque") sowie als Wirkung der (infolge verminderter Aufsaugung lokal angehäuften) tuberkulösen Toxine (Brauer). Daß letzterwähnter Wirkung einer Tuberkulinanhäufung (als Ursache aktiver Hyperämie) hierbei der Löwenanteil zufällt, glaubt auf Grund seiner Untersuchungen Bruns:

„Soweit sich eine Bindegewebsvermehrung in der komprimierten Lunge findet, ist sie entzündlichen Ursprungs. Die Auffassung, daß durch die Pneumothoraxtherapie bzw. durch die Zirkulationsverlangsamung in komprimierten Lungen eine universelle Wucherung des interstitiellen Lungenbindegewebes hervorgerufen werde, kann nicht aufrecht erhalten werden."

Allgemein erkannt ist dieser Schluß freilich nicht. Vielmehr entstehen nach anderer Autoren Ansicht bindegewebige Indurationen in der Lunge auch ohne alle entzündungserregenden Faktoren schon infolge respiratorischer Insuffizienz.

„So genügt schon die Unterbindung des Bronchus bei geblähter Lunge für ihre Entstehung. Ja sogar nach Lähmung des Zwerchfells stellt sie sich in kurzer Zeit ein . . . Die regelmäßige normale Arbeit eines Organes ist aber die Voraussetzung für einen ausreichenden Stoffwechsel. Leidet seine Funktion, so nimmt die Ernährung trotz bestehender Durchblutung ab, Untergang des Parenchyms und Bindegewebedegeneration stellen sich ein." (Sauerbruch.)

c. Störungen der Bewegungsfreiheit.

Als Folgeerscheinung entzündlicher Prozesse des Rippenfells kommt es (insbesondere nach eitriger Rippenfellentzündung) bei Lageveränderung häufig zu schweren Symptomen von Atemnot, resp. einem ganz eigentümlichen Gefühl von Druck und Beklemmung in der Brust. Schon bei dem leisesten Versuch einer Seitwärtsneigung tritt schwerste Atembeklemmung auf, sowie ein eigentümliches Gefühl von Zusammenschnüren der Brust. Bei einzelnen Patienten tritt diese Störung nur dann auf, wenn sie sich auf die kranke Seite zu legen versuchen. In vielen Fällen jedoch machen sich ebensolche Beschwerden auch dann geltend, wenn der Patient sich ein wenig auf die gesunde Seite zu neigen versucht. In Rückenlage hingegen und bei aufrechter Körperlage verschwinden oftmals diese Beschwerden nahezu vollständig. Im starken Gegensatz zu der geschilderten schweren Beeinträchtigung der Beweglichkeit und der Nachtruhe ergibt die Untersuchung der Brustorgane (selbst bei Kontrolle mittels Röntgenstrahlen) oft keinerlei schwere Veränderungen derselben. Herz und Lunge sind nahezu völlig frei, der Erguß mit Hinterlassung geringfügiger Veränderungen gänzlich verschwunden. Was ist also der Grund dieser auffallenden Erscheinungen? Angebahnt wurde das Verständnis für diese eigentümlichen Beschwerden dadurch, daß sich in solchen Fällen ein stetig wiederkehrender Befund erheben ließ: eine Anheftung des Zwerchfells auf der kranken Seite hoch oben an der lateralen Thoraxwand mit völligem Verschwinden des zugehörigen phrenikokostalen Winkels. Dieser radiologische Befund erklärt die angegebenen Beschwerden bei Berücksichtigung der Veränderungen, welche die Statik des Diaphragmas bei Seitenlage erfährt (s. Abb. 70). Beim Gesunden rückt hierbei die („untere", der Unterlage genäherte) Seite des Zwerchfells (dem Drucke der auf dasselbe fallenden Baucheingeweide nachgebend) in den Brustraum hinein. Infolge dieser statischen Verschiebung wird die „obere" (von der Unterlage entfernte) Hälfte des Zwerchfells sehr stark von der Brustwand abgezogen, der phrenikokostale Winkel maximal eröffnet. Bei Verwachsungen im Bereich des letzteren aber ist eine solche Lokomotion des Zwerchfells mehr oder minder unmöglich gemacht. Neigt sich der Patient auf die gesunde Seite, so fallen die Eingeweide auf die abdominale Fläche der gesunden Zwerchfellhälfte.

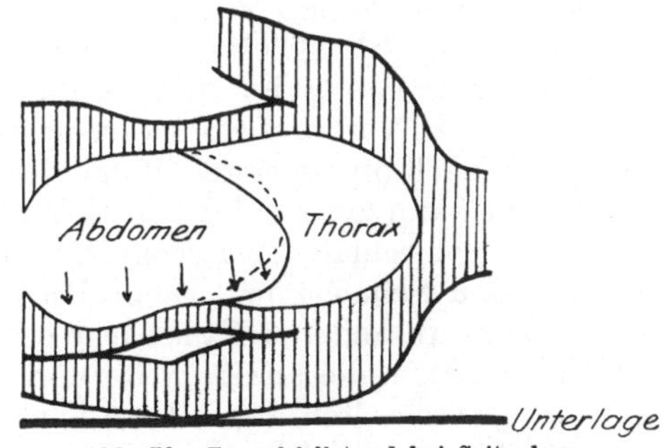

Abb. 70. Zwerchfellstand bei Seitenlage.

Dieselbe wird stark in den Brustraum vorgewölbt. Demzufolge müßte sich der Rezessus auf der anderen Seite maximal eröffnen. Die daselbst befindlichen Anwachsungen werden daher gedehnt und gezerrt. Auf diese Weise entstehen die von Patienten geschilderten überaus schmerzhaften Gefühle bei jedem Versuch einer Neigung auf die **gesunde** Seite.

Beim Versuch einer Lagerung auf die **erkrankte** Seite wiederum wird das infolge dieser Anheftung mehr oder minder straff ausgespannte Diaphragma (s. Abb. S. 136) durch das Gewicht der (vgl. Abb. 70) auf seine abdominale Fläche fallenden Baucheingeweide gedehnt. Die hierbei entstehenden Dehnungsschmerzen erklären das beklemmende Gefühl und die Atemnot mancher Patienten beim Versuche der Lagerung auf die kranke Seite.

Diese beängstigenden Empfindungen rufen bei manchen Patienten geradezu Furcht vor einer Neigung des Körpers hervor. Ich habe für dieses Verhalten die Bezeichnung „**Klinophobie**"[1]) vorgeschlagen.

Diese Erscheinung ist nicht immer gleich stark bei Rechts- und Linkslage, resp. Vor- und Rückwärtsneigung des Körpers ausgesprochen, macht sich auch oft im ersten Momente des Lagewechsels nicht geltend. Der Patient kann zwar auf der Seite liegend mehrere Minuten verbringen oder sogar einschlafen, erwacht jedoch bald unter dem Gefühl von Atemnot und Schmerz und sucht Rückenlage resp. aufrechte Körperhaltung auf. In anderen Fällen legt er sich automatisch im Schlaf auf den Rücken resp. die andere Seite und findet sich daher morgens stets in dieser gewechselten Lage, trotzdem er in Seiten- resp. Rückenlage eingeschlafen war. Solche Variationen erklären sich ungezwungen durch die Eigentümlichkeiten der Anwachsung des Zwerchfells in dem speziellen Falle.

In manchen Fällen war der Dehnungsschmerz dadurch ausgelöst, daß ein Projektil im Zwerchfell steckte. Dasselbe machte die Bewegungen des letzteren in gewöhnlicher Lage glatt mit, hatte jedoch für die bei Seitenlagerung auftretende Vermehrung der Zwerchfellsaktion und Dehnung das Organ zu empfindlich gemacht. In vereinzelten Fällen kommt die Klinophobie auf etwas andere Weise zustande, so z. B. bei interlobärer Schwarte (vgl. Spezieller Teil S. 164). Immer bildet sie die Folge einer durch die Beugung des Oberkörpers ausgelösten Narbendehnung, resp. der hierdurch veranlaßten Reizung der sensiblen Nerven der Pleura.

Veranlaßt man die Patienten zu einer, wenn auch nur geringen Steigerung der ihnen eben noch erträglichen Körperneigung, so tritt oft eine starke Kontraktion in der Muskulatur der vorderen Bauchwand auf. Diese „defense musculaire" erklärt sich entweder als Folge eines Versuches, die Zwerchfellsbewegungen auf diese Weise gewissermaßen zu bremsen oder aber (ebenso wie die „abdominalen Schmerzen" bei Rippenfellerkrankungen) als Folge einer durch die Reizung der sensiblen Äste der Pleura ausgelösten „Irra-

---

[1]) *κλίνειν* = sich neigen, *φοβεῖν* = sich fürchten.

diation der Erregung auf diejenigen Interkostalzweige, deren Wurzeln in derselben Region wie die gereizten Pleuranerven entspringen“ (D. Gerhardt).

Als lokale Veränderung der Bewegungsfreiheit infolge gestörter respiratorischer Kinetik ist die „quere Bauchfurche“, die sichtbare Folge habitueller Bauchwandeinziehung, anzusehen, welche beim Wegfall der Atembewegung des knöchernen Brustkorbes auftritt (s. Abb. 76, S. 139). Durch die Kontraktion der vorderen Bauchwandmuskulatur wird eine Maximalleistung von seiten des Diaphragmas erzielt gemäß der Verbesserung seiner Statik.

IV. Störungen des Chemismus.

Araki: Zeitschr. f. physiol. Chemie **15**, **16**, **17**, **19**.

Bache, Aurel u. David: Münch. med. Wochenschr. 1914, 868.

Baehr u. Pick: Archiv f. experim. Pathol. u. Pharmakol. **74**, 41, 65. (Literatur!)

Bauer, I.: D. Arch. f. Kl. Med. **107**.

— Jul.: Konstitution Springer. 1915.

Bernstein u. Falta: Respir. Stoffwechsel. Deutsches Archiv f. klin. Med. **125**, 263.

Boruttau: Nebennieren. Archiv f. d. ges. Physiol. **78**, 115, 125, 128.

Brauer: Therap. Pneumothorax. Deutsche med. Wochenschr. 1906, Nr. 35; Univ.-Programm Marburg 1906.

Bruns: Deutsches Archiv f. klin. Med. **107**.

Chvostek: Säureintoxikation. Zentralbl. f. klin. Med. 1893, 329.

Douglas, Gordon: Ergebn. d. Physiol. **14**. 1914.

Dreser: Deutsches Archiv f. klin. Med. **121**.

Durig u. Zuntz: Skand. Archiv f. Physiol. **29**, 133; Archiv f. Physiol. 1904, Suppl.

Ehrmann u. Löwy: Zeitschr. f. klin. Med. **72**.

Elias: Mitt. d. Wiener Ges. f. inn. Med. u. Kinderheilk. 1913.

Eppinger u. Wagner: Wiener Archiv f. inn. Med. **1**. (Literatur!)

Forlanini: Künstl, Pneumothorax. Deutsche med. Wochenschr. 1906.

— Ergebn. d. inn. Med. u. Kinderheilk.

Freund u. Kaminer: Wiener klin. Wochenschr. 1910, Nr. 34; 1914, Februar.

Frey: Leberkrankheiten. Zeitschr. f. klin. Med. **72**.

Fröhlich u. Pick: Hypophyse Wirkung auf Lunge und Atmung. Archiv f. experim. Pathol. u. Pharmakol. **71**, 92; **74**, 106.

Frugoni u. Grixoni: Schilddrüse: Tuberkulose. Berliner klin. Wochenschr. 1909, 1161.

Fürth, v.: Probleme d. physiol. und pathol. Chemie. Vogel, Leipzig, S. 547.

Geppert: Charité-Annalen **9**.

— u. Zuntz: Archiv f. d. ges. Physiol. **42**, **63**.

Graetz: Pneumothorax. Beiträge z. Klin. d. Tuberkul. **10**.

Gwerder u. Benzler: Albuminurie bei Pneumothorax. Deutsche med. Wochenschr. 1916, 1318.

Haldane, Boycott, Ward u. Poulton: Journ. of Physiol. **37**.

Hamburger: Struma und Tuberkulose. Prager Vierteljahrsschr. f. Heilk. **2**, 86.

Hammar: (Thymus) Ztschr. f. Kinderh. **15**, 310.

Hasselbach u. Lindhardt: Skand. Arch. f. Phys. **25**, 1918.

Hofbauer: Kardiale Atemstörungen. Wiener klin. Wochenschr. 1903, Nr. 13; 1909, Nr. 46.

— Morb. Basedow. Mitt. a. d. Grenzgeb. d. Med. u. Chir. **11**, 533. (Literatur!)

— Nierenkrankheiten. Ges. f. inn. Med. u. Kinderheilk. in Wien, Sitzung vom 28. II. 1918.

Kobert: Lehrb. d. Intoxikat. I, 52, 211, 241.

Koranyi, v.: Zeitschr. f. klin. Med. **33**.
— u. Covacs: Berliner klin. Wochenschr. 1902.
— u. Richter: Physikal. Chemie u. Med. **2**. 1908.
Kraus: Ermüdung als Maß der Konstitution. Bibl. med. I/3; Zeitschr. f. Heilk. **10**.
— Pathologie des Stoffwechsels bei anämischen und herzkranken Menschen. Lubarsch-Ostertag III/1.
— Zeitschr. f. klin. Med. **22**, 587.
— u. Chvostek: Wiener klin. Wochenschr. 1891.
Lanari: Asthma als Wirkung von Hypophysensubstanz. Argent méd. Ref. in Zentralbl. f. d. ges. inn. Med. u. ihre Grenzgeb. **9**, 434.
Lehmann: Archiv f. d. ges. Physiol. **62**, 284.
Leimdörfer, Nowak u. Porges: Wiener klin. Wochenschr. 1912, 184.
Leo: Zeitschr. f. klin. Med. **19**, Suppl.
Lichtwitz u. Sabrazès: Ref. im Centralbl. f. klin. Med. **72**.
Löwy u. Ehrmann: Experim. Koma. Zeitschr. f. klin. Med. **72**.
Löwy: Archiv f. d. ges. Physiol. **62**, 284; Oppenheimers Handb. d. Biochem. **4**. 1908.
Magnus-Levy: Berliner klin. Wochenschr. 1895, Nr. 30.
Masing u. Siebeck: Deutsches Archiv f. klin. Med. **99**.
Matthes in v. Noordens Handb. d. Pathol. d. Stoffw. I, 2. Aufl.
Matti: Ergebn. d. inn. Med. u. Kinderheilk. **10**, 97.
Mautner u. Pick: Shockgifte. Münch. med. Wochenschr. 1915, 1141.
Meinhold: Deutsche med. Wochenschr. 1913, Nr. 34.
Meyer, H. H.: Med. Klin. 1912, 1774.
Michaelsen: Archiv f. d. ges. Physiol. **45**, 622.
Mikulicz u. Reinbach: Mitt. a. d. Grenzgeb. d. Med. u. Chir. **8**.
Minkowski: Mitt. a. d. med. Klin. in Königsberg 1888.
Moebius: Nothnagels Handb. **22**.
Mohr, L.: Berliner klin. Wochenschr. 1918, Nr. 22.
Morawitz u. Siebeck: Deutsches Archiv f. klin. Med. **97**.
Mosso: Verhandl. d. internat. med. Kongr. Berlin 1890.
Notthaft: Centralbl. f. klin. Med. 1898.
Ott, Isaac: Medical Bull. 1898, May.
Peabody: Arch. of intern. Med. 1915, Dezbr. Ref. Berliner klin. Wochenschr. 1916, 287.
Pick: Zeitschr. f. klin. Med. **16**.
Plesch: Deutsche med. Wochenschr. 1911.
— Ergebn. d. inn. Med. u. Kinderheilk. **7**.
— u. Bergmann: 27. Kongr. f. inn. Med. 1909, 306.
Porges: Wiener klin. Wochenschr. 1911, Nr. 32.
—, Leimdörfer u. Markovici: Zeitschr. f. klin. Med. **73**; Wiener klin. Wochenschr. 1910, Nr. 40.
Pott: Jahrb. f. Kinderheilk. 1892, Nr. 39, S. 118.
Reinhart: Krebs und Kropf und Tuberkulose. Virchows Archiv **224**, 251.
Röver: Atmung des gesunden und säurevergifteten Menschen. Zeitschr. f. klin. Med. **77**, 228.
Sackur: Zeitschr. f. klin. Med. **29**.
Sahli: Klin. Untersuchungsmethoden 1909, 84.
Sauerbruch u. Elving: Ergebn. d. inn. Med. u. Kinderheilk. **10**, 879.
Schittenhelm: Ref. Deutscher Kongr. f. inn. Med. 1913 (Anaphylaxie).
Schlayer u. Straub: Münch. med. Wochenschr. 1912, Nr. 11.
Schreiber: Albuminurie bei Thoraxkompression. Zeitschr. f. experim. Pathol. u. Pharmakol. **19**, **20**.
Seegen, v.: Leyden-Festschr. **1**.
Siebeck: Deutsches Archiv f. klin. Med. **100**, **102** (kardial).
— Deutscher Kongr. f. inn. Med. 1914.
Spiro, K.: Säurevergiftung. Hofmeisters Beiträge z. chem. Physiol. u. Pathol. **1**, 276.
Stämmler: Virchows Archiv **217**, 189.

Straub: Münch. med. Wochenschr. 1914, Nr. 27.
Tachau: D. m. W. 1916, Nr. 32.
Thiele u. Nehring: Zeitschr. f. klin. Med. **30**.
Töpfer: Centralbl. f. med. Wiss. 1907. „Oxyproteinsäure.“
Walther: Säurevergiftung. Archiv f. experim. Pathol. u. Pharmakol. **7**, 175.
Weber: Experim. Asthma. Archiv f. (Anat. u.) Physiol. 1914, 63.
Weintraud u. Laves: Zeitschr. f. physiol. Chemie **19**, 603.
Wenckebach: Mitt. a. d. Grenzgeb. d. Med. u. Chir.
Zuntz: Dubois' Archiv 1894, 541.
— Archiv f. Anat. u. Physiol. 1884, 386.
— Ernährung des Herzens und ihre Beziehung ... Leipzig 1892.
—, Löwy, Müller u. Caspary: Höhenklima und Bergwanderungen. Berlin 1905.

A. Störungen des Chemismus als Ursache von Atemstörungen.

Das Vorkommen augenfälliger Atemstörungen ohne nachweisliche anatomische Veränderungen des Atemapparates (wie z. B. die bei Stoffwechselkrankheiten vorkommende „große Atmung“) hatte seit Langem schon einen ursächlichen Zusammenhang zwischen Atmung und Stoffwechsel vermuten lassen. Die Analyse dieses Zusammenhanges jedoch bereitete bei vielen der hierher gehörigen Fälle bis in die jüngste Zeit hinein nahezu unüberbrückbare Schwierigkeiten.

Normalerweise schafft die Atembewegung den für die oxydativen Lebensprozesse unerläßlich nötigen Sauerstoff herbei und entfernt die Endprodukte der Oxydation: vor allem die Kohlensäure. Man nahm daher an, daß sich bei jeder Erschwerung dieser chemischen Leistung Atemnot, stärkere Inanspruchnahme der Atemkräfte einstelle.

Allein die Vorstellung, daß als unmittelbarer Grund der Atemnot die erschwerte O-Aufnahme bzw. CO_2-Abgabe anzusehen sei, erwies sich auf Grund der chemischen Analyse als unrichtig. Dies lehrten schon die Untersuchungen für die Körperanstrengung des Gesunden. Es zeigt sich nämlich bei körperlicher Anstrengung eine so ausgiebige Erhöhung der Atemleistung, daß dem Organismus sogar mehr Sauerstoff zugeführt, mehr Kohlensäure gegenüber der Norm abgepumpt wird. Das Blut enthält bei Körperanstrengung trotz Steigerung der Verbrennungsvorgänge weniger Kohlensäure als beim ruhenden Menschen. Selbst in diesem Falle stellt mithin die Hyperventilation nicht eine rein kompensatorische Leistung dar (Geppert und Zuntz, Mosso, Löwy und Lohmann, Durig und Zuntz).

Diese Autoren konnten vielmehr zeigen, daß die bei Muskelanstrengung resultierende respiratorische Mehrleistung hauptsächlich als Wirkung von oxydablen im Organismus zerstörbaren Substanzen, Säuren, aufzufassen ist, die im zirkulierenden Blut enthalten sind, bzw. als Folge einer Alkaleszenzverminderung des Blutes.

a. Entstehung.

1. „Saure Substanzen."

Der Auffassung der Atmungsstörungen als Wirkung einer Säuerung des Blutes durch unvollkommen oxydierte Stoffwechselprodukte muß auf Grund der bisher bekannten Untersuchungsresultate weitestgehende Gültigkeit zuerkannt werden, und zwar sowohl für die beim Gesunden als auch für die am Krankenbette in Erscheinung tretenden Atemstörungen.

Die Untersuchungen von Haldane und seinen Mitarbeitern, Zuntz, Verworn, Winterstein und anderen machen es überaus wahrscheinlich, daß sogar als adäquater Reiz für das Atemzentrum saure Substanzen aufzufassen sind (Kohlensäurespannung des Blutes einerseits, unvollkommen oxydierte saure Stoffwechselprodukte, insbesondere bei Sauerstoffmangel, andererseits).

Die beim Aufenthalt in verdünnter Luft und im Hochgebirge (Durig und Zuntz, Zuntz, Löwy, Müller und Caspari, Haldane, Boycott, Ward und Poulton) sowie bei hochgradigem Sauerstoffmangel (Araki, Seegen) auftretenden Atemstörungen verdanken ihre Entstehung abnormer Säuerung des Blutes. Ungenügende Zufuhr von Sauerstoff bewirkt nämlich eine Verschiebung des Stoffumsatzes im Gewebe. Einerseits wird das Blut mit überschüssigen Kohlensäuremolekülen sowie mit Stoffwechselprodukten überladen (v. Koranyi, v. Koranyi und Covacs, sowie v. Koranyi und Richter), andererseits aber konnten Hasselbalch und Lindhard weitgehende Veränderungen des Stoffwechsels für das Höhenklima nachweisen.

Unvollkommen oxydierte intermediäre Stoffwechselprodukte (Milchsäure, gesteigerte Mengen von Aminosäuren, Harnsäure, Oxalsäure) kreisen im Körper. Zunächst zeigt sich als Effekt insuffizienter Atmung ein Ansteigen des respiratorischen Quotienten $Co_2 : O_2$. Fernerhin kommt es zu einer Steigerung der osmotischen Spannung des Blutes (v. Koranyi).

Die Atemstörung des Herzkranken, die kardiale Dyspnöe beruht ebenfalls in einer großen Reihe von Fällen auf einer chemischen Störung. Fr. Kraus sieht in ihr die „Reaktion des Atemzentrums auf gesteigerte Erregungsbedingungen aus der Zirkulation".

„Mehr ausschlaggebend noch als die CO_2 sind nach den Ergebnissen der Arbeiten von Zuntz und dessen Schülern hier gewisse bereits früher erwähnte saure Verbindungen, die bei Muskeltätigkeit in größerer Menge entstehen und nach Beendigung derselben allmählich wieder aus dem Blute verschwinden. Bei Muskelanstrengung sinkt unter physiologischen Verhältnissen, während der Sauerstoffgehalt des arteriellen Blutes noch steigt, der Prozentgehalt an CO_2. Ein Blut aber, in welchem reichlich jene sauren Stoffe enthalten sind, denen sich unter pathologischen Bedingungen noch verschiedene andere Verbindungen anreihen dürften, wirkt bei gleichem Gasgehalt stärker auf die Respiration."

Die hierdurch bedingte Überventilation führt freilich zu Erhöhung der CO_2-Abgabe, weshalb Siebeck, Porges, Leimdörfer und

Markovici fanden, „daß auf der Höhe der kardialen Dyspnöe die Spannung der Kohlensäure im Blute herabgesetzt ist".

In anderen Fällen freilich treten die Zeichen rein mechanischer Störung in den Vordergrund, so ergab eine Untersuchungsreihe in der Klinik von Krehl:

„Die rein mechanischen Störungen der Atmung bei Herzinsuffizienz sind also so schwere, daß sie die kardiale Dyspnöe wohl erklären können. Jedenfalls kann die Ansicht, die kardiale Dyspnöe als reine Überventilation durch primär verwendete Atemreize aufzufassen, nicht mehr aufrechterhalten bleiben." (Reinhardt.)

Ebenso klargelegt ist derzeit die Vermehrung der im Blute kreisenden sauren Substanzen bei der Azidose des Diabetes mellitus. Die Kußmaulsche „große Atmung" des Diabetikers (charakterisiert durch Verstärkung des Inspiriums und Exspiriums infolge kräftiger Muskelaktion) ist Folge einer β-Oxybuttersäurevergiftung. Der Kohlensäuregehalt des Blutes ist dabei herabgesetzt (Minkowski, Kraus). Dementsprechend kommt es hier zu ähnlichen Atemstörungen wie bei der experimentellen Säurevergiftung (Chvostek, Ehrmann und Löwy, Löwy vgl. weiter unten S. 119).

Auch für die Atemstörung des Nephritikers wird vielfach eine Säuerung als Ursache verantwortlich gemacht. Porges, Leimdörfer, Novak und Markovici stellen zwar eine Herabsetzung der Kohlensäurespannung bei insuffizienter Nierenleistung fest, lehnen jedoch die Verallgemeinerung einer Auffassung der Urämie als Säurevergiftung ab.

„Trotz dieses Befundes ist das urämische Koma keineswegs einer Säurevergiftung gleichzusetzen, denn in vielen Fällen fehlt die charakteristische Hyperpnöe. Wo diese vorhanden ist, da mag allerdings der Säurevergiftung ein Anteil an der Erzeugung des Symptomenkomplexes zukommen."

Schlayer und Straub hingegen haben die Frage: „Die Urämie eine Säurevergiftung?" entschieden bejaht. Entsprechend den Resultaten Haldanes haben diese Autoren die Beobachtung, daß bei Urämischen mit ausgebildeter Dyspnöe die Kohlensäurespannung der Alveolarluft unter die Norm erniedrigt ist, darauf bezogen, daß bei Urämie im Blute saure Substanzen auftreten, die einen abnormen Reiz für das Atemzentrum bedingen. Bei einigen der Fälle wurde versucht, diese auf indirektem Wege erschlossene Veränderung des Blutes direkt nachzuweisen durch Bestimmung der Dissoziationskurve des Blutes mittels der Methode von Barcroft. Diese Untersuchungen ergaben, „daß bei Urämie eine Veränderung der Dissoziationskurve des Blutes gefunden wird, wie sie durch Säurezusatz zum Blute erzielt werden kann. So weit bekannt, kann diese Veränderung auf keine andere Weise erzielt werden."

In Übereinstimmung hiermit ergaben neuere Untersuchungen Peabodys:

„In leichteren Fällen chronischer Nephritis ... besteht gewöhnlich nur ein sehr geringer Grad oder gar keine Azidose. Vorgeschrittenere Fälle ... weisen Azidose auf ohne Abnahme der Kohlensäuredioxydspannung in den Alveolen. Nur in sehr vorgeschrittenen Fällen mit sehr beträchtlicher Azidose sinkt die

Kohlensäurespannung in den Alveolen ... Wahrscheinlich ist bei Urämie stets Azidose vorhanden, aber nur in wenigen Fällen derart ausgesprochen, daß sie klinische Symptome macht. In diesen Fällen ist das klinische Bild das gleiche wie bei der Säureintoxikation bei Diabetes.“

Die bei Icterus gravis in Erscheinung tretenden Störungen der Atembewegung stellen ein weiteres Beispiel der auf toxischem Wege zustande gekommenen Alterationen der äußeren Atmung dar. Pathogenetisch kommen hier zwei Faktoren in Betracht: einerseits der Übertritt von Gallenbestandteilen ins Blut (Gallensäuren!), andererseits die Aufnahme autotoxischer Produkte aus dem Darm als Folge der Gärungs- und Fäulnisvorgänge, welche durch die mangelhafte Tätigkeit von Darmwand oder Leber ausgelöst werden (vgl. S. 118). Ob nicht überdies für manche hierher gehörigen Fälle die Resorption abnormer Abbauprodukte aus dem Lebergewebe resp. innersekretorische Vorgänge in Betracht kommen, läßt sich derzeit nicht mit Sicherheit entscheiden.

War für die akute gelbe Leberatrophie schon seit langem das Auftreten von Aminosäuren im Urin festgestellt worden, so konnte Frey (in der Klinik Gerhardt) diesen Befund für die Leberkrankheiten mehr verallgemeinern und auch für das Blut feststellen:

„Man kann die beobachtete Aminosäuresteigerung ... zwanglos in jedem Falle mit einiger Wahrscheinlichkeit auf eine Erkrankung der Leber zurückführen ... wir halten uns für berechtigt, ein Parallelgehen der Aminosäurenkonzentration im Blut und Urin annehmen zu dürfen ... Als wichtiges funktionelles Diagnostikum lernt man das Verhalten der Aminosäuren kennen, welche bei Zirrhosen regelmäßig vermehrt sind ... von allen anderen Leberkrankheiten nur bei einem Fall von Amyloid und einem Falle von ausgebildeter Stauungsleber dieselbe Abnormität zu konstatieren war.“

Unter dem Gesichtswinkel einer Azidose als pathogenetischen Faktors lassen sich auch die ganz unverständlichen Fälle von großer Atmung bei Karzinom (s. S. 87, Abb. 58) einer Klärung näher bringen. Eine solche Auffassung gewinnt durch die in den letzten Jahren erhobenen Befunde von abnormen sauren Stoffen im Blute resp. Harn Krebskranker eine nicht unwesentliche Stütze (Ernst Freund, Salomon und Saxl, Porges und Leimdörfer).

Einen Hinweis auf das Vorhandensein von Störungen im Säureabbau beim Karzinom bilden nämlich die Befunde der Oxyproteinsäuren (Töpfer, v. Fürth, Salomon und Saxl), eventuell die von Ernst Freund gefundene „Darmsäure“.

Auf diese Weise werden alle, trotz Verschiedenheit der anatomischen Störung immer wieder in derselben Form verlaufenden Arten von autotoxischem Asthma (Asthma dyspepticum, A. carcinomatosum) dem Verständnisse nähergebracht. Zugunsten einer solchen Auffassung kann der Umstand vorgebracht werden, daß bei pneumographischer Aufnahme in allen hierher gehörigen Fällen eine ganz bestimmte Form der Atemstörung sich erheben ließ. Dieselbe tritt nicht bloß bei den sichergestellten Fällen von Azidose am Krankenbette, sondern auch bei der experimentellen Säurevergiftung im Tierversuch in Erscheinung. Es ist dies die aktive Exspiration („Flankenschlagen“).

Die eigentümlichen, durch die anatomische Läsion keineswegs erklärlichen Atemstörungen bei gangränösen und putriden Prozessen (Bronchitis putrida, Bronchectasie, Lungenabszeß, Lungengangrän, manche Fälle von Cystitis gangraenosa) lassen sich wohl ebenfalls als Folgen autotoxischer Vorgänge auf Grund der vorliegenden pathologisch-chemischen und experimentellen Tatsachen dem Verständnisse näherbringen. Hier stimmt allerdings die Form der Atemstörung nicht immer mit der für die vorerwähnten Fälle erhobenen überein, es kann also Säuerung allein pathogenetisch nicht in Anspruch genommen werden. Für diese letztgenannten Fälle kommt eben noch ein anderer pathogenetischer Faktor in Betracht, dessen theoretische Grundlagen lediglich im Tierversuch gewonnen wurden: die Beeinflussung der Atembewegung durch den Eintritt von Abbauprodukten des Eiweiß resp. von artfremdem Eiweiß in die Zirkulation. Derselbe veranlaßt eine typische Veränderung der Atembewegung und auch der Atemorgane: den anaphylaktischen Shock.

„Je nach der Tierart wechselnd in der Betonung der einzelnen Symptome, zeigt er neben anderen Erscheinungen das typische Gesamtbild einer heftigen autonomen Vergiftung: Krampf der Bronchialmuskulatur ... Biedl und Kraus haben bekanntlich gezeigt, daß dieses Vergiftungsbild bis auf unwesentliche Nebenpunkte gleichartig hervorgerufen werden kann durch eine intravenöse Vergiftung mit Wittepepton, d. h. dem Gemenge peptischer Abbauprodukte des Fleisches ... Das im anaphylaktischen Shock plötzlich entstehende Gift ist noch nicht bekannt, ebensowenig das im Pepton enthaltene autonome Gift. Nach Dale und seinen Mitarbeitern wäre es nicht unwahrscheinlich, daß beide Gifte identisch, und zwar nichts anderes sind als das sog. Histamin. Diese Base ist ... von Ackermann durch Bakterienwirkung aus Histidin, einem Eiweißabbauprodukt, erhalten worden. Werden Peptone noch weiter durch die Verdauungsfermente Trypsin und Erepsin abgebaut, so resultiert ein Substanzgemenge, welches Erepton genannt wird und das nun nicht mehr allein jene Giftwirkungen des Peptons hat. Vielmehr ist nach den Untersuchungen von Pick und v. Knaffl darin neben Histamin noch eine andere sehr aktive Substanz enthalten, die ... sich als identisch mit dem sog. Tyramin erwiesen hat. Diese Tatsachen führe ich hier an, weil sie zeigen, daß unter den Produkten nicht nur der bakteriellen, sondern auch der normal enzymatischen Zersetzung des Eiweißes sich Stoffe finden, die, ins Blut gelangt, sehr energische Wirkungen gerade auf das vegetative Nervensystem auszuüben imstande sind. In der Norm werden sie durch die Darmwand und Leber entgiftet. Das Entstehen aber von Autointoxikationen, z. B. bei Darmverschluß und auch die allgemeinen, das vegetative Organsystem in erster Linie betreffenden Vergiftungssymptome bei vielen bakteriellen Darmerkrankungen, werden dadurch unserem Verständnisse näher gerückt." (H. H. Meyer.)

Eingebrachte Gifte

erzeugen Atemstörungen noch viel weniger allein durch Säurewirkung (s. auch S. 202).

Die giftigen Substanzen greifen zum Teil zentral an (Reizung bzw. Lähmung der Atemzentren), zum Teil peripher (Erzeugung von Lungenödem oder Auslösung der Lungenstarre auf nervösem Wege). Sie erfolgt hauptsächlich durch die Erregung der vagalen Nervenendigungen.

Nach Schlangenbiß treten respiratorische Symptome auf in Form einer anfänglichen Atembeschleunigung und darauf folgender

Verlangsamung resp. bei großen Dosen momentaner Atemstillstand. Dieselben beruhen einerseits auf „Blutwirkungen“ (Methämoglobinbildung, Agglutination mit folgender Hämolyse) andererseits auf „Nervenwirkungen“ (Lähmung des Atemzentrums).

2. Innere Sekretion.

α) **Thyreoidea.** Das Versagen aller Versuche, das Kropfasthma durch mechanische Momente allein zu erklären (s. diesbezüglich S. 83ff.), hatte mich vor Jahren schon veranlaßt, für die mechanisch nicht ausgelösten Atemstörungen beim Kropf dem Gedanken an eine Störung der innersekretorischen Funktion der Schilddrüse Raum zu geben. Als Grundlage für diese meine Auffassung kam eine ganze Reihe von klinischen und experimentellen Tatsachen in Betracht.

Einerseits stellte sich bei Gesunden nach Verfütterung von Schilddrüsensubstanz (Ballet und Henriquez, Georgiewsky, Notthaft, Alexander) Dyspnöe ein und ebenso bei „einfachem Kropf“ (in 56 von 69 Fällen v. Mikulicz und Reinbach), im Tierversuche sogar Atemstillstand (Fenyvessy). Andererseits erweist das umgekehrte Verhalten: der glänzende theurapeutische Erfolg von Thyreoideaextrakt bei außerordentlich schweren infolge von mangelhafter Schilddrüsenfunktion auftretenden Respirationsstörungen (Lichtwitz und Sabrazès) den ursächlichen Zusammenhang. Mackenzie sowie Thiele und Nehring konnten ein Sinken der Atemfrequenz bei Verabreichung von Schilddrüsenpräparaten konstatieren; letztere Autoren in Bestätigung der vorher schon von Magnus-Levy erhobenen Befunde auch eine Steigerung der Sauerstoffaufnahme, außerdem manchmal eine solche der CO_2-Ausscheidung.

β) **Thymus.** Eine Störung in der Funktion der Drüse als Ursache des Asthma thymicum wird schon durch die folgende Tatsache nahegelegt: Die Erklärung desselben durch eine mechanische Kompression der Luftwege [schon von Kopf 1829 aufgestellt und von Grawitz weiter verfochten] kann gemäß dem negativen Ausfall vieler diesbezüglicher Sektionen heute auf keinen Fall mehr Anspruch auf allgemeine Gültigkeit erheben (Paltauf, Stieda, Wiesel).

In dem von mir selbst beobachteten Falle (s. S. 86) ergab die pneumographische Aufnahme trotz hörbaren inspiratorischen Stridors keinerlei Zeichen eines inspiratorischen Hindernisses.

Im gleichen Sinne spricht die Schilderung des Thymustodes bei Pott: „Die Kinder biegen plötzlich den Kopf nach hinten und machen eine lautlose, nach Luft schnappende Bewegung und versuchen eine Inspiration...Einige vergebliche schnappende Inspirationsbewegungen folgen, aber kein ziehendes Eindringen von Luft in die Stimmritze wird gehört ... in höchstens 1—2 Minuten ist das Kind eine Leiche... In einzelnen Fällen wurde bei den Kindern vor dem Anfalle eine gewisse Dyspnoe beobachtet“. Auch Meinhold macht darauf aufmerksam:

„Der Thymustod hat etwas ungemein Charakteristisches ... die Art der Atmung. Von rasselnder oder schnarchender Atmung keine Rede.“

Eine weitere Stütze findet die Annahme einer „Hyperthymisation im funktionellen Sinne“ (v. Haberer) als Ursache des A. thymicum in den Erfolgen einer Teilresektion der Drüse bei diesem Leiden (Rehn, Fr. König, Klose, Lampe und Liesegang, v. Haberer, Sauerbruch, Stieda). Ott gelang es sogar, den Einfluß der Drüsensubstanz auf die Atemtätigkeit direkt im Tierexperiment zu erweisen.

Ott konnte durch Verabreichung von gepulverter Thymusdrüse bei einzelnen Kaninchen Vertiefung der Atmung erzielen, welche Wirkung auch durch Vagusdurchschneidung nicht beeinträchtigt wurde.

Betreffs des Mechanismus der Wirkung einer solchen Hyperthymisation auf die Respirationsbewegung sind freilich bislang die Akten nicht als geschlossen anzusehen. Einerseits könnte schon die festgestellte Wirkung des Thymusextraktes: die starke Herabsetzung des Blutdruckes (Svehla, R. Popper) — welche nach C. Schwarz und Lederer durch das in demselben enthaltene Cholin verursacht wird — hierfür verantwortlich gemacht werden (vgl. weiter S. 195). Andererseits darf die Einwirkung auf andere endokrine Drüsen (Schilddrüse!) nicht außer acht gelassen werden (v. Haberer), deren geänderte Tätigkeit die Respirationsstörung sehr wohl auszulösen vermag.

γ) **Hypophysis cerebri.** Die innersekretorische Wirkung der Hypophyse auf die Atembewegung ist experimentell für den Menschen sowohl als für das Tier festgestellt.

Lanari sah „Asthmaanfälle als Folge der Wirkung von Hypophysensubstanz“. Ein Asthmatiker bekam auf eine aus anderen Gründen vorgenommene Injektion von 2 Ampullen der Lösung des aktiven Prinzips von 0,2 g des hinteren Lappens der Hypophyse einen typischen, schweren Anfall. Eine eigens vorgenommene Wiederholung der Injektion bewirkte einen neuen Anfall, der durch $^1/_2$ mg Adrenalin prompt beseitigt wurde.

Fröhlich und Pick kommen auf Grund ihrer Versuche zu dem Resultate: „Wirksame Hypophysinpräparate ... bewirken bei intravenöser Injektion am Kaninchen eine eigenartige vorübergehende Atemstörung, welche charakterisiert ist durch völlig aufgehobenes Inspirium und krampfhafte fruchtlose Exspirationsversuche (abdominale und Flankenatmung) ... daß Vagusdurchschneidung nichts an der Hypophysenwirkung ändert.“

δ) **Niere.** Daß die eigentümlichen Atemstörungen bei Nierenkranken (aktive Exspiration) durch Störungen einer inneren Sekretion des Organes bedingt sein können (Hofbauer), wird durch die experimentellen Resultate Lepines wohl ziemlich wahrscheinlich gemacht, der beim Versuchstiere durch Einverleibung des Preßsaftes von Nieren aktive Exspiration („Flankenschlagen“) hervorrufen konnte.

ε) **Nebenniere.** Das innere Sekret dieses Organs wirkt, was sowohl das Tierexperiment als klinische Erfahrung nahelegen (Oliver und Schäfer, Boruttau, Hofbauer, Bittorf, Posselt) auf die Respirationsbewegung entschiedenst ein.

„Schon Oliver und Schäfer fanden als Wirkung des Nebennierenextraktes starke Abflachung der Atembewegung. Die inspiratorischen Zacken der Atmungskurve sind verkleinert, die Dauer der Exspiration ist verlängert bis zum Auftreten von wirklichen exspiratorischen Pausen, resp. einem kürzer oder länger dauernden Stillstand in Exspirationsstellung.“ Hierbei handelt „es sich ... nicht etwa um eine periphere Behinderung der Atmung durch die Blutdrucksteigerung oder eine etwaige Kontraktion der Bronchialmuskulatur“ (Boruttau).

Hatte Boruttau schon vermutet, „daß die Nebennieren die schädlichen Umsatzprodukte der Muskeln (‚Ermüdungsstoffe‘) dem

Kreislauf und damit der Oxydation ausliefern“, so gibt die klinische Erfahrung durch die beim Ausfall der Nebennierenfunktion (M. Addissonii) auftretenden Atemstörungen (vgl. S. 226) geradezu die Gewähr für die Richtigkeit der Annahme, daß das Nebennierensekret einen wesentlichen Einfluß auf die innere Atmung besitze. Wenn auch auf Grund der Experimente von Brodie und Dixon, sowie von Baehr und Pick Beeinflussung des Durchmessers der Lungengefäße unwahrscheinlich schien, so sprechen doch die Erfahrungen von Cloetta, Weber, Mautner und Pick sowie Eppinger und Wagner zugunsten einer solchen. Ferner wirkt Adrenalin auf die Atmung auf dem Umwege über das Gehirn. Nach Injektion von Adrenalin treten am nichtnarkotisierten Tiere rasch vorübergehende Atemstillstände auf, welche wahrscheinlich auf eine Erregung des Atemzentrums infolge Gefäßkontraktion in der Medulla oblongata zurückzuführen sind (Fröhlich und Pick). Überdies besitzt das Adrenalin die Funktion, die Erregbarkeit der sympathischen Nervenendigungen zu steigern, den Tonus des Sympathicus zu erhöhen, so daß er auf verschiedene Reize leichter anspricht. Zudem kommt es nach subkutaner Adrenalininjektion gemäß den Feststellungen von Elias zu „Säuerung“. Nebennierenveränderungen machen sich demgemäß in Form von Alterationen der Atembewegung bemerkbar, welche freilich in den meisten Fällen nur bei graphischer Aufnahme überhaupt erst erkennbar werden. Es kommt zu wogender Atmung, diesem Typus einer durch chemische Noxen hervorgerufenen Störung der äußeren Atmung (s. weiter unten S. 120), welche sich bis zur völlig ausgebildeten periodischen Atmung steigern kann (Hofbauer, Posselt).

Überdies kann es auf dem Wege der durch das Nebennierensekret ausgelösten Störung des Blutdruckes zu Alteration der Atembewegung kommen in Form von Verlangsamung und Vertiefung der Atmung.

b. Klinische Kennzeichen.

Schon die klinische Beobachtung hatte gemeinsame Züge in den durch verschiedene Stoffwechselerkrankungen (Nephritis, Diabetes) hervorgerufenen Atemstörungen („große Atmung“) erkennen lassen (Ebstein sen., Pineles u. a.). Die graphische Aufnahme der Atembewegungen bei den durch völlig verschiedene Grundkrankheiten ausgelösten respiratorischen Anomalien ergab die Möglichkeit einer näheren Analyse, einer Feststellung der gemeinsamen Komponenten in den auf den ersten Blick ganz different erscheinenden Atemstörungen, welche auf einer Alteration des Chemismus beruhen. Waren dieselben aber erst auf diesem Wege festgestellt, so ließ sich weiterhin erkennen, daß auch diejenigen Atemstörungen, die bei anatomischen Änderungen des Atemapparates in Erscheinung treten, zum Teil durch chemische Störung ausgelöst werden. Dadurch wurde die pathogenetische Analyse mancher derselben wesentlich erleichtert, oft sogar erst möglich gemacht. Von solchen, trotz Verschiedenheit des Sitzes und der Natur der primären Erkrankung immer wiederkehrenden gemeinsamen Zügen in der Form der Atemstörung lassen sich bei „Säuerung“ (wenn auch nicht in jedem Falle gleich stark ausgeprägt) erheben: Vertiefung der Atembewegung, aktive Exspiration und rhythmische Größenschwankungen.

1. Vertiefung der Atembewegung.

Geradezu Beweiskraft für den ursächlichen Zusammenhang zwischen Acidosis und den Alterationen der Atembewegung besitzen die bei experimentell hervorgerufener Säurevergiftung am Versuchstier (Walter, Spiro u. a.) erhobenen Resultate.

Walter konnte diesbezüglich fürs Kaninchen erheben:

„Was zunächst die Störungen auf dem Gebiete der Respiration anlangt, so geht aus der oben gegebenen Schilderung des Verlaufes hervor, daß die Atmung in kurzer Zeit einen dyspnoischen Charakter annimmt. Die einzelnen

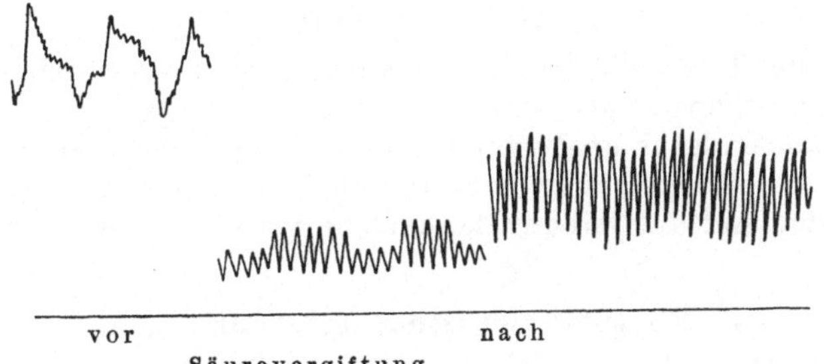

Abb. 71 (nach Spiro). Atemkurve des säurevergifteten Hundes.

Respirationen werden tiefer, mühsamer, es tritt sehr verstärktes Abdominalatmen ein. Wenn man in diesem dyspnöischen Stadium den Blutdruck untersucht, so findet man denselben eher höher als niedrig ... die Dyspnöe kann demnach von einer Veränderung der Herztätigkeit nicht abhängig gemacht werden. Injiziert man in diesem Zeitpunkte der Säurewirkung Natriumkarbonat in das Blut, so erleidet die Höhe des Blutdruckes keine irgendwie bemerkenswerte Veränderung. Dagegen wird der Charakter der Kurve sehr wesentlich modifiziert. Während vorher die Respirationswellen ungemein stark ausgeprägt waren, sich 4—5 mm über die Druckkurve erhoben und im allgemeinen mehr winklig abgestumpfte als abgerundete Gipfel zeigten, werden vom Moment der Injektion an die Erhebungen flacher und gleichen binnen kurzem vollkommen dem am normalen Tier zur Beobachtung kommenden ... Nachdem bei maximaler Säurezufuhr (1 g HCl auf 1 kg Tier) die Dyspnöe ihren Höhepunkt erreicht hat, tritt ... oft ziemlich plötzlich ein Umschlag in dem Charakter der Respirationsbewegungen ein, dieselben werden immer flacher und schließlich kaum mehr wahrnehmbar ... Es muß also angenommen werden, daß infolge der Alkaliverminderung im Blute zuerst eine Reizung und dann eine Lähmung des Respirationszentrums sich einstellt. Es würde weiter die Frage zu entscheiden sein, wie diese Wirkung auf das Respirationszentrum als Folge der Alkalientziehung zustande kommt ...

Ich will hier nur noch bemerken, daß es sich schon wegen des unveränderten Sauerstoffgehaltes des Blutes nicht um Verhältnisse handeln kann, welche mit der gewöhnlichen Erstickung identifiziert werden können."

K. Spiro konnte nachweisen, daß sich auch beim Fleischfresser (Hund), trotz der besseren Kompensationsmöglichkeit dasselbe respiratorische Symptomenbild der akuten Säurevergiftung experimentell erzeugen läßt:

„Am meisten ändert sich die Respiration. Die Frequenz der Atembewegungen nimmt zunächst zu, sie werden dann tiefer, dabei mühsamer. Namentlich die Exspiration ist angestrengt und langgezogen. Sehr bald läßt die angestrengte Atmung nach, ihr dyspnoischer Charakter verschwindet, die Atemzüge werden ganz oberflächlich und schwach."

Die von diesem Autor beigegebene graphische Aufnahme der Atemveränderungen (s. Abb. 71) zeigt deutlich die auf Grund der Erfahrungen am Krankenbette (s. weiter unten bei 3) als Folge einer chemischen Störung hingestellte rhythmische Störung der Größe, so daß auch diese bei Beobachtung mit freiem Auge so gut wie immer unbeobachtet gebliebene Störung als charakteristisches Zeichen der Säuerung erwiesen erscheint.

2. Aktive Exspiration.

Das beim Tier sichtbare „Abdominalatmen" läßt sich auch am Krankenbett sehen und als „aktive Exspiration" infolge Inanspruchnahme der Bauchmuskulatur analysieren. Diese durch Heranziehung der exspiratorischen Muskelkräfte hervorgerufene Verstärkung und Unterstützung der Luftaustreibung kommt in verschiedenen Formen zum Ausdruck.

3. Rhythmische Größenschwankungen.

Eine weitere charakteristische Atemveränderung stellt dar die rhythmische Größenschwankung der Atemexkursionen (wogende Atmung, Cheyne-Stokessche Phänomen). Speziell das Abwechseln von Atemperiode und Atemstillstand beim Cheyne-Stokesschen Atmen gab seit langer Zeit Anlaß zur Aufstellung verschiedener Theorien (Traube, Filehne, Rosenbach, s. oben S. 68ff.). Die seither gewonnenen Anhaltspunkte für die Wirkung von Sauerstoffmangel einerseits, Anhäufung von CO_2, resp. ungenügend oxydierten sauren Produkten andererseits (vgl. oben S. 112f.) auf das Atemzentrum führten zu der Annahme:

„Während der primären Apnöe fällt der Alveolar-O_2-Druck und der CO_2-Druck steigt, bis ein Punkt erreicht wird, wo der CO_2-Druck, der weit noch unter seinem normalen Schwellenwert liegt, infolge der Verstärkung, welche er durch die infolge des rasch sich entwickelten O-Mangels gebildete Milchsäure erfährt, hoch genug ist, um das Zentrum zu reizen. Es folgt Hyperpnöe, der Sauerstoffmangel wird rasch gehoben und die Milchsäure oxydiert oder neutralisiert, während der Alveolar-CO_2-Druck bis auf einen kleinen Wert herabgesetzt wird. Die Folge ist, daß der Reiz für das Atemzentrum verschwindet, Apnöe entsteht und andauert, bis die Vereinigung des fallenden O_2- und des CO_2-Druckes genügt, um einen adäquaten Reiz für das Zentrum zu bilden, wobei wieder dieselbe Reihe von Vorgängen stattfindet." (Gordon Douglas.)

Gegen diese Annahme muß ich aber meine pneumographischen Erfahrungen ins Feld führen, insbesondere den nachweislich kontinuierlichen Übergang des Cheyne-Stokesschen Phänomens in wogende Atmung und umgekehrt. Bei letzterwähnter Atemstörung handelt es sich gar nicht um ein Wechseln von Atemstillstand und Hyperpnöe, sondern lediglich um ein (bei Beobachtung mit freiem Auge gar nicht bemerkbares) rhythmisches Schwanken der Atemgröße. In einzelnen dieser Fälle sind die „kleinen Atemzüge" noch immer hyperpnoisch, größer als in der Norm, z. B. beim komatösen Diabetiker. Diese Erfahrungen führten mich zu der Annahme: Eine durch Säuerung hervorgerufene mangelhafte Tätigkeit der höheren Zentren (Hirnrinde), welche die Gleichmäßigkeit der Atemexkursionen beim Gesunden bewirken, bildet die Ursache dieser rhythmischen Größenschwankungen (s. S. 69, 73).

„Sicherlich ist in der wogenden Atmung ... lediglich eine Steigerung der Erscheinung zu sehen, welche Mosso für den gesunden schlafenden Menschen festgestellt hat. Er konnte zeigen, daß schon beim Gesunden im Schlafe rhythmische Größenschwankungen der Atmung auftreten. Hält man dies zusammen mit der bekannten Erfahrung, daß die Cheyne-Stokessche Atmung bei Affektion der Großhirnrinde gleichzeitig mit den Lähmungserscheinungen der Extremitäten kommt und geht (Unverricht), so wird die Annahme kaum wesentlichen Einwendungen begegnen können, daß sowohl die wogende Atmung als auch das ... Cheyne-Stokessche Atmen auf einem Wegfall der Funktion der Hirnrinde beruhen ... Es handelt sich in beiden Fällen um einen Wegfall der Regulation, welche die Hirnrinde de norma auf die in der Medulla gelegenen Respirationszentren ausübt ... Insbesondere die Mossosche Erfahrung ... spricht eher zugunsten der Annahme, es handle sich hierbei um Erscheinungen, welche durch Intoxikation bedingt sind. Dies wird schon dadurch wahrscheinlich, daß im Tierversuch durch eine ganze Reihe von Giften wogende Atmung hervorgerufen werden kann, welche sich bei größerer Dosis zum Cheyne-Stokesschen Atmen vertieft ... Säureintoxikation erzeugt ... Störungen der Atmung infolge einer Alteration in der Funktion der Atemzentren." (Hofbauer.)

Wenn die Ventilation der Lunge nicht imstande ist, eine äquivalente Menge von CO_2 zu entfernen, wenn eine saure Substanz, etwa Milchsäure (vgl. S. 112) in Überschuß im Körper erzeugt wird — bekanntlich erfordert die Zerstörung resp. Ausscheidung der im Blutserum frei zirkulierenden Milchsäure längere Zeit — dann muß das Blut, welches die Lungen verläßt, eine verminderte Alkaleszenz besitzen. Dabei muß erwähnt werden, daß eine solche Verminderung — infolge der außerordentlichen Empfindlichkeit des Atemzentrums für kleine Reizänderungen — nicht erst sehr groß zu sein braucht.

B. Störungen des Chemismus als Ursache von Alterationen der Atemorgane.

a. „Lungenstarre", Lungenblähung.

Im Gefolge chemisch bedingter Atemstörungen sind oftmals Lungenblähung und Bronchialmuskelkrampf zu beobachten. Während sich die Lungenblähung jedoch bei allen, pathogenetisch noch so verschiedenen, Formen der Kurzatmigkeit einstellt (vgl. oben S. 62ff.), bildet die Ausprägung einer mit Verengerung der Luftwege ursächlich in Verbindung stehenden Lungenstarre ein Charakteristikum des anaphylaktischen Shocks (vgl. oben S. 115).

Von **endogenen** Sekreten kommt hier insbesondere das Hypophysensekret in Betracht:

„Bei Meerschweinchen erzeugt intravenöse Injektion von Hypophysenpräparaten typischen, häufig zum sofortigen Tod führenden Bronchialkrampf mit konsekutiver Lungenblähung.“ (Fröhlich und Pick.)[1])

Bezüglich der durch Störungen des Chemismus der Atemluft hervorgerufenen Alterationen der Blutversorgung der Lungen s. S. 208.

b. Lungenschrumpfung.

Auch für diese Krankheitserscheinung liegt die Ursache oft bloß in einer Störung der chemischen Funktion im Gewebe, ebenso wie für die hierbei nachweisbare bindegewebige Degeneration.

„Für die Bindegewebsentwicklung in der Pneumothoraxlunge spielt sicherlich die Ausschaltung des Organs von der spezifischen Funktion und die damit verknüpfte Herabsetzung seines Stoffwechsels die Hauptrolle. Die günstige Wirkung der Pneumothoraxtherapie auf tuberkulös erkrankte Lungen beruht demnach auf verschiedenen Faktoren: der funktionellen Ruhigstellung mit ihren Folgen auf den Stoffwechsel, den Störungen der Blut- und Lymphzirkulation und der rein mechanischen Wirkung der Retraktion des Gewebes auf Kavernen. Die eigentliche Heilung wird aber erst durch eine reichliche Bindegewebsproliferation, das die tuberkulösen Herde einschließt, bedingt.“ (Sauerbruch.)

c. Tuberkulose der Lungen und Kropf.

Seitdem Rokitansky den „großen endemischen Kröpfen das Ausschließende der Lungentuberkulose“ zuschrieb, ist der Streit um die Entscheidung dieser Frage nicht mehr ganz verstummt (vgl. diesbezüglich Reinhardt). Seither wurde eine Reihe von Tatsachen veröffentlicht, welche einen gewissen Zusammenhang zwischen Störungen der Schilddrüsentätigkeit und Lungentuberkulose bis zu einem gewissen Grad wahrscheinlich machen.

Schon Hamburger kommt zu dem Schluß „wenn also Struma auch nicht die Tuberkulose, so schließt sie doch die eigentliche tuberkulöse Phthise aus“ und Stämmler eruiert am Material des Berliner pathologischen Institutes:

„Während Prof. Orth in den Statistiken des Pathologischen Institutes für gewöhnlich in 20—22% der Leichen Tuberkulose als Todesursache feststellte, ergibt sich bei den mit Kropf behafteten Leichen ein Verhältnis von 8,8%, also noch nicht die Hälfte der allgemeinen Hälfte. ... Wenn wir die Fälle genauer an-

---

[1]) Gegenteilige Wirkung läßt sich für das Adrenalin nachweisen:
„Nach den Beobachtungen von Januschke und Pollak ruft die intravenöse Adrenalininjektion an den normalen Bronchien eine kaum merkliche Erweiterung hervor. Die krampfhaft kontrahierten Bronchialmuskeln aber wurden durch Adrenalin hochgradig erschlafft.“ (H. H. Meyer.)

sehen, wo trotz der Gegenwart eines Kropfes eine ausgebreitete Tuberkulose vorlag (es sind im ganzen 46 Fälle), so sehen wir bei 28 eine Kolloidstruma, 7 mal sonstige Degeneration, 8 mal die nähere Art der Struma nicht angegeben, und nur 3 mal fand sich eine Struma parenchymatosa, d. h. eine Hyperplasie des Schilddrüsengewebes ohne Kolloidbildung oder sonstige Degeneration. Ich nehme also an, daß das eigentliche Drüsenparenchym es ist, was die Ausbreitung der Tuberkulose verhindert, daß dagegen die degenerierten oder stark kolloidentarteten Schilddrüsen nur insoweit dazu imstande sind, als sie noch normales Schilddrüsengewebe enthalten."

Diese Vermutung wird anscheinend gestützt durch die experimentellen Befunde von Frugoni und Grixoni. Diese Autoren berichten über einen günstigen Einfluß der wirksamen Elemente der Schilddrüse auf die experimentellen tuberkulösen und pseudotuberkulösen Infektionen. Durch Verabreichung von Schilddrüsentabletten (Borrough, Welcome & Co.) beim Kaninchen glaubten sie feststellen zu können,

„daß die Schilddrüsenbehandlung täglich ausgeführt in einer Periode, welche der Infektion zeitlich entsprach oder ihr voraufgeht und in solchen Dosen, welche gut vertragen werden, jedoch eine energische Beschleunigung des Stoffwechsels des Organismus herbeiführen, an und für sich imstande ist, eine modifizierende Wirkung auf experimentelle Tuberkulose und pseudotuberkulöse Infektion beim Kaninchen auszuüben, da die Tiere, welche mit Schilddrüsen behandelt wurden, eine längere Lebensdauer als die Kontrolltiere haben, ja in manchen besonderen Fällen sogar dauernd am Leben bleiben."

Nun wäre es aber verfrüht, deshalb etwa diesen Zusammenhang als erwiesen zu betrachten, schon mit Rücksicht auf die Erhebungen anderer Autoren. Reinhardt z. B. kommt an der Hand des Berner Materiales zu der Überzeugung:

„... 90% der Fälle mit totaler Tuberkulose, zum großen Teil Fälle von Lungentuberkulose, sind strumös. Die Tuberkulosenmortalität bei Kropfigen ist ungefähr gleich groß, wie bei Leuten ohne Struma. Ein Ausschließungsverhältnis zwischen Kropf und Tuberkulose oder auch nur zwischen Kropf und totaler Tuberkulose besteht also nicht."

Die Widersprüche in den Resultaten lassen sich vielleicht dadurch erklären, daß die Autoren nicht auch die mechanischen Wirkungen der Kröpfe auf die Luftwege in Rechnung gestellt haben. Nun könnte diesem Faktor auf Grund der derzeit bekannten Tatsachen wohl eine sehr bedeutsame Rolle bei der in Rede stehenden Frage zukommen. Ist doch an dem förderlichen Einfluß von Stenosierung der Luftwege auf Ansiedlung und Verbreitung des Tuberkelbazillus, und zwar infolge Veränderung der „Disposition" des Gewebes (vgl. oben S. 103 ff.) nicht mehr zu zweifeln. Demgemäß möchte ich die Ursachen der, wie Rokitansky hervorhob, von „großen ... Kröpfen" erzielten Wirkung eines Ausschließens der Lungentuberkulose in der durch dieselbe ausgelösten Erschwerung und Vertiefung des Atemholens sehen.

C. Störungen des Chemismus als Folge von Atemstörungen.

a. Entstehung der chemischen Störungen.

1. Funktionell

werden Störungen des Chemismus ausgelöst bei völlig normalem Atemapparat nicht bloß durch Verminderung, sondern zumindestens ebenso stark durch Steigerung der motorischen Leistung.

α) **Resp. Insuffizienz** wirkt in diesem Sinne vor allem bei mangelhafter Leistung der Bauchmuskulatur sowie des Zwerchfells. Dieselbe veranlaßt direkt sowie auch auf dem Umwege der konsekutiven Veränderungen der Statik im Bauchraum (vgl. diesbezüglich S. 219f.) eine Verlangsamung in der Bewegung der Ingesta und schon dadurch Eiweißfäulnis und Bildung abnormer Gärungs- und Fäulnisprodukte. Überdies wird besonders durch die ungenügende Wirkung der Zwerchfellstätigkeit eine „hepatale Stase" ausgelöst mit den Folgerscheinungen von Gallen- und Blutstauung in der Leber und deren weiteren Folgen (vgl. S. 221). Dieselben Wirkungen erzielt aber auch die diametral entgegengesetzte motorische Störung.

β) **„Respiratorische Mehrleistung"** bewirkt schon infolge der konsekutiven motorischen Insuffizienz der Zwerchfellsmuskulatur abdominale Stase mit konsekutiver Fäulnis. Außerdem bewirkt die eigentümliche Verschiebung des Kräfteverhältnisses zugunsten der Inspiration (s. S. 49ff.) eine dauernde Überfüllung der Lunge mit Luft und Blut. Es entsteht, wie ich dies nennen möchte, ein respiratorischer und zirkulatorischer Sumpf mit mangelhaftem Abfluß, weil durch die einseitige Vertiefung der Atembewegung zwar mehr Luft und Blut zu-, aber nicht ebensoviel mehr abgepumpt wird. Demzufolge muß der Nutzeffekt selbst der vermehrten Arbeitsleistung ein herabgesetzter werden, die Möglichkeit des respiratorischen Gasaustausches sich verringern, schon wegen der Vermehrung der Restluft und des Restblutes.

γ) **Veränderte Zwerchfellstatik** bewirkt nicht bloß infolge der Störungen in der Zwerchfellsbewegung (s. oben) Störungen in der Leberentleerung, sondern auch gemäß ihrem Einfluß auf den Blutstrom in der Vena cava ascendens (vgl. S. 22) Störungen in der Funktion der Niere.

2. Bei anatomisch nachweisbaren Veränderungen.

α) **Primär** erkrankt können zwar die verschiedenen Anteile des gesamten Atemapparates sein. Die Störungen des Gasstoffwechsels jedoch verlaufen immer wieder unter demselben Bilde trotz der größten Verschiedenheit in der Natur der pathologisch-anatomischen Veränderung an ein und demselben Teil des Atemapparates, ja sogar trotz des Sitzes in völlig verschiedenen Anteilen desselben, gleichviel ob die Veränderungen die Atemwege, die Lungen, den Zirkulationsapparat oder das Blut selbst betreffen. Immer wieder macht dieselbe Verschiebung des respiratorischen Gaswechsels sich geltend: eine kompensatorische Überventilation, Steigerung des Gasstoffwechsels.

β) **Sekundär** (entstanden als Folge der eigentümlichen Verschiebung des Atemmechanismus) bewirkt die konsekutive Blutüberfüllung der Lungen bei respiratorischer Mehrleistung „braune Induration" des Organes. Daraus resultiert Beeinträchtigung des Gasaustausches zwischen Blut und Luft.

b. Klinische Erscheinungen.

1. Störungen des respiratorischen Gaswechsels.

Bei Erkrankungen der luftzuführenden Wege, der Lungen sowie des Rippenfelles tritt gleichmäßig Überventilation auf, so daß die Sauerstoffaufnahme sowie die Ausscheidung der Kohlensäure nicht nur keinerlei Einbuße erfährt, sondern im Gegenteil eine Steigerung dieser beiden Prozesse nachzuweisen ist (Kraus, Matthes, Pick, Winternitz, Sackur, Sauerbruch, Kraus und Chvostek, Bruns). Die Werte für den Gaswechsel verschieben sich gegen die oberen Grenzen der physiologischen Schwankungsbreite.

Nur bei rascher Einengung der atmenden Lungenoberfläche, sowie bei energischer Stenosierung der luftzuführenden Wege kommt es zu O-Armut und CO_2-Anreicherung, auch im arteriellen Blut (Bruns). Dagegen fanden Morawitz und Siebeck bei ihren Versuchen vor und während der Stenosierung die gleiche O-Menge. Ebenso beobachteten Porges, Leimdörfer und Markovici bei schweren Bronchitiden, Lungentuberkulose, Pneumonie usw. normale oder herabgesetzte Spannung der Kohlensäure.

Nur dann, wenn die kompensatorische Mehrleistung (z. B. durch Starre des Thorax) unmöglich gemacht wird, eine Überventilation aus mechanischen Gründen nicht eingeleitet werden kann, kommt es zu mangelhafter Ausscheidung des Endproduktes des Kohlenhydratstoffwechsels.

Dementsprechend fanden Porges, Leimdörfer und Markovici in zwei Fällen von durch Thoraxstarre erzeugtem hochgradigem Lungenemphysem eine abnorm hohe CO_2-Spannung im Blute. Ähnliche Verhältnisse konstatierte Plesch bei der Wirbelsäulenversteifung.

Außerdem tritt eine Beeinträchtigung des Chemismus ein, wenn Gewebsveränderungen der Lungen ihre Funktion als „Gasdrüse" erschweren oder aber die Zu- und Abfuhr der auszuscheidenden, resp. aufzunehmenden gasförmigen Substanzen durch Alteration der Blutzirkulation Schaden gelitten hat. In vielen Fällen tritt eine Kombination dieser verschiedenen Faktoren in Erscheinung. Beim Herzfehler z. B. kommt es schon infolge Veränderung der beim Gasaustausch beteiligten Alveolarepithelien (durch Stauungsbronchitis

Hydrothorax usw.) zu mechanischer Erschwerung des Gaswechsels. Dazu summiert sich die durch das Vitium ausgelöste und durch das Überwiegen der Inspiration noch gesteigerte (s. S. 124 u. 207) Beeinträchtigung der Zirkulation. Im krassen Gegensatze hierzu führt das Vitium zu Überventilation gemäß dem Auftreten „saurer Atemreize“ (s. oben S. 112f.).

Je nach dem Überwiegen der einen oder anderen dieser Komponenten wird die kardiale Atemstörung verschieden sich gestalten. Auf solchen Differenzen im Verhalten des untersuchten Materials beruhen sicherlich die Verschiedenheiten in den Resultaten bezüglich des Verhaltens der Kohlensäurespannung im Blute beim Herzfehler sowie bezüglich der Alteration der Atembewegung (s. Abb. S. 197, 198). Die Erfahrungen über den Einfluß der Atembewegung auf die dauernde Blutfüllung der Lunge legen aber wohl den Gedanken nahe, beim Herzfehler zum Teil wenigstens die Erschwerung der CO_2-Ausscheidung bzw. O_2-Aufnahme auf die durch die Atemstörung hervorgerufene Blutüberfüllung der Lungen zurückzuführen.

Die bei Anämie beobachteten Atemstörungen kommen hier nicht in Betracht. Wohl wurden sie so erklärt, daß das Blut für den inneren Gaswechsel als Gasträger ganz wesentlich in Betracht komme.

„Bei anämischen resp. oligochromämischen Zuständen kommen dyspnoische Zustände dadurch zustande, daß die geringe Hämoglobinmenge, über die der Körper verfügt, nur dann das Sauerstoffbedürfnis des Organismus decken kann, wenn dieses Hämoglobin in maximalem Grade ventiliert wird. Da dabei ein mechanisches Hindernis für die Atmung nicht vorliegt, so besteht die vollkommenste Anpassung des Organismus an die veränderten Verhältnisse, diejenige, welche auch tatsächlich zur Beobachtung kommt, in einer gleichzeitigen Beschleunigung und Vertiefung der Atmung. Es entsteht dadurch besonders bei den ganz hochgradigen, sog. perniziösen Anämien ein ganz eigentümliches Dyspnöebild, bestehend in einer beschleunigten und trotzdem maximal vertieften Atmung.“ (Sahli.)

Nun findet sich aber keineswegs regelmäßig bei Anaemia gravis dieses geschilderte Dyspnöebild und auch keineswegs in einer der Schwere der Blutarmut adäquaten Ausbildung. Überdies ließ sich bei darauf gerichteten gasanalytischen Untersuchungen die supponierte Insuffizienz des anämischen Blutes als Respirationsorgan nicht immer finden.

„Der Gaswechsel selbst schwer anämischer Individuen ist ... in der Ruhe gegen die Norm nicht verringert ... durch Muskelarbeit einer weiteren relativ bedeutenden Erhöhung fähig.“ (Kraus.)

Die Untersuchungen von Mohr sowie Plesch und v. Bergmann (Klinik Kraus) ergaben sogar eine Zunahme der O-Kapazität in Fällen, in welchen der Hämoglobingehalt des Blutes gesunken war. Masing und Siebeck hingegen (Klinik Krehl) fanden, daß das Hämoglobin sowohl im normalen wie im krankhaft veränderten Blute ein ziemlich konstantes O-Bindungsvermögen besitzt, das einer Bindung von 2 Atomen O auf jedes Atom Fe entspricht.

2. Störungen der Temperatur.

Als weitere Wirkung einer Atemstörung auf die Stoffwechselvorgänge des Organismus ist anzusehen die Entfieberung bei bronchiektatischen Kavernen resp. kavernöser Phthise als Folge der Anlegung eines künstlichen Pneumothorax (Brauer, Bruns, Forlanini, Wenckebach). Dieselbe erklärt sich leicht durch die Ausschaltung der erkrankten Lungenpartien von der Atmung, welche bis dahin das in der Peripherie des Krankheitsherdes aufgestapelte Tuberkulin resp. die daselbst befindlichen Abbauprodukte des Eiweiß in den Kreislauf gepumpt und auf diese Weise Fieber erzeugt hatte (vgl. diesbezüglich S. 115).

An der Hand dieser Erfahrungen lassen sich dem pathogenetischen Verstehen näherbringen die „Arbeitsreaktion" (Tachau) des Lungenkranken, bestehend in einer längere Zeit nach Arbeitsdyspnöe bestehender Fiebersteigerung, sowie die nicht so selten während eines asthmatischen Anfalls auftretenden Fiebersteigerungen. Dieselben werden gewöhnlich als Effekt einer konform dem Anfall nervös ausgelösten „Reizung des Wärmezentrums" aufgefaßt, ohne daß für diese Erklärung genügende Argumente hätten beigebracht werden können. In allen hierher gehörigen Fällen meiner Erfahrung handelte es sich um Patienten, deren Anamnese resp. Untersuchung ergab, daß eine spezifische Infektion des Atemapparates vorhanden sei (positive Pirquetsche Reaktion, radiologisch nachweisbare Herde oder Drüsen, Hämoptoe oder positiver Bazillennachweis oft lange vor Einsetzen der asthmatischen Anfälle). Dadurch werde ich zu der Annahme veranlaßt, in der den Anfall begleitenden Temperatursteigerung das Zeichen einer durch die verstärkte Atembewegung ausgelösten Überschwemmung des Körpers mit den in der Umgebung des Krankheitsherdes aufgestapelten (Bruns) pyrogenen Stoffen (Autotuberkulinisation?) zu sehen.

Auf dem gleichen Mechanismus beruhen zumindest manche Fälle von Fieber nach Aufregungszuständen. In einem Falle meiner eigenen Beobachtung trat bei einem seit langer Zeit symptomlos gewordenen „Spitzenkatarrh" im Anschluß an das Zusehen beim Länder-Fußballmatch eine mehrstündige Temperatursteigerung auf. Sie schwand völlig bei Bettruhe und erklärt sich wohl ungezwungen als Folge der bei psychischer Erregung auftretenden Atemvertiefung (vgl. die Erfahrungen von Ziertmann, Griesinger u. a. weiter S. 236).

3. Veränderungen des Körpergewichts.

Französische Autoren (G. Rosenthal, Grancher, Jacob) beziehen die in der Rekonvaleszenz nach Infektionskrankheiten (Typhus abdominalis, Influenzapneumonie) und bei „Neigung zu Lungentuberkulose", so deutliche mangelhafte Aufnahmefähigkeit des Organismus, insbesondere wenn er noch im Wachstum begriffen ist, auf die Ateminsuffizienz. Sie stützen sich hierbei auf die Beobachtung, daß bei Einschaltung von Atemübungen bei solchen Patienten Gewichtszunahme sowie Besserung der Blutzusammensetzung und geistigen Frische eklatant in Erscheinung treten.

4. Veränderungen im Harn.

Glykosurie wird beobachtet als Folge von respiratorischer Behinderung z. B. bei epileptischen und eklamptischen Anfällen. Auch im Tierversuch (Zuntz, Araki, Bache, Auel und David) kommt es bei Lähmung der Atemmuskulatur durch Kurare und ebenso bei Atemstörung infolge von Kohlenoxydvergiftung zur Glykosurie der Versuchstiere.

Albuminurie tritt auf bei Behinderung der thorakalen Atmung (Schreiber) ebenso bei Asphyxie sowie bei Atemausschaltung einer Lunge durch künstlichen Pneumothorax (Gwerder und Benzler).

„Bei gleichmäßiger, zunächst allmählich ansteigender, einseitiger oder doppelseitiger Kompression des Thorax bis zu ... mittelstarkem Grade ... von einer Minute bis zu zwei Stunden ... Was die Menge der nach der Thoraxkompression ausgeschiedenen Eiweißes betrifft, so schwankt dieselbe ... von nur nachweisbarer Trübung (ganz ausnahmsweise!) bis zu 1,87%, also bis fast 2%." (Schreiber.)

„Wichtig ... ist die Tatsache, daß eben die Therapie des künstlichen Pneumothorax eine Albuminurie hervorzurufen imstande ist, resp. sogar eine Nephritis. Gerade durch die Hineinbeziehung der nephritischen Erscheinungen scheint uns die Erklärung erschwert zu werden." (Gwerder und Benzler.)

Schreiber glaubt, als Ursache der Eiweißausscheidung eine „Störung in erster Linie des kleinen Kreislaufes, welche sich rapid bis in die Niere fortsetzt" annehmen zu sollen. Demgegenüber scheint durch unsere Feststellungen über den Einfluß des Zwerchfelltiefstandes auf die rückläufige Blutbewegung im Gesamtgebiet der Vena cava ascendens (s. S. 22) die Berechtigung gegeben, die Ursache in dem konsekutiven Zwerchfelltiefstand resp. der Strangulation der Vene im viereckigen Loch für alle angeführten Fälle gleichmäßig zu suchen.

Spezieller Teil.

I. Brustkorb.

Blumenfeld: zit. nach Hart. Lubarsch-Ostertag **14**.
Brugsch: Zeitschr. f. experim. Pathol. u. Ther. **19**.
Decreff: 1. Kongreß für Physiotherapie, Paris (Skoliose-Diskussion).
Eggel: Virchow Arch. **49**, S. 233.
Engel: Med. Jahrb. d. k. k. öst. Staates N. F. **26**, Wien 1841.
Eppinger: Zwerchfell. Nothnagels Handb., 2. Aufl., Supplementband.
Fraenkel: Berliner klin. Wochenschr. 1889, S. 625.
Freund, W. A.: Beitr. z. Histol. d. Rippenknorpel... Breslau 1858.
— Zusammenh. gew. Lungenkrankh. m. primären Rippenanomalien. Erlangen 1859.
— Berl. klin. Wochenschr. 1902, Nr. 33; Zeitschr. f. experim. Pathol. u. Ther. **3**, **4**; Therap. Mon. 1902, Juni; Berliner klin. Wochenschr. 1902, Nr. 33; Therap. d. Gegenw. 1902, Jan.
Freund u. Mendelsohn: Zusammenh. d. Infantil. d. Thorax. u. d. Beckens. Stuttgart 1908.
Hamburger: Kongr. f. inn. Med. 1905.
v. Hansemann: Anat. Grundlagen d. Disposition. D. Klinik 1903; Diskuss. z. Referat „Vererbung". 22. Kongr. f. inn. Med. Wiesbaden 1905; Berl. klin. Wochenschr. 1906, Nr. 20, 21; Berliner klin. Wochenschr. 1907, Nr. 27; Disposition in Eulenburgs Realencyklop. 1909.

Harraß: Chondrotomie b. Lungenspitzentuberkulose. Deutsche med. Wochenschr. 1908, 1849; Münch. med. Wochenschr. 1908, Nr. 45.
Hart: Berliner klin. Wochenschr. 1907, Nr. 27, 1911, Nr. 13; Med. Klin., Beiblatt zu 1912, Heft 11.
— Ergebn. d. path. Anat. und allgem. Path. v. Lubarsch-Ostertag **14**, 358.
— D. mechan. Dispos. d. Lungenspitzen ... Enke 1906; Beitr. z. Klin. d. Tuberk. 1907; Zeitschr. f. Tuberkul. **14**; Münch. med. Wochenschr. 1907, Nr. 44.
— Zentralbl. f. Path. **20**; VI. internat. Tuberk.-Kongr. Washington 1908.
Hart u. Harraß: D. phthis. Thorax. Enke, Stuttgart 1908.
Hartmann: Jahrb. f. Psych. **19**, 494. 1900 (M. Bechterer).
Hofmann, G.: Zwei Fälle von chron. Versteifung der Wirbelsäule. Berliner klin. Wochenschr. 1917, S. 848.
Hofbauer: Zeitschr. f. experim. Pathol. u. Ther. **4**, **6**, **7**; Deutsche med. Wochenschr. 1916, Nr. 5; Wiener klin. Wochenschr. 1912.
— Sitzungsbericht Berliner Gesellsch. d. Charitéärzte 4. Dezember 1913 (Diskuss. z. Czernys Vortrag).
— 22. Kongreß f. inn. Med. 1905 (Vererbung!), S. 98.
— Berliner kriegsärztl. Abend am 22. V. 17 (Folgen der Brustschüsse).
Jamin: Festschr. f. Rosenthal, Leipzig **2**, 87. 1906.
Jessen: Kongreß f. inn. Med. 1905, S. 114.
Kaminer, Deutsche Ärzte-Zeitung 1902.
— u. Zade: Deutsche Ärzte-Zeitung 1902, Heft 20.
Kraus, F.: ref. im Zentralbl. f. inn. Med. 1905, S. 1190.
Lenhoff: Kongreß f. inn. Med. 1905, S. 102.
Lermoyez: zit. nach Jacob: Reeduc. respirat. Paris 1906.
Löffler: Med. Klin. 1912, S. 1192.
Löschcke: Verh. d. deutsch. path. Gesellsch. **16**, 435.
— Deutsche med. Wochenschr. 1911, S. 917.
Löwenberg: Les tumeurs aden. du pharynx nasale. Paris 1897.
Mendelsohn: Archiv f. Kinderheilk. **38**, **44**. 1906.
— Untersuchung an Kindern über die Ursachen der Stenose der oberen Thoraxapertur ... Enke 1906.
Mosse: Zeitschr. f. klin. Med. **41**, 156.
Natier: Mon. de médical 1914 mars.
Neumann: Brauers Beitr. **40**, 1; Ther. d. Gegenw. 1919, Nr. 4.
Plesch: Ergebn. d. inn. Med. u. Kinderheilk. **7**, 491.
Redard: zit. nach Mosse.
Reeves: ref. in Centralbl. f. Laryngol. **9**, 470.
Reuter: Zeitschr. f. Heilk. **23**, 82.
Rokitansky: Lehrb. d. pathol. Anat. 1846, S. 163, 177.
Rosenfeld: 31. Kongreß f. inn. Med. 1914, S. 723.
Rotschild: Der Sternalwinkel. Frankfurt am Main.
— Kongreß f. inn. Med. 1905, S. 87.
Sauerbruch: Verhandl. d. d. Ges. f. Chir. 1911, 1914.
— Münch. med. Wochenschr. 1913, S. 625, 890.
— Bruns Beitr. **90**.
Sauerbruch u. Elving: Extrapleur. Thorakoplastik. Ergeb. d. inn. Med. u. Kinderh. **10**.
Schiele: Neigung der oberen Thoraxapertur. Zeitschr. f. klin. Med. **76**, 394.
Schultze: Beitr. z. Klin. d. Tuberkulose **26**.
Solly: Journ. americ. 1894.
Spitzy: Münch. med. Wochenschr. 1913, Nr. 11, 577.
Sticker: Schwindsuchtsanlage. Münch. med. Wochenschr. 1902, Nr. 33.
Stiller: Grundzüge d. Asthenie. Enke, Stuttgart 1916.
— Berliner klin. Wochenschr. 1905, S. 1202; 1912, Nr. 3.
Teutleben, E. v.: Arch. f. An. (u. Physiol.) 1877, S. 281.

Velden: D. starr dilat. Thorax. Enke, Stuttgart 1910 (Literatur!).
— Deutsche med. Wochenschr. 1910, Nr. 13.
Wenckebach: Atmung u. Kreislauf. Volkmanns klin. Vortr. N. F. Nr. 465, 466.
— Sitzungsprotokoll d. k. k. Gesellsch. d. Ärzte z. Wien. Wiener klin. Wochenschr. 1916; (Emphysemthorax) Münch. med. Wochenschr. 1916, S. 432.
— Phthis. Habitus. Wiener klin. Wochenschr. 1918.
Ziem: Monatsschr. f. Ohrenheilk. 1890.

A. Rippen.

a. Engbrüstigkeit (phthisischer, asthenischer, paralytischer Thorax).

Die schon Hippokrates bekannte und weiterhin durch die klinische Erfahrung bestätigte Tatsache, daß Engbrüstige eine auffallende Neigung zur Erkrankung an Lungentuberkulose zeigen, rief allmählich den Gedanken wach, daß Wechselbeziehungen zwischen knöchernem Brustkorb und Lungen bestehen müßten. Die Vorstellungen darüber waren freilich zunächst noch ganz unklar. Erst durch die bahnbrechenden Untersuchungen Rokitanskys, der als greifbares anatomisches Substrat für den „krankhaften Habitus" ganz bestimmte Veränderungen im Aufbau des knöchernen Brustkorbes nachwies, wurden klare, wissenschaftliche Grundlagen geschaffen, auf welchen die exakte Forschung weiterbauen konnte.

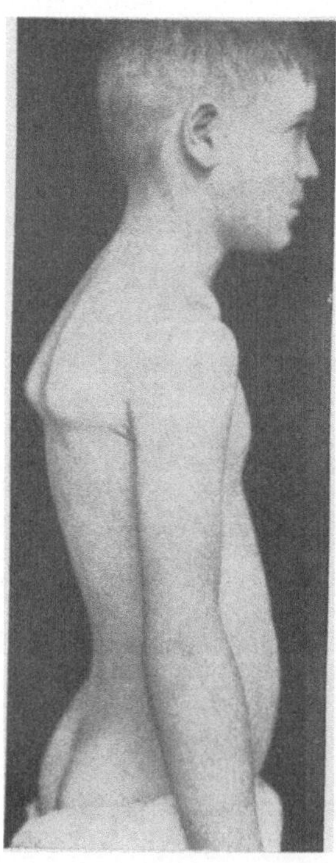

Abb. 72 (Pat. Walt.). „Phthisischer Habitus" (abstehende Schulterblätter, stark geneigte obere Apertur, wenig tiefer Thorax) bei vollkommen freien Lungen.

Die im Verlaufe von Lungentuberkulose als Folge von Schrumpfungsprozessen sich entwickelnden Thoraxanomalien boten der Erklärung keine wesentlichen Schwierigkeiten; um so größere aber stellten sich der Erforschung des prätuberkulösen phthisischen Habitus (s. Abb. 72) entgegen. Von den einen wurde die Abmagerung, von den anderen die Muskelschwäche als Hauptursache für das Zustandekommen der sichtbaren Mißbildung angesprochen. Andererseits glaubte man, durch Unterteilungen (in phthisischen, asthenischen, paralytischen, enteroptotischen Habitus) die Erkenntnis vertiefen zu können. W. A. Freund verlegte den Schwerpunkt auf die mangelhafte Ausbildung der obersten Rippenringe. Er glaubte sich zu der Annahme berechtigt, in der „Enge" der oberen Brustapertur die Grundlage sowohl für den Habitus, für die Verbildung des Brustkorbs als auch für die

Neigung der Lungen zur Tuberkulose erblicken zu können. Er betrachtete die mangelhafte Ausbildung als primum movens aller übrigen Veränderungen,

„Die an dem ersten Rippenknorpel aufgefundenen Erscheinungen sind für die Physiologie und Pathologie der Brustwände bedeutungsvolle Tatsachen. Man erkennt nämlich in dem ersten Knorpel die Bedeutung einer wichtigen Federkraft bei der Funktion der ganzen Brustwand, wie die erste Rippe überhaupt schon eine hohe Wichtigkeit für alle übrigen Rippen besitzt...

Die starre, enge, obere Apertur hält alle in unmittelbarem oder nahe mittelbarem Zusammenhange mit ihr stehenden Teile nach unten hinten zurück, und

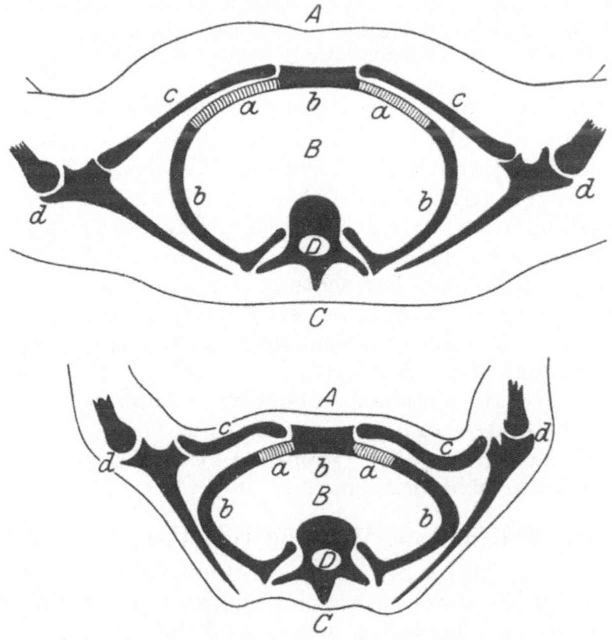

Abb. 73. Horizontalschnitt durch einen normal gebauten Thorax (oben) und einen „engbrüstigen" Thorax (unten). *A* vordere, *C* hintere Fläche des Brustkorbes, *B* Brustraum, *D* Wirbelkanal, *b* Rippe, *a* Rippenknorpel (man beachte die Kürze derselben beim Engbrüstigen!) *c* Schlüsselbein, *d* Schultergelenk.

da die Knochen, vor allem die Klavikula hervortreten, so erscheint die untere Halsgegend flach, eingefallen mit tiefem Jugulum, der Hals selbst verlängert. Indem die Klavikeln über ein tiefliegendes Niveau brückenartig hinwegziehen, so vertieft sich die Supra- und Infraklavikulargegend immer mehr. Durch das starke Nachhintensinken des Manubriums werden die sternalen Enden der stärker gebogenen Klavikeln mitgezogen. Sie verlassen zum Teile den hinteren Umfang ihrer Gelenkgrube und scheinen mehr auf den vorderen Partien des Manubriums zu liegen. Ihr sternales Ende liegt weiter nach hinten als ihr akromiales Ende. Die Schultern springen nach vorne und innen vor, die Schulterblätter heben sich flügelförmig ab. Die schon frühzeitig insuffizient gewordene Atmung verleiht dem Individuum ein blasses, kränkliches Aussehen. Dieses sind die Hauptzüge des Bildes von Habitus phthisicus." (Freund.)

Aber diese von Freund ohne alle Grundlagen angenommene „hohe Wichtigkeit der ersten Rippe für alle übrigen" läßt sich an der Hand der klinischen Erfahrungen nichts weniger als verteidigen. Im Gegenteil verfügen wir über eine Reihe von Tatsachen, welche gegen die Einflußnahme der Statik der oberen Brustwandabschnitte auf die der unteren sprechen.

So läßt sich bei erwachsenen Patienten mit Faßthorax durch entsprechende Rückführung auf den normalen Atemmechanismus eine Annäherung der unteren Brustkorbabschnitte an den normalen Stand selbst dann erzielen — und mittels der thorakometrischen Konstruktionsmethode erweisen (vgl. S. 46) — wenn aus anatomischen Gründen dies für die oberen Anteile unmöglich wurde (s. Abb. S. 142). In diesem Falle ließ sich radiologisch eine völlige Verkalkung der oberen Rippenknorpel als Ursache der Veränderlichkeit seitens der oberen Thoraxabschnitte nachweisen.

Wie ich seit dem Jahre 1905 immer wieder darzutun mich bemühe, läßt sich die Entstehung dieser Brustkorbverbildung sowie die mit derselben Hand in Hand gehende gesteigerte Empfänglichkeit der Lungen für die tuberkulöse Infektion mühelos dem Verständnisse näherbringen bei Berücksichtigung der durch die pathologische Physiologie erhobenen Erfahrungstatsachen (s. S. 102ff). Bei Betrachtung der Funktionsstörung als pathogenetischer Ursache verliert die Engbrüstigkeit ihren mystischen Charakter. Sowohl ihr Vorkommen im Gefolge anscheinend verschiedener Krankheiten (Asthenie, insuffiziente Muskeltätigkeit, Enteroptose) sowie als vererbbare Krankheit, als auch der Konnex mit der Disposition zur Lungentuberkulose läßt sich an der Hand der diesbezüglich erhobenen Feststellungen ungezwungen dem Verständnisse näherbringen.

Engbrüstigkeit als Wirkung von Atemstörungen.

Die von Rokitansky betonte „eigentümliche Gesamtorganisation" läßt sich an der Hand der bisher einwandfrei festgestellten klinischen und experimentellen Tatsachen näher analysieren. Als gemeinsamer pathogenetischer Faktor kommt hier in Betracht eine funktionelle Störung, die

respiratorische Insuffizienz.

Dieselbe macht sich gemäß den im allgemeinen Teile (s. S. 36ff.) gegebenen Darlegungen schon nach kurzer Zeit bemerkbar in Form einer Herabsetzung seitens des Tonus der Inspirationsmuskulatur und beeinflußt schon dadurch die Form des Brustkorbes.

α) Statische Wirkungen.

Zunächst entwickelt sich eine Stellungsveränderung der Brustwandbestandteile infolge der konsekutiven Herabsetzung des Muskeltonus in der zu wenig verwendeten Inspiratorengruppe (vgl. S. 38f.). Schon diese Veränderung allein ist imstande, das klassische Bild der Engbrüstigkeit auszulösen. Dies läßt sich insbesondere auf Grund meiner Erfahrungen mit Sicherheit sagen, welche (s. weiter unten) an dem Material des rhinologisch-otiatrischen Ambulatoriums der Wiener

Kinderklinik bei Verwendung der thorakometrischen Konstruktionsmethode (s. S. 46f.) sich ergaben. Daß die Beschränkung der „mangelhaften Ausbildung“ auf die oberen Thoraxabschnitte bei unveränderter Entwicklung der basalen unter dem Gesichtswinkel der pathologischen Funktion als auslösender Ursache nichts Verwunderliches darstellt, konnte ich schon in meiner ersten diesbezüglichen Mitteilung dartun,

„Auf den ersten Blick scheint es unwahrscheinlich, daß sich eine solche mangelhafte respiratorische Tätigkeit auf ganz bestimmte Anteile des Brustkastens beschränken sollte. Bei näherem Studium der Atmungsphysiologie jedoch weichen diese Bedenken alsbald.

Zwischen den oberen und unteren Anteilen des knöchernen Brustkastens besteht nämlich ein geradezu diametraler, funktioneller Unterschied. Erstere werden nur bei Atemvertiefung respiratorisch beansprucht, letztere hingegen bei ruhiger flacher Atmung. Demgemäß entwickelt sich im Gefolge der respiratorischen Insuffizienz die sonst unverständliche mangelhafte Ausbildung lediglich der oberen Brustkastenabschnitte. Wenn wir uns z. B. vorstellen, daß ein sonst völlig normal sich entwickelndes Kind keine Gelegenheit findet, angestrengt und keuchend zu atmen, so werden in diesem Falle den oberen Brustkastenabschnitten nur sehr wenige Wachstumsreize zufließen. Der untere Thoraxanteil wird sich gut entwickeln können. Die Reize, welche derselbe zur normalen Größenausbildung nötig hat, fließen ihm ja bei der ruhigen Atmung zur Genüge zu. Die oberen Thoraxpartien hingegen bleiben außer Funktion. Es fehlt der Wachstumsreiz für die Knochen und Knorpel daselbst. So bleibt denn das Wachstum dieser Partie des Brustkastens ein mangelhaftes, sie verkümmert und erscheint späterhin gegenüber den unteren Abschnitten in ihrer Entwicklung zurückgeblieben.“ (Hofbauer.)

Überdies ergeben selbst die Ermittlungen der Schüler W. A. Freunds, welche immer wieder zur Stütze seiner theoretischen Vorstellungen herangezogen werden, bei näherer Durchsicht keineswegs eine Übereinstimmung mit Freunds vorerwähnter Darstellung.

„Eine isolierte Stenose bei sonst gut entwickeltem Thorax, eine solche Anomalie irgendwie erheblichen Grades, wie sie nach Freund beim Erwachsenen das Brustgebäude ... als einen am zweiten Rippenringe schief abgestutzten Kegel erscheinen läßt, dem die, einem viel kleineren Kegel angehörige, abgerundete kuppenförmige Spitze aufsitzt, habe ich bisher weder ein- noch doppelseitig bei jungen Kindern gesehen. Es handelt sich also bei der Stenose der oberen Apertur ... nicht um einen angeborenen Zustand im eigentlichen Sinne .... so glaube ich doch nicht, daß die Fälle, die einen kurzen ersten Rippenknochen in Verbindung mit einer Stenose der oberen Apertur zeigen, eine Deutung im Sinne von Freund zulassen.“ (Mendelsohn.)

Die Betrachtung unter dem Gesichtswinkel funktioneller pathogenetischer Ursachen, der respiratorischen Insuffizienz, macht es auch leicht verständlich,

„daß das Freundsche Zeichen ein ebenso gemeinsames Attribut des asthenischen und phthisischen Brustkorbes bildet, wie alle andern sicht- und meßbaren Charakterzüge derselben ... Revesz konnte bisher binnen zweier Monate siebzehn Fälle reiner Asthenie benützen, wo weder klinisch noch radiologisch irgendeine Spur von Phthise an den Spitzen und am Hilus zu finden war. Er fand nun ausnahmslos in allen Fällen einen verkürzten ersten Rippenknorpel. Die Zahl der Untersuchungen ist gering, wird aber dadurch beweiskräftig, daß der Befund in 100% der Fälle konstatiert ist.“ (Stiller.)

Welche Faktoren aber lösen diese respiratorische Insuffizienz aus?

Das übersichtlichste Beispiel stellt der (von mir deshalb in meinen ersten Mitteilungen auf dem Kongreß für innere Medizin 1905 vorgeführte) Fall dar, in welchem die respiratorische Insuffizienz durch ein längeres Gefesseltsein des Kindes ans Krankenbett erworben wurde. Unter solchen Umständen fällt selbstredend jede Veranlassung zu tiefer, keuchender Atmung für die ganze Zeit der Erkrankung fort. Gegen diese meine pathogenetische Darlegung des phthisischen Habitus wandten sich Hart und Harras, um

„den sehr schwerwiegenden Einwänden Hofbauers gegen die alte Lehre Freunds gerecht zu werden. . . .“

Ihre Deduktionen entbehren jeder Berechtigung schon mit Rücksicht darauf, daß langdauernde Krankheit nicht als die Ursache der respiratorischen Insuffizienz angesehen werden darf, sondern lediglich als eine derselben. Viel häufiger wird die Verflachung der Atmung ausgelöst durch die Vernachlässigung der Nasenatmung resp. die an deren Stelle aktivierte Mundatmung. Dieselbe geht mit einer weitgehenden Verkürzung und Erweiterung des Zufuhrweges für die Luft einher, also mit einer daraus resultierenden Herabsetzung der Inspiratorenleistung und führt daher zu Verflachung der Atemtätigkeit. Als Ausdruck dieser letzteren konnte ich eine nahezu völlige Ruhigstellung der oberen Brustkastenpartien (s. Abbildung S. 175) beim Mundatmer sowie auch den konsekutiven statischen Effekt nachweisen: eine abnorm starke Neigung der oberen Brustapertur mit dem Bilde einer „Umschnürung“ der obersten Lungenanteile, die Ausbildung von Engbrüstigkeit. Bei Kindern, welche wegen adenoider Vegetationen das rhinologische Ambulatorium der Kinderklinik aufsuchten, ergab sich nämlich bei vollkommen freien Lungen folgendes Resultat (s. Abb. 74): Alle Charakteristika des phthisischen Habitus fanden sich deutlichst ausgeprägt: die obere Apertur (a) zeigt abnorme Steilstellung, das obere Ende des Manubriums ist abnorm stark der Wirbelsäule genähert, dadurch eine „Stenose“ der oberen Apertur erzeugend.

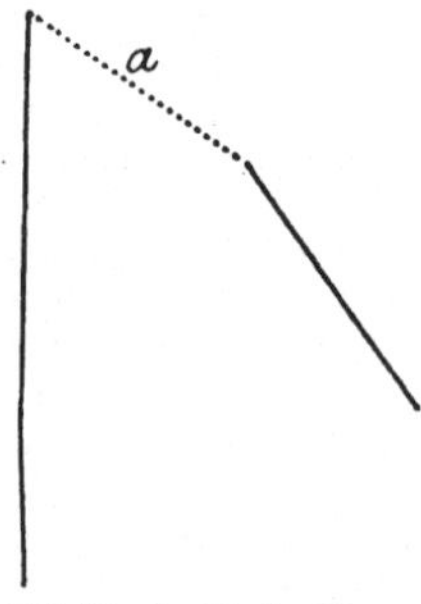

Abb. 74. Sagittaler Thoraxdurchschnitt (Pat. Lagle) bei lungengesundem Mundatmer. a = die obere Apertur. (Man beachte ihre Steilstellung, sowie die Flachheit der oberen Brustkorbabschnitte, die Schrägstellung des Brustblattes!)

Besonders durch den Vergleich der Messungsresultate vor und nach Erlernung der Nasenatmung wird der Einfluß der geänderten Statik auf das Zustandekommen der Engbrüstigkeit klar vor Augen geführt. Die Tonusherabsetzung greift Platz in der die obere Apertur (sowie auch die gesamten Rippenringe) nicht bloß hebenden, sondern auch nach außen drehenden Inspirationsmuskulatur. Diese Insuffizienz veranlaßt zunächst rein statisch eine Verengerung des Thoraxdurchmessers infolge der eigentümlichen Richtung der Gelenkachsen, um welche die Rippen sich drehen (s. Abb. 6). Die durch Erziehung zu nasaler Atmung ausgelöste Wiederkehr des normalen Tonus geht mit einer Wiederherstellung der Brustkorbstatik einher.

Auch beim Erwachsenen entstehen im Gefolge habitueller Mundatmung ähnliche nachweisbare Verschiebungen in der Stellung der oberen Thoraxanteile.

Als Beispiel dieser Art sei das Messungsresultat bei dem Weltboxer Waldemar H. erwähnt. Trotzdem derselbe erst nach Abschluß der Wachstumsperiode zwei Jahre vor der Messung infolge eines beim Boxen erlittenen Stoßes gegen die Nase traumatisch zum Mundatmer gemacht wurde, weist er ähnliche Veränderungen auf, wie die vorerwähnten Kinder.

Freilich kommt es nach Abschluß des wachstumsfähigen Alters nicht zu so ausgeprägter Verbildung des nicht mehr so plastischen Brustkastens wie beim Kinde.

Diese Differenz erklärt die Verschiedenheit der Ansichten. Während einzelne Autoren beim Mundatmer den adenoiden Typus und die Engbrüstigkeit ausgeprägt finden, leugnen andere einen solchen Zusammenhang, wohl deshalb, weil sie nur Fälle sahen, in welchen erst nach Abschluß der Wachstumsperiode die Mundatmung einsetzte.

Ganz besonders gut nachweisen ließ sich dieser Einfluß der respiratorischen Insuffizienz auf die Thorax- und Lungenstatik an dem Material meiner Brustschußabteilung. Hier zeigte sich nicht nur das Einsinken der Brustwand mit Hängenlassen der Rippen und Verschmälerung der Interkostalräume, sondern auch die Verschmälerung des Lungenfeldes als Folge langdauernder respiratorischer Ausschaltung. Alle diese Veränderungen bildeten sich gemäß der langsam gesteigerten Erziehung zur Wiederaufnahme der Atemleistung völlig zurück.

Als Beispiel füge ich die beiden Röntgenaufnahmen des Infanteristen Sim (s. Abb. 75a, b) bei. Derselbe wies bei Eintritt in die ambulatorische Behandlung schwerste Klinophobie (s. S. 108) und nahezu völlige respiratorische Ruhigstellung der rechten Brustseite auf, entsprechend der trommelfellähnlichen Ausspannung des rechten Zwerchfells infolge der mit Rippenzertrümmerung einhergehenden Verletzung. Gemäß der im Verlaufe der atemgymnastischen Behandlung erzielten funktionellen Wiederherstellung verschwanden die statischen Veränderungen nach wenigen Monaten völlig.

β) **Formative Wirkungen.**

Durch die Herabsetzung und Änderung der (auf die knöchernen Bestandteile wirkenden) funktionellen Wachstumsreize (vgl. S. 101ff.) wird ein Zurückbleiben der oberen Rippen im Längenwachstum ausgelöst, es resultieren die dünnen kurzen Rippenspangen des phthisischen Habitus. Aus derselben Ursache kommt es aber auch zu der „charakteristischen" Änderung (Schulze) der Rippenkrümmung, sowie zu einer zu geringen Länge der knorpeligen Anteile des Rippenringes (s. Abb. 71).

Die funktionellen Wachstumsreize bewirken nicht bloß ein Wachstum der Rippen im allgemeinen, sondern speziell eine entsprechende Ausbildung der seitlichen hinteren Ausbuchtung der Apertur. Kommt doch an dieser Stelle am stärksten die Wirkung der rippenbiegenden Komponente β in Abb. 125, 14 zur Geltung!

Unter dem funktionellen Gesichtswinkel wird es ohne weiteres klar, daß entsprechend dem Ansatz der für die oberen Rippenringe vor allem in Betracht kommenden Musculi scaleni jede Inspiration die Biegung der Rippe im hinteren Anteile ganz besonders vermehren muß und in weiterer Folge entsprechend dem Rouxschen Gesetz die Rippenform eben an dieser Stelle im Sinne eines stärkeren Wachstums, i. e. in einer vermehrten Ausbuchtung durch die respiratorische Funktion beeinflußt wird. Demzufolge bedeutet der funktionelle Ausfall der oberen Atmung, diese Folge der respiratorischen Insuffizienz, **eine** (oder sogar **die**) Ursache für die mangelhafte Krümmung der oberen Rippen insbesondere in ihrem seitlich hinteren Anteile. Bisher freilich hatte man in diametral entgegengesetzter Richtung diese Formveränderung eingeschätzt.

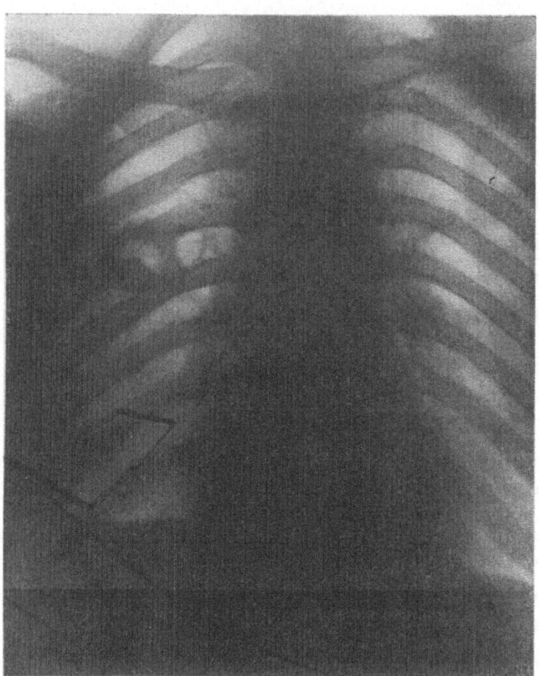

Abb. 75a. (Vgl. Text bei Abb. 75b.)

„Die Bedeutung dieser Veränderungen beruht in einer Raumbeeinträchtigung im Bereich der seitlich hinteren Rippenausbuchtungen und damit in einer Beengung gerade der Teile der intralaminären Fläche, in welchen sich die Lungenspitzen entfalten.“ (Hart u. Harraß.)

Was aber die damit zusammenhängende Disposition der eingeschlossenen Lunge zur Tuberkulose anbelangt, so hatte schon Rokitansky ausdrücklich vor einer Überschätzung der anatomischen Brustkorbveränderung gewarnt.

„Der enge, seichte, von vorne her platte, von den Schlüsselbeinen und den flügelförmig vorstehenden Schultern überragte Thorax ... ist allerdings häufig an eine eigentümliche Gesamtorganisation gebunden und diese ist es, nicht die Thoraxformation an und für sich, was zur Lungentuberkulose disponiert.“

Beim Wegfall der entsprechenden physiologischen funktionellen Reize entwickelt sich der Brustkasten nicht der Norm gemäß. Die Veränderungen der Neigung und Form der oberen Apertur sowie der Größenentwicklung und Gestaltung, insbesondere der obersten Anteile des knöchernen Thorax bilden pathologisch-physiologische Folgen der respiratorischen Insuffizienz. Als Koeffekt der letzteren stellt sich die Disposition der Lungenspitzen für Tuberkulose dar, sowie auch die nachweisbare Herabsetzung der vitalen Kapazität der Lunge.

Die funktionelle Beziehung zwischen Verbildung des Thorax und Lungeninfektion, welche beide Koeffekte ein und derselben Grundursache darstellen, läßt Harts statistische Erhebungen leicht verstehen. Derselbe fand bei Erwachsenen in 28,5% eine symmetrische (meist ungleiche) Verkürzung des 1. Rippenknorpels. Von diesen 28,5% entfallen 26% auf tuberkulöse Affektionen der Lungen überhaupt, 19,5% auf progrediente Lungenphthise. Von allen Fällen progredienter Lungenphthise fand sich umgekehrt in 64,2% eine abnorme Verkürzung des 1. Rippenknorpels ein- oder doppelseitig.

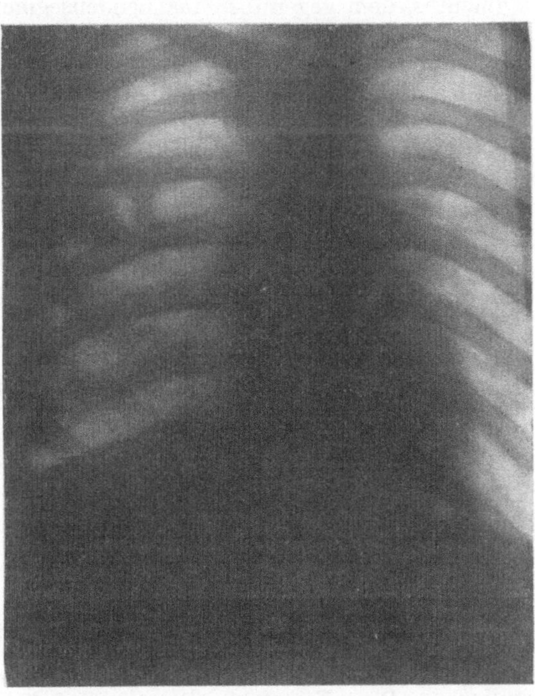

Abb. 75 b.
Röntgenaufnahme des Brustkorbes von Pat. Sim (Brustschuß mit folgendem Empyem r.) a bei Eintritt in die Behandlung, b bei Entlassung. (Man beachte die trommelförmige Ausspannung der rechten Zwerchfellhälfte, die starke Senkung der unteren Rippen, die Schmalheit des rechten Lungenfeldes bei a gegenüber den Verhältnissen bei b.

Mit dieser Feststellung der Rippenverkürzung als Folge respiratorischer Insuffizienz fällt die Berechtigung der Aufforderung Freunds zur Chondrotomie bei Lungenspitzentuberkulose. Diese Operation hatte Freund auf Grund seiner Vorstellungen über die Entstehung und Wirkungen der Thoraxverbildung (s. oben) in Vorschlag gebracht. Waren anfänglich die Chirurgen dieser Anregung leichterdings gefolgt, so mußten späterhin selbst die Verfechter dieser nach W. A. Freunds Ansicht „kausalen Therapie der Spitzentuberkulose“ zugeben, daß diese Indikation zur Chondrotomie nicht aufrecht erhalten werden könne.

... müssen wir in Übereinstimmung mit Hofbauer ... betonen, daß eine strenge Indikation zur Chondrotomie nur in denjenigen Fällen beginnender Spitzentuberkulose infolge primärer Knorpelkürze gegeben ist, bei denen eine totale oder fast totale Verknöcherung der Knorpel den Versuch, die Funktion in anderer Weise zu bessern, als völlig aussichtlos erscheinen läßt ... denn, wie Hofbauer anscheinend mit Recht betont, mag es bei jugendlichen Personen zuweilen gelingen, die durch Knorpelkürze bedingte Erschwerung der respiratorischen Hebung der Apertur durch systematische Atemübungen zu überwinden ... selbst schon ausgebildete anatomische Thoraxdeformitäten scheinen bei Kindern durch energische Atemübungen eines weitgehenden Ausgleichs fähig zu sein, wie sich Hart und ich bei unseren gemeinsamen Untersuchungen an jugendlichen Personen überzeugen konnten. (Harraß.)

Bezüglich der durch die Operation entstehenden Schädigung, siehe S. 102.

F. Kraus' Befund einer „abnormen Länge des Lendensegments der Wirbelsäule" als charakteristischer Befund bei Engbrüstigkeit wird erklärlich durch ein zu geringes Wachstum des Brustwirbelsäulensegmentes, dem gegenüber das Lendensegment zu groß scheint.

Als Einwand gegen die allgemeine Gültigkeit dieser meiner pathogenetischen Auffassungen des phthisischen Habitus als Folge funktioneller Insuffizienz könnte man allenfalls anführen, daß die Engbrüstigkeit auch vererbt vorkomme. Dieses Verhalten verliert aber seine Eigentümlichkeit durch die Feststellung, daß eben die respiratorische Insuffizienz eine vererbbare Funktionsstörung darstellt. Bei den Deszendenten von Phthisikern und Mundatmern läßt sich einerseits Mundatmung auch mangels jeder anatomisch nachweisbaren Behinderung des nasalen Atemweges (Lermoyez), andererseits Herabsetzung der respiratorischen Sternalwinkelbewegung (Rotschild, s. S. 156) nachweisen.

b. Faßthorax (emphysematöser Habitus, starr dilatierter Thorax)

1. als Ursache von Atemstörungen.

In gewissen Fällen von Faßthorax läßt sich Knorpeldegeneration nachweisen, welche Thoraxstarre mit konsekutiver, rein mechanisch bedingter Atemstörung zur Folge hat.

„Durch eine Veränderung der Rippenknorpel, welche ich in meinen Beiträgen ... als gelbe Zerfaserung beschrieben habe, und welche eine Verunstaltung und Auftreibung und Volumsvergrößerung nach jeder Richtung hin bedingt, wird der Thorax in dauernde Inspirationsstellung, die ich starre Dilatation genannt habe, gebracht und damit die Bedingung für Entstehung des Lungenemphysems gegeben ... Diese Entartung tritt entweder lokal, gewöhnlich zunächst am 2. und 3. Rippenknorpel auf ... oder es werden alle Rippenknorpel gleichzeitig befallen. ... Sind diese Bewegungen der Rippen und des Sternums an eine durch die mechanischen Einrichtungen bestimmte Grenze gelangt, so wird der sich weiter vergrößernde Knorpel einen dauernden Spannungszustand im ganzen Thorax hervorrufen." (W. A. Freund.)

V. d. Velden konnte die hierdurch veranlaßte Atemstörung mittels funktioneller Methoden bestimmen:

„ Läßt man einen normalen Thorax atmen, so konstatiert man auf der Höhe der Inspiration eine Abnahme der Neigung (sc. der oberen Brustapertur) um mindestens 10—15°. ... Bei den Untersuchungsfällen von starr dilatiertem Thorax zeigte sich meist der Neigungswinkel vermindert. ... Prüfen wir die Bewegungsfähigkeit dieser oberen Aperturen der st. d. Brustkörbe, so ist sie sehr stark herabgesetzt, wenn nicht ganz aufgehoben ..., daß der starr dilatierte Thorax mit seinem ganzen Bewegungsmechanismus schon in Ruheverhältnissen nahe der Grenze seiner Leistungsfähigkeit steht. ... Alle unsere Patienten ... ergaben uns bei mehrfacher Prüfung ihrer Vitalkapazität herabgesetzte Werte.... Die schwersten Fälle sind diejenigen, die abwärts von 1500 — bis zu dem bisher beobachteten Minimalwert von 800 ccm atmen.... Diese bisher angegebenen Werte der Vitalkapazität sind alle im Stehen gewonnen."

Während diese Autoren aber nur für eine bestimmte Form des Faßthorax diese Erklärung der Entstehung gaben und vor Verallgemeinerung energisch warnten, hat Löschcke allgemein die Pathogenese des emphysematischen Thorax im Sinne einer primären Veränderung des knöchernen Brustkastens zu erklären versucht, und zwar als Folge einer primären Kyphosenbildung der Brustwirbelsäule, welche durch mechanische Behinderung zu respiratorischer Lahmlegung der Rippen führe.

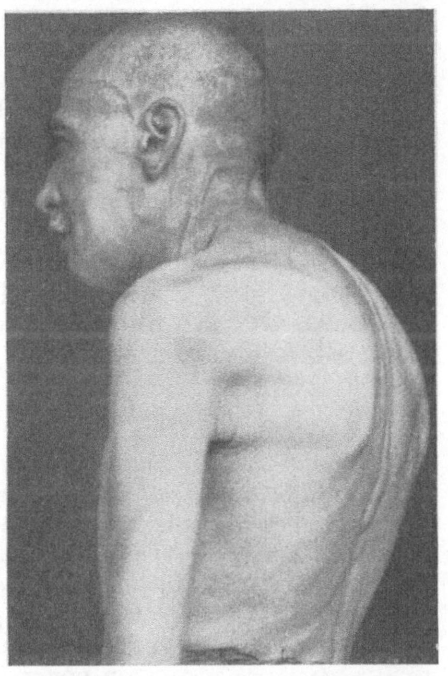

Abb. 76. Rundrücken (Pat. Stid.) bei emphysematösem Thorax.

„... Kyphosenbildung der Brustwirbelsäule, die ihrerseits notwendigerweise eine starre Dilatation des Thorax zur Folge haben muß.... Der Druck des sich senkenden oberen Brustkorbes überträgt sich durch das Brustbein auf die unteren Rippen und zwingt sie nach abwärts, d. h. in maximale Exspirationsstellung. Diese Exspirationsstellung genügt aber nicht zum Ausgleich des Mißverhältnisses der oberen und unteren Rippen und es findet ein weiterer Ausgleich dadurch statt, daß die oberen Rippen nun ihrerseits in ihren Gelenken maximal gehoben werden... Die Starrheit eines derartigen Thorax erklärt sich dadurch, daß der Thorax nun in seiner Bewegung als Ganzes durch die Arretierung der schon in maximaler Exspirationsstellung stehenden unteren Rippen an einer weiteren Exspirationsbewegung gehindert wird, während die schon in maximaler Inspirationsstellung stehenden oberen Rippen eine weitere Inspiration nicht mehr zulassen.... Die häufigste Ursache dieser chronischen Wirbelsäulenabbiegungen des runden Rückens ist die Spondylarthritis deformans, diese schleichende, mit Schwund der Bandscheiben, Verkleinerung und Zusammensinken der Wirbelkörper einhergehende Erkrankung der Wirbelsäule." (Löschcke.)

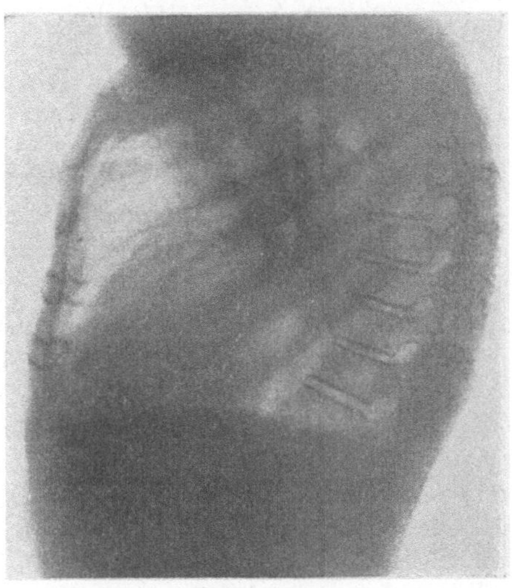

Abb. 77. Rundrücken bei emphysematösem Habitus. (Pat. Stid.) im Röntgenbild.

Daß auf diese Weise generell nicht einmal die Kyphose erklärt werden darf, welche bei Emphysematikern so häufig sich findet, erweist schon die Tatsache, daß in der weitaus überwiegenden Mehrzahl der Fälle sich eine „schleichende, mit Schwund der Bandscheiben, Verkleinerung und Zusammensinken der Wirbelkörper einhergehende Erkrankung der Wirbelsäule“ nicht findet (s. Abb. 77).

Im Gegensatz zu diesem Versuche einer Erklärung auf anatomischer Grundlage erweisen die Erfahrungen beim Asthmatiker die Entstehung der vermehrten Wirbelsäulenkrümmung durch die „respiratorische Mehrleistung“ der Atemmuskulatur (s. Abb. S. 153). Hier macht sich die Bedeutung der Atemstörung so sehr geltend, daß im Verlaufe des eine solche auslösenden Anfalles eine sogar der Umgebung des Kranken auffallende Verstärkung der Kyphose einsetzt und nach Ablauf des Anfalles wieder verschwindet!

2. Faßthorax als Wirkung von Atemstörungen.

Während früher immer an anatomische Ursachen der Brustwandverschiebung (wie etwa Änderung des Brustkorbinhaltes oder der Brustwandbeschaffenheit) gedacht wurde, deckten die klinischen und experimentellen Untersuchungen der letzten Jahrzehnte den weitgehenden Einfluß funktioneller Störungen auch auf diesem Gebiete auf. Als Ursache der den gesamten Thorax betreffenden Entfernung seiner Wände vom Mittelpunkt kommt in erster Linie in Betracht die **respiratorische Mehrleistung.**

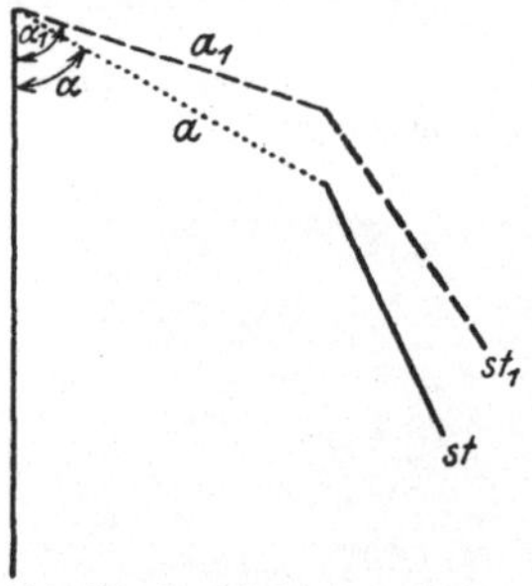

Abb. 78. Sagittaler Brustkorbdurchschnitt (Konstruktionsbild verkleinert) im br. asthmatischen Anfall (a, α, st) und nach demselben (a_1, α_1, st_1), a = obere Apertur, α = Aperturwinkel, st = Sternum.

Das bei Mehrbeanspruchung der Atemtätigkeit von mir als gesetzmäßig nachgewiesene Überwiegen der muskulären Inspirationskräfte über die Exspirationskräfte führt einerseits zu einer statischen Verschiebung im Sinne einer dauernden Annäherung des gesamten Atemapparates an seine Inspirationsstellung, andererseits zu einer Beeinflussung der Gestaltung seiner einzelnen Teile.

α) Statische Wirkungen.

Die gesteigerte Aktion der Inspiratoren ruft eine Tonussteigerung in dieser Muskulatur hervor, mit der sichtbaren Folge einer dauernden statischen Beeinflussung des Brustkorbes. Die Rippen bleiben nicht bloß dauernd gehoben, sondern auch (infolge der nicht rein frontal, sondern schief verlaufenden Achse der Rippenwirbelgelenke, s. Abb. 6) nach außen gedreht. Eine Auswärtsrollung der sternalen Rippenenden greift platz, die Tonnenform des Brustkorbes wird schon dadurch angebahnt. Gesteigert wird freilich diese statische Wirkung überdies durch die Kraftwirkung der Komponente β (s. Abb. 12), welche die Rippen wie die Sehne am Bogen wirkend, zusammendrückt und ihre Krümmung verstärkt. Eine ähnliche Wirkung erzielt die Komponente α bezüglich der Wirbelsäule, so daß auch hier eine Vermehrung der Brustwirbelsäulenkrümmung erfolgen muß. Die „obere Brustapertur“ (*a* in Abb. 74) verliert schon infolge dieser Stellungsänderung viel von ihrer physiologischen „Neigung“ und wird nicht bloß der Horizontalen genähert, sondern kann sogar über dieselbe hinaus gehoben werden. Geradezu als beweisend für die rein statische Natur dieser erwähnten für den emphysematösen Habitus charakteristischen Verschiebung der knöchernen Brustanteile erweisen sich die Erfahrungen (vgl. Abb. 78) beim konsekutiven Faßthorax der Asthmatiker. In solchen Fällen läßt sich nach dem Anfalle eine ganz wesentliche Steigerung der Hebung der oberen Brustapertur einerseits, der Brustwirbelsäulenkrümmung andererseits nachweisen, welche **in wenigen Tagen** (!) nach dem Abklingen des Anfalles wieder zurückgeht (s. Abb. S. 140 u. 153). Aber auch in den allmählich zur Ausbildung gelangten Fällen von Altersemphysem erweist sich bei Verwendung meiner Thoraxkonstruktionsmethode ein gut Teil des Faßthorax als rein statisch bedingt. Vor Beginn der Atembehandlung ist in denselben der Brustkorb viel stärker verändert, als nach Durchführung derselben (s. Abb. S. 142). Sogar in Fällen, wo die von manchen Autoren (Freund und seine Schule) als Ursache der Brustkorbverbildung angesprochene Verknöcherung der Rippenknorpel sich radiologisch nachweisen ließ und dementsprechend die oberen Brustkorbabschnitte ihre Lage beibehielten (s. Abb. 80), ließ sich durch eine solche Erziehung zu entsprechender Atembetätigung (vgl. S. 317) die Annäherung der unteren Thoraxabschnitte an den Brustkorbmittelpunkt erzielen.

So wird diese Verstärkung der Brustwandkrümmung, welche nicht bloß bei allen Fällen von Faßthorax, sondern ebenso beim Birnthorax sich bemerkbar macht, auf Grund allgemeingültiger Gesetze leicht begreiflich, ebenso wie die Verringerung der Krümmung beim Engbrüstigen wegen der dortselbst wirksamen Herabsetzung der Inspiratorenwirkung.

β) Formative Wirkungen.

Als weitere Folge der verstärkten Inspiratorenwirkung machen sich auch Verschiebungen in der Ausbildung aller bewegten knöchernen Brustkorbanteile geltend, für welche die respiratorische Funktion als Wachstumsreiz gilt.

An den Rippen macht sich die Steigerung der Komponente β (s. Abb. 12) im Sinne des Rouxschen Gesetzes geltend. Als Folge derselben findet man vermehrten Ansatz von Knochensubstanz, eine stärkere Ausbildung und Krümmung der Rippenreifen. Aus denselben Gründen wird auch die Brustwirbelsäule stärker gekrümmt.

Freilich kommt es bei den Wirbeln keineswegs zu einer gleichmäßigen Verteilung der Druck- und Zugkräfte über ihre ganze Fläche. Infolge Einschaltung der Zwischenwirbelscheiben können die Kräfte dortselbst leichter meritorische Verschiebungseffekte erzielen als an den knöchernen Teilen. Daher werden dort resp. an den Zwischenwirbelgelenken größere Formveränderungen resultieren: die von Löschcke als primäre Ursache der gesamten Veränderungen angesehene Spondylarthritis chronica (vg. oben S. 139).

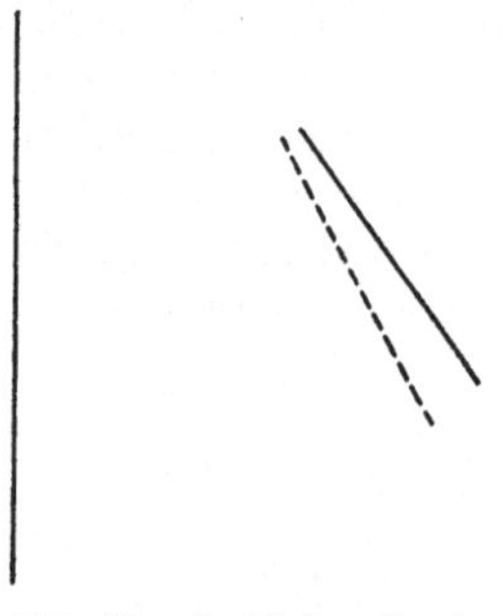

Löschckes eigene Beobachtungen sprechen übrigens gegen seinen Versuch einer Erklärung der Verbildung der Rippenringe im Sinne der Verbiegung am Modell: „Die Zunahme des Tiefendurchmessers führt dazu, daß die ursprünglich annähernd kreisförmigen Segmente sich zu langen Ellipsen umformen". Die Rippen des Emphysematikers bieten bekanntlich im allgemeinen eher eine übermäßig stark ausgebildete Kreisform dar. Vielmehr erklären sich der runde Rücken des Emphysematikers als auch alle die an den Rippen zu sehenden Alterationen ungezwungen als Effekte der erwähnten funktionellen Störungen.

Abb. 79. Sagittaler Brustkorbdurchschnitt eines Emphysematikers (Konstruktionsbild verkleinert) — Stand des Brustblattes vor --- „ „ „ nach der atemtherapeutischen Behandlung.

Ebenso zeigt das Brustbein sichtbare Änderungen seiner Form und Stellung bei Alterationen der Atemkräfte (vgl. weiter unten), wenn auch im geringeren Ausmaß (weil zum größten Teil bloß durch die knorpeligen Verbindungen mit den Rippen ihm die Wirkungen der Atemmuskulatur übertragen werden).

Weil die Inspirationsverstärkung hauptsächlich an den oberen Teilen des Brustkastens in Erscheinung tritt (vgl. S. 4) und kaudalwärts immer mehr abflaut, machen sich auch sowohl die Rippenänderungen als die vermehrte Krümmung der Brustwirbelsäule hauptsächlich an den oberen Teilen geltend.

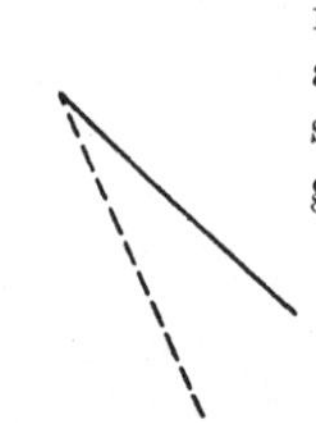

Abb. 80. Sagittaler Brustkorbdurchschnitt bei chondrogen starrem Thorax (Konstruktionsbild verkleinert). — Stand des Brustblattes vor --- „ „ „ nach der atemtherapeutischen Behandlung.

c. Kyphoskoliotischer Thorax

1. als Ursache von Atemstörungen

Daß bei Kyphoskoliose der Brustwirbelsäule schon infolge der Verschiebung der muskulären Ansatzpunkte an den Rippen, sowie der Rippenwirbelgelenke statische Alterationen der Rippen resultieren, welche die Tätigkeit der Atemmuskulatur verändern und dadurch Atemstörungen hervorrufen, kann kaum angezweifelt werden. Doch ist dies nicht etwa im Sinne der Löschckeschen Annahme zu verstehen, welcher durch diese Verschiebung allein die ganze Störung der Atemtätigkeit erklären will. Vielmehr ist ein großer Teil der sichtbaren Veränderungen auch in diesem Falle als Folgezustand der veränderten Kinetik anzusehen.

2. als Folge von Atemstörungen

Infolge der Verschiebung der Ansatzpunkte werden die Wirkungen der Inspiratorenkräfte auf die bewegten Teile (s. Abb. 12) ganz wesentlich verändert, müssen die einzelnen Komponenten, in welche die Kraftwirkung zerlegt gedacht werden muß, an Größe und Wirkung sich wesentlich ändern. Sowohl die sichtbaren Störungen der Rippen-, resp. Wirbelsäulen**stellung**, als auch die der Rippen**gestaltung** lassen sich an der Hand des Schemas (Abb. 81) zum größten Teil als Folgen der geänderten Dynamik der Inspirationsmuskulatur leicht auflösen. Freilich bilden andererseits diese Folgen geänderter Muskeldynamik auch wieder den Grund für eine weitere Verschiebung der Knochen.

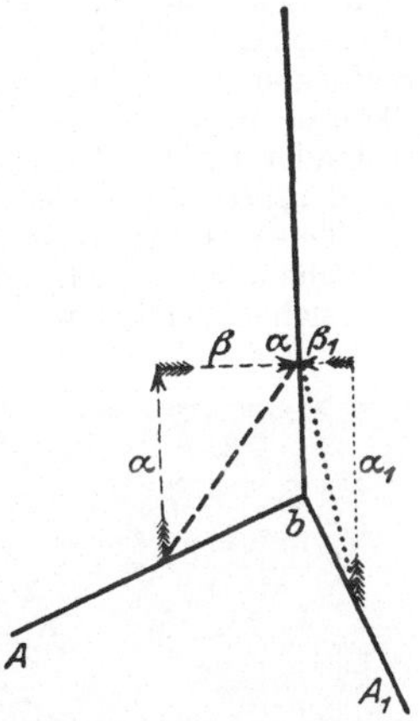

Abb. 81. Schema der Inspirationsmuskelwirkung bei Verschiebung des kostalen Insertionspunktes infolge Senkung der Rippe, die auf die Wirbelsäule wirkende Komponente α wird dabei größer (α_1), die auf die Rippe einwirkende β wird kleiner (β_1).

d. Postpleuritischer Thorax.

Die Verbildungen sowohl der Wirbelsäule als der Rippen, welche bei Pleuraschwarten zur Beobachtung kommen, werden meist als durch den Narbenzug der Schwarte bedingt aufgefaßt. Diese Erklärung gilt trotz mancher unter diesem Gesichtspunkt schwer verständlicher Erscheinungen fast noch allgemein.

„Über die Entstehung dieser Wirbelsäulenverkrümmungen herrschen verschiedene Ansichten. Die Schrumpfung beim Pleuraempyem führt ja im allgemeinen zu einer nach der kranken Seite konkaven Skoliose. Sie entsteht dadurch, daß der Schwartenzug die Rippen nähert und gleichzeitig die Wirbelsäule einbiegt“ (Sauerbruch und Elving).

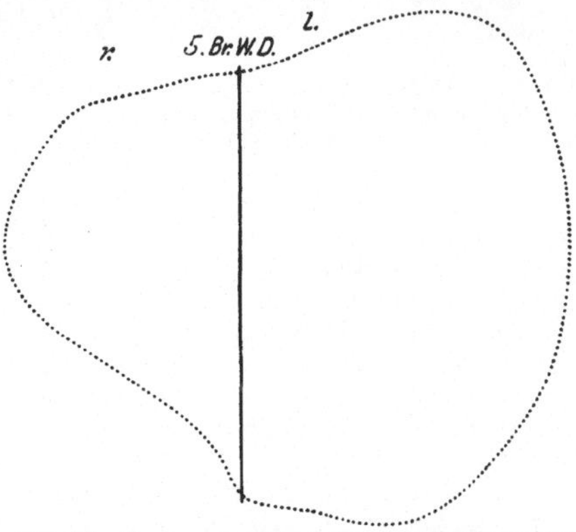

Schon der Umstand, daß manchmal eine Einziehung des Brustkorbes, manchmal eine Vorwölbung desselben sich findet, trotzdem (auch bei der Sektion!) in beiden Fällen die gleichen intrathorakalen Veränderungen vorliegen, müßte dazu führen, endlich diese Erklärung aufzugeben.

Abb. 82. Kyrtometerkurve des Brustkorbes eines 10jährigen Kindes nach rechtseitigem Thoraxempyem.

Vollen Beweis für die Unhaltbarkeit dieser Zugtheorie erbringen die Röntgenaufnahmen hierhergehöriger Fälle, welche die stärkste Veränderung nicht an der Stelle der Schwarte, also an den kaudalen Anteilen der Brustwirbelsäule nachweisen lassen, sondern an den von Schwarten völlig freien oberen, zephalen Anteilen (s. Abb. 29).

Solche Erfahrungen sind wohl als die Ursache für die in jüngster Zeit aufgetretenen neuen Erklärungsversuche betreffs der Entstehung der postpleuritischen Skoliose anzusehen.

Drachter meint, daß „die Skoliose über die Rippen der kranken Seite zustandekommt . . ., die eigentliche Ursache der Geraderichtung der Wirbelsäule nicht etwa die . . . Wiederausdehnung der kollabiert gewesenen Lunge ist". Er kommt zu dem Schluß: „Mit Bezug auf die Geraderichtung der nach der gesunden Seite konvex verbogenen Brustwirbelsäule ist es einerlei, ob die als Ursache der Skoliose anzusprechende Thoraxdeformität durch operative Abtragung der Rippen oder durch Wiederausdehnung der Lunge beseitigt wird . . . Erfolgt keine Wiederausdehnung der Lunge, so wird die Wirbelsäule nur gerade bleiben, wenn die Thoraxkontinuität unterbrochen ist resp. bleibt."

Scheinbar spricht zugunsten einer solchen Annahme der Fall von Jordan, in welchem nach linksseitigem Empyem der Pleura sich eine starke Skoliose der Wirbelsäule konvex nach rechts gebildet hatte. Etwa 1 Jahr nach der bei diesem Pat. vorgenommenen Schedeschen Operation war die Skoliose fast vollständig zurückgegangen. Eine nach weiteren $3^1/_2$ Jahren vorgenommene Nachuntersuchung aber ergab, daß neuerdings eine hochgradige rechtskonvexe Skoliose der Brustwirbelsäule aufgetreten war. Jordan führt die letztere zurück auf die Rippenneubildung, die bei der Retraktion der Lunge „verhängnisvoll wirkte".

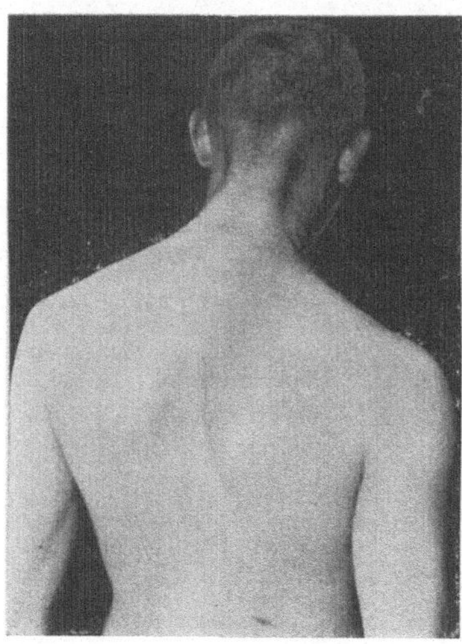

Abb. 83. Hängen des Schultergürtels und Verbiegung der Wirbelsäule nach Empyem rechts (Pat. Magy. [vgl. Abb. 66] von hinten).

Nun war aber in einer Reihe von Fällen meiner Brustschußabteilung trotz Fehlens jedweder Lungenschrumpfung und Brustwanddeformität ausgesprochenste Skoliose vorhanden, was nach Drachters Erklärung undenkbar ist. Hingegen ließ sich bei solchen Skoliosen eine umschriebene Verwachsung im Phrenikokostalwinkel radiologisch nachweisen. Dieselbe mußte mangels jeder anderen Veränderung an den Brustorganen zumindest für diese Fälle als Ursache der Skoliose angesehen werden. Ich sehe mich dazu berechtigt, nicht bloß durch die häufige Koinzidenz der Fälle, sondern auch deshalb, weil entsprechend einer durch Atemübungen bedingten Lockerung dieser Verwachsung eine ganz konform einhergehende Wiederaufrichtung der Wirbelsäule erfolgte und dauernd erhalten blieb. Die von mir als Ursache der Brustkorbverbildung angesprochene respiratorische Insuffizienz entsteht in diesen Fällen folgendermaßen: Infolge der Verwachsung im Phrenikokostalwinkel wird jede Hebung der Rippen vermieden (weil hierbei die Rippen resp. die gesamte seitliche Brustwand von der Oberfläche des Zwerchfells sich entfernen, der Phrenikokostalwinkel erweitert, die Verwachsung gedehnt und dadurch Schmerz ausgelöst würde). Vielmehr nähert der Pat. behufs Vermeidung dieser schmerzhaften Empfindung möglichst die Brustwand der oberen Zwerchfelloberfläche und vermeidet jede respiratorische Betätigung. Die erkrankte Seite bleibt dauernd gesenkt, und dadurch verliert die Muskulatur ihren Tonus.

Sowohl diese Beobachtungen als auch das oben geschilderte Verschwinden der Skoliose nach Schedescher Operation resp. deren Wiederauftreten bei Rippenneubildung erklären sich ungezwungen unter dem Gesichtswinkel dieser pathologisch-physiologischen Auffassung. Wird der obere Brustkorbanteil operativ von der schmerzauslösenden Ursache, dem verwachsenen Phrenikokostalwinkel abgetrennt, so treten die Atemmuskeln wieder in ihre physiologische Rolle ein. Es wird ihr Tonus wiederhergestellt, die Thoraxdeformität verschwindet. Die letztere tritt wieder auf, wenn infolge neugebildeter Verbindungsbrücken die Atembetätigung wieder schmerzhaft wird.

Diese Veränderungen in der Stellung der knöchernen Brustwandanteile erklären sich leicht und ungezwungen, wenn man sie als Folge von Atemstörungen bzw. als Folge der geänderten Atemmechanik auffaßt. Die bei der Atembewegung auf der erkrankten Seite auftretenden schmerzhaften Empfindungen veranlaßten den Kranken zu einer mehr oder minder starken respiratorischen Insuffizienz. Schon die konsekutive Tonusherabsetzung der Inspirationsmuskulatur bewirkt eine Annäherung der Brustwand an das Brustkorbsystem infolge des Überwiegens der „Lungenspannung". Es erfolgt ein Herabsinken der Rippen und ein Tiefertreten des Schultergürtels auf der erkrankten Seite (vgl. S. 41ff.), sowie ein Abheben des Skapularwinkels und oft auch eine Skoliose der Wirbelsäule, welche der kranken Seite ihre Konkavität zuneigt.

Im Gegensatze hierzu wird manchmal auf der Seite der Verletzung im Gegenteil ein Höhertreten der Schulter und eine Verbiegung der Wirbelsäule mit der Konvexität nach der Seite der Erkrankung hervorgerufen.

Diese „postempyematische" Skoliose, mit der Konvexität nach der erkrankten Seite gerichtet, hat mehrfach die Autoren beschäftigt.

Kawamura fand eine solche nach Lungenexstirpation bei Hunden, welchen er die Lunge von einem zwischen 4. und 5. Interkostalraum gelegenen Schnitt entfernte. „Die Wirbelsäule krümmt sich stark seitlich mit Konvexität auf der operierten Seite." Im Gegensatz hierzu fand Tiegel bei einem Hunde, dem er in zwei Sitzungen die linke Lunge exstirpierte, eine deutliche dextrokonvexe Skoliose.

Drachter konnte „beim Huhn, das ein muskuläres Zwerchfell nicht hat, durch Exstirpation einer Lunge eine nach der operierten Seite konvexe Skoliose der Brustwirbelsäule erzeugen". Auf Grund dieses Befundes lehnt er die von Jansen herangezogene Wirksamkeit des Zwerchfells als auslösenden Faktors ab und kommt zu der Vorstellung:

„Es ist wohl zweifellos, daß diese Einziehungen dadurch entstehen, daß die sich verkleinernde Lunge eine konzentrische Zugwirkung ausübt, die sie mittels der an ihrer Oberfläche auftretenden Schwarten auf die Thoraxwand überträgt. In ähnlicher Weise wie die Thoraxwand, erfahren diese Zugwirkung alle an das schrumpfende Organ grenzenden Teile. Das Zwerchfell rückt deshalb in die Höhe, median gelegene Organe rücken nach der schrumpfenden Lunge hin. In derselben Weise verhält sich die Wirbelsäule. Die nicht gerade häufigen Fälle von sogenannter postempyematischer Skoliose, bei denen die Konvexität der Brustwirbelsäulenverkrümmung nach der kranken Seite gerichtet ist, scheinen mir denselben Entstehungsmodus zu haben."

Die Prämissen dieses Erklärungsversuches, insbesondere die, „daß in manchen Fällen die Wirbelsäule dem Zug eher nachgibt als die Thoraxwand", können wohl an und für sich nicht allgemein zugegeben werden. Klarheit aber verschafften auf diesem Gebiete die diesbezüglichen Erfahrungen auf meiner Brustschußabteiluug.

Schon Sauerbruch hatte die Vermutung ausgesprochen: „Es hängt davon ab, ob die Schrumpfungsprozesse streng lokalisiert oder ob nicht in höher oder tiefer gelegenen Abschnitten derselben oder der anderen Seite ähnliche Prozesse bestehen oder bestanden. Es kommt auf diese Weise häufig eine Kompensation, oft auch eine Summierung zustande."

Ich konnte für alle meine hierher gehörigen Fälle feststellen, daß eine Konvexität der Brustwirbelsäule nach der erkrankten Seite nur dann in Erscheinung tritt, wenn die Entfernung der Rippen voneinander und vom Zwerchfell, also eine Erweiterung des Phrenikokostalwinkels, wie dies bei Inspirationsbewegung statthat, keine Schmerzauslösung zur Folge hat. Diese Bedingung ist in allen denjenigen Fällen von pleuritischen Affektionen erfüllt, in welchen die schmerzauslösende Ursache auf die oberen Brustwandabschnitte beschränkt bleibt. Ein geradezu klassisches Beispiel dieser Art stellt der hochsitzende Steckschuß dar (s. Abb. 86). Hier kommt es zu Hochstand der Schulter und Verbiegung der Wirbelsäule gemäß der (allgemeingültigen physiologischen Grundlehren entsprechenden) Steigerung des Muskeltonus über den schmerzhaften Partien.

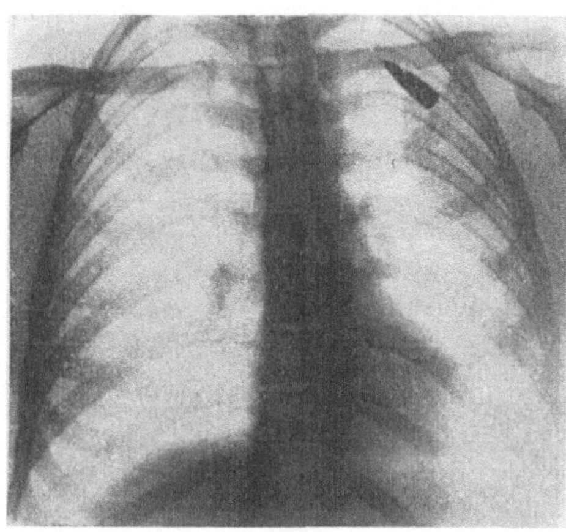

Abb. 84. Dextrokonvexe Skoliose nach Schußverletzung der rechten Brustseite. Röntgendiapositiv (Pat. Spill).

Hatte ich bis zum Zeitpunkte meines Vortrages auf dem Berliner kriegsärztlichen Abend (Mai 1917) dieses Bild von Schulterhochstand und Zuwendung von Konvexität der Brustwirbelsäule zur kranken Seite nur bei freigebliebenem Phrenikokostalwinkel gesehen, so zeigte sich in einzelnen Fällen unserer Beobachtung seither dasselbe Bild trotz Vorhandenseins von schwartigen Massen dortselbst. Auch diese Erfahrung spricht nicht gegen die dargelegte theoretische Annahme. Beim Vorhandensein einer genügend großen Ausfüllungsmasse im Phrenikokostalwinkel kommt es bei der Inspirationsbewegung eben nicht zu Schmerzen.

Auf Grund dieser Vorstellungen wird auch leicht begreiflich, wenn infolge der Durchführung einer Schedeschen Operation eine vorher bestandene herdkonkave Skoliose sich ausgleicht. Die Ursache für die Skoliosenbildung besteht eben nicht mehr, die Inspirationsbewegung löst keine Schmerzen mehr aus, und daher verschwindet die respiratorische Insuffizienz.

Die Bedeutung des einseitig herabgesetzten Muskelzuges für das Zustandekommen von Wirbelsäulenverkrümmung in solchen Fällen haben schon Sauerbruch und Elving betont:

„Wir glauben, daß die Skoliose durch die Ruhigstellung der Rippenstümpfe der operierten Seite und durch einseitigen Zug der Muskeln auf der gesunden Seite zustande kommt."

Bezüglich der bei manchen Fällen von Exsudatansammlung nachweisbaren Weitung des knöchernen Brustkorbes auf der erkrankten Seite vgl. S. 43.

e. Birnthorax.

Diese Brustkastenverbildung bildet das klarste Beispiel einer Folge von Atemstörung und zwar der rein kostalen Atmung:

Schon der Entdecker derselben, Wenckebach, spricht die Ansicht aus, der Birnthorax stelle die Wirkung einer Atemstörung dar.

„Es wird . . . rein kostal geatmet und die Folgen bleiben nicht aus. Der Brustkorb wird oben stark gehoben und erweitert, unten bleibt er schmal und enge.

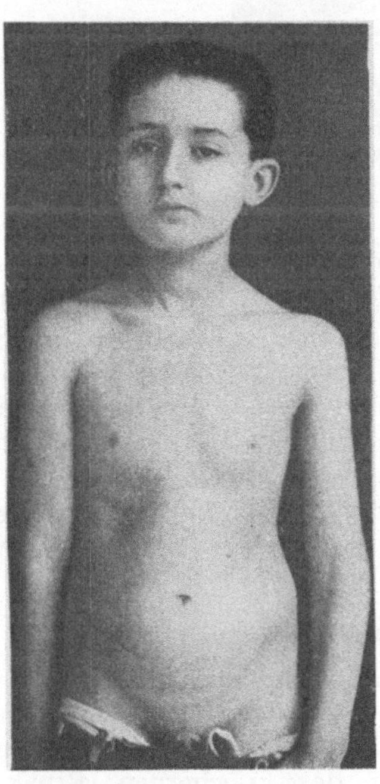

Abb. 85a. Birnthorax von vorne.

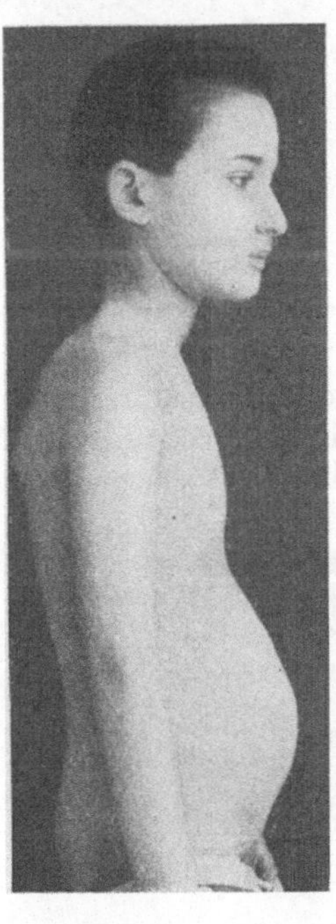

Abb. 85b. Birnthorax von der Seite.

Wir wissen, wie speziell beim männlichen Geschlechte der Thorax bald bleibend diejenige Form annimmt, welche ihm durch Muskelarbeit gegeben wird." (Wenckebach.)

An Fällen meiner eigenen Beobachtung konnte ich diese Atemstörung wiederholt nachweisen. Es zeigten sich bei der Untersuchung lediglich respiratorische Bewegungen des oberen ballonförmig aufgetriebenen Brustkastenabschnittes, während die unteren wie ein Anhängsel daran hängenden Thoraxpartien völlig unbewegt blieben.

Schon auf diesem Mechanismus baut sich die Thoraxdeformität auf als Folge von Stellungsveränderung der knöchernen Brustkorbbestandteile.

α) **statisch entstanden.**

Daß der kostalen Atmung bzw. der ungenügenden respiratorischen Betätigung der Bauchmuskulatur ein kausaler Einfluß auf das Zustandekommen dieser Brustkastenmißbildung zuzuschreiben ist, konnte an einem Falle, welcher den neunjährigen Sohn eines Arztes betrifft (s. Abb. 85a, b, c, d), direkt erwiesen werden. Hier fand sich infolge des konsekutiven Mangels eines genügenden Tonus der Bauchwandmuskulatur ein ausgeprägter Hängebauch (s. Abb. 85 b). Bei Rückenlage verschwanden infolge der dadurch ausgelösten statischen Verschiebung der Bauchorgane (vgl. S. 55 ff.) sowohl der Hängebauch als auch die bei dem jugendlichen Individuum größtenteils rein statisch (vgl. S. 48!) bedingte Eindellung des unteren Teiles der Brustwand, welche im Stehen (s. Abb. 85a) so ausgeprägt in Erscheinung traten. Das Endglied in der Beweiskette bildet das Verschwinden der Brustkorbdeformität auch im Stehen (s. Abb. 85d) bei diesem Falle nach Erlernung entsprechender respiratorischer Bauchmuskelbetätigung.

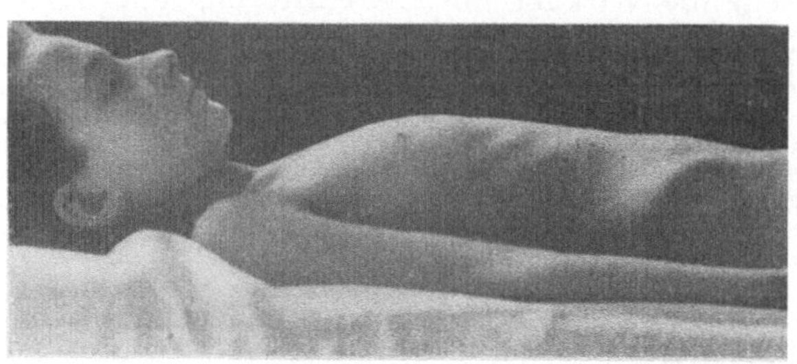

Abb. 85c. Birnthorax im Liegen.
(Man beachte das hierbei auftretende Verschwinden der vorher sichtbaren Eindellung des Thorax unten.)

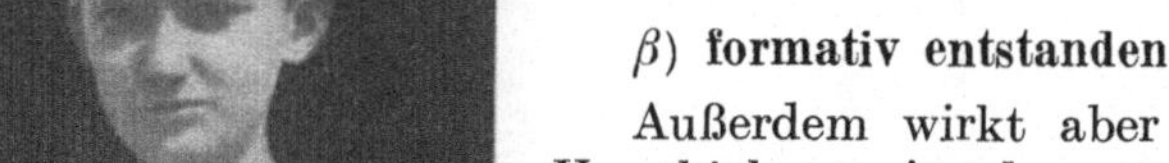

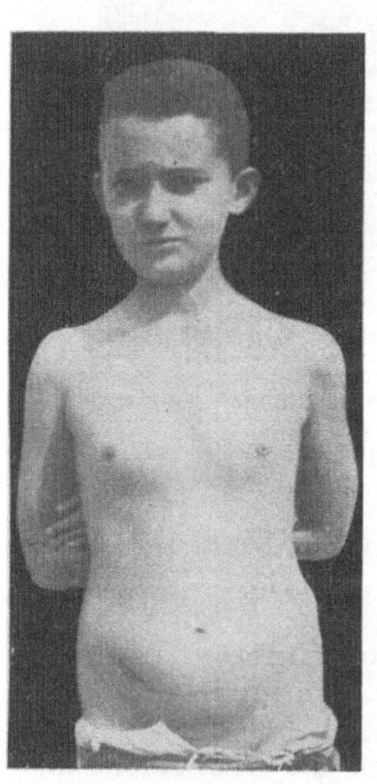

Abb. 85d.
Birnthorax nach Wiedererlernung aktiver Bauchatmung.

β) **formativ entstanden.**

Außerdem wirkt aber die beschriebene Verschiebung in der respiratorischen Beanspruchung auch auf die organische Entwicklung der knöchernen Brustwandanteile gemäß ihrer Wirksamkeit als Wachstumsreiz im Sinne der S. 100 gegebenen Ausführungen.

Demgemäß wird nicht bloß die Stellung der Brustkorbwände verändert im Sinne der Ausführungen Wenckebachs, sondern gesellt sich zu dieser statischen Veränderung eine formative. Der obere Anteil des Brustkorbes weist infolge der respiratorischen Mehrleistung stärkeres Wachstum und ausgeprägtere Ausbuchtung aller seiner knöchernen Bestandteile (sowohl Rippen als Wirbelsäule) auf, der untere hingegen gemäß der dortselbst herrschenden respiratorischen Insuffizienz verkümmerte Ausbildung und Abflachung.

f. Trichterbrust.

Unter dem funktionellen Gesichtswinkel wird auch bis zu einem gewissen Grade eine ganze Reihe von Fällen von Trichterbrust leichter verständlich. Angebahnt wird eine solche Gedankenrichtung dadurch, daß am Krankenbette unter gewissen pathologischen Umständen Einziehungen an der unteren Brustapertur bei jeder Inspiration nachweislich werden, welche ebenfalls durch funktionelle Alterationen ausgelöst werden. Durch Erhöhung des intraabdominellen Druckes wird nämlich bei jeder Zwerchfellzusammenziehung das Centrum tendineum des Diaphragmas am Niedertreten verhindert. Dasselbe ist unter solchen Verhältnissen als der fixe Punkt anzusehen, weshalb die Muskelfasern des Zwerchfells an den Rippen als dem leichter beweglichen Insertionspunkt ihre Tätigkeit geltend machen und die letzteren inspiratorisch dem Mittelpunkt des Brustkorbes näher bringen. Da bei der Trichterbrust die Einsenkung entsprechend den Ansätzen des 4. Rippenpaares beginnt und die Spitze des Trichters von dem Ansatzpunkte des schwertförmigen Fortsatzes an dem Brustbeinkörper gebildet wird, müssen auch die in derselben Höhe gelegenen Anteile des unteren Brustkorbabschnittes viel mehr dem Brustkorbmittelpunkt angenähert erscheinen als die höher oben resp. tiefer unten gelegenen Anteile.

Zudem konnte ich an einem solchen Patienten bei absichtlicher vertiefter Einatmung eine Verkleinerung des Zwischenraumes zwischen Trichtergrund und hinterer Brustwand um nahezu 1 cm mittels des Meßzirkels feststellen. Damit scheint zumindestens für diesen Fall die Möglichkeit einer Entstehung der Mißbildung infolge einer an der Innenfläche des Brustkorbes ansetzenden respiratorischen Zugkraft nahegerückt.

Auf die pathogenetische Beteiligung eines funktionellen Faktors aber weist geradezu die Beobachtung hin, welche von der Entstehung seiner Trichterbrust Eggels Patient gab.

„Bei seiner Geburt ist nichts Auffallendes an ihm wahrgenommen worden. Erst am dritten Tage nach derselben hat seine Mutter gegenüber der Hebamme geäußert, „es falle ihr auf, wie das Kind eine so hohe Brust habe“ und die letztere erwidert, „eine so hohe Brust habe auch sie noch nie bei einem Kinde gesehen“. Innerhalb vier Wochen sei die Brust des Kindes eingesunken, „so daß man zuletzt habe ein Ei hineinlegen können“. Daß zu dieser Zeit die Brust beim Atmen abwechselnd einsank und wieder sich vorwölbte, will die Mutter nicht beobachtet haben, „mit dem Wachsen des Mannes ist auch die Tiefe der Brust gewachsen; seit er ausgewachsen ist, wurde die Brust nicht tiefer“ (Eggel).

Innerhalb vier Wochen kann eine so bedeutende Brustwandverschiebung wohl nur infolge dauernder Krafteinwirkung sich ausbilden. Als Kraftquelle kommt an der Innenseite der unteren Thoraxapertur das Zwerchfell nahezu allein in Betracht. Der Annahme erhöhter Zwerchfellbetätigung als Ursache der Mißbildung steht aber die Erfahrungstatsache entgegen, daß es im allgemeinen hierbei nicht zur Ausbildung einer Trichterbrust kommt, sondern zu einer „Zwerchfellfurche“ (Gerhardt, Wenckebach). Dieses Argument scheint aber bei Berücksichtigung gewisser anatomischer Eigentümlichkeiten an Gewicht zu verlieren. Die Lokalisation der Spitze des Trichters entspricht vollständig dem Ansatz des vorderen Zwerchfellanteiles an der Innenseite des Brustkorbes, und die Trichterbildung erklärt sich durch die schon seit langem erhobene Feststellung, daß der an der Innenseite des Brustbeins ansetzende vordere Anteil des Zwerchfells eine Horizontalstellung aufweist. Letztere kann demzufolge viel leichter eine Einziehung der Brustwand erzielen als die mehr oder minder bogenförmig zum Centrum tendineum hinaufstrebenden seitlichen Anteile der Zwerchfellmuskulatur.

„Da der vordere Teil der Muskulatur des Diaphragmas auch im Exspirationszustande sogleich nach hinten abweicht, können sie das Centrum tendineum nur wenig senken. Sie müssen vielmehr bei ihrer Zusammenziehung seinen vorderen Teil festhalten und ihn hindern, dem Zuge der Vertebraltorsion folgend, allzu sehr nach unten zu sinken" (Merkel).

Zugunsten der Auffassung eines Zwerchfellzuges an der Innenseite des Brustkorbes als pathogenetischen Faktor spricht die einzige, die Entstehung der Trichterbrust verfolgende Beobachtung der Mutter des Patienten im Falle Eggels (s. oben). Die erst post partum einsetzende respiratorische Funktion erklärt leichterdings als pathogenetischer Faktor die Entstehung einer Brustkorbverbildung an der in Rede stehenden Stelle.

Ebstein hatte die Möglichkeit eines an der Innenfläche des Sternums wirkenden Zuges schon ins Auge gefaßt, und zwar als Folge einer Wirkung von mediastinitischen Narbensträngen. Doch „spricht der Mangel jeden krankhaften Symptoms dagegen, daß an der Verbiegung des Sternums eine fötale Mediastinitis anzuklagen wäre" (Ebstein).

Warum aber kommt es nur in den vorliegenden Fällen zu einer solchen Zugwirkung von seiten der vorderen Diaphragmaanteile? Diese Frage läßt sich vielleicht beantworten durch den Hinweis auf die Lage und Anordnung der im allgemeinen wohl zu wenig gewürdigten „Ligamenta suspensoria diaphragmatis" (v. Teutleben). Diese das Centrum tendineum an der Halswirbelsäule (in den verschiedenen Fällen verschieden stark) fixierenden fibrösen Stränge bilden zusammen mit den vorderen Zwerchfellmuskelbündeln eine straffe Verbindung des die Spitze des Trichters bildenden untersten Sternalteiles mit der Halswirbelsäule. Sind dieselben stark entwickelt, vielleicht sogar relativ kurz im Verhältnis zum Tiefendurchmesser des Brustkorbes (in Eggels Fall berichtete die Hebamme, daß das Kind eine „so hohe Brust" hatte), so wird von der Geburt an entsprechend der sich stetig steigernden Luftfüllung der Lungen und Brustkorbauftreibung dieses Mißverhältnis immer mehr sich geltend machen.

B. Wirbelsäule.

a. Skoliose

1. als Ursache von Atemstörungen

Das von verschiedenen Autoren (Neidert, Bachmann, Mosse, Kaminer) beobachtete häufige Zusammentreffen von Skoliose der oberen Brustwirbelsäule mit tuberkulöser Lungenspitzenerkrankung führte dieselben, im Bestreben, eine Erklärung hierfür zu geben, zu der Annahme einer durch die Skoliose mechanisch ausgelösten Atemstörung.

„Wahrscheinlich kommt vor allem die mangelnde Ausdehnungsfähigkeit der durch die Konvexität der Skoliose in ihren Exkursionen noch mehr als gewöhnlich behinderten Lungenspitzen in Betracht, wie dies ja auch Neidert und Bachmann ... anführen." (Mosse.)

Gemäß den oben gegebenen theoretischen Grundlagen (s. Abb. 81) läßt sich eine solche Beziehung der Skoliose zur Atemstörung ganz gut präzisieren und begründen. Sie beruht auf der **konsekutiven** Verschiebung der Ansatzpunkte der respiratorisch wirksamen Muskelgruppen resp. der infolge einer solchen auftretenden Veränderung der einzelnen Kraftkomponenten α und β.

Doch sind damit die Beziehungen zwischen Skoliose und respiratorischer Funktion nichts weniger als erschöpft. Vielmehr gewährt gerade diese physikalische Betrachtung einen Ausblick nach einer ganz anderen Richtung. Die Wechselbeziehungen zwischen Störung des Wirbelsäulenaufbaues einerseits und der respiratorischen Funktion andererseits erfahren dadurch auch eine Beleuchtung im Sinne eines **umgekehrten** Konnexes: die Entstehung der Skoliose auf der Grundlage einer respiratorischen Alteration.

2. Skoliose als Folge von Atemstörungen.

Schon Rokitansky hatte in seiner pathologischen Anatomie ausdrücklich diese Möglichkeit ins Auge gefaßt:

„Die Bedingungen zur Entstehung der seitlichen Abweichung des Rückgrades in verschiedenen Lebensperioden nach der Geburt sind ... vorzüglich folgende: ... in den allermeisten Fällen ist sie in vernachlässigter oder behinderter Übung der Inspirationsmuskeln der einen Seite begründet."

Seither hat die klinisch-experimentelle Erfahrung mehrere Tatsachen erhoben, welche die Forderung, in der Pathogenese der Skoliose Atemstörungen zu berücksichtigen, wesentlich zu unterstützen geeignet sind. Mehrere Autoren hatten schon vor Jahren die Entstehung von Skoliosen bei Behinderung der Nasenatmung gesehen.

Decreff (Madrid) betonte die Koinzidenz von Mandelschwellung und Skoliose, Reeves fand „in drei Fällen seitliche Verkrümmung der Wirbelsäule, seither in einer Reihe von Fällen, so daß ein zufälliges Zusammentreffen ausgeschlossen ist. Polypen sind sehr häufig bei spinalen Verbiegungen zu finden und in manchen Fällen ist der Zusammenhang mit Störungen der nasalen und pharyngealen Atmung zweifellos." Ebenso fand Redard, „daß Verstopfung der Nase, besonders durch adenoide Vegetationen eine sehr häufige Ursache der Kyphosen, Skoliosen und Brustkorbmißbildungen sei; nach Entfernung des Hindernisses in der Nase seien die Verkümmerungen zurückgegangen". Ziem konnte sogar experimentell beim Versuchstier durch Vernähen der Nasenlöcher Skoliose erzeugen.

Verständlich wird dieser Zusammenhang zwischen Mundatmung und Verbildung des oberen Brustkastens erst dann, wenn man sich vor Augen hält, daß durch die Mundatmung eine respiratorische Insuffizienz der zephalen Thoraxanteile ausgelöst wird (s. Abb. S. 175). Bei längerer Dauer dieser respiratorischen Insuffizienz tritt Herabsetzung des Inspiratorentonus ein mit den weiteren Folgen entsprechender (s. oben S. 100) Änderungen der Stellung und Ausbildung der knöchernen Brustkorbbestandteile, besonders beim jungen, im Wachstum begriffenen Individuum. Unter diesem Gesichtswinkel werden auch die Beziehungen zwischen Skoliose und Tuberkulose (s. oben) in ein etwas anderes Licht gestellt. Beide Erkrankungen stellen (zumindest in einer ganzen Reihe von Fällen) nicht Ursache und Wirkung dar, sondern Koeffekte ein und derselben Grundursache: der respiratorischen Insuffizienz.

Zugunsten dieser von mir (vor Jahren schon auf dem Orthopädenkongreß Berlin 1913 und seither immer wieder) vertretenen Anschauung sprechen insbesondere meine Erfahrungen bei Thoraxschußverletzungen. Als Ursache all der verschiedenen, auf den ersten Blick unverständlich scheinenden statischen Änderungen (auch in denjenigen Fällen, wo pleuropulmonale Veränderugen fehlen) kommt eine keineswegs immer durch Schmerz ausgelöste einseitige respiratorische Insuffizienz in Betracht bzw. die vom Patienten willkürlich erzielte statische Verschiebung der beiden Ansatzpunkte der Inspiratoren.

Die durch die einseitige Veränderung der Rippenstatik ausgelöste Verschiebung in der Wirkung der Atemmuskulatur erklärt ungezwungen und lückenlos die Entstehung der konsekutiven Kyphoskoliose.

Auch das Zusammentreffen von Spitzenatelektase bzw. -infiltration und Skoliose beim Mundatmer bereitet dem Verständnisse keine Schwierigkeit. Die Mundatmung bedingt im Bereiche der obersten Lungenanteile respiratorische Insuffizienz, erhöhte Disposition zur Tuberkulose ebensowohl als Verschiebung der Rippenstellung (vgl. S. 105). Wenn dieselbe nicht auf beiden Seiten gleich stark ausgeprägt ist, kommt es zu einer Differenz in der Wirksamkeit der in der Richtung der Wirbelsäule wirkenden Kraftkomponente α der Atemmuskulatur zwischen rechts und links und dementsprechend zur Skoliose.

Verständlich wird dadurch auch der wohltätige Einfluß der die Nasenatmung ermöglichenden Eingriffe des Rhinologen in Verbindung mit der daran anschließenden Wiedererlernung der Nasenatmung, wodurch die Skoliose ebenso wie die Thoraxassymetrie völlig zum Schwinden gebracht werden kann (Fränkel, Hofbauer, Natier).

b. Kyphose

1. als Ursache von Atemstörungen

Durch die Verkrümmung der Wirbelsäule und die konsekutive Veränderung der Rippenstellung wird schon mechanisch die Bewegungsmöglichkeit des knöchernen Brustkorbes stark eingeengt und auch das

Zwerchfell durch die Veränderungen seines Standes und der Form (gemäß den Änderungen der ihm als Ansatzpunkt dienenden unteren Brustapertur) in seiner Funktion beeinträchtigt. Doch ist wohl Löschcke (s. oben S. 139f.) zu weit gegangen, wenn er annimmt, durch die Kyphose im Brustsegment werde der Brustkorb mechanisch zu einem starren, respiratorisch lahmgelegten Gebilde gemacht.

2. Kyphose als Folge von Atemstörungen.

Die Brustwirbelsäule steht ebenso wie die Rippen unter dem formenden Einflusse der an ihr ansetzenden Atemmuskulatur. Demgemäß machen sich hier ebenso wie bei den Rippen die Folgen von Atemstörungen durch genau präzisierte Änderungen in der Stellung und Gestaltung der Wirbelsäule geltend. Die Störungen werden in diesem Falle sogar in erhöhtem Maße in Erscheinung treten können, weil (im Gegensatze zu den aus einem Stück bestehenden Rippen) hier die Zwischenwirbelscheiben resp. Gelenke Verschiebungen der einzelnen Wirbel gegeneinander weitaus erleichtern.

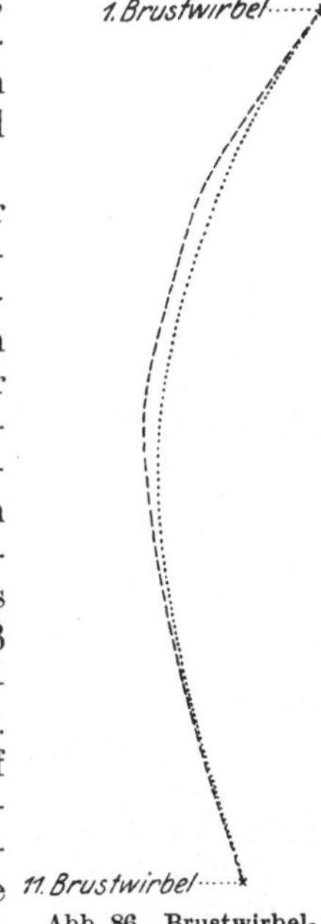

Abb. 86. Brustwirbelsäulenkrümmung. – – – im bronchialasthmatischen Anfall, ... nach Abklingen desselben.

Demgemäß bildet sich bei länger dauernder Atemvertiefung eine Verstärkung der Wirbelsäulenkrümmung aus, wie z. B. beim Faßthorax und partiell in den oberen Teilen beim Birnthorax. Umgekehrt entwickelt sich bei der respiratorischen Insuffizienz eine Verflachung der normalen Wirbelsäulenkrümmung. Dieselbe betrifft die ganze Brustwirbelsäule, wenn an allen Teilen derselben infolge zu geringer Beanspruchung die Atemmuskulatur herabgesetzten Tonus aufweist, wie z. B. beim Engbrüstigen. Gemäß der lokal beschränkten Insuffizienz tritt sie auf partiell in den kaudalen Partien beim Birnthorax.

Daß ein großer Teil dieser Veränderungen auf rein statischer Verschiebung beruht, läßt sich kyrtometrisch nachweisen, bzw. durch die Thoraxkonstruktionsmethode. Aber auch schon ohne solche graphische Methodik wird in manchen Fällen dem unbewaffneten Auge der Einfluß der Atemstörung auf die Krümmung der Wirbelsäule klar. Insbesondere die Verstärkung der Brustwirbelsäulenkrümmung infolge des asthmatischen Anfalles fällt den Müttern bei ihren Kindern spontan relativ häufig auf.

c. „Abnormes Längenwachstum."

F. Kraus machte auf eine beim „Engbrüstigen" regelmäßig vorkommende „gestörte Wachstumskorrelation zwischen einer Anzahl von Dimensionen" der Wirbelsäule aufmerksam:

„Es handelt sich nicht bloß um eine abnorme Kleinheit des Herzens, sondern um eine gestörte Wachstumskorrelation zwischen einer Anzahl von Dimensionen. Der Habitus solcher Menschen wird als ... „engbrüstig“ bezeichnet. Dieser Habitus gilt als disponierend für Tuberkulose, Neurasthenie, Splanchnoptose. Er ist vererbbar, jedoch an keine bestimmte Krankheit gebunden. Die ihn bedingenden Prozesse betreffen die Wirbelsäule und den Thorax. Zu unterscheiden ist ein primärer und sekundärer Typus. Der erwähnte Habitus ist charakterisiert 1. durch eine Enge des Brustkorbs und 2., worauf bisher nicht geachtet wurde durch eine abnorme Länge des Lendensegments der Wirbelsäule im Gegensatz zur gewöhnlichen Länge des Sternums und des ganzen Rumpfes. So fand Vortr. bei einem normalen Menschen von 29 Jahren als Längenmaß für die ganze Wirbelsäule, das Brustsegment und Lendenwirbelsegment 67 cm, 37, 30 cm, bei einem 19jährigen Engbrüstigen 67 cm, 31, 36 cm und bei einem 49jährigen solchen Mann 66 cm, 29, 37 cm.“

Nun erklärt sich diese „gestörte Wachstumskorrelation“ ohne Schwierigkeiten an der Hand der im allgemeinen Teil gegebenen theoretischen Grundlagen (s. S. 100ff.). Die respiratorische Insuffizienz löst eine Verschiebung des Größenverhältnisses zwischen Brust- und Lendenanteil der Wirbelsäule aus. Ersterer bleibt gemäß dem Wegfall der Wachstumsreize in seiner Größenentwicklung ebenso zurück, wie die Rippen. Es resultiert eine Kleinheit der Brustwirbelsäule gegenüber der von funktioneller Insuffizienz nicht getroffenen Lendenwirbelsäule.

d. „Chronische Versteifung der Wirbelsäule“

(Morb. Bechterew, Strümpell, Pierre Marie.)

als Ursache der Atemstörungen

Im Sinne der oben (vgl. S. 143) gegebenen Darlegungen über den Einfluß jedweder Verschiebung der Insertionspunkte auf die kinetischen Effekte der Atemmuskulatur muß schon die bei diesem Krankheitsbilde vorhandene statische Änderung der Wirbelsäule (s. Abb. 87) einen gewissen Einfluß auf den Ablauf der Atemtätigkeit ausüben. Demgemäß sind als auslösende Ursachen der nachweisbaren Atembehinderung einerseits die statische Veränderung, andererseits die Immobilisation der Rippenwirbelgelenke anzusehen. Die Beeinträchtigung der thorakalen Atmung ist nicht immer gleich stark ausgesprochen. Sind die Wirbelrippengelenke an den Veränderungen nicht beteiligt, so ist

„die thorakale Atmung nur in dem Maße der veränderten statischen Verhältnisse behindert, aber nicht aufgehoben. In anderen Fällen hingegen ist dieselbe total aufgehoben.... Die Residualluft zeigt ganz geringe Werte, ... die Reserveluft ist bei den Kranken um fast die Hälfte des normalen Wertes verringert, ebenso die Komplementärluft. Die Vitalkapazität hat um fast die Hälfte abgenommen, ebenso die Total- und Mittelkapazität.“ (Plesch.)

Diese Behinderung der „oberen“ Atmung zwingt die Patienten zu erhöhter Beanspruchung der Zwerchfelltätigkeit. Als Folge derselben ist die quere Bauchfurche anzusehen, welche bei solchen Patienten typisch in Erscheinung tritt (s. Abb. 87), zustande gekommen durch die maximale Inanspruchnahme der Bauchmuskulatur behufs Aktivierung genügend wirksamer respiratorischer Betätigung der abdominalen Atemkräfte. Leichtbegreiflicherweise veranlaßt weiterhin die nahezu stetige Betätigung der gesamten muskulösen Anteile der vorderen Bauchwand eine Erhöhung des Tonus in den letzteren mit konsekutiver dauernder Einziehung der Bauchwand als sichtbarem Ausdruck der Tonuserhöhung. Infolgedessen kommt es zu möglichster Verbesserung der Zwerchfell**statik** und dadurch auch der Zwerchfell**kinetik.** Die abdominale Atmung kommt ja erst durch das Doppelspiel der beiden Antagonisten (Zwerchfell- und Bauchmuskulatur) zu voller Wirkung, nicht aber, wie Plesch meint, durch Funktion des ersteren allein:

„Die Bechterewkranken zeigen uns, in welchem Maße das Zwerchfell allein die Respirationsfunktion versehen kann."

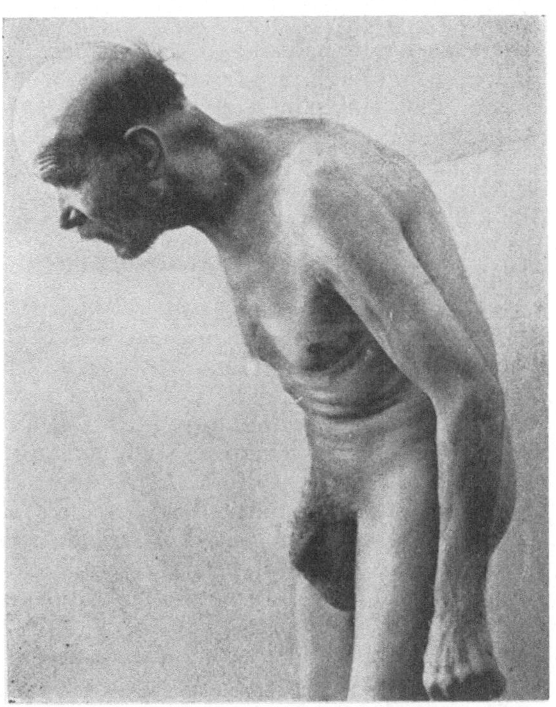

Abb. 87 (nach Hartmann). Quere Bauchfurche bei „chronischer Versteifung der Wirbelsäule".

e. Malum Potti.

Die durch die Wirbelerkrankung ausgelöste Steifhaltung der Wirbelsäule wirkt gemäß der hierzu nötigen tonischen Kontraktion der Inspirationsmuskulatur als Ursache von Atemstörung. Daneben kommt es infolge der resultierenden Beeinträchtigung der Atemleistung also als Folge von Atemstörungen zu statischen Veränderungen seitens der Rippen sowie auch des Zwerchfells (vgl. oben S. 100ff. und S. 66ff.).

C. Sternum.

a. Veränderungen im Sternalgelenk als Ursache von Atemstörungen.

Das Brustblatt steht durch die Rippenknorpel in Verbindung mit den peripheren Enden der Rippen. Nun weisen dieselben infolge ihrer verschiedenen Länge einerseits, der differenten Funktion der oberen und unteren Brustabschnitte andererseits, beim Respirationsakt verschieden große und keineswegs gleich gerichtete Bewegungsausschläge auf. Der Ausgleich dieser Differenzen vollzieht sich nun nicht bloß in Form einer Drehung der Rippenknorpel mit konsekutiver Aufstapelung elastischer Kräfte in letzteren, sondern auch in Form einer winkeligen Abbiegung des Corpus sterni gegen das Manubrium im Sternal gelenk. Findet aber im letzteren eine Ankylosierung statt, so kommt es zu nachweisbaren Störungen der Atembewegung (Rotschild).

b. Veränderungen der Brustbeinform als Folge von Atemstörungen.

Trotz der nur geringen (weil fast lediglich mittelbaren) Beeinflussung der Brustblattstatik durch die Atembewegung (s. oben) machen sich Atemstörungen auch an ihm in konsekutiven statischen Veränderungen geltend. Das ganze Sternum betreffen die statischen Störungen, welche eine Entfernung des Organs vom Thoraxzentrum bei Atemvertiefung resp. eine Annäherung bei Verflachung der Atmung verursachen. Überdies kommt es infolge der funktionellen Differenz zwischen den oberen und unteren Brustkorbanteilen (s. S. 4) zu Verschiebungen der einzelnen Brustblattanteile gegen einander. Gemäß der knorpligen Verbindung von Manubrium und Corpus sterni entwickelt sich eine statische Dislokation im Sinne einer Veränderung des Sternalwinkels. Rotschild konnte diesbezüglich mittels seiner Meßmethode nachweisen:

„daß ein stark ausgebildeter Sternalwinkel in allen den Fällen von Lungenemphysem vorhanden ist, bei welchen der Thorax die pathognomonische faßförmige Gestalt mit vorzugsweiser Vergrößerung des anterio-posterioren Brustdurchmessers angenommen hat .... in jedem Falle vom phthisischen Thorax die Verminderung des Neigungswinkels von Handgriff und Brustbeinkörper nachweisen ... an einer ganzen Reihe ihrer Abstammung nach zur Phthise prädisponierter Individuen die für diese Krankheit charakteristischen Veränderungen zu einer Zeit am Sternalwinkel nachweisen, in welcher die tuberkulöse Erkrankung der Lungen selbst noch nicht zum Ausbruch gekommen war.“

D. Zwerchfell.

Die am Diaphragma nachweisbaren Störungen seiner Statik und Kinetik werden durch Beobachtung des Littenschen Phänomens resp. Röntgendurchleuchtung festgestellt und lassen sich pathogenetisch ohne Schwierigkeiten auflösen.

a. Änderungen der Form und Stellung

des Diaphragmas sind, soweit sie die Ableitung allgemeiner Regeln erlauben, in Abschnitt II B b S. 36ff. zusammengefaßt.

b. Änderungen der respiratorischen Ausschläge

des Zwerchfelles wurden in Abschnitt III B a S. 91ff. erörtert.

Bei der Zwerchfellhernie werden je nach Größe, Lage und Inhalt derselben wechselnde, den erwähnten allgemeinen Regeln entsprechende Störungen der Gestaltung und Bewegungen beobachtet.

II. Rippenfell.

Aron: Virchows Archiv **150**, 583.
Bittorf und Forschbach: Zeitschr. f. klin. Med. **70**.
Brauer: Pneumothorax. Rektoratsprogramm Marburg 1906.
— 25. Kongreß f. inn. Med. 1908.
Bruns: Folgezustände bei einseitigem Pneumothorax. Würzburg 1909.
Carlström: Beitr. z. klin. Tuberkulose **22**.
Dietlen: Ergebn. d. inn. Med. u. Kinderheilk. **12**, 191 (Interlobäre Pleuritis).
Eppinger und Hofbauer: Zeitschr. f. klin. Med. **72**.
Garre und Quinke: Grundriß der Lungenchirurgie. Fischer, Jena 1903.
Gerhardt: Zeitschr. f. klin. Med. **55**; Berliner klin. Wochenschr. 1893, Nr. 33.
— in Krause, Lehrb. d. klin. Diagnostik inn. Krankh. 1913, 2. Aufl.
Grober: Zieglers Beitr. **30**, 267.
Hirsch: Deutsches Archiv f. klin. Med. **68**.
Hofbauer: Centralbl. f. inn. Med. 1905, 1906.
— Semiol. d. Kurzatmigkeit. Fischer, Jena 1904.
— Sitzung d. k. k. Gesellsch. d. Ärzte in Wien 3. V. 1918; Wiener klin. Wochenschr. 1918, S. 572.
Matthes: Zeitschr. f. ärztl. Fortb. 1907.
Minkowski: Allgem. med. Zentralz. 1909, Nr. 34; Ther. d. Gegenw. 1912.
Ortner, N.: Med. Klinik 1916, 818.
Romberg: Herzkrankh. in Schwalbe-Ebstein Handbuch.
Sackur: Virchows Archiv **150**.
Sauerbruch: Mitteil. a. d. Grenzgeb. d. Med. u. Chir. **13**.
Siebeck: Deutsches Archiv f. klin. Med. **100**.
Stähelin: in Stähelin-Mohrs Handbuch **2**.
Steyrer: Wiener klin. Wochenschr. 1919, 850.
Unverricht: Deutsche Klinik am Eingang des XX. Jahrhunderts **87**.
Waldenburg: Pneumat. Behandlung d. Respirations- u. Cirkulationkrankheiten. Berlin 1875.
Weil: Pneumothorax. Deutsches Archiv f. klin. Med. **29**, 372.
Wintrich: in Virchows Handb. d. spez. Pathol. **5**.

A. Atemstörungen infolge pathologischer Veränderungen.

Die Atemnot bei pleuralen Erkrankungen wurde bis in die jüngste Zeit als Folge einer „Kompression“ der Lunge erklärt, welch letztere durch die in den Pleuraraum eingedrungene Luft (resp. Flüssigkeit) zusammengedrückt werde. Diese Auffassung wurde zweifelsohne durch die am Seziertische gewonnenen Eindrücke wachgerufen. Die Lunge der befallenen Seite zeigt bei diesen Erkrankungen stets herabgesetzten Luftgehalt und dementsprechend kleineres Volumen, ist also „komprimiert“ durch die im Rippenfellraum angesammelte fremde Masse. Im Sinne dieser Vorstellung glaubte man auch vom Mediastinum, es werde gegen die gesunde Seite „verdrängt“. Die Lunge der gesunden Seite hingegen sei „vikariierend“ gebläht. Wohl wegen ihrer Einfachheit wurde diese Ansicht ohne jeden Widerspruch zur herrschenden Lehre. Einer solchen Auffassung widerspricht aber die von mir sichergestellte Tatsache, daß die Atemstörung bei Rippenfellerkrankungen nicht als eine Beeinträchtigung der Einatmung sich erweist (was doch der Fall sein müßte, wenn wirklich die Lunge der erkrankten Seite durch die fremde Masse zusammengedrückt würde), sondern lediglich als eine weitgehende Behinderung der Ausatmung.

Am auffallendsten tritt diese Erscheinung auf bei den frischen Fällen von Lufteintritt in den Pleuraraum ohne sonstige schwere Veränderungen seitens der Brustorgane.

a. Die Atemstörungen beim Pneumothorax.

Die Frage, auf welche Weise die Dyspnöe beim Pneumothorax zustande komme, wurde am Eingang des XX. Jahrhunderts als „abgeschlossen angesehen“ ... und dahin beantwortet: „daß die veränderte Blutbeschaffenheit den wesentlichen Reiz für das Atemzentrum darstellen dürfte“ (Unverricht).

Bald darauf jedoch konnte ich durch pneumographische Aufnahme der Atemstörung (bei Patienten, deren Respirationsorgane ansonsten keine größeren Parenchymveränderungen aufwiesen) ein dieser Annahme widersprechendes, konstantes Verhalten nachweisen. Bei Eintritt des Pneumothorax bleibt die Inspiration völlig unverändert. Lediglich die Ausatmung wird langgezogen und erschwert. Der inspiratorische Schenkel der Kurve (s. Abb. 88) zeigt (wie beim Gesunden)

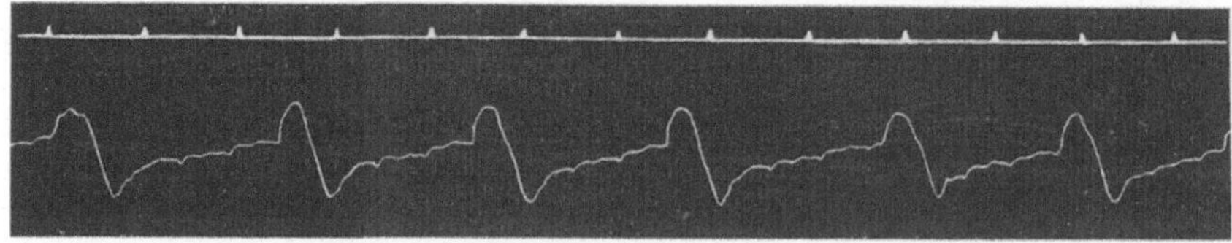

Abb. 88. Atemkurve bei rezentem Pneumothorax. ↓ = Einatmung.

steilen ungebrochenen Verlauf, der exspiratorische Schenkel hingegen ist verlängert und bietet deutliche Zeichen aktiver Exspiration in Form einer Dreiteilung der Exspirationslinie. Der Anfangs- und Endteil nehmen steilen, der dazwischenliegende mittlere fast geradlinigen Verlauf. Die aktiven senkrechten Teile der Exspirationslinie dauern kürzere Zeit als der geradlinige mittlere Anteil.

Viel weniger ist diese Veränderung der Ausatmung bei länger bestehenden Fällen von Pneumothorax ausgesprochen. Die Verflachung und Verlängerung der Ausatmung ist zwar auch in diesen Fällen deutlich genug ausgeprägt; die steilen Anteile hingegen sind oft nur angedeutet. Im Gegensatz zu dem frisch entstandenen Pneumothorax erweist sich in solchen Fällen die Inspiration als wesentlich verändert, ihr Verlauf verflacht. Die letztgenannten Veränderungen sind wohl zweifelsohne mit Komplikationen in ursächliche Verbindung zu bringen.

Die Atempausen fehlen sowohl bei frisch entstandenen Fällen als auch bei den schon länger bestehenden. Die Atemfrequenz ist normal oder herabgesetzt. Wesentliche Größen- oder Formunterschiede der einzelnen Atembewegungen sind nicht zu bemerken.

Diese Beschränkung der Atemnot auf die Ausatmung veranlaßte mich zu weiteren Untersuchungen, als deren Endresultat sich ergab:

„Die Atemnot beim Pheumothorax ist dadurch bedingt, daß hierbei infolge des Eintrittes von Luft in den Thoraxraum beiden Lungen die Möglichkeit erwächst, sich viel mehr zu retrahieren als dies unter gewöhnlichen Verhältnissen jemals der Fall ist. Dadurch fällt ein wesentlicher Anteil der normaliter die Exspiration besorgenden elastischen Kräfte weg, was Atemnot zur Folge hat.“

Wesentliche Bedeutung für das Zustandekommen dieser Veränderungen besitzt das Mediastinum. Letzteres ermöglicht erst eine Luftverarmung der „gesunden“ Lunge durch die allmähliche Veränderung seiner Statik, welche unabhängig von der Atembewegung sich einstellt. Infolge des Lufteintrittes in den Pleuraraum kommt es zunächst zu einer einseitigen Herabsetzung der Lungenspannung. Es bewirkt dieselbe eine Verziehung des Mediastinums in die bis dahin mit normal großer Lungenspannung versehene „gesunde“ Seite. Diese Lokomotion dauert solange an, bis auf beiden Flächen des Mittelfelles gleichgroße Zugkräfte sich die Wage halten, d. h. bis auch die Lunge der gesunden Seite entsprechend viel an Spannungskräften infolge Luftverarmung eingebüßt hat. Letztere läßt sich bei entsprechenden Fällen am Röntgenschirm als Verdunklung nachweisen (Hofbauer). Ausdrücklich sei hierbei noch vermerkt, daß als deren Substrat auf dem Sektionstisch bei meinem Falle keinerlei organische Veränderung nachweisbar war.

Wenn nicht in allen Fällen eine so weitgehende Luftarmut der „gesunden“ Lunge nachweislich wird, so liegt dies daran, daß durch die Erkrankung selbst, resp. durch die Grundkrankheit entzündliche resp. schwartige Verdickungen des Mediastinums Platz gegriffen haben. Letzteres wird infiltriert und weniger nachgiebig, so daß keine Verziehung in die gesunde Seite erfolgen kann.

Bei inspiratorischer Entfernung der Brustwände vom Thoraxzentrum wird der durch die Mediastinalverziehung geschaffene Kräfteausgleich (s. oben) wieder aufgehoben. Die gesunde Lunge wird mehr gedehnt als die kranke, welche durch die eingedrungene Luftschicht von der Brustwand abgedrängt und daher ihrer Wirkung mehr oder minder entzogen wurde. Das Mediastinum rückt infolgedessen inspiratorisch (entsprechend dem stärkeren auf dieser Seite wirksamen Zuge) in die gesunde Seite, welchen Bewegungsvorgang man als „Mediastinalflattern“ bezeichnet (Garrè, Brauer, Bruns).

Durch diesen Bewegungsvorgang werden die Atemanstrengungen der Brustwandbewegung auch auf der „gesunden“ Seite zum großen Teil paralysiert.

Eine wie bedeutsame Rolle die Nachgiebigkeit des Mediastinums beim Zustandekommen der Dyspnoe spielt, erwiesen die Tierversuche von Bruns.

„Füllt man beim Kaninchen 60 ccm N in die rechte Pleurahöhle ... so trägt die Medistinalscheidewand ... den positiven Druck bei In- und Exspiration ... Die Mediastinalscheidewand hält also eine deutliche Druckdifferenz zwischen beiden Pleurahälften aufrecht ... bei Hunden ist das infolge der Nachgiebigkeit der Mediastinalblätter nicht möglich.“ (Bruns.)

Auf keinen Fall aber kann in dem von Brauer angenommenen Ausmaß „Pendelluft“ für die Atemnot verantwortlich gemacht werden.

„Unter Pendelluft verstehe ich das Folgende: Die atmende Lunge bläht, je forcierter ihre Bewegung ist, ausatmend die Kollapslunge auf, saugt einatmend die Kollapslunge leer, es pendelt also eine besonders schlechte Luft aus einer Lunge in die andere.“ (Brauer.)

Gegen eine solche Erklärung sprechen schon die von allen Autoren übereinstimmend gefundenen Veränderungen der spirometrischen Atemwerte (s. unten) sowie die von mir nachgewiesene Beschränkung der Atemnot auf die Exspiration.

Diese mechanische Entstehung der Atemstörung läßt es leicht begreiflich erscheinen, daß Garrè beim chirurgisch entstandenen Pneumothorax durch Festhalten des flottierenden Mediastinums resp. Annähen an die starre Brustwand die bedrohliche Atemnot des Patienten sofort beheben konnte.

Ebensogut verständlich werden unter dieser Annahme die Resultate der spirometrischen Untersuchungen. Dieselben ergaben: Erhöhung der Residualluft. Im Gegensatz hierzu sind Komplementärluft und Reserveluft verringert, die Vitalkapazität klein, die Atemgröße ist meistens unverändert, manchmal sogar erhöht (vgl. diesbezüglich oben S. 125) (Wintrich, Waldenburg, Blumenthal, Bruns, Forschbach und Bittorf).

Gemäß den im allgemeinen Teile gegebenen Darlegungen über Statik und Kinetik des Zwerchfells (S. 36, 91 ff.) ist es selbstverständlich, daß die Herabsetzung der Lungenspannung auch hier ähnliche Veränderungen zur Folge haben muß wie beim Mittelfell. Das Organ tritt kaudalwärts. Schon demzufolge kommt es zur Herabsetzung der respiratorischen Bewegungsausschläge, welche sich bis zur „Ruhe“ steigern kann. In einzelnen Fällen kommt es sogar (s. S. 95) zur „paradoxen Zwerchfellbewegung“ (Kienböck, Holzknecht, Curschmann jun., Hofbauer, Minkowski).

Bei dem einschneidenden Einflusse sowohl der Lungenspannung wie der Zwerchfellstellung und -bewegung auf den Ablauf des Kreislaufs (vgl. S. 20 ff.) werden die beim Pneumothorax nachweislichen Störungen des Blutumlaufes nahezu selbstverständlich. Sie rufen ihrerseits wieder Atemstörungen hervor resp. verändern die bestehende Atemnot bis zu einem gewissen Grad. Bezüglich der resultierenden Störungen des Chemismus s. oben S. 125f.

b. Atemstörungen bei Pleuritis.

Der Rippenfellerguß macht seinen Einfluß auf den Verlauf der Atembewegung infolge zweier Momente geltend:

1. ermöglicht das Exsudat eine Retraktion der Lungen, wodurch eine Verringerung der Lungenspannung eintritt;
2. ist hierbei die Atembewegung (infolge der entzündlichen Reizung des Rippenfells) schmerzhaft geworden. Diese beiden Faktoren machen sich weder in jedem Falle noch in allen Stadien der Krankheit gleichstark geltend. Dementsprechend sehen die pneumographischen Kurven selbst bei ein und demselben Falle oft verschieden aus, wenn sie zu verschiedenen Zeiten aufgenommen wurden. In allen Fällen aber findet sich Erschwerung der Ausatmung.

Manchmal manifestiert sich dieselbe bloß als Verlängerung der Exspirationsphase. An Stelle des parabolen Endes des exspiratorischen Kurvenanteiles tritt eine langsame und gleichmäßige Annäherung an die Abszisse in Erscheinung. Bei stärkerer Ausprägung der exspiratorischen Atemnot macht sich aktive Exspiration bemerkbar in Form von steilen, bis fast zur Abszisse reichenden Anfangsteilen oder in Form „exspiratorischer Endzacke" resp. „Überexspiration" (s. Abb. 42).

Die verschiedenen Anteile der Lungen werden durch das Exsudat verschieden stark beeinflußt. Daher ergibt die pneumographische Kurve, an den verschiedenen Partien der Brustwand aufgenommen, different starke Ausprägung der Veränderung. Die verlängerte Ausatmung und ihre Erschwerung machen sich am deutlichsten bemerkbar an den dem Exsudat entsprechenden Brustwandstellen konform der mangelhaften Verbreitung von Druckalterationen im Brustkorb (s. oben S. 7).

In vielen Fällen macht sich eine Verlängerung der Inspiration bemerkbar, wohl als eine Folge des Vorhandenseins von Komplikationen. Die Atemfrequenz ist beim ausgebildeten Exsudat herabgesetzt. Lediglich beim Auftreten starker Schmerzen kommt es zur Erhöhung der Atemfrequenz, die Fieberbewegung hingegen macht keineswegs immer Tachypnoe. Die Atempause fehlt in allen Fällen, wohl wegen der Verlängerung der Ein- und Ausatmungsdauer (s. S. 74). Durch die verschiedene Natur des Exsudats (serös, fibrinös, hämorrhagisch) wird die Atemveränderung nicht beeinflußt, ebensowenig der oft vorhandene Größenunterschied der einzelnen Atembewegung.

Trotzdem nahezu immer das Mittelfell durch entzündliche Infiltration verdickt ist, eine Übertragung der Spannungsherabsetzung der Lunge auf die gesunde Seite — im Gegensatze zu dem frischen unkomplizierten Pneumothorax (s. oben) — nahezu unmöglich gemacht ist, tritt die Schädigung der Exspiration auch hier stark in den Vordergrund. Im vorliegenden Falle wird die Spannung der gesunden Lunge nicht wie beim Pneumothorax durch Herabsetzung ihres Luftgehaltes beeinträchtigt, sondern im Gegenteil durch das „vikariierende Emphysem". Die dermaßen erzeugte Steigerung des Luftgehaltes geht nämlich (vgl. oben S. 54) ebensosehr mit einer Schädigung der Spannung einher wie die Herabsetzung.

Der interlobäre Erguß tritt manchmal in Form einer bald kreisrunden, bald schalenförmigen flüssigkeitserfüllten Kaverne in Erscheinung. Von einer Kaverne im Lungengewebe ist er dann zu differenzieren durch den Mangel eines Verdichtungsringes, stärkeren Füllungsgrad bei Ansteigen der sonstigen hydropischen Erscheinungen, sowie die horizontale Abplattung der Höhle bei tiefer Inspiration (Steyrer).

Die Atemgröße steigt beim pleuralen Erguß meist an (vgl. S. 125). Die Residualluft wurde entsprechend der graphisch nachweisbaren Erschwerung der Ausatmung erhöht gefunden, die Vitalkapazität, die Reserve- sowie die Komplementärluft herabgesetzt (Wintrich, Waldenburg, Siebeck, Bruns, Bittorf und Forschbach).

Nach Resorption des Exsudats verbleibt im günstigst verlaufenden Falle eine ganz dünne Narbenschicht, welche die basalen Pleurablätter miteinander verklebt: die Concretio pleurae.

Diese Verwachsung veranlaßt manchmal auf den ersten Blick nur wenig deutliche Symptome. Selbst vor dem Röntgenschirm findet sich des öfteren keine deutliche statische oder kinetische Verschiebung. Die mangelhafte respiratorische Beweglichkeit macht sich erst bei Seitenlage durch Fehlen der starken Ausschläge seitens der der Unterlage angenäherten „unteren" Zwerchfellhälfte (s. Abb. 20) und starke respiratorische Bewegung der von der Unterfläche entfernten oberen Zwerchfellhälfte bemerkbar!

In weitaus der geringsten Anzahl der Fälle kommt es zu diesem Resultat, in den meisten hingegen zur Ausbildung einer mehr oder minder dicken Schwartenschichte mit ohne weiteres kenntlichen pathologischen Veränderungen.

c. Atemstörungen bei Pleuraschwarte.

Infolge der Narbenentwicklung kann sich gemäß der Verwachsung der Lungenränder die Lunge nicht mehr respiratorisch an der inneren Brustwand verschieben. Bei Ausbildung selbst ganz dünner solcher Narben kommt es bei einer ganzen Reihe von Patienten zu schwerer Beeinträchtigung des Wohlbefindens (s. oben S. 107).

Wenckebach sah in einem Falle von schwartig ausgeheiltem basalen Exsudat (persönliche Mitteilung) inspiratorische Wanderung des Mediastinums in die erkrankte Seite als Folge der hierdurch entstandenen fixen Verbindung des Mediastinums mit der Thoraxwand der erkrankten Seite. Ich selbst sah in einem Falle eine Wanderung in die gesunde Seite (s. Bewegungsskizze Abb. 65). Durch strangförmige Narben entstehen hierbei einerseits eigentümliche Verziehungen und respiratorische Störungen von seiten des Zwerchfells (s. oben S. 93, Abb. 62), andererseits eigentümliche Schmerzen beim Atemholen. Letztere finden sich nicht bloß bei Mitbeteiligung des Diaphragmas. Am verwunderlichsten sind dieselben für den ersten Moment bei glattgeheiltem Durchschuß der Lungen, bei welchem auch radiologisch manchmal keinerlei Läsion als Ursache der geäußerten Beschwerden sich nachweisen läßt. Die schmerzhaften Empfindungen treten insbesondere bei Anstrengung, Laufen usw. in Erscheinung und werden durch eine bei vertiefter Atmung eintretende Zerrung des die Ein- und Ausschußstelle straff verbindenden narbigen Stranges ausgelöst. Bezüglich interlobärer Schwarten s. S. 163.

d. Atemstörungen bei entleertem Empyem.

Nach Beendigung der chirurgischen Behandlung kommt es beim eitrigen Rippenfellerguß häufig zu schweren Symptomen von Atemnot und Beklemmung ganz eigenartiger Natur, trotzdem ansonsten der Patient völlig beschwerdefrei wurde:

Schon bei dem leisesten Versuch einer Körperneigung tritt schwerste Atembeklemmung sowie ein eigentümliches Gefühl von Zusammenschnüren der Brust auf (Klinophobie) (vgl. oben S. 107).

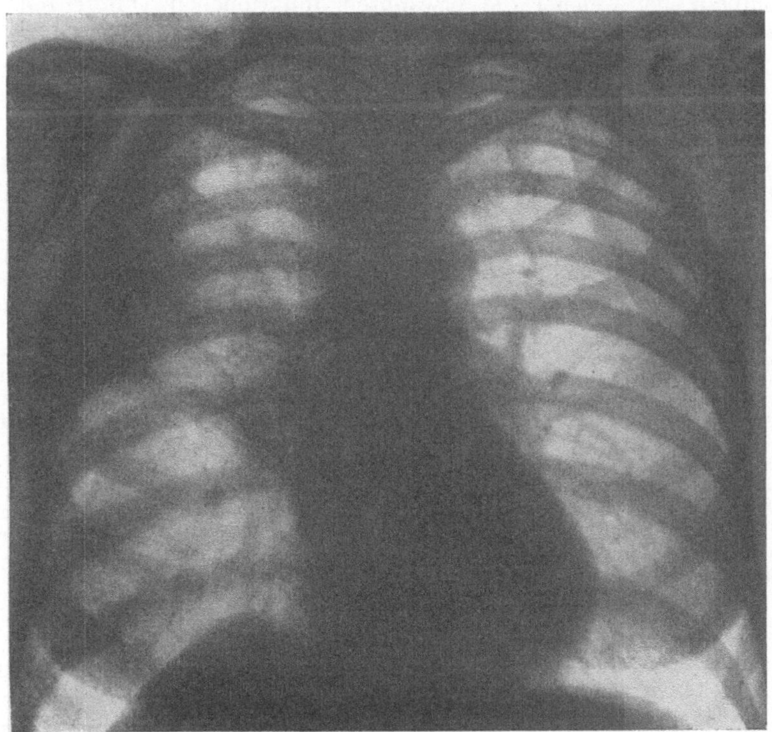

Abb. 89. Röntgenbild bei Pat. Unterholz. (Schwere Klinophobie.)

e. Atemstörungen bei interlobären Schwarten

lösen Atemnot und Klinophobie ziemlich häufig aus, scheinbar im Gegensatz zu den geringen klinisch nachweisbaren Veränderungen, resp. zu den geringfügigen Schattenbildungen, welche auf der Röntgenplatte nachweislich werden (s. Abb. 89). Begreiflich werden dieselben erst bei funktioneller Prüfung vor dem Röntgenschirm, insbesondere bei Verfertigung einer „Bewegungsskizze" (vgl. S. 93). Ganz besonders dann wenn ein solcher Narbenzug einerseits bis an die knöcherne Brustwand reicht, andererseits bis zum Hilus sich erstreckt, kommt es infolge der Verschiedenheit in der Bewegungsrichtung der beiden narbig miteinander verbundenen Teile während der Atembewegung nicht bloß zur Dehnung der Schwarte ebenso wie beim glatten Durchschuß (s. oben). Vielmehr werden hier die weichen Mediastinalorgane zu einer ganz unphysiologischen Mitbewegung bei den Atemexkursionen der Brustwand gezwungen. Aus diesem Grunde können sich z. B. pathologische Verschiebungen und Knickungen seitens der im Mediastinalraum befindlichen lebenswichtigen Organe ergeben. Die Beschwerden machen sich demgemäß insbesondere bei Seitenlagerung des Patienten geltend, bei welcher die erwähnten funktionellen Differenzen ganz besonders in Erscheinung treten. Ein Beispiel dieser Art möge hier kurz Platz finden:

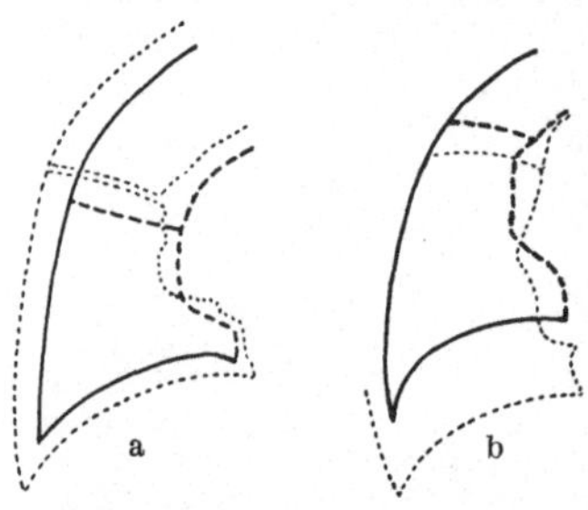

Abb. 90. Bewegungsskizze (verkleinert) der Pat. Unterholz (Pr.-Nr. 421/1918). a in linker Seitenlage, b in rechter Seitenlage. .... = Inspir. – – – = Exspir.

Patientin Unterh. (Pr.-Nr. 421 ex 1918) machte wiederholt Lungenentzündungen durch, klagt jetzt über Atemnot bei jedweder Arbeit, auch bei geringen körperlichen Anstrengungen, und sehr starke Schmerzen bei Lagerung auf die Seite. Die klinische sowohl als die Röntgenuntersuchung ergibt neben basalem Emphysem das Vorhandensein einer keineswegs sehr großen interlobären Schwarte (s. Abb. 89). Erst die Untersuchung in Seitenlagerung erklärt bei Röntgendurchleuchtung die Beschwerden der Patientin.

„In rechter Seitenlage, wo rechts die Zwerchfellatmung überwiegt, tritt deutliche inspiratorische Senkung des Schwartenzuges ein, die schon in der Ruhe sichtbar ist und sich bei vertieftem Inspirium noch weiterhin verstärkt. In linker Seitenlage, bei welcher das rechte Zwerchfell nur minimale Exkursionen macht, dagegen die rechte Thoraxwand deutliche, die inspiratorisch gehoben wird, sieht man inspiratorische Hebung des Stranges. Gleichzeitig erscheint die Schwarte aus ihrem bogenförmigen Verlauf in eine gerade Linie ausgestreckt, der Hilus ist durch das absinkende Herz freigelegt und erscheint sehr groß (s. Abb. 90 a, b).“ (Dozent Schwarz.)

f. Atemstörungen beim Tumor pleurae.

Ähnliche mechanische Einwirkungen wie bei der Pleuritis treten auch hier in Erscheinung. Da die Störungen der Respirationsbewegung beim pleuritischen Erguß stets dieselben charakteristischen Verschiebungen aufzeigen, mag die Ätiologie und Qualität des Exsudats auch noch so verschieden sein, ist es begreilich, daß auch beim Tumor dieselbe charakteristische Atemstörung auftritt: Erschwerung der Ausatmung. Lediglich die starke Ausprägung der aktiven Exspiration (s. S. 70) („Überexspiration“ und „aktives exspiratorisches Ende“) zeichnen den Tumor in speziellem aus. Differenzen in dem Verhalten der verschiedenen Brustwandabschnitte finden sich zwar auch hier, doch bleiben immer die Zeichen der Ausatmungserschwerung vorhanden. Die Atemfrequenz ist erhöht; manchmal treten ziemlich bedeutende Größenunterschiede der Atemexkursionen sowie auch der Pausen auf, ohne jede Gesetzmäßigkeit.

B. Atemstörungen als Ursache pathologischer Veränderungen.

a. Behinderung der Resorption.

Die Zwerchfellstatik und -kinetik werden (s. oben S. 36 und 91 ff.) durch die so starke Herabsetzung der Lungenspannung, welche die Flüssigkeitsansammlung im Brustraum zur Folge hat (vgl. S. 161), wesentlich verändert. Die Lahmlegung der Zwerchfellbewegung bildet nun die Ursache für die so mangelhafte Resorption des Exsudats, speziell seines auf der oberen Fläche des Diaphragmas gelegenen „basalen" Exsudatanteiles. Die Aufsaugung von Flüssigkeit im Pleuraraum wird nämlich nahezu ausschließlich besorgt durch die respiratorischen Bewegungsausschläge der Brustwand.

„Das ... Experiment der Resorption von Flüssigkeiten und korpuskulären Elementen am toten Tier bei künstlicher Atmung beweist, daß der Hauptanteil an den Wirkungen der Aufsaugung der Bewegung der Lungen im Thoraxraume zukommt ... Untersucht man, was ... wohl der wirksame Faktor sein könne, so kommt namentlich zweierlei in Betracht: die Bewegung der Pleuren aneinander und die wechselnden Druckverhältnisse in den interkostalen Gewebsteilen ... jede Atmungsbewegung drängt somit neue Mengen von Flüssigkeit in die Lymphkapillaren hinein ... Die Respirationsbewegungen sind noch nach einer anderen Richtung für die Resorption in Anspruch zu nehmen ... Die Lungenränder treten weiter nach unten bei der Inspiration und ziehen sich um eine gleiche Strecke bei der Ausatmung zurück. Dementsprechend sind bei der Atmung alle einzelnen Punkte der Pleuren gegeneinander in steter Bewegung begriffen ... wird auf diese Weise eine gleichmäßige Verteilung der Flüssigkeit zwischen den beiden Pleurablättern zustande gebracht, die den einzelnen Bezirken derselben viel kleinere Flüssigkeitsmengen zur Bewältigung überläßt." (Grober.)

Nicht bloß frisches Fluidum wird durch die respiratorischen Bewegungen der Brustwände zur Aufsaugung gebracht, sondern auch schon organisierte, schwartige Pleuraexsudate, wie die Röntgenuntersuchung mir immer wieder zeigt. Als Beispiele dieser Art möchte ich die Bilder eines Falles hier reproduzieren, von denen das erste vor Beginn der Behandlung bei dem Patienten aufgenommen wurde. Er war Ende 1913 wegen pleuralen Exsudats monatelang im Jubiläumsspital gelegen, mehrfach punktiert worden, doch konnte zuletzt keine Flüssigkeit mehr entleert werden. Die von Doz. Schwarz am 21. I. 1914 aufgenommene Bewegungsskizze ergab die Abb. 91a.

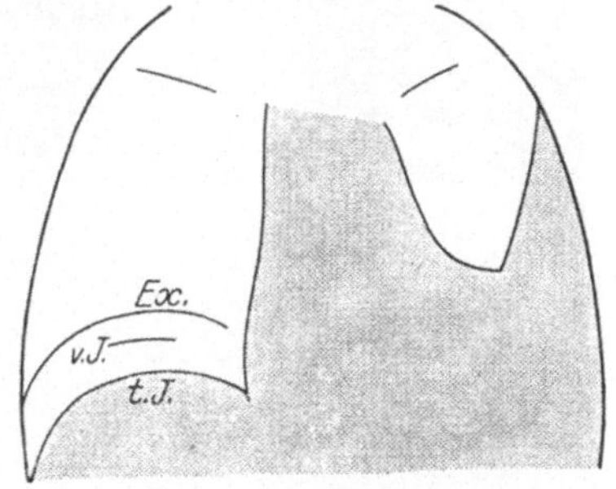

Abb. 91a. Bewegungsskizze (verkleinert). Pat. Trax vor der Atembehandlung.

Nach Wiederherstellung der Zwerchfellbewegungen durch Lagerungs- resp. Fächersummübungen (s. S. 284) ergab die Röntgenuntersuchung (Doz. Schwarz) am 8. IV. 1915 die Bewegungsskizze Abb. 91b.

b. Kreislaufstörungen.

Der Blutumlauf erfährt bei allen vorgenannten Affektionen des Rippenfells eine schwere Schädigung infolge der konsekutiven respiratorischen Alterationen (mangelhafte Übertragung der respiratorischen Bewegungen der Brustwand resp. der auf diese Weise zustande gekommenen Druckschwankungen auf die Lunge!). Außer der (vgl. S. 24) durch Herabsetzung der Lungenspannung schon hervorgerufenen Störung wird hierdurch der kleine Kreislauf wesentlich erschwert (vgl. S. 54 und 207f.). Der große Kreislauf wird nicht bloß durch die Herabsetzung der Lungenspannung beeinträchtigt (vgl. S. 21), sondern ebensosehr durch die Alteration der Zwerchfellstatik und -kinetik (vgl. S. 22).

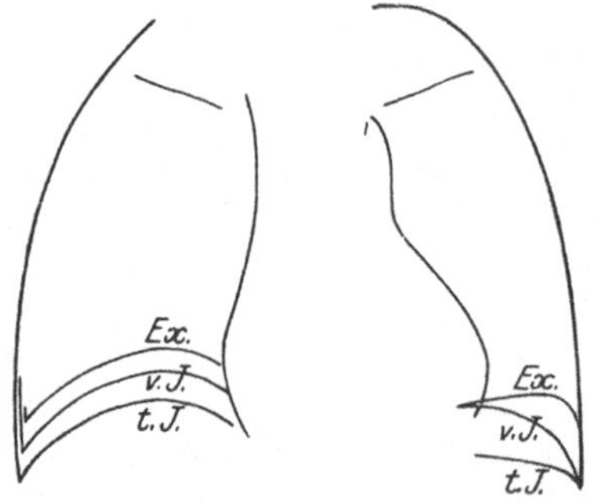

Abb. 91 b. Bewegungsskizze (verkleinert). Pat. Trax nach der Atembehandlung.

c. Lungenveränderungen.

Bei längerem Bestande des Exsudats kommt es zu einer Luftverarmung in einzelnen Teilen der Lungen auch auf der gesunden Seite (Rauchfuß, Hamburger). Sowohl die Entstehung dieses „Rauchfußschen Dreiecks" als auch die Dämpfung der Lungenspitze auf der kranken Seite sind als Folgen von „Relaxation" der Lungen anzusehen (vgl. S. 51). Trotz der schon mehrfach betonten (Tendeloo) Beschränkung von Druckänderungen in der Lunge auf die allernächste Umgebung werden hier auch Teile der Lunge befallen, welche vom Sitz der Erkrankung ziemlich weit entfernt sind. Dieses Verhalten wird dadurch begreiflich, daß hier durch das Exsudat nicht nur kurzdauernde Veränderungen erzielt werden (wie dies im Lauf einer einzelnen Atembewegung statthat), sondern dauernde stationäre Druckänderungen. Solche aber können sich langsam auch bis in entfernte Gebiete weiter fortpflanzen. Allfällige andere, hier in Betracht kommende pathogenetische Momente sind auf S. 52f. erwähnt.

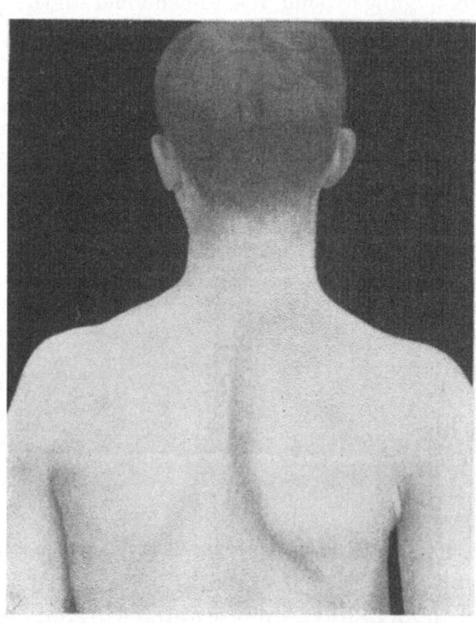

Abb. 92. Abstehen des rechten Schulterblattes nach seröser Pleuritis.

d. Veränderungen am knöchernen Brustkorb.

Bezüglich der Pathogenese der bei pleuralen Erkrankungen auftretenden statischen und formativen Alterationen der knöchernen Brustwandbestandteile sei auf Kapitel III, S. 99 verwiesen.

Die dort gegebenen Bilder und Beispiele rufen vielleicht den Eindruck hervor, als machten sich die statischen Verschiebungen nur bei schweren (eitrigen, operierten) Rippenfellerkrankungen geltend. Daher füge ich hier die Abb. 92 bei, von einem Knaben stammend, welcher an seröser (nur geringe Flüssigkeitsmengen und wenige Tage dauerndes Krankenlager erzeugender) rechtseitiger Rippenfellentzündung erkrankte. Sie erzeugte eine, wenn auch nur angedeutete Senkung der rechten Schulter und ein deutliches Abstehen des Schulterblattwinkels.

III. Lungen.

Alexander: zit. nach Finder und Rabbinowitsch.
Aron: Zeitschr. f. klin. Med. **54**, **58**.
Bacmeister: Mitt. a. d. Grenzgeb. d. Med. u. Chir. 1913; Deutsche med. Wochenschrift 1913, Nr. 24; Kongreß f. inn. Med. 1913.
— Ergeb. d. inn. Med. u. Kinderheilk. **12**.
Beneke: Münch. med. Wochenschr. 1908, Nr. 1.
Birch-Hirschfeld: Deutsches Archiv f. klin. Med. **64**.
— Tuberkulose-Kongreß 1899.
Blümel: Atelektase bei Mundatmung. Münch. med. Wochenschr. 1908, S. 1576.
Bohr: Deutsches Archiv f. klin. Med. **88**.
Boenniger: Kongreß f. inn. Med. 1908, S. 514.
Bruns: Berliner klin. Wochenschr. 1910, S. 240; Zeitschr. f. experim. Pathol. u. Ther. **7**.
— Beiträge z. Klin. d. Tuberkulose **29**. 1913 (Zirkulationsänderung bei einseitigem Lungenkollaps).
Durig: Centralbl. f. Physiol. 1903, S. 267 (Restluftbestimmung).
— III. internat. Kongreß f. Gewebekrankh. „Ermüdung". 1914.
Finder und Rabbinowitsch: Berliner klin. Wochenschr. 1914, S. 1809.
Flügge: Wiener klin. Wochenschr. 1906, S. 1077.
Forschbach und Bittorf: Münch. med. Wochenschr. 1910, S. 1328; Zeitschr. f. klin. Med. **70**.
Freudenthal: Beitr. z. Klin. d. Tub. **2**.
Freund, W. A.: Beiträge z. Hist. d. Rippenknorpel. Berlin 1858; Z. operat. Behandl. gew. Lungenkrankh. Zeitschr. f. experim. Pathol. u. Ther. **3**.
— Therapie der Gegenwart. Januar 1902.
— Emphysem. Deutsche med. Wochenschr. 1913, S. 603.
Hamburger: Allgem. Path. u. Diagn. d. Kindertuberkulose. Leipzig u. Wien 1910; Wiener klin. Wochenschr. 1918, S. 641.
Hildebrandt: zit. nach Finder und Rabbinowitsch.
Hofbauer: Sitzber. d. k. k. Ges. d. Ärzte z. Wien, 15. II. 1907.
— Wiener klin. Wochenschr. 1903, Nr. 13; **22**, 1909, Nr. 46 (kardiale Atemstörungen); Berliner klin. Wochenschr. 1913, Nr. 49 (Zirkul. Funkt. d. Thoraxdruckes).
— Mitt. a. d. Labor. f. radiol. Diagnostik v. Holzknecht, 2. Heft. Fischer, Jena, 1907.
— Wiener klin. Wochenschr. 1912, Nr. 13 (Moderne Emphysembehandlung).
— Zeitschr. f. experim. Pathol. u. Ther. **4**, **6**, **12**; Deutsche med. Wochenschr. 1908, Nr. 9; 1909; 1912, Nr. 33; Berliner klin. Wochenschr. 1910, Nr. 12.

Hofbauer: Wiener klin. Wochenschr. 1894, S. 138 (Disposition); 1906, Nr. 6 (Tuberkulose); 1908, S. 98 (Aktinomykose).
— Zeitschr. f. klin. Med. **59** (Tuberkulose).
— Verh. d. 22. Kongr. f. inn. Med., S. 97.
— Archiv f. d. ges. Physiol. **147** (Mundatmung).
— Zeitschr. f. phys. u. diät. Ther. **17**.
— Festschr. d. Kieferschußspitales, Wien 1917.
Holländer, E.: Berliner klin. Wochenschr. 1902, Nr. 14.
Jamin: Zwerchfell u. Atmung. Atlas u. Grundriß d. Röntgendiagnostik. München 1909.
— Deutsche med. Wochenschr. 1911, Nr. 26.
Köhler: Seltene Ätiologie der Lungentuberkulose. Beiträge z. Klinik d. Tuberkulose **5**, 3. Heft.
Kretz: Wiener klin. Wochenschr. 1918, Nr. 14.
Kroenig: Frühdiagnose der Lungentuberkulose. Deutsche Klinik. am Eingang des 20. Jahrh. **11**.
Korányi, v.: Lungenschwindsucht in Eulenburgs Enzyklopädie **12**, 262.
Koster: Untersuchungen über die Ursachen der chronischen Lungentuberkulose. Leiden 1893.
Langstein und Ylppö: Atelektase. Jahresk. f. ärztl. Fortb. Juni 1917.
Liebermeister in Ebstein - Schwalbe: Handbuch der praktischen Medizin 1899.
Löffler: Med. Klin. 1912, S. 1192.
Löschcke: Wechselbeziehungen zwischen Lunge und Thorax bei Emphysem. Deutsche med. Wochenschr. 1911, S. 916.
Martius: Pathogenese inn. Krankh. **3**, 301; **4**, 403, 437; Deuticke, Wien-Leipzig 1909.
— Vererbbarkeit d. konstit. Faktors der Tuberkulose. Berliner klin. Wochenschrift 1901, Nr. 3, S. 45.
Minkowski: Therapie der Gegenwart **53**, 1, 50. 1913.
Morawitz und Siebeck: Deutsches Archiv f. klin. Med. **97**.
Müller in Mehrings Lehrbuch der inneren Medizin.
Natier: Monde médical. Mars 1914.
Orsos: Sitzg. d. D. Gesellschaft f. Pathologie 1911.
Perls: Deutsches Archiv f. klin. Med. **6** (Emphysem).
Plesch: Charité-Annalen **36**, 1912.
Raither: Emphysem. Brauers Beiträge **22**.
Ribbert: Virchows Archiv **222**, 16.
Richter: Monatsschr. f. Ohrenheilk. 1901.
— Kollaps der Lungenspitze. Deutsche med. Wochenschr. 1909, S. 795.
Rivers: Brit. med. Journ. 1906, S. 1397, 1536.
Rokitansky: Lehrb. d. path. Anatomie.
Rosenberg: Archiv f. Laryngol. **25** (Atelektase bei Mundatmung, Literatur!).
Rouvillois: Progr. med. 1908, S. 409.
Rumpf: Emphysem und Unfall. Vierteljahrsschr. f. ges. Med. **45**, Suppl. 236.
Schlüter: Die Anlage zur Tuberkulose. Wien, Deuticke, 1905.
Serog: Berliner klin. Wochenschr. 1912, S. 2126.
Sibson: Med. chir. Transact. **31**.
Siebeck: Deutsches Archiv f. klin. Med. **97**.
Solly: zit. nach Finder und Rabbinowitsch.
Stähelin: Lungenkrankh. in Stähelin - Mohrs Handbuch 1913, S. 595.
— Jahreskurse für ärztliche Fortbildung. Februar 1910.
— Lungenemphysem. Ergebn. d. inn. Med. u. Kinderh. **14**, 1915, 516.
— und Schütze: Zeitschr. f. klin. Med. **75**.
Tar: Deutsche med. Wochenschr. 1917, Nr. 51; Zeitschr. f. Tbk. **31**, 84.
Tendeloo: Ergebn. d. inn. Med. u. Kinderh. **6**, 23.
Vallentin: Archiv f. Dermat. u. Syph. **79**, 377.
Volhard: IV. internat. Kongreß f. Physiotherapie. Berlin 1913.

Weber: Archiv f. (Anat. u.) Physiol. 1914, S. 63.
Wenckebach: Tuberkulose und Thoraxdeformität. Wiener klin. Wochenschr. 1918, Nr. 14.
Wotzilka: Med. Klin. 1914.

A. Lungenerkrankungen als Ursache von Atemstörungen.

Trotz der Verschiedenheit der Ursachen und Natur der einzelnen Lungenkrankheiten zeigen dieselben bei spirometrischer und chemischer (s. S. 125) Untersuchung keine wesentlichen Unterschiede der resultierenden Atemstörung, weil bei diesen Untersuchungsmethoden lediglich die durch die Atembewegung ausgelöste Gesamtleistung geprüft wird. Im Gegensatze hierzu ergibt die pneumographische Untersuchung, welche in den Ablauf des respiratorischen Bewegungsvorganges in seinen einzelnen Phasen Einblick gestattet, geradezu für jede derselben charakteristische Änderungen.

a. Pneumonie.

Während der verschiedenen Stadien der Krankheit bietet die bei kruppöser Pneumonie beobachtete Störung der Atembewegung stets dieselben Formen. Dieses eigentümliche Verhalten legt den Schluß nahe, diese Alterationen als mechanisch erzeugte Folgen der Lungengewebsveränderungen aufzufassen. Eine einzige Veränderung fällt stetig nach der Krise auf: eine Abnahme der Atemfrequenz.

Die Lungenentzündung veranlaßt eine Verlängerung der Ein- und Ausatmungsdauer. Bei der Inspiration ist keine wesentliche Änderung des Atemtypus bemerkbar; hingegen ist oft die Exspirationsphase mit starker Ausprägung aktiver Exspirationskräfte verbunden.

Entweder kommt es im Beginne der Ausatmung zu ungewöhnlich starker Annäherung der Kurve an die Abszisse („aktiver exspiratorischer Anfang“) und folgt auf dieselbe, scharf winkelig abbiegend, ein zweiter fast horizontal verlaufender Anteil, oder es tritt am Ende der Exspiration die Hilfsmuskulatur in Tätigkeit („aktives exspiratorisches Ende“). Diese beiden Veränderungen kombinieren sich auch häufig.

Bloß die an der Stelle der Erkrankung aufgenommenen Kurven zeigen diese Veränderung in vollem Ausmaß. Ziemlich häufig machen sich Größenunterschiede der einzelnen Atemelevationen bemerkbar ohne jede gesetzmäßige Anordnung sowie das Fehlen der Atempause. Letzteres Verhalten entspricht wohl der Verlängerung der Ein- und Ausatmungsdauer.

Daß aber selbst die Dyspnöe bei kruppöser Pneumonie zum Teil wenigstens als Folge der durch Mundatmung ausgelösten (s. oben S. 11) Austrocknung seitens der Schleimhaut der Luftwege aufzufassen ist, erweisen die klinischen Erfahrungen v. Seillers (s. S. 320).

b. Abszeß.

Auch bei dieser Erkrankung sind Ein- und Ausatmung dauernd wesentlich verlängert. Während der letzteren treten muskuläre Hilfskräfte in Verwendung in Form einer aktiven Exspiration häufig als exspiratorische Endzacke. An der Stelle des krankhaften Prozesses sind diese Veränderungen der Atemkurve viel ausgesprochener vorhanden als an anderen. Selbst die an ein und derselben Stelle nachweislichen Störungen sind oft durch Hustenreiz stark beeinflußt. Häufig finden sich Größenunterschiede der einzelnen Atemexkursionen. In manchen Fällen läßt sich sogar eine gewisse Regelmäßigkeit in der Größendifferenz der Atempausen resp. Atemdauer, wohl infolge der hierbei statthabenden Autointoxikation (vgl. S. 115), nachweisen.

c. Gangrän.

Ähnlich den bei Pneumonie und Abszeß nachweislichen Veränderungen kennzeichnen sich die Atemstörungen auch bei dieser Erkrankung. In- und Exspirationsteil der Atemkurve verlaufen langsam und schräge.

War schon beim Lungenabszeß oft deutliches, regelmäßiges Schwanken der Dauer und Größe der Atemzüge zu bemerken, so gilt das noch viel mehr von der in Rede stehenden Krankheit. Hier beherrscht oft das vollentwickelte Cheyne-Stokessche Atemphänomen die Szene. Freilich kommt es nicht immer zu vollständigem Atemstillstand, sondern bloß zu wogender Atmung (vgl. S. 68 und 120). Manchmal wechseln diese beiden Störungen miteinander ab. Auf eine Phase ausgesprochener Cheyne-Stokesscher Atmung, während welcher die Bewußtlosigkeit gewöhnlich stärker ausgebildet ist, folgt eine Epoche geringer Größen- und Dauerschwankungen mit weniger ausgeprägter Somnolenz. Dieses Verhalten läßt sich sicherlich als Symptom einer allgemeinen Intoxikation hinstellen, welche durch die Resorption fauliger Zersetzungsprodukte aus dem Krankheitsherd zustande kommt. Oft geht das Größer- und Kleinerwerden der einzelnen Atemzüge nicht regelmäßig vor sich, sondern regellos.

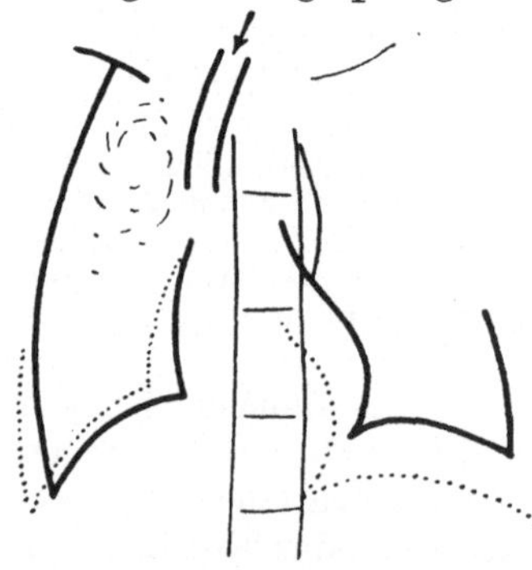

Abb. 93. Bewegungsskizze (verkleinert) von Pat. Tom (vgl. Abb. 21). Inspiratorische Wanderung des Mediastinum in die kranke Seite.
↓ = Trachea, ... = Inspir.

d. Aktinomykose.

Während bei den sonstigen Infiltrationsprozessen der Lunge selbst ohne komplizierende Prozesse Einschränkung der Zwerchfellsexkursionen sich geltend macht, bleiben bei der vorliegenden Erkrankung die respiratorischen Ausschläge des Zwerchfells unverändert erhalten, soweit meine eigenen Erfahrungen (3 Fälle) ein allgemeines Urteil erlauben.

Bei der Aktinomykose kommt es infolge der Narben- und Schwielenbildung in der Peripherie des von der Erkrankung ergriffenen Lungenherdes nicht zu der sonst bei Infiltration des Lungengewebes auftretenden Relaxation. Die Lungenspannung bleibt daher auf ihrer Höhe erhalten. Demgemäß macht sich der (oben S. 36) beschriebene Einfluß hierbei nicht geltend. Es entwickelt sich keine statische Veränderung seitens der Zwerchfellskuppel, die Zwerchfellsmuskulatur kann ebenso starke respiratorische Bewegungen der Diaphragmakuppel auslösen wie beim Gesunden.

e. Syphilis.

Bei Entwicklung von Gummen in der Lunge bildet sich in der Umgebung des Krankheitsherdes ein sich stark retrahierendes Narbengewebe, so daß es zu Verschiebungen der benachbarten Organe (Trachealverziehung s. Abb. S. 36) sowie zu Veränderungen in der Kinetik (respiratorische Herzwanderung) kommen kann. Auch die respiratorischen Ausschläge des Zwerchfells können auf der befallenen Seite beeinträchtigt sein (s. Abb. 93, S. 170).

f. Tuberkulose.

Bei der Lungentuberkulose werden verschiedene Störungen der Atembewegungen (nicht bloß an den knöchernen Thoraxwandungen, sondern auch am Zwerchfell) beobachtet. Die pneumographische Untersuchung ergibt Verlängerung der Ausatmungsdauer, in einzelnen Fällen gepaart mit den Zeichen aktiver, muskulärer Exspiration (exspiratorische Endzacke, Überexspiration usw.). Dabei kann beim Fortschreiten der Krankheit aus der anfänglich vorhandenen Verlängerung der Exspiration allmählich eine mit allen Zeichen aktiver Muskelaktion versehene Störung sich entwickeln.

Die Einatmung vollzieht sich oft normal, manchmal kommt es aber zur Teilung der Inspirationslinie oder Verlängerung und Verflachung der Einatmung. Die verschiedenen Brustabschnitte zeigen in vielen Fällen deutliche Differenzen in der Ausprägung dieser Störungen. Die Atemfrequenz ist in einzelnen Fällen stark erhöht, entsprechend der Stärke der Ausbreitung, der Schwere des Prozesses, der Art der Komplikationen und der Höhe des Fiebers.

Das Zwerchfell zeigt selbst bei Fehlen von komplizierenden Affektionen in vielen Fällen Herabsetzung der Beweglichkeit (Williams' Phänomen, vgl. S. 92). Dieselbe betrifft nicht bloß die respiratorische Ausschlagsbreite, vielmehr ergibt sich in solchen Fällen oft auch eine mangelhafte Ausprägung der beim Gesunden so deutlichen (vgl. S. 29 f.) Wanderung des unteren Lungenrandes beim Lagewechsel. Tar hat dieses Verhalten besonders für den hinteren Lungenrand beim Vornüberneigen studiert.

Bei Miliartuberkulose kommt es zu unregelmäßiger verflachter Atmung mit Verlängerung der Exspirationsdauer, manchmal auch zu aktivem exspiratorischem Ende. Deutliche Unterschiede der Größe und Dauer der einzelnen Atembewegungen machen sich bemerkbar. An den verschiedenen Brustwandabschnitten sind diese Störungen keineswegs gleich stark ausgebildet.

g. Emphysem.

Die schon von älteren Autoren (Waldenburg u. a.) hervorgehobene „exspiratorische Lungeninsuffizienz", wie wir sie beim Emphysem beobachten, ruft eine Beeinträchtigung der Ausatmungsbewegung hervor, welche besonders bei graphischer Aufnahme voll in Erscheinung tritt (Hofbauer, Stähelin und Schütze). Hierbei prägt sich die erschwerte Ausatmung durch Auftreten einer verlängerten, schon von Anfang an wenig steil aufsteigenden Exspirationslinie aus. Manchmal werden die Folgen der Betätigung auxiliärer Muskelkräfte so stark, daß die Exspiration übermäßig rasch vor sich geht und steil verläuft. Manchmal hingegen dokumentieren sich dieselben bloß durch das Auftreten einzelner, steil der Abszisse zustrebender Linienstücke. Diese durch pneumographische Untersuchung gewonnene Erkenntnis fand volle Bestätigung anläßlich spirometrischer Versuche, welche Minkowski in seiner Klinik von Forschbach und Bittorf ausführen ließ.

Die bei diesem Leiden fast niemals fehlende chronische Bronchitis erzeugt durch die Schleimhautanschwellung ein merkliches Hindernis für den inspiratorischen Luftstrom. Diese Behinderung prägt sich an der Kurve dadurch aus, daß die Einatmung nicht wie in der Norm kurzdauernd und steil verläuft, sondern verlängert und abgeflacht.

Entsprechend der ungleichmäßigen Ausbildung der Bronchitis an den verschiedenen Teilen des Bronchialbaumes findet sich die inspiratorische, ebenso wie die expiratorische Veränderung nicht an allen Stellen des Brustkorbes gleich stark ausgesprochen.

Ein und dieselbe Atemkurve zeigt oft Größen- und Formunterschiede der einzelnen Elevationen. Die Atemfrequenz ist wenig verändert, hingegen stärker die Pausengröße. Im Zusammenhange mit regelmäßig auftretenden Größenunterschieden finden sich dann Alterationen, welche dem Cheyne-Stokesschen Atemphänomen resp. der wogenden Atmung nahezu völlig entsprechen.

Zu diesen dauernden Atemstörungen gesellen sich relativ häufig asthmoide Anfälle, welche ebenfalls durch die anatomischen Lungenveränderungen ausgelöst werden.

Auf Grund der Versuche von Löwy sowie von Schenk und Ishihara (vgl. S. 19) kann angenommen werden: Die Erregung des Lungenvagus steigt mit jeder Vermehrung der Lungengröße. Sicherlich aber besteht ein ursächlicher Zusammenhang zwischen der Erregbarkeit des Lungenvagus einerseits und asthmatischen Anfällen andererseits.

B. Lungenerkrankungen infolge von Atemstörungen.

Die im Folgenden zu besprechenden Zusammenhänge zwischen krankhaften Veränderungen des Lungengewebes und Atemstörungen sind nicht so aufzufassen, daß etwa letztere die alleinige Ursache für die Erkrankungen abgeben, sondern in dem Sinne, daß durch dieselben oftmals der Boden für die Entstehung der letzteren geebnet, die „*Disposition zu Erkrankungen*“ hergestellt wird.

a. Hypostase der Lungen und hypostatische Pneumonie.

„Bei Patienten, die ... längere Zeit bettlägerig sind und dabei unbeweglich die Rückenlage einnehmen, kommt es oft dazu, daß das Blut der Schwere folgend in der hintersten untersten Partie der Lunge sich anschoppt. ... Wegen der oberflächlichen Atmung werden die genannten Lungenabschnitte nicht mehr genügend ausgedehnt.“ (*Friedrich v. Müller.*)

Das pathogenetische Verständnis für die Hypostasenbildung scheint durch die diesbezüglich erhobenen theoretischen Grundlagen auf den ersten Blick eher erschwert. Die radiologischen Untersuchungen am Gesunden (s. Abb. 19, S. 29) ergeben, daß *die respiratorischen Ausschläge des Zwerchfelles im Liegen viel stärker* sind als beim Sitzen. *Jamin* fand „in Rückenlage die Senkung des Zwerchfells im hinteren Teile der Kuppe sehr ausgiebig“ (s. Abb. 94). Demgemäß wäre bei Rückenlage eine ganz besonders gute Lufterneuerung „in der hintersten untersten Partie der Lunge“ zu erwarten und gleichzeitig eine möglichst starke Unterstützung der Blutbewegung daselbst infolge der verstärkten respiratorischen Inanspruchnahme (vgl. S. 24). An einer Steigerung der letzteren kann kein Zweifel bestehen. Sicherlich beherrschen die Zwerchfellsbewegungen die respiratorische Tätigkeit der basalen Lungenabschnitte (vgl. S. 6). Allein die Zwerchfellmuskulatur kann *nur kurze Zeit* das Gewicht der gesamten auf des Diaphragmas Unterfläche lagernden Baucheingeweide überwinden und dasselbe bewegen, um nachher mehr oder minder völlig zu erlahmen. Bei *dauernder Rückenlage* kommt es daher alsbald zu *Herabsetzung der Zwerchfellbewegungen* und zur Entwicklung von Atelektasen im Bereiche des Unterlappens.

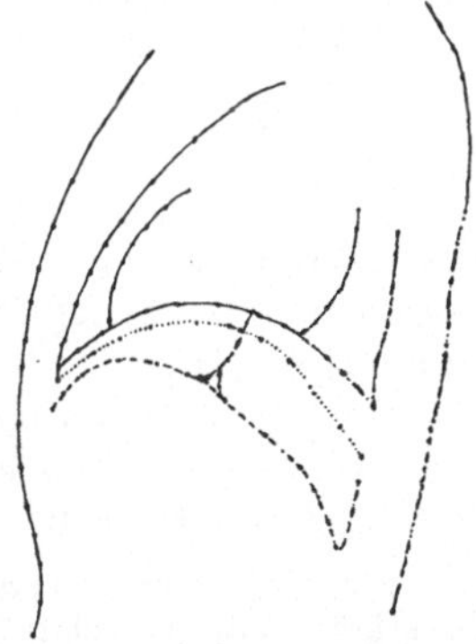

Abb. 94 (nach *Jamin*). Zwerchfellbewegungen bei Rückenlage.
—·—·— Exspiration,
.... ruhige } Einatmung.
- - - - vertiefte } Einatmung.

Außerdem veranlaßt die Horizontallage eine statische Verschiebung in den Baucheingeweiden, welche die Betätigungsmöglichkeit der *Bauchmuskulatur* wesentlich einschränkt, *dieses wichtigsten Faktors beim Zustandekommen des Hustenstoßes.* Die tiefgreifende Bedeutung des Hustens für die Expektoration aber haben *Arons* schöne Untersuchungen einwandfrei dargetan.

Aus diesem Grunde tritt Hypostase als „postoperative Lungenkomplikation“ vorwiegend nach Laparotomien auf, wo wegen Schmerzhaftigkeit die Muskulatur der Bauchwand vom Patienten möglichst ausgeschaltet wird, nicht aber, wie noch manche Chirurgen meinen, als Folge der Inhalationsnarkose.

Ob diese Faktoren schon an und für sich zur Ausbildung der hypostatischen Pneumonie genügen, oder „Autoinfektionen im Sinne *Nau-*

werks" hinzutreten müssen, ist nicht leicht zu entscheiden. Sicherlich aber werden respiratorisch untätige (und daher auch weniger gut mit Blut versorgte und weniger gut lymphdurchströmte) Lungenbezirke einer Infektion weniger Widerstand entgegenzusetzen vermögen als normale und daher einen Locus minoris resistentiae abgeben.

b. Atelektase.

Die Luftfüllung der Alveolen stellt bekanntlich die Resultante zweier antagonistischer Kräfte dar: der Lungenspannung einerseits, welche die Lunge auf den luftleeren, fötalen Zustand zurückzuführen bestrebt ist, und der Inspiration andererseits, welche sie maximal mit Luft zu füllen sucht. Demgemäß entsteht Luftverarmung,

1. wenn die „Lungenspannung" das Übergewicht erhält. Dieser Entstehungsmodus gilt für die Luftverarmung des Lungengewebes:

in der Umgebung (α) intrathorakaler Ergüsse (Pleuritis, Hydrothorax, Perikarditis, Hydroperikardium), resp. von (β) Luftansammlung (Pneumothorax) oder von (γ) Organvergrößerungen (Hypertrophie des Herzens, Mediastinaltumor usw.). Dabei findet sich eine solche Atelektase nicht immer bloß auf der Seite der Erkrankung, sondern oftmals auch auf der „gesunden" (s. oben S. 51, Rauchfuß, Hamburger, Ortner, Deneke).

Alle diese Veränderungen gestatten nämlich durch ihre Raumausfüllung im Brustkorbe eine korrelate Verkleinerung der benachbarten Lungenanteile. Betreff der sekundär hierbei auftretenden Bindegewebswucherung in atelektatischem Lungengewebe, s. oben S. 106, betreff gewisser Ausnahmen von diesem Gesetz (Spitzenatelektase bei pleuralen basalen Veränderungen) oben S. 53.

Zum Teile freilich spielen schon in dieser ersten Gruppe Einflüsse der im folgenden zu besprechenden Art mit. Der die basalen Lungenanteile ausfüllende Teil eines pleuralen Ergusses zum Beispiel hebt die Einwirkungen der respiratorischen Atembewegung auf das Lungengewebe auf. Gemäß der geringen Fortpflanzungsfähigkeit von Druckschwankungen im Thoraxraum aber können die, wenn auch verstärkten, Bewegungen entfernterer Brustwandabschnitte keinen Effekt erzielen.

2. als Folge respiratorischer Insuffizienz (vgl. S. 32ff.). Diese tritt schon dann in Erscheinung, wenn z. B. die zu überwindenden Widerstände infolge Verkürzung des Atemweges verringert sind. Bei einer solchen geringeren Arbeitsleistung der Atemmuskulatur machen sich die funktionellen Verschiedenheiten der einzelnen Anteile des Atemapparates (vgl. S. 5ff.) geltend. Es kommt demzufolge zu spezieller Betonung der geringeren Luftfüllung an einzelnen Lungenpartien, welche dem mehr oder minder ausgeschalteten Brustanteil anliegen. So wird die in den letzten Dezennien oftmals beschriebene Atelektase der Lungenspitze bei Behinderung der Nasenatmung (Krönig, Blümel, Richter, Rosenberg u. a.) leicht verständlich. Neben einer geringfügigen, das gesamte Lungenvolumen betreffende Retraktion, welche manchmal durch Zwerchfellhochstand und perkutorisch nachweisbare Entblößung der beim Gesunden zum großen Teil von den Lungen be-

deckten Mediastinalorgane sich kundtut, kommt es insbesondere zur Luftverarmung in denjenigen Lungenteilen, welche lediglich bei angestrengterer Atmung in Aktion treten (vgl. S. 7): den Lungenspitzen einerseits, den Hilus andererseits.

Für die Entstehung der Spitzenatelektasen bei Mundatmung ist die respiratorische Lahmlegung der oberen Brustwandabschnitte, welche ich graphisch nachweisen konnte (s. Abb. 95), allein verantwortlich zu machen. Die Verdichtung

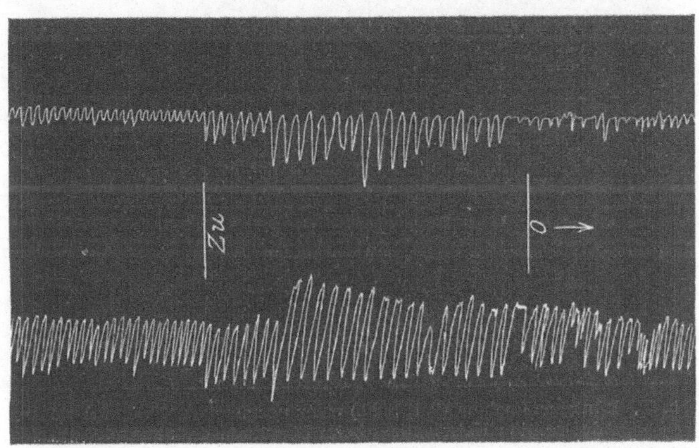

Abb. 95. Pneumographische Darstellung der respiratorischen Brustkorbbewegungen bei Mund- resp. Nasenatmung, obere Kurve = obere, untere Kurve = untere Brustkorbanteile. Der Untersuchte, ein habitueller Mundatmer, erhält bei „Zu" den Auftrag, den Mund geschlossen zu halten, bei „O" öffnet er wieder die Mundspalte.

der Hiluspartien hingegen darf selbst beim Fehlen spezifischer Infektion nicht immer als lediglich Folge ungenügender Zwerchfellbewegung gedeutet werden. Hier spielen entzündliche Vorgänge auch eine gewisse Rolle (vgl. S. 103 ff.).

Dementsprechend fand Rouvillois nach operativer Freimachung der obersten Atemwege für die Nasenatmung Verstärkung des Atemgeräusches über den gesamten Lungen, wenn auch am stärksten ausgesprochen über der rechten Spitze.

Der volle Beweis für die Richtigkeit dieser Auffassung ließ sich schon dadurch erbringen, daß es bei der Atelektase der Mundatmer durch Erziehung zur habituellen Nasenatmung ohne weiteres gelingt, eine völlige Wiederkehr der Spitzen und der übrigen Lungenpartien zur normalen Luftfüllung zu erzielen. An dem Material meiner Brustschußabteilung konnte ich ebenso bei den im Gefolge von Brustschüssen resp. Rippenfelleiterung entstehenden lokalen Atelektasenbildungen eine völlige Wiederherstellung der normalen Luftfüllung der von der Narbe umschlossenen unteren Lungenanteile durch entsprechende Atemübungen erzielen. Als ein Beispiel dieser Art mögen die Röntgenbilder Abb. 96 und 97 dienen.

Dieselben stammen von dem Patienten Seid (P. N. 45/1915) der Brustschußabteilung. Nach Durchschuß der r. Brustseite war er wegen Pleuraempyem zweimal mit Rippenresektion behandelt worden und bot beim Eintritt hier die Zeichen schwerer Klinophobie (vgl. S. 108) und Kurzatmigkeit, ausgebreitete Atelektase und respiratorische Lahmlegung der rechten Brusthälfte. Im Verlaufe der etwas

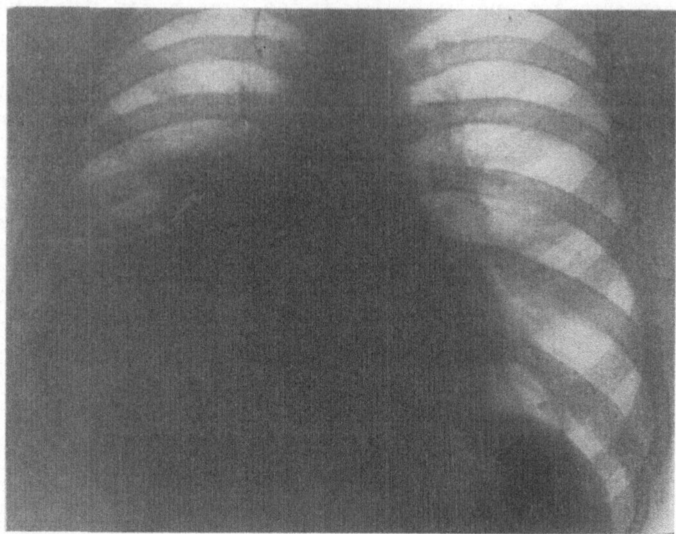

Abb. 96. Röntgenaufnahme (Pat. Seid.) einer postempyematischen Atelektase des rechten Unterlappens beim Eintritt in die Station.

über 3 Monate dauernden Wiedererziehung zu respiratorischer Betätigung der erkrankten Seite (s. S. 312) ließ sich eine weitgehende Wiederherstellung der Funk-

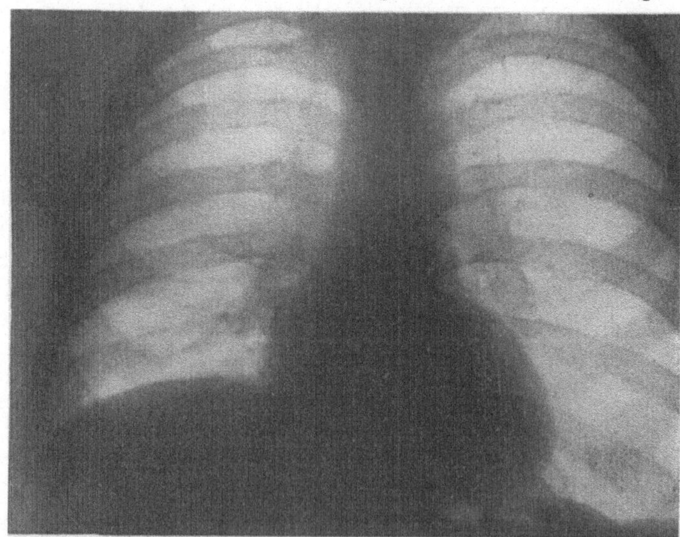

Abb. 97. Röntgenaufnahme vom selben Patienten nach Wiedererlernung der Atembewegung auf der verletzten Seite.

tion, Statik und Kinetik der rechten Thoraxhälfte nachweisen sowie ein völliges Verschwinden der anfänglich vorhandenen Atelektase.

Als Folge respiratorischer Insuffizienz zu betrachten ist die Lungenretraktion der Chlorotischen (v. Noorden), welche demgemäß auch bei Einleitung vertiefter Atmung alsbald verschwindet.

3. Atelektase bei Zirkulationsänderung. Die von Bruns und Sauerbruch durch Unterbindung einzelner Äste der Lungenarterie hervorgerufene Lungenatelektase der zugehörigen Lungenanteile ist wohl mit Recht als Folge (der durch die Ausschaltung von der Blutzufuhr erzwungenen) funktionellen Lahmlegung anzusehen. Derselben Ansicht huldigt Sauerbruch.

c. Tuberkulose.

Die Erfahrung, daß fast immer dieselben Lungenteile und gewisse Menschen („Schmalbrüstige") besonders stark zu dieser Erkrankung neigen, hatte schon lange Zeit vor der Entdeckung des spezifischen Erregers zu der Annahme einer hier mitspielenden „Disposition des Gewebes" geführt. Während in früheren Jahrhunderten der herrschenden Ansicht entsprechend an eine besondere „Säftemischung" als Ursache derselben gedacht wurde, suchte man im vorigen Jahrhundert durch anatomische Eigentümlichkeiten, insbesondere der Brustkorbausbildung diese Eigentümlichkeit zu erklären.

Diese Bemühungen erwiesen sich auf Grund der klinischen Erfahrungen als vergeblich. Die vorgenommenen Untersuchungen am Leichenmaterial ließen bei vorurteilsloser Beurteilung keinen durchgreifenden ursächlichen Zusammenhang zwischen Verbildung der Knochen und Lungenerkrankung erkennen (vgl. oben S. 152). Vielmehr wurde den Versuchen, die mangelhafte Ausbildung der oberen Brustkorbanteile für die Disposition verantwortlich zu machen (W. A. Freund und seine Schule) eher der Boden entzogen.

Daran ändern auch die tierexperimentellen Erfahrungen Bacmeisters nichts, welcher durch lokale Umschnürung des Brustkorbes an seinen oberen Anteilen eine entsprechende Erhöhung der Disposition des Lungengewebes für die Infektion erzielen konnte.

„Bei jungen heranwachsenden Kaninchen wurde eine allmählich eintretende Spitzendisposition dadurch geschaffen, daß ich das Tier allmählich in eine Drahtschlinge, die lose um den ersten Rippenring gelegt wurde hineinwachsen ließ. . . . Nach Schaffung eines tuberkulosen Primäraffektes in einer Drüse entstand beim Kaninchen in dem Augenblick, als die heranwachsende Lunge in den zu engen ersten Rippenring trat eine echte Spitzenphthise." (Bacmeister.)

Hansemann behauptet bezüglich der Versuchsergebnisse Bacmeisters, „daß dies das schönste Beispiel einer anatomisch nachweisbaren Disposition für eine Infektionskrankheit ist, das man auffinden kann". Demgegenüber muß darauf hingewiesen werden, daß nicht etwa die „Umschnürung der Lungenspitze durch den zu engen Rippenring" notwendigerweise hier den Ausschlag geben muß, sondern daß das erzielte Resultat ebenso gut erklärt werden kann durch die konsekutive erzwungene respiratorische Insuffizienz. Zugunsten dieser letzteren Auffassung sprechen die Erfahrungen über die „Disposition des Lungenhilus“ (vgl. S. 103ff.), in viel klarerer Weise aber noch die von Wenckebach und Czerny mitgeteilten klinischen Erfahrungen. Diese beiden Kliniker konnten nachweisen, daß bei übermäßig aufgeblasenem Brustkasten die Lungentuberkulose zumindest ebenso häufig ist wie bei Flachbrüstigen. Die Widerstandsfähigkeit der Lunge gegenüber den Infektionserregern wird eben nicht durch eine maximale Ausdehnung sondern lediglich durch eine dauernde Beanspruchung bei der Atmung auf eine genügende Höhe gebracht und auf derselben erhalten. Diese maximal aufgeblasenen Brustkörbe aber bleiben während der Atmung nahezu vollständig in ihren oberen Partien ruhig stehen. Es wird den Lungenspitzen mithin in diesem Falle während der Atmung ebensowenig frische Luft und frisches Blut zugeführt, wie bei der Flachbrüstigkeit. Nur der Wechsel von Luft und Blut macht widerstandsfähig, der dauernde Blähungszustand der Lunge ist ebensowenig nützlich wie der dauernde Luftmangel. In beiden Fällen wird die Pumparbeit des einzelnen Atemzuges insuffizient, die Ernährung des Gewebes mangelhaft.

Die ungenügende Atemleistung macht auch die von mehreren Seiten angenommene (Brehmer, Schlüter) Kreislaufschwäche leicht verständlich. Da der Blutumlauf in den Lungen in so hohem Maße von der Stärke der Atemtätigkeit abhängig ist, braucht man nicht erst eine anatomische oder funktionelle Minderwertigkeit des Herzens anzunehmen. Auch die von Birch-Hirschfeld hervorgehobene eigentümliche Abgangsrichtung des apikalen Luftröhrenastes erfährt bei funktioneller Betrachtung veränderte Wertung. Während sonst alle größeren Bronchien entweder in der direkten Richtung der aus den Hauptröhren einströmenden Luft verlaufen, oder nur stumpfwinklig von den Hauptröhren abzweigen, muß der inspiratorische Luftstrom zum apikalen Bronchus fast rechtwinklig abgelenkt werden, mithin die inspiratorische und exspiratorische Luftbewegung hier in geradezu entgegengesetzter Richtung zu der in der Trachea herrschenden verlaufen. Nun besteht aber in der kindlichen Lunge, wie Birch-Hirschfeld selbst angibt, noch nicht diese ungünstige Topographie der apikalen Bronchusäste. Mit Rücksicht auf den nachweislich so weitgehenden Einfluß der Funktion auf die Form des Atemapparates erscheint die Annahme wohl gerechtfertigt, daß in der physiologischen funktionellen Insuffizienz der apikalen Lungenabschnitte (vgl. oben S. 4) die Ursache für die beim wachsenden Individuum erst sich einstellende abnorme Wachstumsrichtung der diese Partien versorgenden Bronchusäste zu sehen ist.

Einen weiteren Beweis für die Richtigkeit obiger Anschauung ergeben die Fälle von Liebermeister und von Leroy, in welchen ein Aortenaneurysma eine Kompression eines größeren Lungenarterienastes resp. eines Bronchus veranlaßte und nur an den diesen letzteren entsprechenden Lungenpartien sich ein tuberkulöser Prozeß fand.

Alle Versuchsresultate der experimentellen Forschung, wie auch alle klinischen Erfahrungstatsachen betreffend die Disposition des Gewebes zur Erkrankung erklären sich lückenlos unter dem Gesichtswinkel der **Funktionsänderung als Ursache der Disposition.**

Eine solche respiratorische Insuffizienz **kann** beim Menschen (ähnlich der mechanischen Behinderung durch die Drahtschlinge in den obenerwähnten Tierversuchen Bacmeisters) durch **anatomische** Veränderungen der Brustwandungen bedingt werden. Ein Beispiel dieser Art ist gegeben in der Beobachtung Köhlers, wo als „seltene Ätiologie“ eine Herabsetzung der respiratorischen Exkursionen infolge von Thoraxmuskeldefekt sich fand. In weitaus den meisten Fällen hingegen handelt es sich um **funktionelle** Alterationen.

In diesem Sinne spricht nicht bloß die Gesamtheit der erwähnten klinischen Erfahrungstatsachen, sondern auch eine pathologisch-anatomische Erfahrung Birch-Hirschfelds.

In Birch-Hirschfelds Falle handelte es sich um eine 22jährige Wöchnerin, die sehr wahrscheinlich im 5. Schwangerschaftsmonate, als sie eine an Lungenschwindsucht erkrankte Patientin zu pflegen anfing, oder etwas später infiziert wurde. Sie erlag am Ende ihrer Schwangerschaft einer Milzbrandinfektion. Die beschränkte frische käsige Bronchitis zeigte in diesem Falle kaudalen Sitz entsprechend der Umkehrung des Atemtypus durch die Schwangerschaft. Letztere veranlaßte eine Hochtreibung des Zwerchfells und Ruhigstellung desselben, mithin eine respiratorische Insuffizienz der basalen Lungenteile. Dementsprechend fand der Tuberkelbazillus in diesem Falle hier einen locus minoris restitentiae und lokalisierte sich entgegen dem gewöhnlichen Verhalten basal, nicht aber in den Lungenspitzen.

Weiter wird die Disposition gesteigert durch

1. Ausschaltung vertiefter Atmung (z. B. infolge langen Krankenlagers) oder

2. Verflachung der Atmung infolge Verkürzung des Atemweges. Das klarste Beispiel letzterer Art spielt die Tracheotomie mit ihrer konsekutiven ganz außergewöhnlichen Steigerung der Prädilektion für Lungentuberkulose. Diese klinische Erfahrung deckt sich völlig mit den im Tierversuche erhobenen. Flügge konnte zeigen:

„daß Tuberkelbazillen bei Inhalation von seiten tracheotomierter Tiere ... die höchste Infektiosität zeigen.“

Aber auch schon die (durch Verengerung der obersten Luftwege [Nase, Rachen] oder rein funktionell [vgl. S. 184ff.] ausgelöste) Mundatmung wirkt ähnlich infolge der durch Verkürzung und Verbreiterung des Atemweges bedingten Atemverflachung. Die Beobachtungen von Alexander, Freudenthal, Holländer, Rivers, Solly, Vallentin, Wotzilka u. a. lassen diesen Zusammenhang als gesichert betrachten.

War in Holländers Beobachtungen (vgl. S. 192) die Beweiskraft nur für die „deszendierende Tuberkulose“ gegeben, so bieten mir eigene

Erfahrungen über Folgeerscheinungen von Kieferschüssen die entsprechende Komplettierung für die reine „Inhalationstuberkulose“ (vgl. S. 104f.).

Unter diesem Gesichtswinkel werden auch die Erfahrungen von Rivers leicht verständlich: „in 50 cases of extrapulmonary tuberculosis 15 showing impaired nasal respiration (= 30%), in the some number of pulmonary 27 cases (= 54%!)“. Freilich kann seine Erklärung allgemeine Geltung kaum beanspruchen: „by deposits let by unfiltred air in the mouth or nasopharynx“. Schon mit Rücksicht auf die Untersuchungen von Finder und Rabinowitsch, welche im Tierexperiment keinen Einfluß des „Nasenfilters“ auf den Bakteriengehalt nachweisen konnten, ist Rivers Erklärung hinfällig geworden.

Die **Vererbung** der tuberkulösen Disposition wird ebenfalls unter dem Gesichtswinkel der funktionellen Insuffizienz als ursächlichen Momentes mühelos dem Verständnis nähergebracht. Die Mundatmung stellt nämlich eine vererbbare Alteration dar (Hofbauer, Jacob, Lermoyez, Rivers, G. Rosenthal, Rotschild, Sibson).

d. Lungenblähung und Emphysem.

Die Anschauungseindrücke, welche im Seziersaale aufgenommen werden, machen trotz der Erkenntnisse, welche in den letzten Dezennien betreffs der pathogenetischen Bedeutung physiologischer Alterationen auf die Lungengröße gewonnen wurden, noch immer ihren Einfluß geltend. Immer wieder werden anatomische Substrate für die Vergrößerung des Lungenvolumens als Ursache gesucht. Wenn auch allgemein anerkannt wird, daß Gewebsänderungen in der Lunge (Schwäche des elastischen Gewebes usw.) als Ursache der Lungenerweiterung nicht anzusehen seien, so wurden doch von verschiedenen Seiten andere anatomische Grundlagen gesucht in Form von Alterationen des knöchernen Brustkorbes (W. A. Freund, Löschcke) resp. der Bronchien (Ribbert, Plesch, Raither, u. A.), welche mechanisch eine Funktionsbehinderung und dadurch Volumsänderung der Lungen auslösen.

Während W. A. Freund nur für eine „bestimmte Form des Emphysems“ als Entstehungsursache die Degeneration des Rippenknorpel (vgl. oben S. 138) in Anspruch nimmt, glaubt Löschcke sogar allgemein durch spondylarthritische Prozesse das Zustandekommen der Lungendegenerationen erklären zu sollen, ohne dafür genügend Beweise erbringen zu können.

„Lungenblähung und Emphysem sind meist eine Folge von Thoraxstarre. Die primäre Ursache für die Starre des Thorax liegt gewöhnlich in einer Erkrankung der Wirbelsäule, die Brustwirbelsäule wird durch spondylatritische Prozesse kyphotisch abgeknickt und in dieser Lage fixiert. Bei dieser Abknickung senkt sich die obere Thoraxhälfte als Ganzes vornüber und drückt die unteren Rippen infolge der gemeinsamen Fixaktion am Sternum in Exspirationsstellung, während eine gleichzeitige kompensatorische Hebung der Rippen des sich senkenden Thoraxabschnittes erfolgt. Je stärker die Abknickung der Wirbelsäule und der Ausgleich durch Hebung bzw. Senkung von Rippen ist, desto geringer wird die restierende Exkursionsbreite der Rippen am Kyphosenthorax ... bei starrem Thorax treten, infolge Zwerchfellkompensation die Symptome der Lungeninsuffizienz häufig erst bei erhöhter Inanspruchnahme auf (larviertes Emphysem) ... Vikariierendes und akutes Emphysem zeigen beweglichen Thorax und unveränderte Wirbelsäule.“ (Löschcke.)

Ribbert denkt an bronchiale Veränderungen nur für einen „kleineren Teil der Fälle“:

„Es ist doch nur in einem (kleineren ?) Teile der Fälle so, daß sich das Emphysem von vornherein aus einer primären Veränderung der Bronchiolen und Aleveolargänge (oder auch der Bronchen) ableiten läßt. In den übrigen müssen wir mit jenen mechanischen Bedingungen ... rechnen, durch die das Lungengewebe gewaltsam gedehnt wird.“

Plesch hingegen glaubt sich berechtigt:

„das Emphysem als eine Folgeerscheinung der chronischen Bronchialerkrankung anzusehen, und zwar hervorgerufen durch das Husten ... es scheint, daß zur Krankheit sich noch die Rigidität der Luftwege hinzu addiert, die es verhindert, daß selbst die stärkste Exspirationsbewegung die Bronchen komprimiert.“

Die Vorstellung einer „Kompression der Bronchien durch die Exspirationsbewegung“ widerspricht, wie ich schon vor Jahren zeigen konnte, allen physiologischen Grundlagen und experimentellen Erfahrungen.

Hingegen ist die Vorstellung nicht abzulehnen, daß plötzlich einsetzende, starke Kontraktion der exspiratorischen Hilfsmuskulatur, wie dies beim Husten oder Pressen statthat, ein „exspiratorisches“ Emphysem zur Folge haben kann, weil hierbei, abgesehen von der Unmöglichkeit einer plötzlichen Entleerung des Alveolarinhaltes (vgl. S. 16) der gleichzeitig eintretende Glottisverschluß eine entsprechende Hinausbeförderung der Luft verhindert, so daß die plötzlich einsetzende Drucksteigerung schädlich auf die Alveolarwand wirkt.

Nun geben aber die klinisch und experimentell erhobenen Wirkungen pathologischer Respirationsmechanismen eine so vollkommene pathogenetische Klarlegung der Lungenblähung und des Emphysems, daß die Suche nach anatomischen Ursachen völlig überflüssig erscheint. Die abnorm starke Füllung der Lungen mit Luft stellt, wie ich vor Jahren schon erweisen und seither gegen alle Einwürfe (Freund, Boenniger, Bruns, Forschbach und Bittorf, Raither) aufrechterhalten konnte, für die Mehrzahl der Fälle eine Folge der respiratorischen Mehrleistung dar (vgl. S. 34, 62ff.). Zu dieser Erkenntnis einer funktionellen Störung als ätiologischer Grundlage der in Rede stehenden Lungenveränderungen war ich auf Grund klinischer und experimenteller Erfahrungen gekommen (S. 65ff).

Geradezu als Experimentum crucis sind meine auf diesen theoretischen Erfahrungen aufgebauten atemtherapeutischen Versuche bei voll ausgeprägtem Emphysem anzusehen.

Gelingt es doch, respiratorisch unbewegliche, weit nach abwärts gerückte untere Lungenränder im Verlaufe der Behandlung zu respiratorischer Beweglichkeit in bedeutendem Umfange und Rückkehr zum normalen Stande zu bringen und nicht bloß klinisch das Bild des Emphysems nahezu zum Verschwinden zu bringen, sondern auch die subjektiven Beschwerden (vgl. Abb. S. 142). Die nach abwärts gerückten Lungenränder erreichen wieder die normalen Grenzen und respiratorische Beweglichkeit, die Zyanose sowie die Orthopnöe verschwinden dauernd, die Arbeitsmöglichkeit stellt sich wieder ein. Dieses Verschwinden der Krankheitszeichen bleibt dauernd erhalten, wenn der Patient die erlernten Atemmodifikationen dauernd beibehält. Diese Erfahrungen blieben unverständlich, wenn man die anatomisch nachweisbaren Veränderungen als Ursache der Erkrankung betrachtet und das Lungenemphysem als Folge unveränderlicher Gewebsveränderungen auffaßte. Sie lassen sich hingegen leicht begreifen, wenn man die gegebenen theoretischen und klinischen Grundlagen im Auge behält und den Einfluß der normalen sowie der pathologischen Atemtechnik auf die Funktionen des Atemapparates berücksichtigt.

Durch Wiederherstellung des normalen Kräftegleichgewichtes zwischen In- und Exspirationskräften und -dauer wird die Lungengröße wieder der Norm, die Lungenspannung dem physiologischen Optimum (s. S. 19, Abb. 13) nähergebracht und dadurch ihre Wirksamkeit wiederhergestellt. „Das essentielle Lungenemphysem entwickelt sich bei (aus welchen Gründen auch immer sich einstellender) länger dauernder Atemnot. Letztere führt deshalb zu einer Überdehnung der Lunge, weil die Atmungsvertiefung allein oder vorwiegend von einer Inspirationsvertiefung bestritten wird, während die notwendige Vermehrung der Exspiration ausbleibt.“ (Hofbauer.)

Bezüglich der „Lungenschwellung“ als Folge von Drucksteigerung im kleinen Kreislauf resp. von Anaphylaxie s. S. 51 und 121.

Weniger klar schien früher folgende Erfahrungstatsache: Die Emphysematiker bekommen leicht sekundäres Asthma. Dieses Verhalten kann auf Grund der an anderer Stelle (s. S. 172) gegebenen Erklärungen kaum mehr Schwierigkeiten in pathogenetischer Hinsicht bereiten. Dortselbst wurde gezeigt, daß jede Dehnung der Lunge mit einer Vermehrung der Reizung im Lungenvagus einhergeht und jede Änderung des Atemweges eine Reizung der bronchialen Nervenverzweigungen zur Folge hat. Da sich nun der bronchialasthmatische Anfall auf der Grundlage einer solchen Vagusneurose aufbaut, kann es nicht wundernehmen, wenn der Emphysematiker leicht Asthmatiker wird.

IV. Luftwege.

Bauer, J.: Konstitutionslehre. Springer 1915.
Bloch: Pathologie und Therapie der Mundatmung. Wiesbaden 1889.
— Volkmanns klin. Vortr. 1889, Nr. 344.
— Zeitschr. f. Ohrenheilk. **17**, 1888.
Bresgen: Volkmanns klin. Vortr., Nr. 216.
Chelmonsky: Deutsches Archiv f. klin. Med. **105**.
Chiari: Centralbl. f. Laryngol. 1905 (Re erat über Kuttners Reflexneurosen).
Clanahan: Archiv of Ped. Oktober 1913, ref. Monatsschr. f. Kinderheilk. **13**, 220.
Cornet: Deutsche med. Wochenschr. 1898, Ver. Beil. **53**.
Donelan: Brit. med. Journ. 1917, 6. Oktober.
Falk: zit. nach Kisch in Eulenburg-Samuel, Allgem. Therapie I.

Florand, François und Flurin: Bull. et Mém. de la Soc. méd. des hôp. de Paris **30**, 746.
Goetze: Monatsschr. f. Ohrenheilk. **18**, 165.
Goldscheider: Asthma bronchiale. Zeitschr. f. ärztl. Fortbildung 1907, S. 712.
Heymann: Handb. d. Laryngol. **2**, 458.
Hoelscher: Der Militärarzt 1907, S. 139.
Hofbauer: Deutsche med. Wochenschr. 1908; 1909; Therap. Monatsh. Mai 1905; Zeitschr. f. phys. u. diät. Ther. **17**, 1913; Münch. med. Wochenschr. 1917; Berliner klin. Wochenschr. 1914 S. 2274 (exspirat. Druck).
— Semiol. d. Kurzatmigkeit. Fischer, Jena 1904.
— Sitzungsber. d. k. k. Gesellschaft d. Ärzte Wiens. Wiener klin. Wochenschr. 1914, Nr. 26.
Holländer: Berliner klin. Wochenschr. 1902, S. 302.
Kisch in Eulenburg-Samuel: Allg. Therapie I.
Kuttner: Die nasal. Reflexneurosen. Berlin 1904.
— Archiv f. Laryngol. u. Rhinol. **31**, 22.
Lermoyez: zit. nach Jacob. Reeduc. respirat. Paris 1906.
Lommel: Deutsches Archiv f. klin. Med. **94**.
Löwy: Archiv f. d. ges. Physiol. **42**.
Morawitz und Siebeck: D. Arch. f. klin. Med. **97**.
Müller, Fr.: Deutsche Klin. **4**, 223.
Müller: Sitzungsber. d. Gesellsch. z. Beförd. d. Naturw. z. Marburg 1896, Nr. 6
Natier: Monde médicale 1914 mars.
Richter: Monatsschr. f. Ohrenheilk. 1901, S. 170.
Rosenfeld: Berliner klin. Wochenschr. 1912, S. 618.
Rouvillois: Progrès med. 1908, Nr. 34.
Schenk und Ishihara: Archiv f. d. ges. Physiol. **100**, **106**.
Schick, B.: Wiener klin. Wochenschr. 1909.
Schmidt: Die Verwachsungen im Rachen und ihre Behandlung. Düsseldorf 1896.
Schmidt, R.: Status asthmat. Deutsche med. Wochenschr. 1916, 1023.
Schnitzler: Wiener med. Wochenschr. 1883.
Seiller, v.: Inhalationstherapie. Wiener klin. Wochenschr. 1904, Nr. 43.
Siebeck: Deutsches Archiv f. klin. Med. **97**.
Strübing: Deutsche med. Wochenschr. 1906.
Vallentin: Archiv f. Dermatol. u. Syphilis **79**. 1906.
Volland: Therap. Monatshefte 1911, S. 594.
Voltolini: Anwendung der Galvanokaustik. Wien 1871.
Wätjen: Respirat. per la bocca nei bambini. Gaz. med. lombard. **73**, 57. 1914.
Weber: Experimentelles Asthma. Archiv f. Anat. u. Physiol. 1914, S. 151 (Literatur!).
Wenckebach: Wiener Archiv f. inn. Med. **1**, 1.
Ziem: Deutsche med. Wochenschr. 1885, S. 671.

A. Atemstörungen als Folge von Veränderungen der Luftwege.

a. Mundatmung.

Diese Art des Atemholens ist viel verbreiteter, als Ärzte und Patienten gemeiniglich glauben. Sie kommt nicht bloß dem Beschauer, sondern auch dem Patienten selbst meist gar nicht zum Bewußtsein, weil die Lippen in der überwiegenden Mehrzahl der Fälle nicht weit geöffnet sind, sondern nur einen schmalen Spalt bilden, so daß kaum die Zähne sichtbar werden. Es gehört daher eine gewisse Aufmerk-

(v. Müller, Lommel). Bei der Mundatmung trocknet jedoch die Schleimhaut aus, der Schleim haftet infolgedessen fest, dickt sich zu kleinen, harten Krümeln ein, die Flimmerbewegung verringert sich oder hört vollständig auf und die eingedickten Schleimpartikel können erst nach langdauernder, heftiger, krampfartiger Hustenbewegung nach außen befördert werden.

Ein Nephritiker der Klinik bot diese Erscheinung in Form regelmäßig aufeinanderfolgender Hustenattacken. Dieselben stellten sich ganz synchron jeder Atmungsakme der bei ihm vorhandenen wogenden Atmung ein, weil er bei derselben durch den offenen Mund Atem holte.

Daher sind auch die frustranen Hustenattaquen, die sich besonders morgens bzw. in den späten Nachtstunden einstellen, für den habituellen Mundatmer geradezu charakteristisch (Hofbauer).

Wie schädlich eine Atmungsluft, die Wasserdampf und Wärme nur in ungenügender Menge besitzt, auf die Atmungsorgane wirkt, illustrieren deutlich die Versuche Falks.

„F. Falk fand, daß durch die Einwirkung einer so wasserarm als möglich hergestellten Luft von 15—20° C die Atmung der Tiere derart beeinflußt wird, daß beide Phasen der Respiration verhältnismäßig früh oberflächlicher und frequenter werden. Besonders gefährlich war die Durchleitung trockener Luft den Vögeln, welche sich durch Empfindlichkeit der Stimm- und Atemorgane auszeichnen. Bei Kaninchen verursachte die langstündige Einwirkung der trockenen Luft krampfartige Anfälle. Eine mit Wassergas gesättigte Luft mittlerer Wärme hingegen brachte bei stundenlanger Einwirkung auf Säugetiere und Vögel keine krankhaften Symptome hervor.“ (Kisch.)

Bei kleinen Kindern kommt es infolge solcher Veränderungen der Atemluft oft zu ausgesprochenen Atemstörungen derart, daß namentlich im Schlafe erstickungsähnliche Anfälle auftreten (Vallentin, Richter, Heymann). Den Beweis, daß dieselben nur durch behinderte Nasenatmung ausgelöst werden, liefert der Erfolg, welcher sich sofort einstellt, sobald das Hindernis operativ beseitigt ist.

„da das Kind in wenigen Wochen schnell zunahm und jetzt nach einem Jahre in blühendem Zustande mit vollkommener nasaler Respiration ohne Knochenwachstumbeeinflussung sich befindet“. (Richter.)

β) Asthmatische Zustände.

Der „Alpdruck“, die Vorstufe des asthmatischen Anfalles (Kuttner), ist auf Grund der Beobachtungen einwandfreier Autoren (v. Chiari, Goldscheider, Kuttner u. a.) als Folge von Verstopfung der Nase aufzufassen.

„Ich kenne von mir selbst auch einen pathologisch veranlaßten Lufthunger, freilich nur im Schlaf. Bei Schleimhautschwellung in Nase oder Rachen habe ich ängstliche Träume, in denen die Erstickung eine Rolle spielt.“ (Goldscheider.)

Die Mundatmung veranlaßt nicht nur die im vorausgehenden auseinandergesetzte (s. S. 11) Austrocknung und Reizung der Bronchialschleimhaut, sondern auch eine Reizung ihrer Nerven.

Dieselbe löst zunächst Kitzel im Hals, trockenen frustranen Hustenreiz und „Druck auf der Brust“ aus. Daß aber von diesen Beschwerden bis zum ausgeprägten asthmatischen Anfall nur ein Schritt ist, weiß jeder, der sich mit diesen Krankheitsbildern beschäftigt.

Ganz besondere Wirksamkeit auf die Schleimhaut muß nun eine solche Reizung durch ungenügend präparierte Luft beim Asthmatiker resp. bei der „asthmatischen Disposition“ entfalten. Wenn auch eine genaue Definition der letzteren derzeit nichts weniger als leicht ist, so geben doch die klinischen Erfahrungen einen Anhaltspunkt nach der Richtung, beim Asthmatiker an eine allgemeine „reizbare Schwäche der Vasomotoren“ zu denken. Schon der „nervöse Schnupfen“, sowie die Sekretionsanomalien im Magen-Darmkanal (Colica mucosa), noch viel mehr aber die Neigung zu Urticaria und angioneurotischem Ödem, welche bei Asthmatikern häufig auftreten, sprechen in diesem Sinne. Noch viel mehr veranlaßt mich zu der Annahme einer beim Asthmatiker vorhandenen „reizbaren Schwäche der Vasomotoren“ eine klinische Feststellung, welche nicht wie die erwähnten Affektionen nur bei einer gewissen Anzahl von Asthmatikern nachweislich ist, sondern nach meiner Erfahrung regelmäßig in Erscheinung tritt. Seit Jahren kann ich geradezu ohne Ausnahme bei allen Asthmatikern eine seit langer Zeit, meist schon seit der Jugend bestehende auffallende Neigung zu kalten Händen und Füßen resp. zu Schweißbildung immer wieder anamnestisch und klinisch erheben, welche im Anfall in wesentlich verstärktem Ausmaß, aber auch außerhalb desselben sich bemerkbar machen. Diese reizbare Schwäche der Vasomotoren macht die von Florand, François und Flurin beschriebene, auch im krankheitsfreien Intervall nachweisbare Hyperästhesie der Schleimhaut gegenüber Kälteeinflüssen leicht begreiflich.

Diese Beteiligung der Gefäßmuskelnerven erklärt das Zustandekommen des „Heuasthmas“ als Folge des wegen der habituellen Mundatmung leicht begreiflichen Eindringens von Blütenstaub in die tieferen Atemwege, sowie den Einfluß nervöser Faktoren (vgl. „Sexualasthma“ S. 228, „nervöses Asthma“ S. 187, 238).

Die Feststellung der Mundatmung als Ursache einer Reizung der oberen Luftwege macht es unter Berücksichtigung dieser vasomotorischen Alterationen verständlich, „daß . . . Heufieber, Hydrorrhoea nasalis, Bronchialasthma, chronisch pseudomembranöse Bronchitis und wohl auch der eosinophile Katarrh in eine Gruppe zusammengehören, als deren wichtigste Ursache eine vererbte (neuropathische ?) familiäre Disposition anzusehen ist“ (Fr. Müller).

Zugunsten einer solchen Auffassung spricht die klinische Erfahrung. Bei vielen Asthmatikern meiner eigenen Beobachtung ließ sich an einem der Eltern oder anderen Familienmitgliedern das Vorhandensein habitueller Mundatmung bzw. ihrer Folgezustände (vgl. S. 177f., 191) nachweisen. Hierbei sei ausdrücklich nochmals darauf hingewiesen, daß diese pathologische Form des Atemholens in gar vielen Fällen spontan nicht bemerkt, ja sogar entschiedenst in Abrede gestellt wird.

Behält man die irritative und daher anfallauslösende Wirkung der unpräparierten Luft im Auge, so wird die sonst rätselhafte, nahezu allen Asthmatikern gemeinschaftliche Prädilektion der späten Nachtstunden für den Beginn des Anfalles einer Erklärung näher gebracht. Dieselbe hängt mit der Neigung zur Mundatmung zusammen, welche während des Schlafes eben (s. oben) noch wesentlich verstärkt wird.

Auf die gleichen Umstände ist in vielen Fällen zurückzuführen das „nasale Asthma", bei dessen Zustandekommen man früher an Reizung der nasalen Trigeminusäste in erster Linie dachte. Hervorgerufen wurde bei diesen Patienten die Atemstörung durch die infolge der Nasenerkrankung eingetretene Mundatmung. Demgemäß wird in solchen Fällen das nach nasaler Operation beobachtete Verschwinden der Anfälle durch die Freimachung des physiologischen Atemweges bewirkt. Daneben kommen freilich auch Wirkungen der gereizten nasalen Nervenendigungen in Betracht.

Bloch reflektiert hierbei noch auf eine Coryza:

„Wenn Erwachsene einen Nasenkatarrh bekommen ... die nächtlichen Atemstörungen während desselben rühren lediglich daher, daß sich die Nase namentlich in der horizontalen Lage vollends verstopft; der Mund klappt ebenfalls zu ... wir erwachen unter dem Gefühle des Lufthungers, machen einige tiefe Atembewegungen und legen uns wieder zum Schlafen nieder. Kaum sind wir eingeschlafen, so wiederholt sich das unangenehme Spiel.... Derartige flüchtige Störungen sind aber nach meiner Überzeugung nichts anderes als die primitivsten Anfänge des nasalen Bronchialasthmas."

So werden auch gar manche Fälle von sogenanntem „nervösen Asthma", dessen Auftreten an gewisse Örtlichkeiten gebunden ist, leichter verständlich.

Eine Patientin (eigene Beobachtung) bekam sofort Asthma, wenn sie von der Straße, in welcher sie wohnte (einem ganz windstillen Ort), in die nächste Querstraße einbog (einen von scharfen Windstößen durchfegten Gassenzug). Daß hier nur die Mundatmung, resp. die infolge derselben stärker auf die Schleimhautnerven wirkende, bewegte Luft die Ursache der asthmatischen Anfälle war, erwies das völlige Ausbleiben aller Anfälle nach Erlernung stetiger Nasenatmung.

Geradezu beweisend für die Richtigkeit dieser Auffassung erscheint mir das völlige Verschwinden all dieser eben erwähnten Asthmaformen (bei jahrelanger Beobachtung!) bei entsprechender Erziehung zu dauernder Betätigung des normalen Atemmechanismus und Atemweges (vgl. S. 296). In demselben Sinne spricht die Erfahrung vieler Patienten, welche im Anfall durch den geöffneten Mund trotz höchster Atemnot „nicht Luft einziehen können", weil die vorher schon gereizte Schleimhaut eine weitere Schädigung durch ungenügend präparierte Luft nicht verträgt.

Rosenfeld lenkt die Aufmerksamkeit auf die Möglichkeit eines Bronchialmuskelkrampfes, welcher direkt durch die ungenügend präparierte Luft ausgelöst werde.

„Durch eine interkurrente Coryza, deren Einfluß auch andere Autoren ... hierfür heranziehen, werde ... „die Nasenmuschel vergrößert, bei Asthmatikern so stark, daß die Nasenatmung sehr erschwert oder unmöglich ist. Nunmehr trifft die Bronchien nicht richtig temperierte Luft und tritt hier an den Bronchien die Verengung vielleicht mit derselben Tendenz der Vorwärmung, aber in störender Weise, ein. Diese Verengung wird teils durch Hyperämie, teils durch Bronchospasmus bewirkt."

So erklären sich bis zu einem gewissen Grade die Erfolge operativer Eingriffe in der Nase (Haak, Rouvillois) sowie der Summtherapie (Hofbauer) beim Bronchialasthma. Die gesteigerte Reizbarkeit der Lungennerven, der Husten und der Druck auf der Brust werden schon infolge der durch die Atmungstherapie herbeigeführten Herabsetzung des Luftgehaltes der Lungen und insbesondere durch die Vermeidung der Mundatmung günstig beeinflußt.

Die schädliche Einwirkung der Mundatmung auf die Bronchien löst nicht nur die Bronchitis aus, sondern wohl auch ein eigentümliches, von Ephraim besonders betontes Verhalten. Er fand, daß Asthmatiker im Gegensatz zum Gesunden einen ganz eigentümlichen Befund im Auswurf darbieten. Derselbe erklärt sich wohl ungezwungen dadurch, daß die Asthmatiker aus funktionellen Gründen schon habituelle Mundatmer wurden und demzufolge ihre Bronchialschleimhaut dauernd schädigen.

b. Bronchitis fibrinosa.

Diese Erkrankung veranlaßt Verlängerung der Inspirationsdauer mit Verflachung der Einatmung sowie Verlängerung und Erschwerung der Ausatmung. Überdies treten auxiliäre Exspirationskräfte in Wirksamkeit. Die Frequenz ist herabgesetzt, die Atempausen fehlen. Entsprechend der ungleichen Ausprägung der krankhaften Veränderungen an den verschiedenen Teilen des Bronchialbaumes machen sich Differenzen in der Bewegungsgröße und -form an den verschiedenen Punkten des Brustkastens bemerkbar.

c. Bronchitis putrida.

Außer den für fibrinöse Bronchitis charakteristischen finden sich bei der putriden Bronchitis auch noch ausgesprochene Größen- und Formunterschiede der einzelnen Atemzüge. Diese Veränderungen sind wohl als Folge der durch Aufnahme putrider Stoffe in den Kreislauf entstandenen Autointoxikation (vgl. S. 115f.) aufzufassen.

d. Bronchiektasie.

Bei dieser Erkrankung weisen die Atemexkursionen entsprechend der Lokalisation des Prozesses an einzelnen Teiles des Brustkastens verschieden scharf ausgeprägte Atemstörungen auf. Mitunter wird durch Autointoxikation „wogende Atmung" ausgelöst. Überdies kommt es bei der Bronchiektasie oft zur Ausbildung von Zwangslagen (vgl. S. 58). Durch Ausfließen des Sekretes auf die Bronchialschleimhaut bei bestimmten Lagen wird quälender Husten erzeugt und infolgedessen eine diese Beschwerden vermeidende bestimmte Zwangslage herbeigeführt.

e. Stenose.

Bei allen mit Verengerung des laryngealen Luftweges einhergehenden Erkrankungen (Laryngitis, Perichondritis, Larynxödem, Krupp, Pseudokrupp, Fremdkörper, Lues, Retropharygealabszeß, perilaryngealer Abszeß, Tuberkulose oder Neubildung in der Trachea, Phlegmone, Senkungsabszeß, Oesophaguskrebs, Tumoren der Schilddrüse, der Thymus, Lymphdrüsen, Spasmus glottidis, Lähmung der Glottisöffner, manche Fälle von hysterischem Asthma) wird die Respiration mühsam, verlangsamt und vertieft. Das Bild der inspiratorischen Dyspnöe bieten alle diejenigen Fälle, bei welchen das Hindernis oberhalb der Stimmritze liegt. Bei Lokalisation unterhalb derselben hingegen resultiert exspiratorische Dyspnöe. (Bezüglich der Atemstörung beim Vorhandensein von Fremdkörpern s. weiter unten.)

Bei allgemeiner Verengerung des Luftweges (Krupp, Diphtherie, Kompression usw.) entwickelt sich je nach der Schnelligkeit der Ausbildung derselben ein mehr oder weniger bedrohliches Bild. Immer kommt es zu inspiratorischem Einsinken des Brustkorbes, namentlich im Epigastrium, Jugulum, an den Klavikulargruben und den Interkostalräumen.

Die Mittellage der Lungen wird sofort beim Einsetzen der Stenose erhöht, d. h. zu einer Zeit, wo chemische Alterationen der Alveolarluft noch fehlen (Morawitz und Siebeck). Eine Erklärung für dieses eigentümliche Phänomen gibt der eigentümliche Mechanismus der Atemvertiefung, welcher bei jedweder Art von Atemnot sich geltend macht. Außer der Erschwerung und Verflachung der Einatmung tritt bei Verengerung der Atemwege oftmals die Wirksamkeit aktiver Exspirationskräfte in Erscheinung. In der pneumographischen Kurve finden sich demgemäß nicht bloß Verlängerung der Ausatmungsdauer und langsamer Anstieg des exspiratorischen Schenkels, sondern als Zeichen der Betätigung auxiliärer Muskelkräfte Steilheit einzelner Teile, in manchen Fällen sogar Überexspiration. Die Erschwerung der Ausatmung macht sich manchmal durch hörbaren, exspiratorischen Stridor bemerkbar, wie ihn B. Schick für die intrathorakalen Drüsentumoren der Kinder als charakteristisch angab.

Infolge der mangelhaften Verteilung von Druckdifferenzen im Thoraxraum (s. S. 7), bewegen sich bei lokalisierter Stenose die einzelnen Lungenteile ungleich stark. Die an verschiedenen Brustkorbstellen aufgenommenen Kurven sehen daher verschieden aus.

In allen Fällen findet sich Verlangsamung der Atmung. Die Atempausen fehlen oder sind ungleich groß.

Trotzdem die Einatmung bei diesen Erkrankungen erschwert ist, kommt es oftmals zur Entstehung von Lungenblähung. Sie erklärt sich durch die Überkompensation der Einatmungsbeschränkung (vgl. S. 65, 49) und ist besonders ausgeprägt beim Bronchialmuskelkrampf, wie z. B. beim anaphylaktischen Schock (vgl. H. H. Meyer oben S. 115).

Fremdkörper in den Luftwegen veranlassen entsprechend ihrer Wanderung vom Kehlkopf in die Luftröhre und in einen Bronchus, wobei oft durch Husten eine Rückbeförderung stattfindet, wechselnde Symptome, indem exspiratorische Dyspnöe und evtl. Pertussis-ähnliche Hustenanfälle mit Perioden relativen Wohlbefindens alternieren. Ebensolche Erscheinungen ruft der Fremdkörper durch Druck von außen hervor, wenn er beispielsweise im unteren Pharynx liegt (Hofbauer). Beim Eintritt von Komplikationen und terminal ändert sich der Atemtypus. Die Respiration wird oberflächlich und rasch, um schließlich immer langsamer werdend zu sistieren.

Mediastinal-Tumoren wirken rein mechanisch in doppelter Weise: einerseits in Folge ihrer Lagerung im Brustkasten als raumbeengende Masse, andererseits durch Verengerung des Lumens der luftzuführenden Wege. Infolge der ersteren Eigenschaft resultiert eine Verringerung der Lungenspannung, infolge der letzteren eine Behinderung der Einatmungskräfte.

Sowohl das inspiratorische als auch das exspiratorische Hindernis beschränken ihre Wirksamkeit auf ihre nächste Umgebung. Der Tumor mediastini verengert gewöhnlich bloß einen Bronchus oder gar nur einen Ast desselben. Dementsprechend bleibt die Behinderung der Inspiration auf den Verteilungsbezirk dieses Luftröhrenastes beschränkt und ebenso die Verringerung der Lungenspannung, d. h. die Herabsetzung der Exspirationskraft.

Überdies kommen ursächlich für manche der hierher gehörigen Fälle autotoxische Produkte in Betracht, welche Bronchialmuskelkrampf auslösen und durch denselben noch weiterhin als Inspirations- und Exspirationshindernis wirken oder gar den gesamten Atemakt tiefgreifend verändern (s. Asthma thymicum, Kropfasthma oben S. 115).

f. „Nasales Asthma.“

Die Erfahrung, daß Nasenerkrankungen und asthmatische Anfälle sich auffällig häufig paaren und nach Behandlung der ersteren die letzterwähnten schwinden können, wird allerseits anerkannt. Umstritten bleibt jedoch die Frage nach der Art dieses Zusammenhanges. Die einen fassen das Asthma, zum Teil sogar allgemein, als Folge einer Nasen-Rachenerkrankung auf und glauben durch Beeinflussung gewisser „asthmogener“ Punkte das Asthma heilen zu können, die anderen lehnen das Vorhandensein einer solchen „nasalen Reflexneurose“ ab (Kuttner, Killian, Marburg). Die durch die Nasenerkrankung verursachten funktionellen Störungen (Neigung zu Mundatmung sowie zu inspiratorischer Atemvertiefung) mit den Folgen einer Reizung der tracheobronchialen und pulmonalen Vagusäste spielen hier sicherlich eine bedeutende Rolle. Daneben kommt die Reizung der Trigeminusfasern schon wegen der hierdurch ausgelösten Störungen der Atembewegung ebenfalls in Betracht.

B. Veränderungen der Luftwege als Folge von Atemstörungen.

a. Undurchgängigkeit der oberen Luftwege.

Mundatmer sind oftmals vor Beginn der Atembehandlung außerstande, durch die Nase Luft zu bekommen, was nach relativ kurzer Zeit ohne Schwierigkeit gelingt. Als Ursache dieser Undurchgängigkeit lassen sich venöse Stauung seitens der die Nasengänge auskleidenden Schleimhaut nachweisen als Folge der habituellen Mundatmung (Natier, Hoelscher, Hofbauer).

„Bei der normalen langsamen und ruhigen Einatmung erfolgt durch die Ansaugung des venösen Blutstromes nach dem Brustkorbe auch eine Verkleinerung des in die Schleimhaut eingelagerten Schwellgewebes." (Hoelscher.)

Aber auch organische, knöcherne Substrate der Undurchgängigkeit der Nase können ursächlich mit der mangelhaften Benutzung des nasalen Atemweges in Zusammenhang gebracht werden. Die Septumdeviation stellt zum Teil wenigstens (nach Natier) eine Folgeerscheinung von adenoiden Vegetationen resp. der durch dieselben hervorgerufenen Mundatmung dar. Kinder, bei welchen eine notwendige Adenoidoperation bis nach dem vierten Lebensjahre hinausgeschoben wurde, zeigen Neigung zur Septumdeviation (Donelan).

Auch andere „organische" Eigentümlichkeiten der Schädelkonfiguration sind nach eigenen klinischen und experimentellen Erfahrungen mit dieser Änderung des Atemweges in ursächlichen Zusammenhang zu setzen: die „zu kurzen" Lippen, die Wulstigkeit derselben sowie die Tendenz der vorderen Zähne zur Schrägstellung (mit dem freien Rande nach vorne).

b. Coryza, Angina, Pharyngitis recidivescens.

Infolge habitueller Mundatmung entwickelt sich außer der Reizung der Schleimhaut durch die auf dem Wege der Mundöffnung bis zu dem Gaumenbogen nicht genügend adaptierte Luft (vgl. oben S. 9, 183f.) eine gesteigerte Neigung derselben zu Entzündungen. Die schädlichen Wirkungen der Mundatmung (Trockenheit, Rissigkeit, Epithelabstoßung usw.) werden schon durch die Beobachtungen von Bloch und Schmidt klar. Rouvillois fand als Folgezustand der Nasenobstruktion Neigung zu stets wiederkehrender Coryza, Angina und Pharyngitis, welche mit Freimachung des nasalen Atemweges entweder völlig schwanden oder zumindest weniger häufiger in Erscheinung traten, und die gleichen Erfahrungen machte Natier.

c. „Bronchitis sicca."

Das Atemholen durch den geöffneten Mund schädigt nicht bloß funktionell, sondern auch anatomisch die Schleimhaut der tieferen Atemwege. Bei Berücksichtigung der mangelhaften Präparation der Inspirationsluft vor dem Passieren der Stimmritze (vgl. S. 10) wird dies leicht begreiflich und durch die eben erwähnten Veränderungen der Mundschleimhaut vor Augen geführt.

Das Experimentum crucis stellt das Verschwinden oder zum mindesten die wesentliche Besserung dieser auch von anderen Autoren (F. Heymann, Götze, Natier, Schmidt) ebenso wie von mir bei Mundatmern gesehenen Schleimhautschädigung bei Rückführung auf die physiologische Art des Atemholens dar (Hofbauer, Natier, Rouvillois).

Als sichtbares Zeichen der Schleimhautirritation macht sich im Röntgenbilde oft eine Schwellung der Hilusdrüsen bemerkbar. Letztere Veränderung wurde von einzelnen Autoren (Chelmonsky) für die im Gefolge habitueller Mundatmung oft auftretenden, eine solche nahezu immer sekundär auslösenden asthmoiden Anfälle verantwortlich gemacht.

d. Absteigende Tuberkulose der Luftwege.

Der schädigende Einfluß der ungenügend präparierten Atemluft auf die tieferen Atemwege setzt die Widerstandskraft der letzteren gegenüber Krankheitserregern herab. Es erklären sich wohl auf diesem Wege die Beobachtungen Holländers über den förderlichen Einfluß der Mundatmung auf die Propagation tuberkulöser Schleimhautprozesse nach abwärts bis in die tieferen Verzweigungen des Bronchialbaumes.

„Ich habe ... an einer ganzen Reihe von Fällen die allmähliche Entstehung der deszendierenden Tuberkulose der oberen Luftwege beobachten können. Im Anfangsstadium, solange sich noch keine Destruktion der Nase ausgebildet hat, fehlen die Erscheinungen und Veränderungen an den oberen Luftwegen. Erst von dem Momente, bei dem durch die Destruktion Stenose herbeigeführt wird, entstehen allmählich die beschriebenen Veränderungen ... offenbar ist durch die Ausschaltung der normalen Nasenatmung der günstige Nährboden für die Entfaltung des Bazillus geschaffen ... hat dieser Prozeß der mechanischen Verlegung der Nasenrespiration eine Zeitlang bestanden, so entwickelt sich konstant die deszendierende Form der Tuberkulose der oberen Luftwege ... daß man ein schweres Rezidiv eines bereits geheilten Nasenlupus nach kürzester Zeit hervorruft, wenn man durch eine unzweckmäßige Rhinoplastik die Nase wieder verstopft. Unzweckmäßig waren diese Rhinoplastiken deshalb, weil sie die Nasenatmung wieder aufhoben.“ (Holländer.)

V. Blutkreislauf.

Bittorf: Deutsches Archiv f. klin. Med. **100**.
Broesamlen: Mitt. a. d. Grenzgeb. d. Med. u. Chir. **23**.
Brücke jun.: Zeitschr. f. Biol. **67**.
Bruns: Deutsches Archiv f. klin. Med. **108** (Literatur!).
— und Sauerbruch: Mitt. a. d. Grenzgeb. d. Med. u. Chir. **23**.
Carlström: (Pneumothorax) Brauers Beiträge **22**.
Cholewa: zit. nach Hoelscher: Der Militärarzt 1907, S. 20.

Cloetta: Archiv f. experim. Pathol. u. Pharmakol. **66**.
Cybulski und Szymonowicz: Archiv f. d. ges. Physiol. **64**.
David: Zeitschr. f. klin. Med. **74**, Heft 5, 6.
Dietlen und Moritz: Münch. med. Wochenschr. 1908, Nr. 10.
Durdufi: Archiv f. experim. Pathol. u. Pharmakol. **43**.
Ebstein: Münch. med. Wochenschr. 1911, S. 616.
Eppinger und Hofbauer: Zwerchfell und Kreislauf. Zeitschr. f. klin. Med. **73**.
Genner (unter Bruns gearbeitet): N. depressor: Herzgröße. Inaug.-Diss. Marburg 1910.
Gerhardt, D.: Zeitschr. f. klin. Med. **55**.
— Verhandl. d. Naturwissensch. Ver. z. Basel **21**.
Götzl und Kienböck: Wiener klin. Wochenschr. 1908, Nr. 36.
Grober: Herzhypertrophie. Deutsches Archiv f. klin. Med. **91**, 510.
Hart: Isol. Stenose d. Pulmonalart. Berliner klin. Wochenschr. 1916, S. 304.
Hasebroek: Entwicklungsmechanik des Herzwachstums. Archiv f. d. ges. Physiol. **168**.
— Arbeitshypertrophie d. Herzens. D. Arch. f. klin. Med. **131**, 67.
Herzig: Archiv f. experim. Pathol. u. Pharmakol. **53**.
Hildebrandt: Therap. Monatshefte 1893, S. 554.
Hirsch: Deutsches Archiv f. klin. Med. **68**.
Hoelscher: Der Militärarzt 1907, S. 139.
Hofbauer: Herzmuskelkraft und Kreislauf. Wiener klin. Wochenschr. 1907; 1909, Nr. 46; 1913, Nr. 9.
— Zeitschr. f. phys. u. diät. Ther. **17**, 265 (Pneumothorax).
— 27. Kongreß f. inn. Med. 1910.
— Therap. Monatshefte 1915.
— Sitzung der Gesellsch. f. inn. Med. u. Kinderheilk., November 1914.
— Archiv f. d. ges. Physiol. **138** (Blutdruck).
— Med. Klin. 1913, Nr. 28 (Atmung als Hilfskraft des Kreislaufs).
Hoover: The Journ. of the american med. associat. 1907, 20. July.
Jacob: Rééducation respiratoire. Paris 1906.
Jürgensen: Archiv f. Verdauungskrankh. **72**.
Kayser: Zeitschr. f. phys. u. diät. Ter. **17** (Bauchdruck).
Kienböck: Wiener klin. Wochenschr. 1904, Nr. 18 u. 24.
— Selig und Beck: Münch. med. Wochenschr. 1907, Nr. 29, 30.
Klewitz: Münch. med. Wochenschr. 1918, S. 927.
Knopf: Berl. klin. Wochenschr. 1908, S. 1185.
Krehl, v.: Pathologische Physiologie S. 52.
Krogh: Vasomot. Nerven der Lungen. Centralbl. f. Physiol. 1907, S. 802.
Külbs: Herzmuskelarbeit. Archiv f. experim. Pathol. u. Pharmakol. **55**.
— Kongreß f. inn. Med. 1909, S. 198.
— Münch. med. Wochenschr. 1915, Nr. 43.
Kuhn: Die Lungensaugmaske. Springer, Berlin 1911.
Lewandowsky: Zeitschr. f. klin. Med. **37**.
Lichtheim: Störungen des Lungenkreislaufs. Berlin 1876.
Loeb: Münch. med. Wochenschr. 1904.
Loening: Archiv f. experim. Pathol. u. Pharmakol. **66**.
Lohmann und Müller: Sitzungsber. d. Gesellsch. z. Beförd. d. ges. Naturwiss. z. Marburg 1913, Nr. 4.
Matthes: Zeitschr. f. ärztl. Fortbildung 1907.
Mendel: zit. nach Jacob: Rééducation respiratoire. Paris 1906.
Morawitz: Thrombose. Referat a. d. Naturforscherversammlung Karlsruhe 1913.
Moritz: Münch. med. Wochenschr. 1908; 1912.
— Herzgröße. Zeitschr. f. klin. Med. **59**, 111.
Müller: Deutsche med. Wochenschr. 1900, S. 832.

Müller (Lehe): Zeitschr. f. Ohrenheilk. **101**, 120.
Neumann: Deutsche med. Wochenschr. 1894.
Noorden, v.: Die Chlorose in Nothnagels Handb. 1911.
— Med. Klin. 1910, Nr. 1; 1911.
Ortner: Wiener klin. Wochenschr. 1908, Nr. 14.
Pal: Paroxysm. Hochspannungsdyspnöe. Wien 1907.
— Münch. med. Wochenschr. 1913, Nr. 49.
— 25. Kongreß f. inn. Med. S. 691.
Pawinski: Zeitschr. f. klin. Med. **35**, 93.
Rehfisch: Berl. klin. Wochenschr. 1918, S. 563 (Herzvergrößerung bei behinderter Nasenatmung).
Roemheld: Zeitschr. f. phys. u. diät. Ther. **12**.
Roeßle: Kriegsärztl. Demonstr. Münch. med. Wochenschr. 1916, S. 610.
Romberg, v.: Herzkrankh. in Schwalbe-Ebsteins Handbuch.
— 17. Kongreß f. inn. Med.
Rosenfeld: D. Kongreß f. inn. Med. 1914.
Rosenthal: Presse médic. 1904, Nr. 64.
— Bull. et mém. de la soc. méd. des hôp. de Paris 1905. Séance de 27. Janvier.
Rubow: Deutsches Archiv f. klin. Med. **92**.
Rumpf: Deutsche med. Wochenschr. 1911, S. 652.
Schmiedehausen: Die pathol.-anat. Veränd. der Lungen bei veränd. Sauerstoffgehalt d. Atemluft. Dissert. Halle 1909.
Schmidt, A.: Therapie der Gegenwart 1911, S. 7.
Siebeck: Deutsches Archiv f. klin. Med. **100**.
Smith-Lorrain: Journ. of physiol. **22**, 307.
Ströbel: Herzvergrößerung bei experim. Trachealstenose. Centralbl. f. ges. inn. Med. u. Grenzgeb. 1913, S. 664.
Wallerstein: Beiträge zur Kenntnis der Chlorose. Dissert. Bonn 1890.
Weber: Experim. Asthma. Archiv f. (Anat. u.) Physiol. 1914.
Wenckebach: Atmung und Kreislauf. Volkmanns klin. Vortr., N. F., S. 465, 466.
— Perikarditis. Zeitschr. f. klin. Med. **71**, 420.
— Demonstr. Ges. f. inn. Med. u. Kinderheilk. Wien, November 1914.
Weiß: Zeitschr. f. Heilk. 1881, S. 101.
Werdisheim: Deutsche med. Wochenschr. 1918, Nr. 8.
Zimmermann: Saugmaske. Inaug.-Dissert. Marburg 1910 (Literatur!).
Zuntz: Med. Klin. 1909, S. 396.

A. Atemstörungen als Folge von Störungen der Blutbewegung.

1. Großer Kreislauf.

Daß zwischen Atmung und Körperkreislauf auch andere Beziehungen bestehen müssen als die, welche sich durch Änderungen der Blutgase erklären lassen, wird schon durch Erfahrungen physiologischer Art nahegelegt, z. B. durch die bekannten Störungen der Atemtätigkeit bei großer Aufregung oder Angst. Wird schon hierbei der Gedanke an eine Änderung des Blutdruckes als pathogenetischen Faktor wachgerufen, so wird derselbe noch gestützt durch mehrere hierhergehörige klinische Erfahrungstatsachen: Vor längerer Zeit schon hatten Weiß und Pawinski synchron mit

α) Blutdrucksteigerung

eintretende Atembeschleunigung und Störung der einzelnen Atembewegung bei Nephritikern resp. Atherosklerotikern gesehen.

„Ohne jede spasmodische Beengung des Atmens werden die Atembewegungen sehr stürmisch und frequent, 60—70 in der Minute. Das Inspirium ist meist intensiv, das Exspirium kurz und oberflächlich. Dabei werden die Lungengrenzen gar nicht verrückt, die Auxiliarmuskeln wenig oder gar nicht in Anspruch genommen ... der Puls war sehr gespannt, die Arterie fühlte sich sehnenartig an, der zweite Ton war verstärkt. ... Mit dem Nachlassen des Gefäßkrampfes sistiert auch der Anfall." (Weiß.)

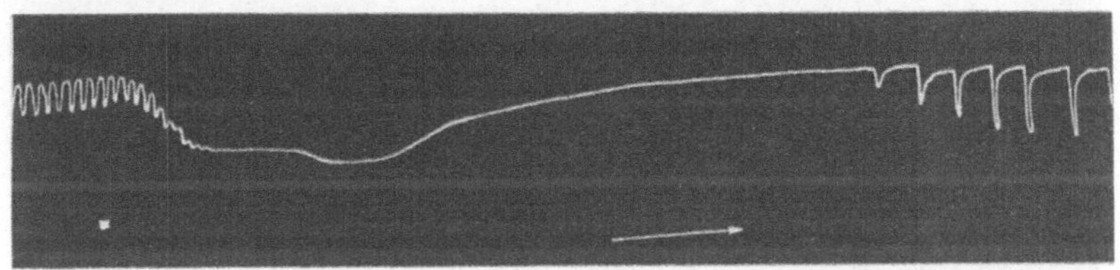

Abb. 98. Atembewegungen des Kaninchens. Bei × Durchtrennung der Bauchaorta.

„... Anfall von Polypnöe (50—60 in der Minute), welcher mit einem Gefühl von Dyspnöe einherging bei gesteigerter Herzfunktion und bedeutend gesteigertem arteriellen Blutdruck ... stark gespanntem Pulse." (Pawinski.)

Im Sinne eines solchen Konnexes werden auch die Atemstörungen verständlich, welche auftreten bei

β) Blutdrucksenkung.

Eine solche entwickelt sich im Gefolge von akutem Morb. Addisonii (Neumann, Bittorf) resp. bei vasomotorisch ausgelöster Gefäßerweiterung (Hoover, Pal), es kommt zu Verlangsamung (bis 4 Atemzüge in der Minute) mit Vertiefung der einzelnen Atembewegung und wechselnd langandauernder Verlängerung der Atempausen bis zu 10 und mehr Sekunden. Wahrscheinlich gehört ursächlich hierher auch die präterminale Atemstörung, die „präterminale Atempause", nach welcher im letzten Stadium noch eine Reihe von „terminalen Atemzügen" auftritt in Gestalt von vereinzelten, immer seltener werdenden, langgezogenen angestrengten, schnappenden, tiefen Inspirationen, die von aktiven Exspirationen gefolgt sind, deren letzte nach 3—8 Minuten das Bild beschließt.

Um einwandfrei das Bestehen dieses angenommenen Konnexes zu erweisen, versuchte ich im Experiment mit möglichster Ausschaltung einer Wirkungsmöglichkeit auf den kleinen Kreislauf Alterationen im großen zu erzielen und deren Wirkung auf die Atmung festzustellen. „Da es auf den ersten Blick leichter schien, Blutdrucksteigerung als -senkung zu erzielen, habe ich mich anfänglich mit dem Einflusse der Blutdrucksteigerung auf die Atmung beschäftigt. Als schon Resultate nach dieser Richtung erzielt waren, ähnlich den oben erwähnten klinischen Beobachtungen, tauchte der Gedanke auf, es könnten die Wirkungen der Blutdrucksteigerungen im großen Kreislauf durch Fernwirkungen auf den Lungenkreislauf („Lungenstarre") kompliziert sein. Daher entschloß ich mich, die Blutdrucksenkung als atmungsänderndes Moment zu erproben. Die stärkste Blutdrucksenkung tritt in jähester

Weise dann auf, wenn die Bauchaorta des Versuchstieres plötzlich, und zwar möglichst knapp unterhalb des Durchtrittes durch das Zwerchfell, durchtrennt wird. Die Atmung wird (s. Abb. 98) nach einigen Sekunden einerseits tief, so daß man sie hört, andererseits nimmt die Frequenz bedeutend ab, und es treten zwischen den einzelnen Atemzügen länger dauernde Atemstillstände ein. Bei weiteren Versuchen wurde Reizung des N. depressor zur Erzielung der Blutdrucksenkung verwendet. Auch bei diesen Ver-

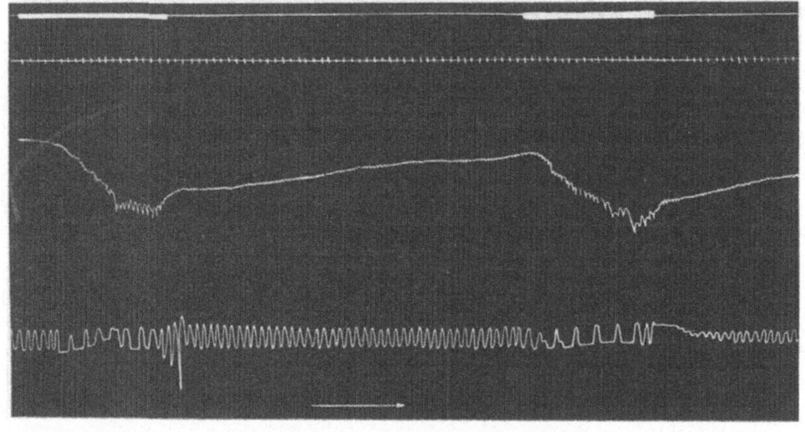

Abb. 99. Atembewegungen des Kaninchens (unterste Kurve) bei starker Blutdrucksenkung infolge elektrischer Reizung des N. depressor.
Blutdruckkurve darüber stehend. Über den Kurven Zeit- und Reizschreibung.

suchen zeigte sich mit Eintritt der Blutdrucksenkung, wenn diese mit genügender Stärke und Schnelligkeit erfolgte, ein gleichsinniger Einfluß auf die Atmung."

Wenn Cybulski und Szymonowicz und später Durdufi die Ansicht vertreten, daß diese Wirkungen der Asphyxie auf das Epinephrin (Adrenalin) zurückzuführen seien (vgl. S. 27ff.), welches sich infolge von Sauerstoffmangel im Blute anhäuft, so sprechen gegen diese unbewiesene Hypothese nicht bloß die Ergebnisse meiner eben angeführten Tierversuche, sondern auch andere von Lewandowsky erhobene Einwände.

2. Lungenkreislauf.

Hatten sich für die durch Störungen im großen Kreislauf hervorgerufenen Atemstörungen Änderungen des in diesem Anteile des Blutkreislaufes herrschenden Druckes als einheitliche Ursachen nachweisen lassen, so gilt keineswegs ein Gleiches für den kleinen Kreislauf.

Zunächst ist zu bemerken, daß durch Beeinflussung des letzteren sich nicht so leicht wie bei ersterem, z. B. durch Abschnürung eines Teiles desselben, Atemstörungen, ja nicht einmal Druckschwankungen erzielen lassen. Störungen des Blutumlaufes in der Lunge führen selbst dann, wenn größere Teile (Unterlappen) von der Zirkulation ausgeschlossen werden, weder zu Änderungen des Druckes im Pulmonalgebiet (Lichtheim, D. Gerhardt), noch auch zu sichtbaren Alterationen seitens der Atmung oder Herztätigkeit.

„Die Tiere vertragen die Operation gut, man beobachtet niemals irgendeine Störung von seiten der Atmung oder der Herztätigkeit.“ (Bruns und Sauerbruch.)

Erst dann treten schwere Störungen der Atmung auf, wenn das **ganze** Gebiet des kleinen Kreislaufes Druckänderungen ausgesetzt wird, wie dies v. Basch und seine Schule im Tierexperiment erzielten. Dennoch muß dieses Autors Versuch, die am Krankenbett zur Beobachtung gelangende Atemnot des Herzkranken mit der bei seinen Versuchstieren erzielten „Lungenstarre und Lungenschwellung“ zu erklären, wohl abgelehnt werden. Dazu führte mich schon vor Jahren der Umstand, daß im klinischen Bilde sich Eigentümlichkeiten ergeben (vgl. Abb. 100, 101), welche einer solchen Erklärung zuwiderlaufen, ganz abgesehen davon, daß selbst die von diesem

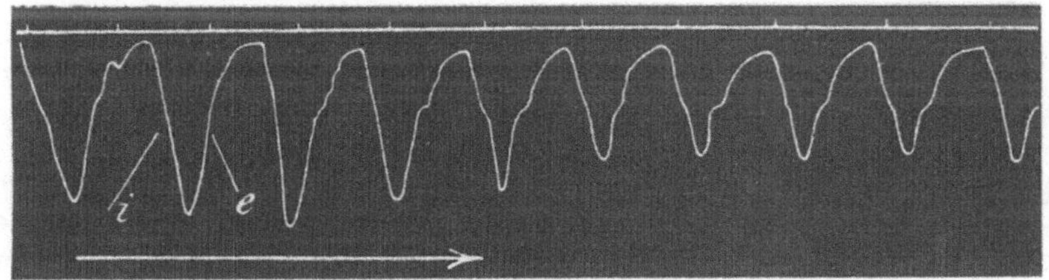

Abb. 100. Atemkurve bei einem inkompensierten Herzfehler.
i = Inspiration, e = Exspiration.

Autor erhaltenen Versuchsresultate auf Grund späterer Untersuchungen als für die vorgetragenen Schlußfolgerungen nicht genügend begründet anzusehen sind (D. Gerhardt, Weber, Sihle).

Die beim Herzkranken auftretende Atemnot zeigt verschiedene Formen, von denen zwei streng voneinander zu trennen sind, einerseits die dauernde Atemnot des inkompensierten Herzfehlers: die kardiale Dyspnöe und andererseits die attackenweise auftretende: das kardiale Asthma.

α) **Kardiale Dyspnöe.** Dieselbe verläuft in der einen Reihe von Fällen mit Atemvertiefung, in der anderen mit Atemverflachung. Die bei schwerer Inkompensation auftretende Atemstörung ist dadurch gekennzeichnet, daß bei graphischer Aufnahme die einzelne Zacke einen steil abfallenden inspiratorischen Schenkel aufweist und einen gegenüber der Norm übermäßig steil ansteigenden exspiratorischen (s. Abb. 37 u. 100). Die Frequenz ist hierbei erhöht, die Pause fehlt völlig. Schon dieses Verhalten zwingt zu dem Schlusse, daß hier Hilfskräfte bei der Luftaustreibung in Verwendung gezogen werden. Dieselben sind oftmals dem Bedürfnisse nicht genau angepaßt, sondern stärker, als dies nötig wäre. Dementsprechend überschreitet die Exspirationslinie die Abszissenachse, es folgt darauf ein Zurücksinken auf die letztere („Überexspiration“) (vgl. S. 70). Die Größe der einzelnen Atemexkursionen zeigt dabei wesentliche Schwankungen. Trotz völlig erhaltenem Bewußtsein und absolutem Mangel jedweder Störung von seiten des Nervensystems treten rhythmische Alterationen der Größe ein (wogende Atmung, s. Abb. 37). Dieselben gehen bezüglich ihrer Ausbildung mehr oder minder parallel der Stärke der Inkompensation. Ohne jede deutliche Grenze geht dieses „Wogen" der Atmung in den Cheyne-Stokesschen Atemtypus über.

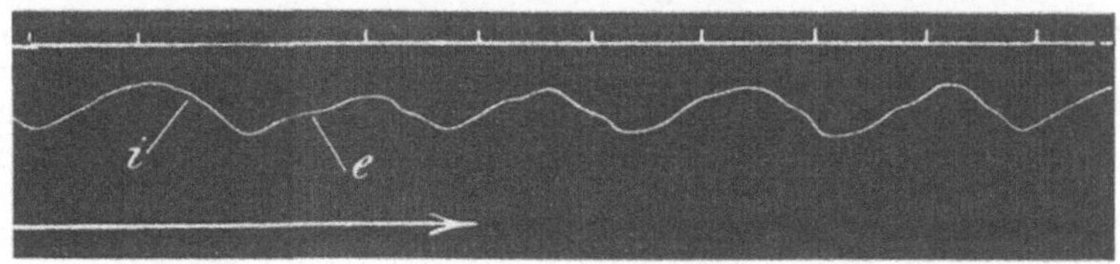

Abb. 101. Atemkurve desselben Kranken (wie in Abb. 100) nach mehrtägigem Digitalisgebrauch. i = Inspiration, e = Exspiration.

Wenn die Kompensationsstörung infolge der Behandlung mit Herzmitteln sich gebessert hat, tritt an Stelle der ersterwähnten Kurvenform eine andere Form der Atemstörung (s. Abb. 101) (Hofbauer). Dieselbe ist durch Verflachung der Atmung gekennzeichnet. Die Exspiration sowohl, als auch die Inspiration verlaufen abnorm langsam, sie dauern länger als in der Norm. Der Winkel, den die beiden Kurvenschenkel mit der Abszisse bilden, ist abnorm klein. Infolgedessen verschwinden die Atempausen völlig. Entsprechend dem Mangel eines rascheren Anstiegs des exspiratorischen Kurvenschenkels ergibt sich der Schluß, daß hier keinerlei exspiratorische Hilfsmuskulatur bei der Ausatmung zur Verwendung kommt.

β) **Kardiales Asthma.** Die anfallsweise auftretende Atemnot Herzkranker gibt in allen Fällen die gleiche Form der Atemstörung: die Atmung ist verflacht, der inspiratorische Schenkel der Kurve zeigt Verlängerung und geringe Höhendimension, der exspiratorische Schenkel zeigt ebenfalls flachen Verlauf, die Exspirationspause ist kaum angedeutet (Abb. 102). Die Frequenz der Atemzüge ist eine wechselnde, entsprechend der mehr oder weniger ausgesprochenen Neigung zum Cheyne-Stokesschen Atemtypus.

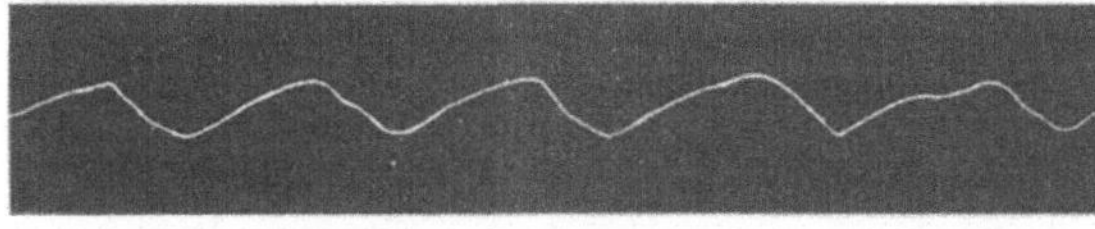

Abb. 102. Atemkurve im kardialasthmatischen Anfall. ↓ = Inspiration.

Pathogenese.

So selbstverständlich aber auch die Atemstörung beim Herzfehler erscheint — wird doch durch die Störung im Lungenkreislauf die Abgabe der gasförmigen Endprodukte des Stoffwechsels, der CO_2 sowie die Aufnahme des O_2 seitens des Blutes erschwert — so fand doch die pathogenetische Analyse dieser Störung bis in die jüngste Zeit hinein keineswegs allseits in gleicher Weise statt. Daraus erklären sich die Differenzen in der Anschauung der verschiedenen Autoren fast restlos.

Das Tierexperiment führte in diesem Falle zu keiner genügenden Klärung, wohl deshalb, weil die durch dasselbe erwiesenen Teilfaktoren als Ursache aller am Krankenbett in Erscheinung tretenden Störungen aufgefaßt wurden. v. Basch und seine Schule machten am gesunden Tiere durch plötzlichen Eingriff eine mächtige Drucksteigerung im kleinen Kreislauf, indem sie den Abfluß des Blutes gegen das linke Herz durch Einführung eines aufblasbaren Gummiballons in den linken Vorhof sperrten. Dabei treten schwere Atemveränderungen auf, deren Ursache in einer Überfüllung des Lungenkreislaufes zu sehen ist. Dieselbe erzeugt einerseits mangelhafte respiratorische Dehnbarkeit, andererseits dauernde Blähung der Lunge: „Lungenstarre und Lungenschwellung".

„Es kann also auch ohne Mitwirkung der Bronchialmuskulatur allein durch Zunahme der Blutfülle der Lungen und der dabei rein mechanisch bewirkten Veränderungen Asthma entstehen. Zur Erklärung des Zustandekommens dieses Asthmas ist nicht die Annahme der „Lungenstarre" (v. Basch) nötig, sondern sie erklärt sich schon aus der Feststellung, daß durch Zunahme der Blutfülle der Lungen bei geschlossenem Thorax der Luftraum der Lunge verändert wird, was im Gegensatz zur Lehre von der „Lungenschwellung" (v. Basch) steht.... es ist bewiesen, daß auch ausschließlich infolge von aktiver Erweiterung der Lungengefäße als auch infolge von entsprechender Erregung des Zentralorganes experimentelles Asthma entstehen kann." (Weber.)

Mechanische Momente erklären wohl die Atemstörungen, welche am Tier beobachtet wurden, sie geben auch sicherlich **eine** Komponente ab beim Zustandekommen der oben geschilderten klinisch beobachteten Atembeschwerden beim herzkranken Menschen (Krehl, Romberg), keineswegs aber lassen sich **alle** am Krankenbett zu beobachtenden Erscheinungen durch die vorerwähnten Beobachtungen im Tierexperiment erklären.

Gerhardt konnte zeigen, daß die von v. Basch gesehene starre Dilatation der Lungen nur bei völlig unbehinderter Ausdehnungsmöglichkeit des Organs Platz greift, der geringste Gegendruck aber die Ausbildung derselben verhindert. Schon der Kontakt der Lungen mit der Brust genüge hierfür, so daß zur Erklärung der Atemnot beim Herzkranken die von Basch herangezogenen Ergebnisse seiner Tierversuche sicherlich unzureichend sind.

Fr. Kraus konnte an der Hand seiner gasanalytischen Untersuchungen beim Herzkranken dartun, daß die Atemnot des letzteren mittels der Baschschen Theorie nicht zu erklären sei. Zu ähnlichen Schlüssen führte mich das Ergebnis meiner oben kurz zusammengefaßten pneumographischen Untersuchungen am inkompensierten Herzkranken.

Dieselben ergaben:

„Die Thoraxbewegungen (und ebenso die Lungenentfaltung und Verkleinerung) gehen ... prompt vor sich, stärker vor als nach Digitaliswirkung. Ganz unverständlich bleibt diese Kurvendifferenz bei Annahme der von v. Basch und seiner Schule verfochtenen mechanischen Ursache der Dyspnöe. Ihr zufolge ... müßte man glauben, daß bei stärkerer Stauung, i. e. vor Digitaliswirkung, die Lungen respiratorisch sich schlechter entfalten als nach Einwirkung dieses Medikamentes, i. e. bei geringerer Stauung. Die Kurve aber zeigt nach Digitalis flachere, länger dauernde In- und Exspiration... Dieser Befund steht im vollsten Einklang mit den Ergebnissen der Arbeit von Kraus, welcher Überventilation und Überkompensation bei der Atmung des Herzkranken fand und die kardiale Dyspnöe als Reaktion des Atemzentrums auf gesteigerte Erregungsbedingungen aus der Zirkulation betrachtet wissen will. „Es macht sich kein vorwiegend in- oder exspiratorischer Charakter oder Zeichen erschwerten Einströmens der Luft in die Lungen bemerklich. Ausnahmslos handelt es sich, ähnlich wie bei jeder Arbeitsdyspnöe, um eine einfache Beschleunigung und Vertiefung der Respiration („Hyperpnöe").

Die beim inkompensierten Herzfehler nachweisbare Hyperpnöe und Überkompensation zwingt allerdings nicht zur Annahme chemischer Störungen als alleiniger Ursache. Sie könnte daneben auch dadurch herbeigeführt sein, daß die Atembewegung eine mechanisch wirksame Auxiliärkraft der Zirkulation darstellt und nicht bloß dem Chemismus dient, sondern auch der Flüssigkeitsbeförderung. Die kardiale Dyspnöe wäre dann als Betätigung der auxiliären Muskelkräfte des Organismus aufzufassen, welche den bei alleiniger Betätigung zu schwachen Herzmuskel in der Bewältigung der zu großen Aufgaben wirksam helfend unterstützen.

Beide erwähnten Auffassungen machen es gleich leicht verständlich, wenn nach Besserung der Herzkraft infolge des Digitalisgebrauches die Reize für die Hyperpnöe fehlen, die vertiefte Respiration durch flache Atmung ersetzt wird. Die nachträgliche Verflachung und Verlängerung der Ein- und Ausatmung (s. Abb. 101) erklärt sich ganz gut durch lokale Hindernisse, welche der Luftbewegung in den Lungen resp. den Atembewegungen sich entgegenstellen, bei Einwirkung des chemischen Reizes aber mehr als überwunden werden. Dagegen spricht gegen die Annahme von Lungenveränderungen als einziger Ursache der beim Herzkranken nachweislichen Atemstörungen die bei Kompensationsstörung von mir nachgewiesene (s. Abb. 37,100) wogende Atmung mit ihrem ganz allmählichen Übergang in die Cheyne-Stokessche. Diese Störungen sind wohl nicht anders zu erklären, als durch veränderte Funktion des nervösen Atemapparates. Sie beruhen höchstwahrscheinlich auf einer ungenügenden bzw. ganz entfallenden Funktion der Hirnrinde. Bei Insuffizienz derselben resultiert wogende Atmung. Mit der Zunahme derselben steigern sich die Größendifferenzen bis zum Cheyne-Stokesschen Atemtypus. In beiden Fällen handelt es sich um einen mehr oder weniger vollständigen Wegfall der Regulation, welche beim Gesunden die Hirnrinde auf die subkortikalen Respirationszentren ausübt. Wahrscheinlich wird schon mit Rücksicht auf die sonstigen diesbezüglichen Erfahrungen die Annahme einer Autointoxikation als auslösender Ursache.

Entsprechend dem allgemein gültigen Gesetz über die Beziehungen des Lungenvolumens zur Größe der Atemleistung (s. diesbez. oben S. 49f.) kommt es auch hier infolge der Hyperpnöe zu einer Erhöhung der Mittellage.

„... Daß in gewissen Fällen von m. cordis eine Dyspnöe auftreten kann, die nicht zu einer vermehrten Lungenventilation hinstrebt und hinführt, wohl aber zu einer starken Entfaltung und Ausdehnung der Lungen, die kompensatorische Bedeutung erhalten kann, wenn der kleine Kreislauf erschwert ist", führt Rubow zur Annahme einer „reflektorischen Anpassung an die Ansprüche, welche durch Zirkulationsveränderungen bedingt wären."

Schon Siebeck hatte darauf hingewiesen, „daß Rubow ... nicht genügend begründete Schlüsse gezogen hat, daß es nicht berechtigt ist, die eine dieser Größen ohne weiteres auf eine andere z. B. die Totalkapazität zu beziehen". Überdies muß es wohl fraglich erscheinen, ob die Annahme einer „reflektorischen Einstellung" in diesem Falle berechtigt ist, schon mit Rücksicht auf die bei jeder Art von Atemnot immer wieder sich einstellende Lungenblähung.

Auch die von v. Basch angeführte Stütze für die Richtigkeit seiner Auffassung, das von Stokes schon erwiesene Auftreten von Lungenblähung im kardial-asthmatischen Anfall, hat durch diese eben erwähnten Feststellungen ihren Wert verloren. Die respiratorische Mehrleistung geht eben immer mit Lungenblähung einher.

Als Folge dieser Lungenüberdehnung ist wohl anzusehen die bei Herzinsuffizienz oft gut nachweisbare mangelhafte Anpassungsfähigkeit des unteren Lungenrandes an die beim Lagewechsel (vgl. S. 108) auftretende Veränderung in der Breite des phrenikokostalen Winkels (Werdisheim).

3. Atemstörungen bei Herzveränderungen.

Die durch die Störungen der Blutbewegung hervorgerufene Größenzunahme des Herzens veranlaßt Atemstörungen auf rein mechanischem Wege.

„... Füllt das hypertrophische — oft ja außerdem erweiterte Herz den Brustraum viel stärker aus als das gesunde und beeinträchtigt dadurch Lungen und Atmung.“ (Krehl.)

Durch diese Alteration wird nämlich die Lungenspannung herabgesetzt, es kommt daher auch zur Herabsetzung der Exspirationskräfte in den dem Herzen benachbarten Teile der Lunge (s. S. 18 und 54). Dies kommt um so mehr in Betracht, als die Erneuerung der Luft in diesen Teilen schon normalerweise geringer ist als an der Lungenoberfläche (s. S. 7f.).

Aus den gleichen Gründen kommt es zu schweren Atemstörungen bei Perikarditis (Wenckebach), größeren Mengen von Flüssigkeit im Herzbeutel. Dieselbe Krankheit kann andererseits bei Ausbildung von narbigen Verwachsungen zu einer sehr bedeutenden Störung der Bewegung des knöchernen Brustkorbes führen.

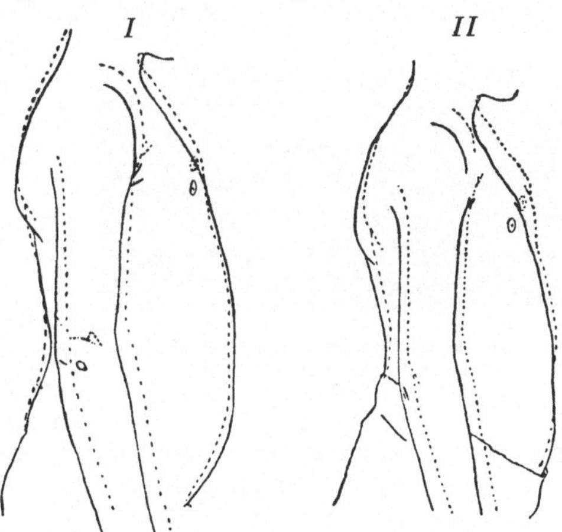

Abb. 103 (nach Wenckebach). Atembewegungen des Brustkorbes bei adhäsiver Perikarditis. *I* vor, *II* nach Kardiolyse.

„Schon bei einfacher Betrachtung des Kranken während der Atmung fiel es auf, daß der Brustkorb als Ganzes gehoben wurde; von einer seitlichen Hebung, welche Keith supponierte, war nichts zu sehen. Der Umfang des Brustkorbes nahm auch bei tiefster Atmung nicht ganz um 1 cm zu. Auf Profilphotographien, im Inspirium und Exspirium genommen, bekommt man den Eindruck eines paradoxen Atemmechanismus: der inspiratorische Stand scheint der exspiratorische zu sein und umgekehrt. Abb. 103 ist eine Kombination der Umrisse dieser beiden Photographien ... Hierauf sieht man nun: a) der ganze Brustkorb wird gehoben, die Schultern mit den Armen werden in die Höhe gezogen; b) die untere Partie des Sternums wird etwas eingezogen und gar nicht nach vorn gebracht; c) der Bauch wird nicht vorgewölbt, sondern eher etwas flacher ... b ist die Folge davon, daß während der Inspiration das Zwerchfell hinunter will, es zieht an dem Herzen; dieses ist aber mit der vorderen Brustwand verwachsen, dadurch wird die vordere

Brustwand bei der Inspiration nach innen und unten gezogen ... c ist ein Ausdruck des fehlenden Zwerchfellausschlages, der Bauch wird, wie bei Zwerchfelllähmung und rein kostaler Atmung, während der Inspiration entlastet, weil der Brustkorb abgehoben wird; außerdem werden Sternum und Symphyse voneinander entfernt und dadurch der Bauch abgeflacht."

... Diese Störung kommt dadurch zustande, daß die Verwachsungen die Brustwand in der Regio cordis fixieren. Bei Anwesenheit dieser Störung ist adhäsive Perikarditis höchst wahrscheinlich vorhanden, bei geräumiger inspiratorischer Vorwärtsbewegung der vorderen Brustwand ist diese Krankheit auszuschließen. (Wenckebach.)

B. Atemstörungen als Folge von Störungen der Blutzusammensetzung.

Daß bei Erkrankungen des Blutes Atemstörungen auftreten, scheint auf den ersten Blick selbstverständlich. Bildet doch das Blut den Vermittler zwischen äußerer und innerer Atmung. Trotzdem aber ergaben die diesbezüglichen Untersuchungen (s. S. 126) keine allgemein durchgreifenden Abweichungen von der Norm. Selbst die in manchen Fällen schwerer Anämie (s. S. 78, 88, 91) festgestellten Atemstörungen (s. Abb. 104) rechtfertigen nicht eine Verallgemeinerung.

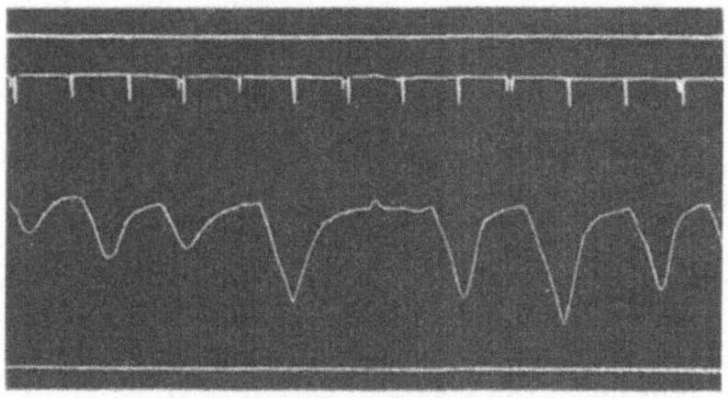

Mit Rücksicht auf die von einzelnen Autoren angegebene anämische Hyperpnöe und die Beziehungen zwischen respiratorischer Betätigung und Lungenvolumen war eine Vergrößerung der Lungen bei Blutarmut zu erwarten. Um so interessanter ist es, daß bei Chlorose oft die Lungen nicht nur nicht vergrößert sind, sondern im Gegenteil eine Volumsverminderung der Lungen (Retraktion der Lungenränder und Hochstand des Zwerchfells) sich klinisch bemerkbar macht (Friedrich v. Müller, C. v. Noorden, Wallerstein).

Abb. 104. Atemkurve bei perniziöser Anämie (Anton Joh.). (Z. 92. 31. V. 10.) ↓ = Inspiration.

Möglicherweise entsteht diese Herabsetzung der Lungengröße infolge der (bei Blutarmut oft nachweisbaren) Mundatmung, welch letztere eine respiratorische Insuffizienz zur Folge hat mit konsekutiver Herabsetzung der Lungengröße.

Bei der Polycythämie finden sich einerseits vergrößerte, andererseits niedrigere Atmungsvolumina. In einzelnen Fällen konnte ich pneumographisch wogende Atmung feststellen.

Bei schwerer Methämoglobinämie und Hämoglobinämie kommt es zu beschleunigter oberflächlicher Atmung, bei Vergiftung mit Blausäure, Phosphor, Arsen zu ähnlichen Erscheinungen, wobei außer der Beschleunigung sich auch noch Unregelmäßigkeit der Atmung bemerkbar macht. Im anaphylaktischen

Shock treten schwere Atemstörungen auf, welche zum Teil durch Verengerung der Luftwege resp. Bronchialmuskelkrampf veranlaßt sind (vgl. S. 115), zum Teil auf eine chemische Ursache hinweisen (Cheyne-Stokessche Atmung, vgl. S. 120). Der respiratorische Stoffwechsel ist hierbei deutlich herabgesetzt (Loening).

C. Atemstörungen als Ursache von Störungen der Blutbewegung.

1. Großer Kreislauf.

Gemäß dem tiefgreifenden Einfluß der Respirationsbewegung auf den Blutumlauf[1]) (s. S. 20ff., 322) muß sich jede Störung der ersteren auch durch eine Behinderung des letzteren bemerkbar machen. Für den großen Kreislauf kommen vornehmlich zwei Faktoren in Betracht. Beide betreffen den venösen Anteil desselben, sind daher von um so größerer Bedeutung, weil bei den niedrigen, hierselbst vorhandenen Druckwerten schon geringe Störungen ausschlaggebend sich geltend machen. Es sind dies:

α) die den venösen Rücklauf im allgemeinen befördernde „Lungenspannung",

β) die im Gebiete der Vena cava inferior wirksamen statischen und kinetischen Einflüsse der Zwerchfell- und Bauchwandmuskulatur (vgl. S. 22f.).

Die gesonderte Betrachtung dieser beiden Komponenten empfiehlt sich nicht nur wegen des ungleichen Wirkungsgebietes, sondern vielmehr noch wegen der Verschiedenheit ihrer Kraftentfaltung unter pathologisch-physiologischen Bedingungen.

ad α) Jede Änderung der Lungengröße muß mit einer Beeinträchtigung des Kreislaufs einhergehen, weil ihre physiologische Größe das Optimum darstellt.

ad β) Im Gegensatz hierzu kann durch Änderungen im Bereich der Zwerchfell-Bauchmuskelwirkung eine Kreislaufsunterstützung resultieren, wie z. B. durch aktive Exspiration, bei welcher die Kräfte der Bauchmuskulatur stärker zur Atemleistung herangezogen werden als beim Gesunden. Keineswegs aber bedeutet unter allen Umständen eine solche Verstärkung der Ausatmung eine Unterstützung des Kreislaufs, sondern bei unphysiologischer Verwendung der Exspirationskräfte wie etwa beim Husten oder Pressen eine wesentliche Beeinträchtigung desselben.

Gerhardt vermochte zu zeigen, daß nicht nur bei der stärkeren Drucksteigerung während des Hustens und Pressens, wo schon das Anschwellen der Halsvenen die Zirkulationsstörung erkennen läßt, sondern bereits bei einer recht

---

[1]) Auf die rein spekulativen Darlegungen Müllers (Lehe) einzugehen, scheint mir unnötig.

geringen Zunahme des intrabronchialen Druckes ganz erhebliche Störungen der Blutzirkulation zustandekommen können. Schon bei einer Steigerung des intratrachealen Druckes um 8 mm Hg, i. e. bis zu einer Höhe, die nur ein Drittel derjenigen beträgt, die der Druck beim lauten Singen erreichen kann — zeigt sich nicht nur ein Ansteigen des Druckes in der Pulmonalarterie und der Vena jugularis, sondern auch ein erhebliches Absinken des Karotisdruckes als Beweis dafür, daß der rechte Ventrikel das durch die intrathorakale Drucksteigerung ausgelöste Hindernis nicht genügend zu kompensieren vermocht hat. Daß es sich hierbei nicht um eine Erschwerung des Abflusses aus den Körpervenen durch die Erhöhung des Thoraxbinnendruckes gehandelt hatte, geht daraus hervor, daß nach breiter Eröffnung des Thorax sich die gleichen Erscheinungen bei der gleichen Höhe des intrapulmonalen Druckes einstellen.

Überdies setzt sich die an zweiter Stelle erwähnte Gruppe aus mehreren Einzelfaktoren zusammen, die zwar mehrfach aufeinander Einfluß nehmen, jedoch keineswegs immer in derselben Richtung (bezüglich ihrer zirkulatorischen Wirkung) verändert erscheinen. Ganz besonders gilt dies von dem Einfluß der Zwerchfellstatik resp. der Gestaltung des die aufsteigende Hohlvene umschließenden Zwerchfellschlitzes. Den Einfluß desselben auf die Rückflußmöglichkeit des Blutes aus der unteren Körperhälfte hatte ich in Gemeinschaft mit Eppinger plethysmographisch festzulegen versucht (s. Abb. 14, S. 22). Behufs Vertiefung dieser Erkenntnis suchte ich in geeigneten Fällen am Obduktionstisch die Einwirkung länger dauernder Änderungen der Zwerchfellstatik auf die untere Hohlvene zu eruieren. Als Beispiele der Ergebnisse dieser Untersuchungsreihe seien die folgenden Fälle zitiert:

I. Marie M., Z. 104, klin. Diagnose: Nephritis, Serositis, beiderseitige Pleuraergüsse, Perikarderguß. Anläßlich der Obduktion (Prof. Bartel) am 22. XI. 1910 ergab sich folgender hierher gehöriger Teilbefund: Nach Entfernung der Darmschlingen ist die spindelförmig erweiterte Vena cava sichtbar. Bei Füllung von der rechten Vena iliaca aus mit Wasser wird die spindelförmige Erweiterung deutlicher sichtbar und läßt die Palpation fast gar keine Erweiterung oder stärkeres Abströmen der eingespritzten Flüssigkeit oberhalb des Zwerchfelles in die Cava erkennen. Bei Eröffnung der Cava oberhalb und unterhalb des Zwerchfelles zeigt dieselbe oberhalb des Zwerchfelles einen Breitendurchmesser von $3^3/_4$ cm, unterhalb von $5^1/_2$ cm.

II. Anton Br., Obduktion (Prof. Stoerk) am 9. XII. 1910. Das Zwerchfell steht am unteren Rand der vierten Rippe. Obduktionsdiagnose: chronische Tuberkulose vorwiegend der rechten Lunge mit ausgedehnter Verkäsung des Unterlappens und faustgroßer Kavernenbildung des oberen Lappens. Ektasie der ganzen Bronchialverzweigung dieser Seite, spärliche Bildung älterer Knötchen der linken Lunge. Rechtsseitige defekte Thoraxwand im Bereiche der hinteren Axillarlinie, die 4. bis 6. Rippe betreffend (Resektion vor einem Monat, Anlegung einer Fistel vor zwei Jahren). Kallöse Synechie der rechten Lunge mit Ausnahme eines kleinen durch Dränage frei gehaltenen Areales im Mittellappenbereich. Die untere Cava war kollabiert.

Diese Fälle erweisen deutlich genug die angenommene Klemmwirkung des Zwerchfelles bei seinem Tiefertreten. In ersterem Falle ist entsprechend der langdauernden Nachabwärtsdrängung des Zwerchfelles der unterhalb des Staudamms gelegene Anteil der unteren Hohlvene gedehnt, im zweiten Falle entsprechend der dauernden Verziehung des Zwerchfells nach oben kollabiert.

Doch darf aus solchen Erfahrungen nicht etwa der Schluß gezogen werden, der Zwerchfelltiefstand allein bedinge die schädliche Einwirkung auf den rückläufigen Kreislauf. Ebenso schädlich wirkt ein dauernder Zwerchfellhochstand, welcher das normale Wechselspiel stört.

Daß durch den Hochstand des Zwerchfelles allein nicht immer Nutzen geschaffen wird, erweist die klinische Erfahrung bei erhöhtem Bauchdruck. Durch eine abnorme Drucksteigerung im Bauch und die konsekutive Ausschaltung einer wirksamen Betätigung der Bauchmuskulatur wird für den rückläufigen Blutlauf tiefgreifender Schaden erzeugt (vgl. S. 57), der weitaus den Nutzen der hierbei statthabenden weiten Eröffnung des Foramen quadrilaterum überwiegt (vgl. diesbezüglich auch S. 57).

„Die wirksamste Auxiliarkraft für das linke Herz bedeutet die respiratorische Betätigung der Bauchmuskulatur. Letztere unterstützt den Rückfluß des Blutes aus der ganzen unteren Körperhälfte auf das wirksamste aktiv. Das Blut wird direkt in das Herz zurückgepumpt und auf diesem Wege die Überfüllung des peripheren Kreislaufes an seiner schwächsten Stelle, die Ödembildung an den unteren Extremitäten, wirksamst behindert.“ (Hofbauer.)

Fehlt diese Unterstützung des venösen Kreislaufes, so resultieren sichtbare Störungen von seiten des letzteren.

Wenckebach lenkte die Aufmerksamkeit „. . . auf die Notwendigkeit einer gehörigen Kompression des Bauchinhaltes durch Tonus der Bauchwand einerseits, respiratorische Bewegungen andererseits“ und konnte bei einer Reihe von Kranken die bei Ausfall dieser Unterstützung resultierenden Veränderungen in Form einer Kreislaufstörung „bestehend in Schwäche, Herzklopfen, Ohnmachten, also den Zeichen arterieller Anämie“ konstatieren. Überdies fand er bei seinem hierher gehörigen Falle . . . „neben den genannten Erscheinungen arterieller Anämie traten leichte Ödeme an den Unterschenkeln auf. Ein ätiologisches Moment, krankhafte Veränderungen des Blutes, des Herzens oder anderer Organe waren nicht zu finden.“

Ebenso macht sich die Beeinträchtigung der respiratorischen Betätigung der Bauchmuskulatur bei dauerndem Tragen fester Stützkorsette in Form von Schädigungen des Herzens geltend, wie eine über Anregung Prof. Otfried Müllers entstandene Arbeit erweist:

„So war uns in der Tübinger Poliklinik schon seit längerer Zeit aufgefallen, daß jugendliche Kranke, welche . . . längere Zeit Stützkorsetts getragen haben, teils subjektiv Störungen der Herztätigkeit äußerten, teils aber auch objektiv Schädigungen des Herzens darboten. . . . Die Brust war . . . durch die Korsette fast vollständig, der Bauch größtenteils mit einem starren Lederpanzer überzogen. Von den 17 Patienten, die vor Anlegung des Korsetts internistisch untersucht worden waren, wiesen 12 bei der 2. Untersuchung deutlich nachweisbare Veränderungen am Herzen auf, die entweder in Zeichen eingetretener Hypertrophie der rechten Kammer (akzentuierter 2. Pulmonalton und hebende Pulsation) oder in eingetretener Erweiterung derselben (Vergrößerung der Dämpfung und der Orthodiagramme) bestanden.“ (Broesamlen.)

Schädlich erweist sich für den Kranken die funktionelle Ausschaltung der Bauchmuskulatur, welche infolge Rückenlage auftritt. Die Baucheingeweide entfernen sich maximal von der vorderen Bauchwand und entziehen sich somit deren muskulärer Einwirkung, welche bei der horizontalen Körperlage infolge der geradlinigen Ausspannung herabgesetzt wird. So wie die Leber vom Zwerchfell umfaßt und ausgedrückt wird (Wenckebach), so wird das Gesamtgebiet der Vena portae, der gesamte Bauchinhalt bei der Betätigung der Bauchmuskulatur entleert. Unter diesem Gesichtswinkel wird leicht begreiflich die schädliche Einwirkung der Rückenlage beim Herzfehler (betreffs der daraus resultierenden Orthopnöe vgl. S. 57) und ebenso bei Thrombosengefahr (Morawitz) resp. Plethora abdominalis.

Noch auffälligere und nahezu den ganzen Kreislauf betreffende Störungen der Blutbewegung ergeben sich bei manchen Fällen von Verwachsungen im Brustraum. Hierbei kommt es zu den bekannten Folgen mediastinitischer Stränge:

1. inspiratorisches Anschwellen der Halsvenen,
2. Pulsus paradoxus.

„Bei adhäsiver (Mediastino) Perikarditis kommt Pulsus paradoxus sehr oft vor . . . Weder Valsalvas Versuch noch Müllers Versuch dürfen hier, wie Barr noch vor kurzem tat, herangezogen werden, denn die Luftwege sind gänzlich offen, auch ist . . . die Respiration nicht verstärkt, sondern abgeschwächt. Man hat nun die Verwachsungen im Thorax für das inspiratorische Kleinerwerden des Pulses verantwortlich gemacht in dem Sinne, daß dieselben bei der Respiration die großen Gefäße knicken oder wenigstens verengern sollten. . . . Daß . . . ein solcher Vorgang möglich ist, wird dadurch bewiesen, daß Pulsus paradoxus und auch das inspiratorische Anschwellen der Halsvenen einseitig vorkommen können, also lokale Ursachen vorhanden sind . . . die schlechtere Zirkulation während der Inspiration können wir uns auch sonst erklären. Aus den anatomischen Verhältnissen bei dieser Krankheit haben wir gesehen, daß das Herz vorn und hinten verankert, von Bindegewebsmassen ganz oder teilweise eingeschlossen sich in sehr übler Lage befindet. Es ist leicht ersichtlich, daß diese Lage durch die Inspiration weit verschlimmert werden muß . . . hier . . . wo Zwerchfell und Herz zusammenverwachsen sind, wird das Zwerchfell erst recht einen kräftigen Zug auf das Herz ausüben. Das Herz aber mit seiner Umgebung verwachsen, kann diesem nach unten gerichteten Zuge nicht nachgeben, ja wird sogar vom Brustkorb nach oben gezogen. Man ist gezwungen anzunehmen, daß dabei das Herz zwischen all diesen Verwachsungen in noch schlimmere Lage kommt, als es schon in der Atempause war und dadurch während der Inspiration weniger Blut verarbeitet . . . Mir erscheint diese Erklärung des Pulsus paradoxus bei Verwachsungen im Thorax eine sehr einfache und plausible. Um so mehr, weil sie auch eine Erklärung für das folgende Symptom dieser Krankheit gibt, das paradoxe Verhalten der Halsvenen bei der Atmung.“ (Wenckebach.)

Während im allgemeinen sich erst durch genaue Analyse der vorhandenen Atemstörung die Erklärung für die sichtbare Beeinträchtigung der Blutbewegung durch die Einatmung finden läßt, ergibt sich dieselbe bei einzelnen Fällen von Verwachsungen im Brustraum überaus leicht bei entsprechender Beobachtung vor dem Röntgenschirm. Diese läßt dann gar nicht so selten eine oft recht beträchtliche inspiratorische Wanderung des Mediastinums erkennen. Schon deshalb ist zur Erklärung vieler hierhergehöriger Fälle die Revision mittels Röntgenstrahlen dringendst zu empfehlen. In meinem oben S. 171 beschriebenen

Falle wurde sowohl Pulsus paradoxus als inspiratorisches Anschwellen der Venen ohne weiteres klar, angesichts der 1,2 cm betragenden inspiratorischen Wanderung des Herzens nach rechts. Daß eine solche seitliche Verschiebung (zumal bei dem Vorhandensein derber Schwielen in den oberen Teilen des Lungenfeldes, welche sogar eine sichtbare Verziehung des Trachealschattens nach sich ziehen!) mit einer Abknickung der in das Herz einmündenden Arterien und Venen verbunden sein muß, ist ohne weiteres klar.

2. Lungenkreislauf.

Aus zweierlei Gründen wirken Atemstörungen auf die Flüssigkeitsbewegung im pulmonalen Stromgebiet:

α) direkt infolge der Wirksamkeit der durch die Atembewegung hervorgerufenen intrathorakalen Druckschwankungen,

β) indirekt infolge der konsekutiven Änderungen der Lungengröße und -spannung.

ad α) Die bei Atemnot sich einstellende Einatmungsbetonung erzielt dadurch, daß die Inspirationsbewegung nicht bloß Luft, sondern auch Blut ansaugt, eine tiefgreifende Veränderung des pulmonalen Blutlaufes. Infolge der einseitigen Vertiefung der Einatmung entsteht eine Überfüllung der Lunge mit Blut, ein zirkulatorischer Sumpf. Die in vermehrter Menge angesogene Blut findet nicht genügend Zeit und Gelegenheit, die Lunge zu verlassen. So wie ein Teil der eingeatmeten Luft in der Lunge zurückbleibt, ebenso resultiert eine Vermehrung des „Restblutes" in der Lunge, d. h. des dauernd in den Lungen verbleibenden Blutquantums. Dadurch wird begreiflicherweise eine Verschlechterung des Gasaustausches zwischen Blut und Luft hervorgerufen. Außerdem wird auch die Aufgabe des strömenden Blutes als Vermittler zwischen dem pulmonalen Gaswechsel und dem Gasaustausch in den Körpergeweben erschwert bzw. ungenügend gemacht.

Freilich herrscht bis in die jüngste Zeit noch keine einmütige Auffassung betreffs des Einflusses der Störungen der einzelnen Teile der Atembewegung. Trotz zahlreicher Untersuchungen, welche zu diesem Zweck unter verschiedenen Versuchsbedingungen durchgeführt wurden, ist die physiologische Wirkung der Ein- resp. Ausatmung noch nicht endgültig festgestellt.

Während die einen nachgewiesen zu haben glauben, daß die Einatmung mit einer besseren Blutfüllung der Lunge verbunden sei als die Ausatmung (Bruns), behaupten die anderen das Gegenteil (Cloetta). Wie sehr die erhaltenen Resultate von der Versuchstechnik abhängen, erweisen die Untersuchungen von Lohmann und Müller. Alle Autoren freilich geben zu, daß die Atembewegung einen mächtigen Einfluß auf die Blutdurchströmung der Lungen besitzt, so daß zweifelsohne die Störungen der Atembewegungen schon an und für sich eine Alteration des kleinen Kreislaufs zur Folge haben müssen.

Gegenüber dieser allgemeinen Alteration bildet ein gutes Beispiel einer hierhergehörigen lokalisierten die Entstehung der Hypostase.

Auf der Insuffizienz der Zwerchfellbewegung, welche bei länger dauernder Rückenlage zustandekommt (vgl. S. 173), beruht ja sicherlich, zum Teil wenigstens, die Überfüllung der basalen Lungenpartien, die „Hypostase" beim bettlägerigen Patienten.

ad β) Die Lungengröße wird zwar je nach den Atemstörungen in verschiedenem Sinne beeinflußt (vgl. S. 32ff.): bei respiratorischer Mehrleistung kommt es zur Lungenvergrößerung, bei respiratorischer Insuffizienz zur Verkleinerung der Lunge. Die Wirkung auf den Lungenkreislauf aber bleibt trotz der diametralen Gegensätze nach einer Richtung gleich: Das bei der physiologischen Lungenausdehnung vorhandene Optimum der (als zirkulatorische Hilfskraft hier in Betracht kommenden) Lungenspannung wird in beiden Fällen herabgesetzt.

Demgemäß kommt es ebensowohl bei Infiltration des Lungengewebes (Pneumonie) als bei Luftüberfüllung desselben (Emphysem) und ebenso bei Luftverarmung desselben (Pneumothorax, Pleuritis usw.) zu Insuffizienzerscheinungen von seiten des kleinen Kreislaufs.

D. Gerhardt erwies eine Zunahme des Jugularvenendruckes bei Anlegung eines einseitigen Hydrothorax schon dann, wenn der negative Pleuradruck bloß von — 8 auf — 6 Hg gesunken war.

Viel mehr beachtete man bisher die Änderungen der Lungenzirkulation, welche infolge künstlich hervorgerufener Atemstörungen sich einstellen. Insbesondere die Erschwerung der Einatmung wurde von vielen Autoren zu diesem Behufe benutzt.

Eisenmenger sowie Bier drosseln durch eine Nasenklemme das Inspirium, Wassermann durch die Anwendung enger Glasröhrchen, Kuhn durch seine Saugmaske (vgl. S. 288). „Daß unter diesen Umständen jede Druckänderung die Atmung enorm erschwert und zugleich den Blutkreislauf schwer schädigen muß, ist selbstverständlich.“ (Zuntz.)

Gegenüber der Behauptung Kuhns, „daß eine starke Blutfüllung der Lungen durch die Saugmaske erzielt wird, ist durch mannigfache Experimente erwiesen“, betont Adolf Schmidt, daß „wir bei Drosselung des Inspiriums nach Wassermann-Kuhn nur dann eine Hyperämie bekamen, wenn die Erschwerung der Einatmung fast bis zur Erstickung getrieben wurde.“

Hingegen läßt sich leicht Hyperämie der Lungen erzielen durch Sauerstoffeinatmung. Freilich kommt es hierbei gleichzeitig zu Entzündungserscheinungen! (Schmiedehausen, David.)

Schon lange hatten Haldane und Smith den deletären Einfluß erhöhter Sauerstoffspannung dargetan. Es schwindet nämlich die O_2-Spannung des Blutes, was man als Ausdruck der Funktionsuntüchtigkeit der Alveolarwand auffassen muß. Es gelang Lorrain Smith bei Mäusen, durch Sauerstoff von 2 Atmosphären Druck die Lungen so zu schädigen, daß sie auch nach Aufhören der Druckwirkung ihre Funktion nicht wiedererlangen konnten. Durch längere Einwirkung eines solchen O_2-Druckes erzeugte er auch bei Mäusen Pneumonien. Die gleichen Resultate erzielte David. Letzterer konnte schon bei Barometerdruck durch Verwendung von 100% Sauerstoff bei Mäusen und Meerschweinchen pneumonische Infiltrationen hervorrufen.

Dieselbe Wirkung einer Lungenhyperämie, jedoch ohne gleichzeitige Schädigung der Lunge, erzielte David durch Verwendung sauerstoffarmer Luft und Adolf Schmidt durch Einatmung von trockener heißer Luft.

3. Herzveränderungen bei Atemstörungen.

Der im Vorausgehenden besprochene Einfluß von Atemstörungen auf den peripheren Kreislauf läßt einen großen Teil der konsekutiven kardialen Veränderungen ohne weiteres verstehen. Um so leichter gelingt dies, wenn die konsekutiven statischen Alterationen (vgl. S. 48ff.) mitberücksichtigt werden; die Veränderungen der Lungenspannung einerseits, die des Zwerchfells[1]) andererseits.

Die Herabsetzung der Lungenspannung macht ganz besonders ihren kardialen Einfluß geltend

α) **bei pleuralen Alterationen.** Den klarsten Beweis für die pathogenetische Bedeutung der hierbei eintretenden Verringerung der Lungenspannung erbrachte Carlström durch seine pathologisch-anatomische Feststellung einer Herzhypertrophie infolge Anlegung eines therapeutischen Pneumothorax.

„Maschinenarbeiter A. E. A., geboren am 30. Januar 1891. Fieber, Abmagerung und Kavernenbildung steigerten sich, weshalb ich ihm anriet, es mit der Pneumothoraxbehandlung zu versuchen. Status praesens (20. Januar 1910): Herz: 0 Vergrößerung, 0 Nebengeräusche. Röntgendurchleuchtung: Herz von normaler Größe. 5. Febr. 1911 wurde Pneumothorax angelegt. 21. Febr. Röntgen: Das Herz ist stark nach links 3 cm außerhalb der Mamillarlinie verschoben. Aber außerdem zeigt es sich auf der Platte, daß der Herzschatten vergrößert ist, und auf der Platte, welche zuletzt genommen wurde, ist der transversale Diameter des Herzens mehr als $1^1/_2$ cm länger als auf der vorher genommenen Platte 1 . . .

Mors am 14. April 1911, Obduktionsprotokoll: Das Herz ist etwas größer als die geballte Hand der Leiche. Die rechte Kammer prävaliert über die linke, welche eher wie ein Annex der ersteren erscheint. Es ist auffallend, wie nach dem Aufschneiden des Herzens die Wände der rechten Kammer nicht zusammenfallen, sondern ihre Form behalten, wie es bei Kammerwand-Hypertrophie der Fall zu sein pflegt. Die rechte Kammerwand mißt in der Dicke 7 mm, die linke wiederum 9 mm. Das Myokardium ist blaß, die Valveln ohne pathologischen Befund, die Aorta scheint etwas eng zu sein.

Ganz ähnliche Verhältnisse zeigten sich bei einem zweiten Falle, welchen Dr. Walter Halahult dem Autor überließ. E. M., Steinhauer, geboren 1879 . . . 30. September 1911 wurden 315 ccm Luft in die linke Pleurahöhle eingelassen . . . vom Herzen während des Lebens nichts zu bemerken. Tod . . . 9. Dezember 1911.

Beim Herausnehmen des Herzens fiel es gleich in die Augen, daß die rechte Kammer hypertrophiert war. Beim Durchschneiden fielen die Kammerwände nicht zusammen. Rigor mortis nicht bestehend, die Kammerwand hatte in der Mitte eine Dicke von 7 mm, die Papillarmuskeln waren auch vergrößert und hatten nahezu dieselbe Größe wie die der linken Kammer.“ (Carlström.)

Schon die Obliteration einer Pleurahöhle genügt, um eine deutliche Hypertrophie des rechten Ventrikels zu bewirken (Romberg), und Hirsch kommt auf Grund seiner Herzwägungen zu der Anschauung, der Grad der Hypertrophie entspreche ungefähr der Ausdehnung der Verwachsungsoberfläche. Matthes fand bei einem Brustkinde schon nach elftägigem Bestehen einer linksseitigen Pleuritis „außerordentliche Dilatation und Hypertrophie des rechten Ventrikels“ bei der Sektion.

Dies entsteht, weil, wie durch die Atelektase auch durch das „vikariierende Emphysem“ die Lungenspannung dauernd herabgesetzt wird (vgl. S. 54) und diese beiden Veränderungen in gleichem Sinne die

[1]) Als Beispiel dafür, daß selbst subjektive Herzbeschwerden durch letzteren Faktor allein ausgelöst werden können, seien die Herzbeschwerden bei linksseitigem Zwerchfellhochstand (s. S. 38) erwähnt, auf welche Rosenfeld aufmerksam machte.

Bewältigung des kleinen Kreislaufs beeinträchtigen. Überdies wirkt jede einzelne durch die respiratorische Wandbewegung erzeugte Druckschwankung normaliter direkt kreislauffördernd, daher bedeutet die oft vorhandene respiratorische Insuffizienz eine Verringerung dieser Unterstützung des Kreislaufs. Die Verstärkung der Atembewegung in den gesunden Anteilen (mit der sichtbaren Folge des vikariierenden Emphysems) wirkt aber deshalb hier nicht ausgleichend, sondern ebenfalls schädigend, weil infolge der einseitigen Bevorzugung der Einatmung mit Beeinträchtigung der Ausatmung nicht bloß eine dauernde Überfüllung der Alveolen mit Luft resultiert, sondern ebenso eine dauernde Überfüllung der Alveolarkapillaren mit Blut, also eine Stauung.

Ganz ähnliche Verhältnisse finden sich bei

β) **pulmonalen Erkrankungen** gemäß der auch hierbei eintretenden Herabsetzung der Lungenspannung.

Erst unter diesem Gesichtswinkel wird die altbewährte Digitalistherapie der kruppösen Pneumonie leichtverständlich. Sie bleibt bei Vernachlässigung der durch Herabsetzung der Lungenspannung ausgelösten Kreislaufschädigung mystisch. Damit entfällt die Notwendigkeit so gesuchter Erklärungen wie die Herzigs, daß im Fingerhut sich eine Substanz findet, welche die Anzahl der weißen Blutkörperchen vermehre.

Scheinbar stimmen hiermit nicht ganz die Erfahrungen am Seziertisch betreffend das „Emphysemherz" überein.

Die Veränderungen des Herzens beim Lungenemphysem sind dadurch charakterisiert, daß zwei scheinbar diametrale Gegensätze als Folgen ein und derselben Lungenveränderung beobachtet werden. Einerseits findet sich hierbei Herzvergrößerung (hauptsächlich ausgebildet am rechten Herzen) als Folge einer Dilatation und Hypertrophie des rechten Ventrikels. Andererseits findet sich normale Herzgröße, ja sogar nicht zu selten ein abnorm kleines Herz. Diese scheinbar unüberbrückbaren Gegensätze werden aber dem Verständnisse nähergebracht durch die Berücksichtigung der verschiedenen pathogenetischen Faktoren (vgl. S. 21ff., 207), welche bezüglich ihrer Wirkung auf die Füllung der Herzhöhlen antagonistischen Charakter tragen.

Die einseitige Vertiefung der Atmung zugunsten der Inspiration führt zu einer vermehrten Füllung der Lungen mit Blut, zu einer Stauung in denselben und infolgedessen zu einer Vermehrung der vom rechten Ventrikel bei seiner Entleerung zu überwindenden Widerstände und zu erhöhter Leistung. Andererseits führt der infolge dieser inspiratorischen Mehrleistung zustande kommende Zwerchfelltiefstand zu einer Behinderung des Blutabflusses aus der unteren Körperhälfte zum Herzen, mithin zu einer Verringerung der vom rechten Ventrikel weiter zu befördernden Blutmenge, also auch zu einer Verringerung der zu leistenden Arbeit.

Welch bedeutenden Einfluß man aber der Größe des Zuflusses von Blut aus dem Gebiete der aufsteigenden Hohlvene für die Größe und Funktionstüchtigkeit des Herzens zuerkennen muß, erweisen schon die Veränderungen, welche Herz und Leber bei Arbeitsleistung zeigen. Grober, Külbs, Roeßle machen auf die Tatsache aufmerksam, daß der rechte Ventrikel sich wesentlich mehr als der linke an der Hypertrophie bei Arbeitssteigerung beteiligt. Parallel der Vergrößerung des rechten Ventrikels läßt sich eine Gewichtszunahme der großen Abdominaldrüsen, insbesondere der Leber, sehr exakt nachweisen. Hasebroek geht an der Hand des vorliegenden Tatsachenmaterials so weit, anzunehmen, „daß für die Entstehung der idiopathischen Herzvergrößerung beim Menschen der erhöhte Zuflußbetrieb zum Herzen die Hauptrolle spielt. Auf diesem Wege wird jedenfalls die isoliertere Hypertrophie und Dilatation des rechten Herzens ohne weiteres erklärt" (Hasebroek).

γ) Ebenso „führt der Ausfall der diaphragmalen Atmung . . . zur prävalierenden Stauungsleber . . . bei **Concretio** (et accretio) **cordis** . . . Die mangelhafte oder fehlende Zwerchfellatmung . . . setzt den Hebel an zwei Punkten an: an der Leber und am Herzen" (Ortner).

Mit dem Zwerchfelltiefstand als Folgezustand einer Atemstörung steht ebenfalls im Zusammenhang die orthodiagraphisch festgestellte Verkleinerung des Herzschattens bei verschiedenen Atemstörungen. In all den Fällen, bei welchen einwandfreie Untersuchungen Verkleinerung des Herzens nachweisen konnten: bei Asthma bronchiale (Götzl und Kienböck), bei hysterischer Angina pectoris (Kienböck) sowie bei exzessiver Sportleistung (Kienböck, Selig und Beck, Moritz, Dietlen) war gleichzeitig ein dauernder Tiefstand des Zwerchfells mit Herabsetzung der respiratorischen Ausschläge erhoben worden. Das Herz wird in allen diesen Fällen leergepumpt, während die großen Blutreservoire in der Peripherie (Lungen und Bauchorgane) überfüllt werden und zu wenig an das Herz abgeben.

Durch das Überwiegen der inspiratorischen Leistung über die exspiratorische bei Atemvertiefung bleibt bei jedem Atemzuge ein Teil des inspiratorisch angesogenen Blutes in den Lungen zurück (s. oben S. 207) und wird dadurch dem Herzen immer mehr Blut entzogen. Dazu kommt noch die Absperrung der Blutzufuhr aus den Bauchorganen als Folge der Klemmwirkung der dauernd kontrahierten Zwerchfellschenkel auf die Vena cava ascendens. Die Verkleinerung des Herzschattens wird dadurch genugsam klar und macht die Annahme einer „Steigerung des intrathorakalen Druckes" (Götzl und Kienböck) unnötig. Die andererseits beschriebene Hypertrophie und Dilatation des Herzens (Sportherz) erklärt sich als Folge des bei diesen Leuten durch die Arbeitsdyspnöe erzeugten Volumen pulmonum auctum in gleicher Weise wie die Herzveränderung beim Lungenemphysem (vgl. diesbezüglich oben).

Freilich darf hierbei nicht die Verschiebung des Spitzenstoßes als Kriterium angesehen werden, wie bereits Romberg, Moritz sowie Hoffmann dargetan haben, sondern lediglich das Ergebnis einer orthodiagraphischen Untersuchung.

Neben den tatsächlichen Größenveränderungen des Herzens kommt es überdies infolge der Veränderung des Zwerchfellstandes zu scheinbaren Größenänderungen im Röntgenbilde wegen der durch jede solche statische Alteration bedingten Stellungsänderung des Organes, wie etwa bei Enteroptose.

„Man erkennt sofort den Tiefstand des Zwerchfells; das Herz, welches in normalen Verhältnissen mit breitem Schatten dem Diaphragma aufliegt, hängt hier als langes schmales Organ tief herunter, es hat seine Unterlage verloren ... das Herz hängt an den großen Gefäßen und befindet sich in einer für die Zirkulation sehr ungünstigen Lage ...“ (Wenckebach.)

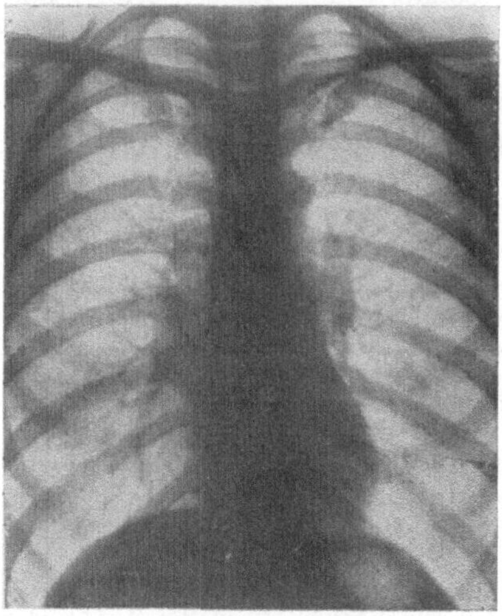

Abb. 105. Röntgenaufnahme der Brustorgane bei Enteroptose.

Dies gilt ebenso wie für den Tiefstand auch für den Hochstand des Diaphragmas.

„Haben wir im vorigen Abschnitte gesehen, daß Tiefstand des Zwerchfells die eigentümliche Form des Cor pendulum hervorruft, so wird bei Hochstand des Zwerchfells das Herz tatsächlich in die Höhe gehoben, es liegt mit breiterer Fläche als normal dem Diaphragma auf ... das Herz selbst kommt mit seiner Längenachse mehr horizontal zu liegen, die Herzspitze rückt deshalb mehr nach links, der Spitzenstoß geht ebenfalls dabei nach links, er kommt außerhalb der linken Mamillarlinie zu liegen, zugleich aber höher; er erscheint im vierten Interkostalraum ... Bei meiner Untersuchung des Zwerchfellstandes fand ich dann später fast immer bei Hochstand des Zwerchfells stärkere Krümmung, scheinbare Dehnung des Aortenbogens.“ (Wenckebach.)

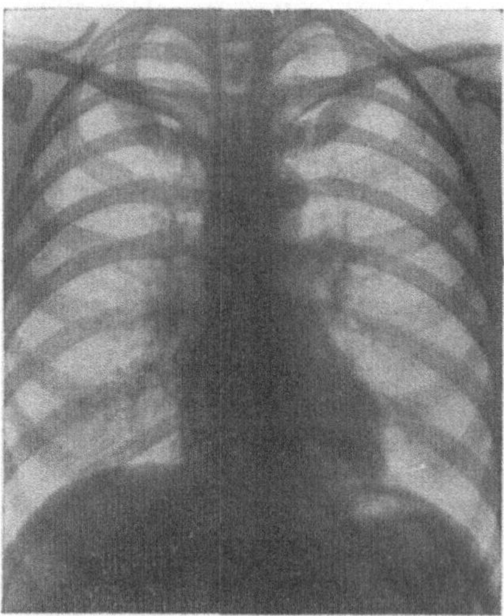

Abb. 106. Aufnahme desselben Falles nach Wiederherstellung des Bauchmuskeltonus.

Im Gefolge eines künstlich etwa durch Aufblähung eines atonischen und ptotischen Magens mit Kohlensäure hervorgerufenen linksseitigen Zwerchfellhochstandes (was bei gesundem Magen nicht gelingt) kommt es neben dieser Herzverlagerung zu Blutdrucksteigerung und unangenehmen Empfindungen (Jürgensen, Römheld, Rosenfeld).

Überdies erzielt die Verkleinerung der respiratorischen Zwerchfellausschläge eine Verzögerung in der Aufsaugung der im Perikard vorhandenen Flüssigkeit und gewinnt dadurch Einfluß auf die festgestellte Größe von Herzdämpfung resp. Herzschatten. Es wird eben nur bei vertiefter respiratorischer Bewegung des Zwerchfells eine Verschiebung der beiden Perikardialblätter aneinander und damit dieser wichtige resorptive Faktor (s. S. 165) durch die Atmung ausgelöst.

Im Anschluß an diese mehr oder minder auch theoretisch klargestellten Beziehungen zwischen Atemtätigkeit und Herzveränderungen sei kurz hingewiesen auf die durch Alteration des benutzten Atemweges hervorgerufenen Störungen von seiten des Herzens. Daß hier ein ursächlicher Zusammenhang im Spiele ist, wird schon durch die Tatsache nahegelegt, daß sich immer wieder in unserer eigenen Beobachtung Fälle fanden, in welchen für die radiologisch nachweisbare Veränderung der Herzschattenform diese, aber keinerlei andere Ursache zu finden war. Andererseits ließ sich bei habituellen [oder durch Verletzung (Kieferschuß!) hierzu gemachten] Mundatmern eine solche auffallend oft feststellen. Im Tierexperiment wurde eine „Herzvergrößerung bei experimenteller Trachealstenose" durch Ströbel gefunden. Die theoretischen Grundlagen für einen solchen Zusammenhang aber sind schon deshalb schwer zu geben, weil bisher nicht einmal noch feststeht, welcher Teil des Herzens hierbei primär verändert wird. Cholewa findet bei Mundatmern infolge von Nasenerkrankungen ganz allgemein „chronische Herzschwäche" und Rehfisch eine „Vergrößerung der rechten Herzkammer... bei gestörter Nasenatmung". Unsere eigenen diesbezüglichen, seit längerer Zeit schon durchgeführten Erhebungen (welche mittels orthodiagraphischer Aufnahme in jedem Falle kontrolliert werden) ergaben eine eigentümliche Formveränderung des Herzschattens im Röntgenbild, welche wir als „blasenförmige Auftreibung" bezeichnen möchten, als geradezu charakteristischen Befund. Wir verfügen nicht bloß über solche Befunde bei habitueller Mundatmung (gestörter Nasenatmung sowohl auf organischer als funktioneller Grundlage (s. oben S. 183ff.), sondern auch über solche bei lange bestehender Trachealstenose resp. Tracheostoma (mehrere Jahre nach erfolgter Tracheotomie), bei welchen sich diese Erscheinung konstant findet.

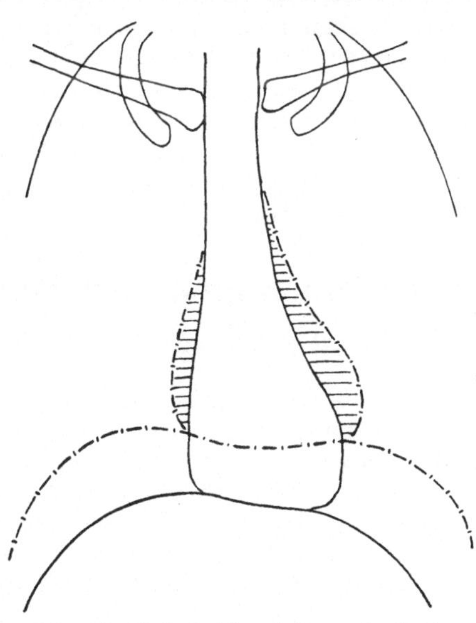
Abb. 107. Nach Aufeinanderlegen der beiden Röntgendiapositive (Abb. 105 und 106) gewonnene Umrißkopie.

Die nähere Analyse dieser eigentümlichen Herzveränderung läßt sich nur nach Feststellung der hierbei anatomisch nachweisbaren Veränderungen geben und verschiebe ich daher dieselbe bis zur Fertigstellung meines diesbezüglichen klinischen und tierexperimentellen Materiales.

Schon infolge der unseren Kenntnissen über die Statik und Dynamik der Brustorgane völlig widersprechenden Grundlagen (z. B. von einer „Pression der Lungen auf die intrathorakalen Organe"!!!) erübrigt sich die weitere Diskussion über die diesbezügliche pathogenetische Darstellung von Rehfisch.

Einerseits spielen beim Zustandekommen dieser Erscheinungen eine Rolle die durch Alteration des Atemweges ausgelösten kinetischen Störungen: respiratorische Insuffizienz resp. respiratorische Mehrleistung (vgl. S. 32ff., 34ff.) sowie die konsekutiven Änderungen der Lungenspannung und -statik bzw. des Zwerchfellstandes. Andererseits dürfen allfällige Einflüsse seitens der sensibeln Fasern des Trigeminus in der Nase (Knoll, v. Brücke jun.) nicht außer acht gelassen werden. Überdies machen sich hier vielleicht auch die im folgenden zu besprechenden, bei Mundatmern öfter konstatierten Störungen der Blutmischung bemerkbar. Zugunsten einer solchen Auffassung des ursächlichen Zusammenhanges zwischen Atemstörung und Herzveränderung läßt sich die Erfahrung verwerten, daß in solchen Fällen gemäß einer Erziehung zu respiratorischer Bestleistung (s. S. 288) die Verbreiterung der Herzdämpfung zurückgeht (Hofbauer, Knopf).

D. Störungen der Blutzusammensetzung als Folge von Atemstörungen?

Daß infolge von Atemstörungen — in erster Linie kommt hier die respiratorische Insuffizienz in Betracht — Alterationen der Blutzusammensetzung resultieren, wird durch mehrfache klinische Erfahrungen überaus wahrscheinlich gemacht. Bei Patienten, welche (infolge pathologischer Veränderungen organischer Natur oder funktioneller Umschaltung) zu habituellen Mundatmern werden, kommt es sehr häufig zur Ausbildung einer ausgesprochenen Blutarmut.

1. Chloranämie.

Der pathogenetische Zusammenhang zwischen Atemstörung und Blutarmut wird dadurch erwiesen, daß 1. bei Behebung dieser Atemstörung die Blutarmut restlos verschwindet (Hildebrand, Jacob, Mendel) und 2. im Tierexperiment Müller bei gesunden Tieren unter Dyspnöe in der Vena nutr. tibiae kernhaltige Erythrozyten auftreten sah.

Ebenso konnte Rosenthal durch seine Beobachtungen bei Rekonvaleszenten nach schweren Erkrankungen, insbesondere nach Typhus abdominalis, durch Erziehung zu Atemvertiefung ein Verschwinden der Chloranämie erzielen.

Mendel konnte bei zweien seiner Patienten nachweisen, daß nach Entfernung der adenoiden Vegetationen und „Rééducation respiratoire" sich das Blutbild im Sinne der Ausmerzung der vorhin bestandenen Chloranämie besserte. Im ersteren Falle stieg die Zahl der roten Blutkörperchen um 200 000, im zweiten um eine Million. Andere Autoren zeigten, daß die Blutformel nach der Operation sich der normalen nähert, der Gesamtbefund sowie das Körpergewicht sich bessern (zitiert nach Jacob).

Später konnte Kuhn an einem großen Material auf von Leydens Klinik nachweisen, daß bei Erschwerung des Atemholens (durch Anlegung seiner Lungensaugmaske, vgl. S. 288) infolge der Vertiefung der Atmung eine Verbesserung der Blutmischung sich mittels der üblichen Untersuchungsmethoden nachweisen lasse.

„Durch die verminderte Sauerstoffspannung wird ein Reiz auf die blutbildenden Organe des Knochenmarks ausgeübt. Es tritt nicht nur durch die Saugbehandlung eine dauernde Vermehrung der Erythrozyten und des Hämoglobins ein, sondern es steigt auch die Zahl der Leukozyten, besonders der polynukleären Leukozyten, wie dies außer Kuhn auch Zuntz, Greeff, Stolzenburg, Senator bestätigt haben.“ (Zimmermann.)

Freilich sind diese Ergebnisse nicht von allen Autoren bestätigt worden (s. Gerhardt S. 323).

Solche Erfahrungen legten mir die Annahme eines ursächlichen Zusammenhanges zweier Erscheinungen nahe, welche nebeneinander klinisch nachgewiesen wurden: Zwerchfellhochstand einerseits, Chlorose andererseits (F. v. Müller, C. v. Noorden, Wallerstein, s. S. 202). Beide Alterationen stellen vielleicht Koeffekte ein und derselben Grundursache dar: der respiratorischen Insuffizienz. In diesem Sinne sprechen ja auch die Erfahrungen von Noordens.

2. Hydrämie.

Der Wassergehalt des Organismus wird durch Atemstörungen nach zwei Richtungen hin beeinflußt. Einerseits erfolgt eine Störung des Wasserstoffwechsels infolge der durch Mundatmung ausgelösten Steigerung des Durstes (Hofbauer). Andererseits läßt sich die Wasserausscheidung beeinflussen gemäß der durch Atemübungen ausgelösten Steigerung der Diurese (Rosenthal).

VI. Bauchorgane und Stoffwechsel.

Bergmann: Relaxatio diaphragmatica. Ergebn. d. inn. Med. u. Kinderheilk. **13**.
Bittorf: Deutsches Archiv f. klin. Med. **100**.
Boas: Lehrbuch der Magenkrankh. 1911, S. 626.
Buttersack: Berliner klin. Wochenschr. 1902, S. 260.
Ebstein: Die chronische Stuhlverstopfung. Enke, Stuttgart 1904.
Ehrlich: Boas' Archiv **5**.
Eppinger: Zwerchfell. Nothnagels Handbuch. 2. Aufl. Supplement.
— Sitzungsbericht d. Gesellsch. f. inn. Med. u. Kinderheilk. Wien 1914.
Fraenkel, A.: „Asthma“ in Eulenburgs Enzyklopädie.
— D. Klinik am Eingang des 20. Jahrhunderts **4**.
Gerhardt: Zeitschr. f. klin. Med. **30**.
Graham: Archiv f. d. ges. Physiol. **25**.
Gwerder und Benzler: Albuminurie bei Pneumothorax. Deutsche med. Wochenschrift 1916, S. 1318.
Henoch: Berliner klin. Wochenschr. 1876.
Hofbauer: Semiologie d. Kurzatmigkeit. Fischer, Jena 1904.
— Mitt. a. d. Grenzgeb. d. Med. u. Chir. **24**.
— 25. Kongreß f. inn. Med. S. 138.

Hofmann: Münch. med. Wochenschr. 1905, S. 832; 1907, Nr. 3, S. 112.
Jehle: Die Albuminurie. Springer, Berlin 1915.
Müller, Fr. v.: 16. Kongreß f. inn. Med. Referat.
Neußer, v. und Wiesel: Nebennieren in Nothnagels Handbuch. 2. Aufl. Wien 1910.
Naunyn: Klinik d. Cholelithiasis. Leipzig 1892.
— Mitt. a. d. Grenzgeb. d. Med. u. Chir. **14**, 539.
Pal: Med. Klin. 1911, S. 1934; 1912, Nr. 50.
Pfanner (Klinik v. Haberer): Wiener klin. Wochenschr. 1918, 863.
Posselt: Wiener klin. Wochenschr. 1894; 1897; 1899.
Rosenfeld: Württemberg. med. Correspondenzbl. 1914.
— Zwerchfellhochstand. D. Kongreß f. inn. Med. 1914.
Schiele: Thoraxapertur. Zeitschr. f. klin. Med. **76**, 380.
Senator: Zeitschr. f. klin. Med. **7**.
Straub: Deutsches Archiv f. klin. Med. **97**.
Wenckebach: Beziehungen zwischen Atmung und Kreislauf. Volkmanns klin. Vortr., Neue Folge, S. 465—466.

Pathologische Beziehungen der Bauchorgane zur Atemtätigkeit.

a. „Intraabdomineller Druck.“

Die Wechselbeziehungen zwischen der respiratorischen Funktion und dem infradiaphragmal herrschenden Druck (s. S. 33ff.) bedingen bei Alterationen des einen der beiden Faktoren auch eine entsprechende Verschiebung auf der Seite des anderen.

1. Steigerung des Bauchdrucks

führt zu Hochstand des Zwerchfells (vgl. S. 37). Trotz Verbesserung der Zwerchfellstatik (wird doch die Zwerchfellkuppel vom Ansatzpunkte des Organs am Rippenbogen entfernt und dadurch die Bewegungsgröße bei Betätigung seiner Muskulatur gesteigert) resultiert infolge der gesteigerten Widerstände, welche der Einatmungsbewegung sich gegenüberstellen, eine Verschlechterung der Zwerchfellkinetik. Überdies wird durch die verstärkte Füllung des Bauches die untere Brustapertur erweitert und auf diesem Wege die Wirkung der inspiratorischen Kontraktion der Zwerchfellmuskulatur wesentlich geändert. Dieselbe erzielt unter solchen Umständen nicht so sehr eine Abflachung der Zwerchfellskuppel als vielmehr eine Zugwirkung auf die Rippen, welche infolge derselben inspiratorisch eingezogen werden (D. Gerhardt, Wenckebach).

All diese Wirkungen treten mehr oder minder gleich in Erscheinung, ob nun die Drucksteigerung ausgelöst wird durch

α) **Vermehrung des Bauchinhaltes** infolge von Tumorbildung, Aszites resp. Meteorismus oder aber durch eine

β) **Vermehrung des Bauchmuskeltonus,** wie sie insbesondere bei entzündlicher Reizung der Bauchorgane in Form der „Défense musculaire“ auftritt. Freilich wird hier die Atemstörung durch die Wirkung der sensiblen Nervenreizung verändert (s. weiter S. 218).

Ebenso wie die Inspiration durch die Behinderung der Zwerchfelltätigkeit, wird die Exspiration durch die der Bauchmuskeltätigkeit beeinträchtigt. Bei graphischer Aufnahme der Atemstörung zeigt sich dies in Form einer Erschwerung der Exspiration (Hofbauer).

Vielleicht stellt eine Komponente zur Erzielung dieses Effektes die konsekutive Lungenveränderung dar. Der Zwerchfellhochstand gestattet nämlich den Lungen, sich auf ein kleineres Volumen zusammenzuziehen, und veranlaßt auf diesem Wege eine Verringerung der in den Lungen vorhandenen Exspirationskraft: der Lungenspannung.

Betreffs der durch den Zwerchfellhochstand ausgelösten Ausspannung des Foramen quadrilaterum und der konsekutiven Veränderungen für den Rücklauf des Blutes in der aufsteigenden Hohlvene s. S. 204.

2. Herabsetzung des Bauchdruckes.

Gemäß den im allgemeinen Teile gegebenen Grundlagen kann es nicht wundernehmen, wenn die gleichen respiratorischen Folgen ausgelöst werden durch diametral entgegengesetzte Veränderungen des auf die Unterfläche des Zwerchfells lastenden Druckes: Erhöhung bzw. Erniedrigung. Zu letzterer kommt es infolge jeder

α) **Verringerung des Bauchinhaltes,** wie z. B. bei großen Eingeweidebrüchen. Daß unter denselben die Zwerchfellhernie (infolge der Raumbeengung im Brustkorb einerseits, allfälliger sensibler Reizerscheinungen andererseits) außer den erwähnten noch spezielle respiratorische Verschiebungen auslösen kann, wird durch die im allgemeinen Teil gegebenen Erörterungen (vgl. S. 33f. und S. 48ff.) nahezu selbstverständlich.

β) **Verringerung des Bauchmuskeltonus.** Eine solche stellt sich bei jeder Erschlaffung der vorher — aus was immer für einer Ursache — überdehnten Bauchdecken vorübergehend ein; dauernd findet sie sich bei der Enteroptose.

Daß hierbei nicht nur die statische Veränderung des Zwerchfells, sondern vor allem die respiratorische Insuffizienz der Bauchwandmuskulatur eine ebenso ausschlaggebende Rolle spielt, betont auch Schiele:

„Die Kräftigung der Bauchmuskulatur durch Massage oder Übung ist erfolglos, solange sie nicht besser ausgespannt wird . . . darum nicht nur Bauchmassage, sondern Atemgymnastik . . . darum ist auch für den Enteroptotiker die Atemgymnastik kausale Therapie“.

b. Nervöse Einflüsse.

Zu den erwähnten, rein mechanisch wirkenden Faktoren gesellen sich in vielen Fällen von Erkrankungen der Bauchorgane nervöse Einflüsse, die zu Atemstörungen führen. Dieselben sind eine Folge zweier verschiedener Teilursachen.

1. Reizung sensibler Nerven.

Bei schmerzhaften Erkrankungen der Unterleibsorgane wird die Atmung oberflächlich und beschleunigt und dabei vorwiegend, unter Umständen sogar lediglich kostal (um die Schmerzen nach Möglichkeit zu umgehen). Auf diese Weise entstehen die bei Peritonitis, subphrenischem Abszeß, Tuberkulose des Peritoneums, sowie bei Paranephritis auftretenden Störungen der Zwerchfellbewegungen (s. S. 92). Überdies zeigen sich Unregelmäßigkeiten bezüglich der Tiefe der einzelnen Atemzüge.

2. Splanchnikusreizung.

Die Erfahrungen im Tierexperimente lassen aber auch denken an die Wirkungen einer Splanchnikusreizung als Ursache einer Atemstörung.

„Präpariert man beim Kaninchen ... ohne Eröffnung des Thorax, unter dem Diaphragma ein möglichst langes Stück des Nervus splanchnicus frei ... schneidet es durch und legt den zentralen Stumpf auf die Bleche der stromzuführenden Vorrichtung, so steht die Atmung jedesmal im Zustande der Exspiration still ... Das Diaphragma geht in äußerste Exspirationsstellung, also Erschlaffung über, die Bauchmuskeln als Exspiratoren geraten in kräftigste Kontraktion.“ (Graham.)

c. Störungen des Chemismus.

Eine dritte Art der Beziehungen zwischen Atemstörungen und Bauchorganen ist gegeben durch Störungen des Stoffwechsels.

Veränderungen desselben entstehen (s. S. 113f.) auf verschiedene Weise.

1. Autointoxikation.

Eine solche kommt zustande entweder durch mangelhafte Ausscheidung bzw. gesteigerte Bildung normaler Stoffwechselprodukte oder durch pathologische Zersetzungsprodukte (insbesondere beim Eiweißabbau).

2. Intoxikation.

Einführung von körperfremden Giften (verdorbene Nahrung usw.) führt entweder durch Einwirkung auf den nervösen Atemapparat oder auf das Blut zu Atemstörungen.

Nur selten ist eine der drei genannten Ursachen (a, b, c) allein für die Ausbildung der am Krankenbett zu beobachtenden Respirationsanomalie verantwortlich zu machen. Gewöhnlich sind mehrere derselben ursächlich im Spiele und veranlassen, gegenseitig einander unterstützend, die Entstehung schwerer Atemstörungen bei pathologischen Prozessen in den Abdominalorganen. Daß hierbei hauptsächlich die Störungen des Chemismus und des Bauchdruckes eine Rolle spielen, erweist schon der Umstand, daß die eingreifendsten und augenfälligsten Veränderungen der Atmung nicht bei groben anatomischen Veränderungen der Bauchorgane, sondern bei Digestionsstörungen, und zwar in Form der „großen Atmung“ resp. des Asthma dyspepticum (s. S. 88) eintreten.

A. Pathologische Veränderungen der Bauchorgane als Folge von Atemstörungen.

1. Motorische Insuffizienz des Magendarmkanales.

Die Vorwärtsbewegung des Magendarminhaltes wird keineswegs allein durch die Muskulatur des Darmes besorgt. Vielmehr spielen hierbei die beträchtlichen Druckschwankungen, welche im Bauchraume infolge der Betätigung der muskulären Anteile der abdominalen Hüllen (Zwerchfell und vordere Bauchwand) zustande kommen, eine ganz wesentliche Rolle (s. Abb. 108, 109, Röntgenabbildungen des Magens vor

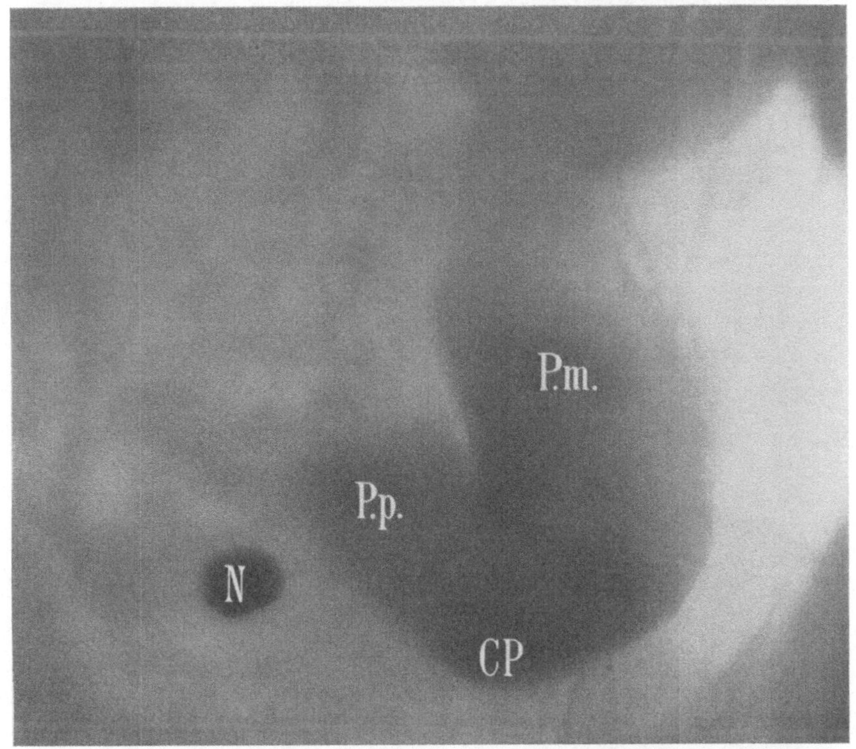

Abb. 108. Magen nach Wismutfüllung. Normale Bauchdeckenspannung. N = Nebel, P.p. = Pars pylorica, CP = caudaler Pol, P.m. = Pars media. (Nach Schwarz.)

und nach Bauchmuskelbetätigung). Demzufolge rufen alle Bewegungsstörungen dieser respiratorischen Muskelgruppen auch Veränderungen in der Kinetik des Magendarminhaltes hervor. Dazu kommen noch Veränderungen in der Stellung der abdominalen Organe, weil die Statik der Bauchwände und ihr Tonus durch jede Beeinträchtigung der Muskelfunktion verändert wird. Dadurch, daß sich die Baucheingeweide von ihren Anheftungsstellen entfernen, werden die zu überwindenden Widerstände für die Vorwärtsbewegung der Ingesta („Hubhöhe“ des Magens usw.) und damit die motorische Insuffizienz weiterhin gesteigert. Klassische hierhergehörige Beispiele eines solchen Konnexes bilden die schon durch die Entfernung der Wände von ihren Anhef-

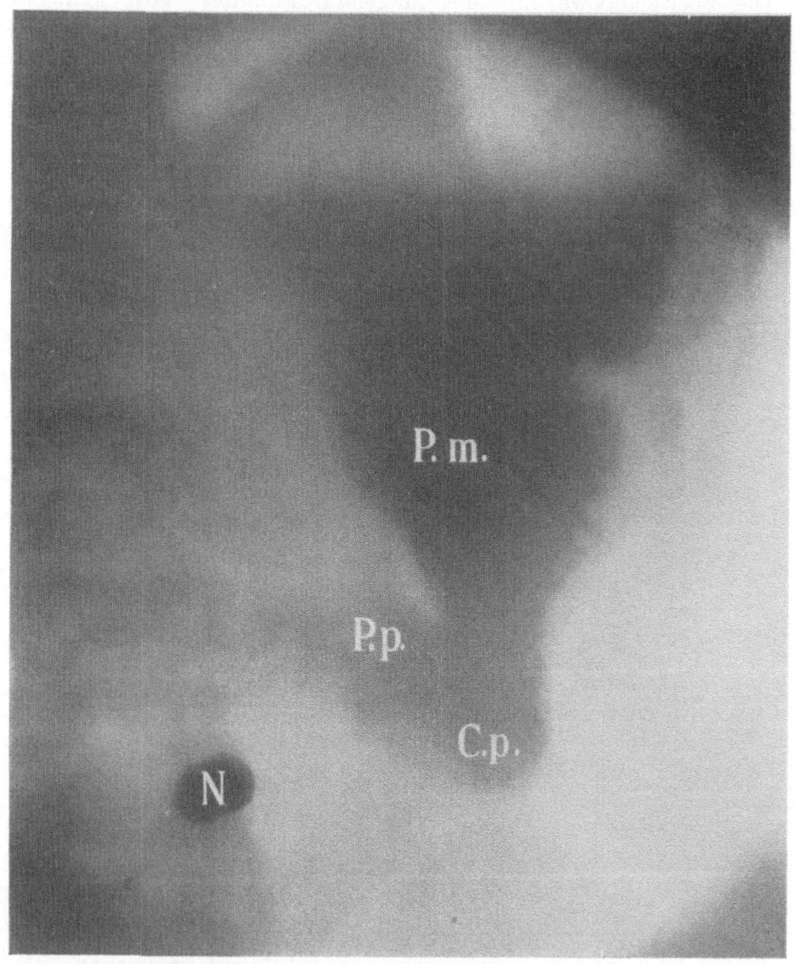

Abb. 109. Derselbe Magen wie in Abb. 108 beim Baucheinziehen (nach Schwarz).

tungsstellen ausgelöste Bewegungsinsuffizienz des Magendarmkanales bei der Enteroptose (Wenckebach, s. weiter unten) sowie das so häufig zu beobachtende Nebeneinander von Koprostase und Emphysem.

2. Enteroptose.

Der funktionelle Ausfall der respiratorischen Wirksamkeit der Bauchdeckenmuskulatur tritt bei dieser Erkrankung so recht deutlich in Erscheinung. Gemäß der mangelhaften Betätigung der exspiratorischen Hilfsmuskulatur (s. S. 8) kommt es zu insuffizientem Tonus derselben und infolge der verringerten Widerstandsfähigkeit gegenüber dem Druck der Baucheingeweide zu vermehrter Vorwölbung der vorderen Bauchwand.

„Der an dieser Krankheit Leidende ist dem Pferde mit aufgeschnittenem Bauche vergleichbar.“ (Wenckebach.)

Die Imitation der Bauchmuskeltätigkeit durch einen von außen auf die vordere Bauchwand ausgeübten Druck erzielt sofort eine Verbesserung der Zwerchfelltätigkeit und Lage der Bauchorgane.

„Stellt man den Kranken vor die Röntgenröhre ... legt nun die Hand auf den Unterbauch des Kranken und übt einen starken Druck nach innen aus, so hört man sofort eine starke nasale Exspiration des Kranken, und das Zwerchfellniveau steigt bedeutend. Läßt man nun tief atmen, so sieht man das Zwerchfell bei der Inspiration wieder normal hinunterrücken, und die untere Thoraxapertur wird wieder gehoben und erweitert ... Dabei ist naturgemäß die Respiration eine viel ausgiebigere geworden, und wir begreifen nun leicht, daß die Kranken selbst den außerordentlich günstigen Einfluß des Handgriffes sofort spüren: Sie haben den festen Punkt, das Fulcrum für den respiratorischen Akt wiedergewonnen und atmen erleichtert auf. Sie sind dem Duchenneschen Pferde mit reponierten Eingeweiden und zugenähter Bauchwand vergleichbar.“ (Wenckebach.)

3. Leberkrankheiten.

α) **Venöse Stase.** Die Darlegungen Wenckebachs über die Wirkung des Zwerchfells als eines die Blutauspressung aus der Leber befördernden Faktors machen es ganz unnötig, langatmige Erörterungen über die Störungen in der Entleerung des Leberblutes einzuschalten, welche bei Beeinträchtigung der respiratorischen Zwerchfellaktion eintreten müssen. Nun gelten aber die von diesem Autor gegebenen Darstellungen über die Wirksamkeit der das Organ umschließenden Zwerchfellkuppel, welche bei Kontraktion der Muskulatur des Diaphragmas das Organ ausdrückt, „wie die Hand den Schwamm“ (Wenckebach), nicht bloß für dessen Gehalt an Blut und Lymphe, sondern ebensosehr für die Weiterbewegung der Galle. Aus diesem Grunde machen sich Störungen der respiratorischen Zwerchfelltätigkeit ebensosehr geltend im Sinne einer Störung in der Gallenbewegung.

β) **Gallenstauung.** Unter Berücksichtigung der Versuche Heidenhains hatte man für die Galle einen Sekretionsdruck von 200 mm Höhe angenommen. Dieser Wert wurde von genanntem Autor dadurch ermittelt, daß er feststellte, bis zu welcher Höhe die Galle in einem, in den Ausführungsgang eingebundenen Röhrchen getrieben werde. Danach würde also der Sekretionsdruck eine recht bedeutende Triebkraft darstellen, welche die normale Gallenbewegung vollkommen zu erklären imstande wäre. Nun konnte aber in späteren Untersuchungen Bürker nachweisen, daß unter normalen Verhältnissen diese Druckhöhe in den Gallenwegen niemals erreicht wird. Es entspricht vielmehr die Höhe des Sekretionsdruckes der Galle kaum dem von $^1/_{50}$ Atmosphäre. Daher kann die Druckhöhe kaum für die Vorwärtsbewegung der Galle in Betracht kommen, denn die Differenz zwischen dem Blutdruck und dem Gallendruck beträgt 0 oder sogar negative Werte. Daraus erhellt sofort die Unhaltbarkeit der Annahme, daß der Sekretionsdruck der Galle ihre treibende Kraft darstellt.

Die Vorwärtsbewegung der Galle bildet vielmehr nahezu lediglich eine Funktion der Zwerchfellmuskulatur (Hofbauer).

Besonderen Wert gewinnt diese Atemwirkung durch ihre Bedeutung für die Pathogenese der Gallenstauung als solcher und als notwendigen Vorläufers der Gallensteinkrankheit.

γ) **Cholelithiasis.**

Die einzige sichergestellte allgemeine Ursache für die Entstehung der Gallensteine bildet die Stauung der Galle (Naunyn). Wie bei jeder Stauung eines Flüssigkeitsstromes muß auch hier die Ursache im Mißverhältnis zwischen treibender Kraft und Widerstand gesucht werden. Bei der Niedrigkeit des Sekretionsdruckes gewinnt natürlich die Schwächung oder Ausschaltung des treibenden Motors, den die Zwerchfellmuskulatur darstellt, um so höhere Bedeutung. Es kommt dadurch zunächst zur Gallenstauung und in weiterer Folge zur Gallensteinbildung. Für die Richtigkeit dieser Annahme sprechen drei längst bekannte Tatsachen. Beim Vierfüßler fallen infolge der Horizontallagerung der Körperachse die Eingeweide auf den nach abwärts gerichteten Teil des Zwerchfells; infolge dieser Belastung wird die Zwerchfellstatik eine weitaus günstigere als bei aufrechter Körperhaltung. Dementsprechend wird hier die Kraft der Zwerchfellmuskulatur viel stärkere Bewegungseffekte auslösen als beim Menschen, daher gehört die Entwicklung von Gallensteinen zu den Seltenheiten.

Von dem gleichen Gesichtspunkt aus wird auch verständlich, warum die Statistik ein Emporschnellen dieses Leidens bei alten Leuten zeigt. Hier ist die Kuppelbildung des Zwerchfells noch weiter beeinträchtigt durch die so häufige Emphysementwicklung. Dementsprechend ist die Muskulatur des Diaphragmas noch viel stärker funktionell beeinträchtigt als in der Norm.

Daß Frauen im allgemeinen und insbesondere nach Geburten zur Gallensteinkrankheit neigen, erklärt sich durch die bei Frauen ohnehin schon so häufige und durch Geburten noch gesteigerte Eingeweidesenkung mit deren oben geschilderten Folgen.

4. Erkrankungen der Milz (venöse Stase).

Als Folge einer mangelhaften Zwerchfelltätigkeit kommt es zu einer Blutstauung in der Milz (Buttersack). Diese Tatsache ergibt sich aus den im Vorausgehenden erörterten Wirkungen des Diaphragmas auf alle in seinem Kuppelraum gelegenen Gebilde. Die Blutauspressung muß daher bei Insuffizienz der diaphragmalen Atemleistung ungenügend werden, da das Zwerchfell die Milz ebenso umfaßt wie die Leber.

5. Erkrankungen der Niere.

α) **Funktionelle Insuffizienz.** Den Beweis für den Einfluß der Atembewegung auf die Größe der Harnausscheidung erbrachte G. Rosenthal dadurch, daß es ihm bei Rekonvaleszenten nach Abdominaltyphus gelang, ohne jede sonstige Regimeänderung einfach durch Einschaltung von Atemübungen die Harnausscheidung von 1 auf 4 Liter, bzw. von 2 auf $3^1/_2$ Liter pro Tag zu steigern.

β) **Albuminurie.** Lange bekannt ist das Auftreten von Eiweiß im Harn bei ungenügender Sauerstoffversorgung.

Wie Eppinger in jüngster Zeit zeigte, können Schädigungen der Niere („orthostatische Albuminurie") durch Verschiebungen der abdominalen Atemtechnik hervorgerufen werden. Diese Feststellungen werden pathogenetisch verständlich, wenn man den Einfluß der Zwerchfellstatik und -kinetik auf den venösen Blutstrom der unteren Körperhälfte berücksichtigt.

Die Abklemmung der aufsteigenden Hohlvene im viereckigen Zwerchfellschlitz durch Tiefstellung des Zwerchfells ist auch die Ursache für die „Albuminurie beim künstlichen Pneumothorax" (Gwerder und Benzler).

γ) **Glykosurie** als Folge von Alterationen der Atembewegung wurde vor längerer Zeit schon festgestellt.

B. Veränderungen der Bauchorgane als Ursache von Atemstörungen.

1. Tumoren.

Die Bauchtumoren wirken hauptsächlich mechanisch in dem oben (s. S. 216) angeführten Sinne, und zwar um so mehr, je näher dem Zwerchfell sie gelegen sind.

2. Gastroenteritis, Meteorismus, Eingeweidewürmer.

Die vermehrte Gasfüllung des Magendarmkanals bewirkt schon aus mechanischen Gründen Atemstörungen, ganz besonders infolge des durch Aufblähung des Magens bzw. der Kolonschlinge zustandegekommenen linksseitigen Zwerchfellhochstandes. Er veranlaßt schon beim Herzgesunden Atemnot und Präkordialangst (Boas, F. A. Hoffmann, Rosenfeld), beim Herzkranken Anfälle von Dyspnöe (Pal).

Durch Reizung der abdominalen Vagusfasern, sowie durch chemische Abbauprodukte (vgl. S. 88, 115) lösen diese Verdauungsstörungen sowie auch Eingeweidewürmer asthmatische Zustände aus (Asthma dyspepticum, Asthma verminosum), welche nach Behebung der auslösenden Veranlassung oft spurlos verschwinden.

3. Leberkrankheiten.

Dieselben wirken durch Kombination aller drei S. 217 angeführten Ursachen. Einesteils bewirkt die Vergrößerung des Organs mechanisch schon Veränderungen der Zwerchfellstatik und -kinetik, andernteils ruft die Zerrung des Bauchfellüberzuges Schmerzen bei der Atembewegung hervor. Ganz besonders stark aber treten oft die Folgen der autotoxischen Komponente in Erscheinung.

Icterus gravis führt präterminal öfter zu „großer Atmung" mit hörbarer, manchmal stöhnender Exspiration. Bei graphischer Aufnahme zeigen sich mitunter ausgesprochene Größenänderungen der einzelnen Atemzüge, welche an wogende Atmung gemahnen (vgl. Abb. 110). Außer diesen (sowie den übrigen auch bei anderen Arten von Autointoxikation vorkommenden) Alterationen der Atembewegung

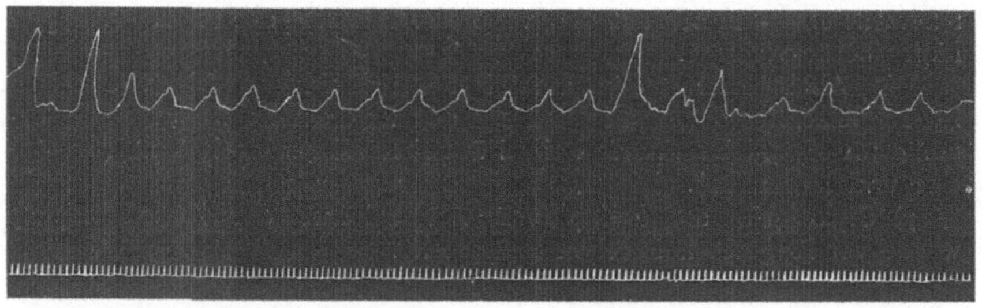

Abb. 110. Atemkurve bei schwerer Gelbsucht. ↑↑ = Einatmung.

(aktive Exspiration, Größendifferenzen der einzelnen Atemzüge) zeigen sich hier nicht gar zu selten noch ganz besondere Störungen von seiten der „Atempause". In einzelnen der Fälle bleibt der Rhythmus trotz Ausfall mehrerer Atemzüge erhalten, in anderen (vgl. Abb. 48) ließ sich in solchen Fällen „Türmung mehrerer Inspirationsimpulse mit kompensatorischer Atempause" (s. S. 80ff.) pneumographisch feststellen. Diese allgemein-pathologisch überaus wertvollen Störungen im Atemrhythmus scheinen charakteristisch zu sein für den schweren aus den verschiedensten Ursachen entstandenen Ikterus.

4. Erkrankungen des Bauchfelles.

Peritonitis, Tuberkulose des Bauchfelles, subphrenischer Abszeß sowie Paranephritis führen zu Herabsetzung des Zwerchfelles bzw. der benachbarten Diaphragmahälfte (vgl. S. 92 und 218).

5. Laparotomie.

Die postoperativen Lungenkomplikationen (basale Bronchitis, lobuläre Pneumonie der Unterlappen), werden häufig als Folge der Inhalationsnarkose betrachtet. Schon der Umstand, daß dieselben bei der Laparotomie in Lokalanästhesie bzw. in Kombination mit Narkose (Ätherrausch) nach den Publikationen Gottsteins und Henles keineswegs ausbleiben, erweist, daß diese Annahme unberechtigt ist (Pfanner). Vielmehr sind dieselben als Folgen der durch die Operation ausgelösten, mehr oder minder vollständigen funktionellen Ausschaltung der Bauchwandmuskulatur, dieser nahezu einzigen Kraftquelle für Exspiration und Husten (vgl. S. 72) aufzufassen.

6. Nephritis.

Die Respirationsstörungen bei Nephritis, welche auf Erkrankungen der Harnorgane allein zu beziehen, also von nachweisbaren Veränderungen der Atemorgane oder des Herzens unabhängig sind, tragen die beiden Kennzeichen der toxischen Atemstörungen:

1. Aktive Exspiration, 2. Periodische Störungen in der Größenausbildung der einzelnen Atembewegung (wogende Atmung bzw. Cheyne-Stokessche Atmung).

Trotz dieser gemeinschaftlichen Grundzüge lassen sich die Atemstörungen in zwei Gruppen vorteilhaft teilen. Die erste derselben ist durch Verflachung der Atembewegung charakterisiert. Aber selbst in diesen Fällen macht sich pneumographisch die aktive Exspiration deutlich bemerkbar, entweder in Form einer Abknickung des exspiratorischen Kurvenschenkels im Beginne der Ausatmungsphase, oder aber durch eine, am Ende derselben auftretende, plötzliche Richtungsänderung.

Noch viel deutlicher gibt sich aktive Exspiration bei der zweiten Gruppe von Fällen zu erkennen. Dieselbe wird durch Vertiefung und abnorm raschen Verlauf der Atembewegung gekennzeichnet und kommt immer in der Atemkurve klar zum Ausdruck. Mitunter ist nur das aktive steile Exspirationsende deutlich ausgebildet; oft schließt sich an den, ohnehin steiler als normal verlaufenden, exspiratorischen Schenkel der Kurve ein fast vertikal aufsteigendes Endstück an, welches nicht selten überaus mächtig ist. Einzelne der Fälle weisen eine so starke Entwicklung der aktiven Ausatmung auf, daß der Brustkasten noch über die Ruhestellung hinaus verkleinert wird und gewissermaßen nach Aufhören der muskulären Kräfte in die Ursprungsstellung zurückschnellt („Überexspiration".)

Ganz besonders ausgeprägt aber ist die Wirksamkeit der muskulären Ausatmungskräfte bei der großen Atmung des Urämikers (s. Abb. S. 71). Im ersten Stadium der Urämie zeigt bei voller Entwicklung der großen Atmung die pneumographische Kurve die Zeichen mächtiger Entwicklung und raschen Verlaufes der Ein- und Ausatmung: steil absinkenden, vergrößerten inspiratorischen und jäh aufsteigenden exspiratorischen Kurvenschenkel. Im krassen Gegensatz zu dem bedeutenden Ordinatenwerte ist entsprechend dem raschen Wechsel von Ein- und Ausatmung der Abszissenwert dieser Atemelevation überaus klein zu nennen. Infolgedessen kommt es zu lange dauernden Atempausen. Während derselben macht sich manchmal die Tendenz zu aktiver Exspiration geltend in Form von „Extraexspirationen" (s. Abb. S. 71). Nur wenn es im Verlaufe des Anfalls zu Lungenödem kommt oder schon von vornherein Bronchitis bzw. Stauungserscheinungen in den Brustorganen vorhanden sind, können Ein- und Ausatmung nicht in dem geschilderten raschen Tempo ablaufen. Niemals aber fehlt die charakteristische Atemveränderung der Urämie: die auxiliäre, durch Muskelkraft veranlaßte Exspiration.

Außer diesen mit dem urämischen Zustand in unmittelbarem Zusammenhang stehenden Formen findet sich noch in manchen Fällen „die paroxysmale kardiale Hochspannungsdyspnöe und die paroxysmale zerebrale Hochspannungsdyspnöe". Sie sind beide Produkte erhöhten Blutdruckes. (Pal.)

7. Erkrankung der Nebennieren (M. Addisonii).

Die im allgemeinen Teil gegebenen Grundlagen lassen von vornherein erwarten, daß beim Ausfall der Nebennierentätigkeit das Bild der respiratorischen Beeinflussung schwanken muß, je nach dem Grade der Beeinträchtigung, welche die beiden von der Betätigung der Nebenniere so wesentlich beeinflußten Organfunktionen: Blutdruck und innere Atmung (vgl. S. 27), erfahren. In der Tat kommt es beim M. Addisonii zu ganz verschiedenen klinischen Bildern. Manchmal tritt anfallsweise Beschleunigung der Atmung während länger dauernder Beobachtungsperioden auf, sowie rhythmisches Größer- und Kleinerwerden der Atmung („wogende" Atmung mit Steigerung bis zur periodischen Atmung) (eigene Beobachtung, Abb. 111).

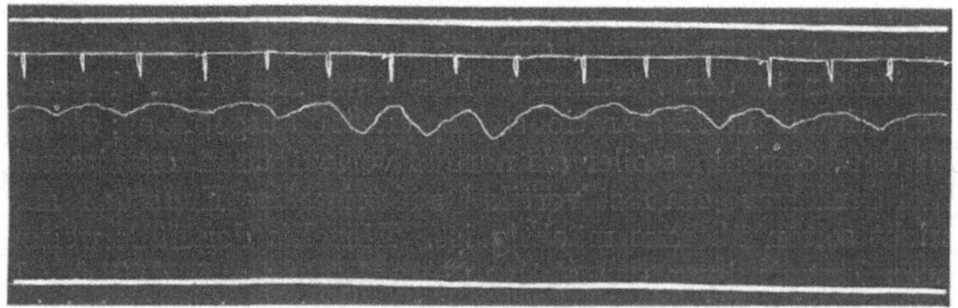

Abb. 111. Atemkurve bei M. Addison. ↑ = Einatmung.

„Akuter M. Addisonii nach Thrombose beider Nebennierenvenen" zeigte in einer Beobachtung Straubs aus der Klinik von Romberg: „Beschleunigung der Atmung mit heftiger subjektiver Atemnot. Gleichzeitig fiel auf, daß das Atemgeräusch über der ganzen enorm geblähten Lunge immer leiser wurde ... nur wenig verminderter Blutdruck" war dabei konstatiert.

Bittorf hingegen fand bei „Nebennierenvenenverschluß und M. Addisonii": „die Atmung, die anfangs 24 betrug, wird plötzlich ganz selten und tief, etwa alle $^1/_4$ Minute erfolgt ein langer tiefer Atemzug, der Puls ist beschleunigt, fadenförmig." Diese letztgenannte Veränderung der Atmung entspricht ganz dem von mir gefundenen Resultate des Tierversuches, bei welchem der Einfluß akuter Blutdrucksenkung auf den Verlauf der Atembewegung festgestellt wurde (s. S. 195f., Abb. 98). Die ersterwähnte Erfahrung Straubs hingegen läßt sich dem Verständnisse näher bringen durch die (s. S. 27) im allgemeinen Teil gegebenen Ausführungen über die Beziehungen des Nebennierensekretes zum respiratorischen Gaswechsel.

8. Erkrankung der Harnblase (Cystitis diphtheritica).

H. Senator beobachtete bei zwei Fällen von Blasenkatarrh folgende Veränderung der Atmung:

„Im ersten Falle am Tage ante mortem Somnolenz und auffallend tiefe und frequente Respiration (24). Der zweite Patient wurde 2 Tage ante mortem nachts sehr unruhig, stöhnte viel und schrie. Des Morgens zeigt er eine etwas frequente, aber regelmäßige, sehr tiefe Atmung mit lauter, stöhnender Exspiration (18—20 in der Minute)."

9. Diabetes mellitus.

Bei der Zuckerkrankheit lassen sich ganz spezifische Atemstörungen nachweisen: Flachheit und langsamer Verlauf der Atembewegung mit Fehlen der Respirationspausen, auch wenn noch keine gröberen Störungen statthaben. Wesentlich anders hingegen sieht die Atemkurve im Coma diabeticum aus. Es tritt „große Atmung" auf, charakterisiert durch lange dauernde Atempausen einerseits und tiefe geräuschvolle Atemzüge andererseits. Charakteristisch ist die Verlängerung der Inspirationsdauer sowie die Verkürzung des exspiratorischen Anteiles der Atembewegung (s. Abb. 57). Diese Veränderung

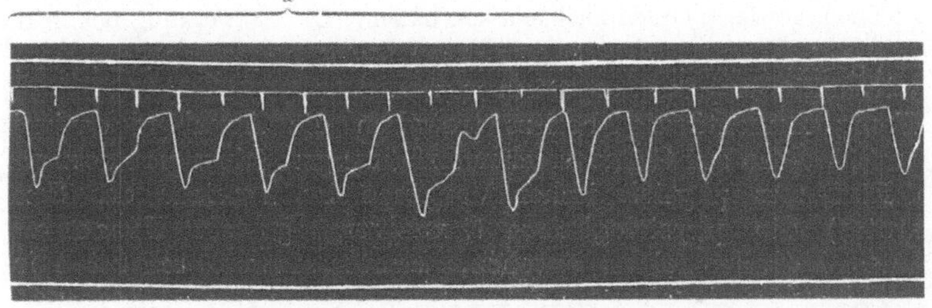

Abb. 112. Atemkurve eines „stöhnende Exspiration" attackenweise (a) aufweisenden Diabetikers. ↑ = Inspiration, ↓ = Exspiration.

fällt übrigens, wenn sie ausgeprägt ist, auch schon bei Betrachtung mit freiem Auge auf.

„Besonders auffallend sind tiefe langgezogene Inspirationen ohne jeden Stridor mit folgender kurzer Exspiration. Die Zahl der Atemzüge ist normal oder mäßig beschleunigt." (v. Noorden.)

Beim Diabetiker ist die wogende Atmung besonders oft und stark ausgesprochen (s. Abb. S. 87), eine Erscheinung, die namentlich dort sich findet, wo es sich um schwere Stoffwechselveränderungen handelt. Bei Azidose wird diese Veränderung der Atmung besonders deutlich; sobald aber die schweren Autointoxikationserscheinungen zurückgehen, wird die Atembewegung wieder gleichmäßig. Auch die aktive Exspiration tritt oft bloß zeitweise auf und macht sich meist durch stöhnende Ausatmung bemerkbar (s. Abb. 112). Treten außerdem noch nephritische Prozesse hinzu, so kommt es zu einer Verstärkung der eben beschriebenen toxischen Atemstörungen mit vorwiegend aktiver Exspiration.

10. Erkrankungen der Sexualorgane.

α) **Tumoren** ebenso wie die **Gravidität** veranlassen mechanisch Atemstörungen: durch Steigerung des intraabdominellen Druckes infolge

Vermehrung des Bauchinhaltes (s. oben S. 216) bzw. nach der raschen Entleerung der Bauchhöhle durch Herabsetzung des Bauchmuskeltonus (s. oben S. 217). Außerdem rufen Erkrankungen der Sexualorgane Atemstörungen hervor in Form asthmatischer Anfälle.

(β) **„Asthma sexuale"**. Die Beziehungen zwischen Asthma und Erkrankungen der Genitalorgane sind mannigfaltiger Natur.

Allgemein bekannt ist, daß an Asthma leidende Frauen häufig zur Zeit der Menstruation verstärkte Attacken haben, sowie die relativ häufig wiederkehrende Angabe, daß die Krankheit während einer Schwangerschaft begonnen habe. Überaus heftige Anfälle sah A. Fränkel bei einer Asthmatica unmittelbar nach der Entbindung auftreten. In Fällen eigener Beobachtung konnte ich neben den erwähnten Zusammenhängen zwischen Asthma und Sexualorganen manchmal einen noch viel konziseren nachweisen in der Form, daß z. B. der Coitus den Anfall auslöst.

Ein Patient meiner Beobachtung gibt bestimmt an, er leide erst seit seiner Verheiratung an solchen Anfällen, die seit der Benutzung getrennter Schlafzimmer bis zu einem gewissen Grade nachgelassen haben. Die Erkrankung bot in diesem Falle alle typischen Symptome des echten bronchialen Asthmas. Trotzdem kann der angegebene Konnex wohl ohne Schwierigkeiten als Folge der Erregung des vegetativen Nervensystems angesehen werden.

Wenig Berechtigung besitzt trotzdem die Annahme derjenigen Autoren, welche auf Grund solcher Erfahrungen (eines provozierenden Einflusses physiologischer Vorgänge im Bereiche des Sexualapparates) die physiologischen Sexualvorgänge als Ursache des Asthmas im allgemeinen ansehen. Erwähnenswert scheint mir in dieser Richtung die eigene Beobachtung eines jungen Mädchens, bei welchem vor Eintritt in meine Beobachtung behufs Bekämpfung des Asthmas, welches lediglich prä- und intramenstruell sich bemerkbar machte, mittels Röntgenbestrahlungen des Genitales künstliche Menopause erzeugt wurde. Sie gab dezidiert an, seither an wesentlich schwererer und nahezu kontinuierlicher Atemnot zu leiden („Status asthmaticus").

Hiervon zu trennen sind die Fälle von anfallsweise auftretender Kurzatmigkeit bei Genitalleiden, deren bronchialasthmatischer Charakter zumindest zweifelhaft ist. Als Beispiel finde die folgende Erfahrung kurze Erwähnung:

Ein solcher Fall zeigte kurz ante mortem tiefe, keuchende, beschleunigte Atmung mit allen Zeichen der Mitbeteiligung auxiliärer exspiratorischer Muskelkräfte (s. Abb. 58). Diese letzterwähnten Zeichen aktiver Exspiration legen die Vermutung nahe, an eine Autointoxikation als Ursache der beobachteten eigentümlichen Kurzatmigkeit zu denken. Da die Sektion ein Karzinom der Prostata ohne Metastasen im Atemapparat ergab, liegt es wohl nahe, als Ursache der Atemstörung das Karzinom verantwortlich zu machen (vgl. S. 87, 115), nicht aber den zufälligen Sitz desselben im Bereich der Sexualorgane.

Der Umstand, daß solche Attacken von Kurzatmigkeit oft mit deutlich ausgebildeter Lungenblähung einhergehen, kann gewiß nicht zugunsten der Auffassung verwendet werden, als seien die Kurzatmigkeitsanfälle bronchialasthmatischer Natur. Kommt es doch bei jedweder Atemvertiefung infolge der Betonung der inspiratorischen Leistung zu konsekutiver Ausbildung einer solchen Lungenblähung.

VII. Nervensystem.

Babini: Forme fruste del morbo di Flajani-Basedow. Gaz. degli ospedali 1905, Nr. 64.
Czerny, A.: Chorea. Mon. f. Kinderh. **16**, Original Nr, 1.
Curschmann: Münch. med. Wochenschr. 1903, Nr. 7.
Dukeworth: Edinb. med. Journ. 1898 February.
Egger: Soc. de Biol. Paris 1899, 25. Juni.
Eppinger und Heß: Tabes. Wiener klin. Wochenschr. 1909.
Gerhardt, C.: Phrenicuslähmung. Berliner klin. Wochenschr. 1890, S. 545.
Grützner: Physiol. d. Stimme u. Sprache. Leipzig 1879.
Gutzmann: Physiol. d. Stimme u. Sprache. Braunschweig 1909.
— Sprachheilkunde. 2. Aufl. Berlin 1912.
Guy: Tabagisme. Thèse de Paris 1909.
Hauer: Choreal-Atmung. Prag. med. Wochenschr. 1889, Nr. 30.
Herz: Die sexuelle psychogene Herzneurose (Phrenokardie). Wien, Braumüller 1909.
Hoelscher: Behinderung der Nasenatmung. Der Militärarzt 1907, S. 40.
Hofbauer: Semiol. d. Kurzatmigkeit. Fischer, Jena 1903.
— Basedow. Mitt. a. d. Grenzgeb. d. Med. u. Chir. **11**, 1903.
— Zur Asthmafrage. Münch. med. Wochenschr. Feldärztl. Beil. 1917, S. 466.
Jamin: in Groedels Grundriß der Röntgendiagnostik. München 1909.
Langendorff: Arch. f. (An. u.) Physiol 1880, 1881, 1883, 1888, 1891, 1893.
Loeb: Münch. med. Wochenschr. 1904, Nr. 41.
Macewen und Rudloff: Infekt. eitr. Erkrankung d. Rückenmarkes. Bergmann, Wiesbaden 1898.
Mackenzie: Krankheitszeichen . . . Übers. v. Müller. Würzburg 1911.
Major: Buccal breathing. New York medic. Record 1884, 22. November.
Mannaberg: Basedow. Wiener klin. Wochenschr. 1913.
Martius: Pathogenese inn. Krankheiten **3**, 299.
Minor: M. Basedow, Atemstörung. Ztschr. f. d. ges. Neur. u. Psych. **12**, 552.
Oppenheim: Berliner klin. Wochenschr. 1890, S. 545.
Päßler: M. Basedow. Mitt. a. d. Grenzgeb. d. Med. u. Chir. **14**, 332.
Pal: Münch. med. Wochenschr. 1903, Nr. 49.
Pick, Fr.: Verh. d. D. Kongr. f. inn. Med. 1910, S. 559.
Reckzeh: Berliner klin. Wochenschr. 1901, Nr. 17.
Weber: Archiv f. Anat. u. Physiol. 1914, S. 61.

A. Atemstörungen als Folge von Nervenkrankheiten.

Gemäß neueren Untersuchungen ist die Annahme eines lokal begrenzten Atemzentrums im verlängerten Marke durch die eines physiologischen, die Kerne der Nn. facialis, vagus, phrenicus und der Interkostalnerven umfassenden zu ersetzen (Langendorff).

Das Nervensystem übt nach mehreren Richtungen einen Einfluß auf den Ablauf der Atembewegung aus. Erstlich wird die Blasebalgbewegung der Brustkastenwände, soweit sie die Einatmung betrifft, immer durch Muskeltätigkeit besorgt und ebenso die Ausatmungsvertiefung (Husten usw.). Zweitens üben die in den Luftwegen angebrachten Muskelgruppen einen Einfluß auf die Weite der die Luftpassage vermittelnden Röhren aus. Als Beispiel seien die Stimmbandmuskel erwähnt. Störungen der Innervation dieser Muskulatur geben daher eine sich ganz anders dokumentierende, zweite Reihe von nervösen Atemstörungen. Außer diesen willkürlich beeinflußbaren Muskeln macht jedoch auch die unwillkürlich spielende, aber trotzdem von Nerveneinflüssen abhängige Muskulatur des Bronchialbaumes ihren Einfluß geltend. Übersichtlicher aber gestaltet sich die Gliederung der nervösen Atemstörung bei anatomisch-pathogenetischer Betrachtung. Als Ursachen kommen hierbei in Betracht:

a. Organische Erkrankungen.

1. Erkrankungen des Großhirns.

Entsprechend der Verschiedenheit des Sitzes und der Art der Hirnläsion würde man von vornherein ein recht verschiedenes Bild erwarten. Insbesondere müßte man auf Grund der zahlreichen experimentellen Arbeiten, welche Atemstörungen bei Läsionen des Großhirns nachweisen konnten, sich vorstellen, daß z. B. Hirnblutung resp. Erweichung stets von — vielleicht sogar charakteristischen — Atemstörungen begleitet sein müßten. Diese Erwartung wird durch die Erfahrungen am Krankenbett nichts weniger als ganz erfüllt. Selbst bei umfangreicher Zerstörung des Gehirns durch einen Bluterguß fehlt oft jedwede Veränderung der Atmung. Sogar dort, wo man bei bloßer Betrachtung am Krankenbette eine schwere Atemstörung vermuten müßte, zeigt sich bei graphischer Aufnahme der Atembewegung an der gewonnenen Atemkurve meist keinerlei charakteristische Veränderung. Nur in ganz vereinzelten Fällen lassen sich typische Alterationen im Ablauf der Atembewegung an der Hand der Atemkurve nachweisen:

α) **Hirnblutung.** Bei manchen Fällen von Hirnblutung macht sich aktive Exspiration bemerkbar. Die Atemkurve zeigt dementsprechend die Einschaltung einzelner, steil ansteigender Stücke des exspiratorischen Schenkels. Nur in wenigen Fällen findet sich bei Hirnblutung eine Veränderung der Größenausbildung der einzelnen Atemzüge. Dieselbe vertieft sich öfter bis zu einer ausgesprochenen Cheyne-Stokesschen Atmung, mit allmählicher Vertiefung und Verflachung der Atemzüge und damit verbundener Vergrößerung bzw. Verkleinerung der Atempause.

Außerdem kommt es oftmals zu Differenzen im Aussehen der an verschiedenen Stellen der Brustwand aufgenommenen Atemkurven. Diese Veränderung hat aber wahrscheinlich ihren Grund in der Ausbildung sekundärer Veränderungen in den Atemorganen, wie z. B. der Bildung lobulär-pneumonischer Herde.

In einzelnen Fällen kommt es zu lange dauerndem Atemstillstand, während dessen die Zirkulation ungestört weitergeht. Dukeworth sah dies bei einer traumatischen, subkortikalen Blutung an der Vereinigungsstelle des Temporal-, Occipital- und Parietallappens des Großhirns und Macewen bei einem subduralen über den Bereich der hinteren Schädelgrube ausgedehnten Bluterguß, welcher in den vierten Ventrikel eingedrungen war. Bemerkenswert ist fernerhin, daß die Größe der Atemexkursionen auf der gelähmten Seite geringer ist als auf der gesunden.

Andere Erkrankungen des Großhirns bewirken meist nur geringfügige Störungen der Atmung. Eine Ausnahme tritt ein in den Fällen, in welchen als Herdsymptom Ausfallserscheinungen von seiten gewisser Atemmuskeln sich geltend machen. Nur beim

β) **Großhirnabszeß** tritt in vielen Fällen Verlangsamung der Atmung, wenn auch nur von relativ geringer Stärke, ein.

2. Erkrankungen des Kleinhirns.

α) **Tumor cerebelli.** Bei dieser Erkrankung lassen sich zwar keine Formänderungen der Atemkurve als charakteristisch feststellen, wohl aber Alterationen in der Aufeinanderfolge der Atemzüge. Die Frequenz ist oft herabgesetzt und der Rhythmus gestört. Relativ häufig kommt es zum Aussetzen der Atmung während ziemlich lange dauernder Zeitabschnitte. Ich selbst beobachtete einen solchen, beängstigend langandauernden Atemstillstand in einem hierher gehörigen Falle. Jackson und Russel sahen in einem Falle von Zerebellarzyste sogar ein durch Stunden hindurch andauerndes Aussetzen der Atmung bei Erhaltenbleiben der Herzaktion.

β) **Kleinhirnabszeß.** Bei dieser Erkrankung folgen die Atemzüge unregelmäßig aufeinander, zuweilen zeigen sie ausgeprägten Cheyne-Stokesschen Atemtypus. Bei vereinzelten dieser Fälle kommt es (wohl infolge einer Fernwirkung auf die Medulla) zu lang andauerndem Atemstillstand bei guter Herztätigkeit.

Wenn auch in solchen Fällen durch künstliche Atmung das Leben noch stundenlang erhalten werden kann, so kommt es doch — wie alle bisher beobachteten Fälle lehren — nach solchem Atemstillstand beim Kleinhirnabszeß nicht mehr zum Erwachen des Patienten.

3. Erkrankungen des Rückenmarks.

Tabes dorsalis. Die Rückenmarksschwindsucht löst verschiedene Formen von Atemstörung aus. Beim Kehlkopfschwindel (Charcot) tritt eine kurze tönende Einatmung ein, der Kranke glaubt zu ersticken und stürzt bewußtlos zu Boden. Die Kehlkopfkrisen (Féréol) sind gekennzeichnet durch anfallsweise auftretenden Husten mit Dyspnöe, zuweilen gepaart mit beängstigendem Laryngospasmus. Die Lähmung der Kehlkopfmuskeln (Abduktorenlähmung) verursacht Erstickungsanfälle mit einem, besonders während des Schlafes auftretenden stridorösen Atemgeräusch.

Bei den Gefäßkrisen der Tabiker kommt es zum Atmungsstillstand. Egger sah bei einem Falle von Tabes habituelle Herabsetzung der Atemfrequenz, bei welcher durch forcierte Atmung eine Apnöe selbst bis 120 Sekunden herbeigeführt werden konnte.

Manchmal entwickeln sich Unregelmäßigkeiten der Atembewegung mit eingeschaltetem Atemstillstand (Eppinger und Heß), welche weder mit der habituellen Neigung zur Atemverlangsamung zu identifizieren, noch in die Gruppe jener Alterationen zu stellen sind, welche Larynxkrisen begleiten.

4. Hirnhäute.

Meningitis. Bei Hirnhautentzündung treten gewöhnlich Atemstörungen zutage, welche lediglich durch die Regellosigkeit der Atembewegung charakterisiert sind. Unregelmäßigkeiten der Dauer und Form, sowie der Höhe der Ein- und Ausatmung wechseln miteinander ab. Die bei graphischer Aufnahme erhaltenen Kurven lassen meistens keine typischen, immer wiederkehrenden Veränderungen der Atembewegungen erkennen. Die Atempausen sind zum Teil erhalten oder sogar verlängert, zum Teil verkürzt. Dadurch nun, daß auch diese Veränderungen regellos aufeinander folgen, ist das Auftreten rhythmischer Störungen oder gar Cheyne-Stokesscher Atmung so gut wie unmöglich gemacht. Nur selten findet man ein regelmäßiges Zu- und Abnehmen in der Tiefe der einzelnen Atemzüge einerseits, der Größe der Pausen andererseits.

Infolge dieser unregelmäßigen Veränderung der äußeren Atmung können in solchen Fällen selbst die typischen Veränderungen der Atemkurve, welche ansonsten den Veränderungen der Atemorgane, wie Pleuritis oder Pneumonie, eigen sind, nicht zum Ausdrucke gelangen, wenn bei Meningitis eine solche Erkrankung konkomitierend oder sekundär in Erscheinung tritt.

Daß diese Unregelmäßigkeiten im Ablauf der Atembewegung nicht etwa organisch bedingt sind, erhellt am besten daraus, daß im Verlauf der Erkrankung dieselben oft plötzlich verschwinden, nachdem sie eine Zeitlang das Bild beherrscht hatten. Unregelmäßigkeiten in der Aufeinanderfolge sind manchmal lediglich durch Ausfall einzelner Atembewegungen bedingt, wie die Analyse der Atemkurve ergibt (s. Abb. 113 und 53). Oft resultiert eine Verschiedenheit im Aussehen der an verschiedenen Thoraxstellen aufgenommenen Kurven, welche wohl zweifelsohne durch sekundäre lokale Veränderungen des Atemapparates (Bronchitis, lobuläre Herde usw.) ausgelöst wird. Die Frequenz ist bei Meningitis gewöhnlich erhöht. Wenn aber die hintere Schädelgrube in den Bereich einer eiterigen Hirnhautentzündung einbezogen wird, finden sich ganz eigentümliche

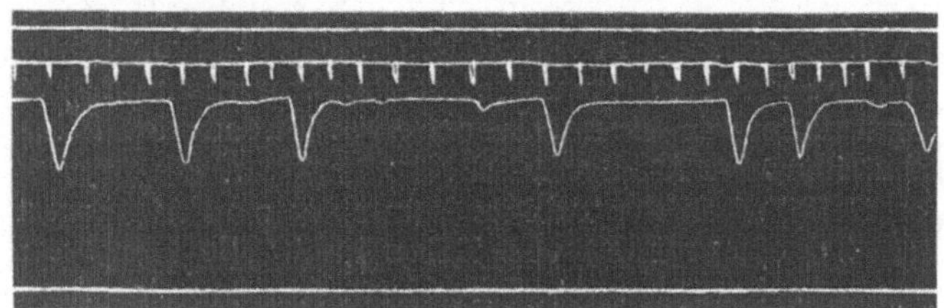

Abb. 113. Atemkurve bei eitriger Meningitis (Hrd. B. 2. 5. 2. 13).
↓ = Inspiration.

Veränderungen in der Aufeinanderfolge der einzelnen Atemzüge: Es entwickelt sich nicht bloß Verlangsamung der Atmung im allgemeinen, sondern die Einschaltung von lange dauernden Atempausen (bis etwa 15 Sekunden Dauer). Eine solche Atempause findet dann ihren Abschluß durch eine tiefe Inspiration. Betreffs der Genese dieser Atemstörung s. S. 75ff.

Keineswegs immer lassen die hierbei aufgenommenen Atemkurven Regelmäßigkeiten bezüglich der Dauer des Atemstillstandes erkennen. Selbst dort, wo dies einmal gelingt, kann schon bei der nächsten Untersuchung dies mißlingen. Immerhin wird die Einschaltung längerdauernder Apnöe zwischen normal große Atemzüge (Biotsches Atmen) doppelt bemerkenswert, infolge der oftmals möglichen pathogenetischen Erhebungen (s. oben). Daß die soeben erwähnte Atemstörung bei eiteriger Zerebrospinalmeningitis geradezu charakteristisch in Erscheinung tritt, wenn die Entzündung auf die Medulla im Bereiche des vierten Ventrikels übergreift, gewährt ihr topische Bedeutung. Daß selbst bei Ausprägung dieses bedrohlich aussehenden Symptomenkomplexes keineswegs die Prognose auf Grund derselben infaust zu stellen ist, beweist ein von mir beobachteter Fall (s. Abb. 113).

Die betreffende Patientin Hrd. wird im bewußtlosen Zustande der ersten medizinischen Klinik eingeliefert und bietet die Symptome einer Pneumonie mit komplizierender Meningitis. Die Lumbalpunktion ergibt einen unter hohem Druck stehenden Liquor cerebrospinalis, welcher trübe aussieht aber keine hämorrhagische Verfärbung aufweist. Derselbe zeigt nach kurzer Zeit schon deutliche Gerinnungsfäden, im Sediment finden sich nach Gramscher Färbung zahlreiche polynukleäre Leukozyten und Gram-positive Diplokokken. Nach kaum mehr als einer Woche verläßt Patientin vollkommen gesund das Spital.

Conner und Stillmann beschreiben im Einklang mit unseren Erfahrungen dieses Symptom als ein bei nichttuberkulöser Meningitis, insbesondere beim Erwachsenen häufig auftretendes Symptom und als pathognomonisch für Meningitis. Schließlich beschreiben diese Verfasser hierbei noch einen „Wellentypus" der Atmung. Darunter verstehen sie eine Störung im Rhythmus, Stärke und Muskeltonus ohne eigentliche Atmungspausen. Diese Störung ist wohl als identisch anzusehen mit der wogenden Atmung.

5. Erkrankungen der peripheren Nerven.

Die Lähmung resp. Reizung der peripheren Atemnerven (Vagus, Phrenicus usw.) ruft Atemstörungen hervor. Dieselben entstehen rein mechanisch durch die Behinderung der Luftströmung resp. der Tätigkeit der Atemmuskulatur.

„Einseitige elektrische Reizung des peripheren Vagusendes hat verengernde Wirkung auf die Bronchialmuskulatur beider Lungen, nur ist die Wirkung auf der gleichen Seite meist stärker.... Periphere Vagusreizung hat bisweilen ... Erweiterung der Bronchialmuskeln zur Folge, und zwar hat dann die Reizung des einen Vagus oft gleichzeitig Verengerung der Bronchialmuskeln der Lungen derselben Seite und Erweiterung der der entgegengesetzten Seite zur Folge." (Weber.)

Überdies resultieren Änderungen der Atemfrequenz, welche durch die ersterwähnte Störung ursächlich bedingt sind.

Als Zeichen der Phrenicuslähmung war seit Duchenne Fehlen der inspiratorischen Vorwölbung des Oberbauches als typisch angesehen.

C. Gerhardt sah als Folge von Phrenikuslähmung bei einem, überdies Larynxkrisen aufweisenden Falle:

„Anfälle von Atemnot. Letztere treten in der Woche 2—3 mal ein, dauern zirka 5 Minuten, sind von einem langgezogenen Ton beim Einatmen begleitet... Larynxkrisen ... man sieht keine Atembewegung in der Magengrube .. beim ruhigen Atmen findet keine beträchtliche Einziehung oder Vorwölbung der Magengegend und der Rippenbogen statt und bei absichtlich sehr tiefem Atmen vermag die Kranke die Magengrube vorzuwölben und die Rippenbogen zu erweitern. Auch ist der Stand des Zwerchfells kein sehr hoher, wie man ihn bei vollständiger Lähmung erwarten müßte... beim tiefen Atmen tritt der untere Leberrand nach oben statt nach unten. In aufrechter Stellung steht der untere Leberrand tiefer als im Liegen. Durch Druck der Hand auf den Unterleib läßt sich der untere Lungenrand beträchtlich nach oben schieben." (C. Gerhardt.)

Oppenheim sah bei Alkoholneuritis des Nervus phrenicus:

„... stellt sich Dyspnöe ein, anfangs war nur die Respiration beschleunigt. Er mußte häufig inspirieren beim Sprechen usw., bis sich mehr und mehr eine vollständige Lähmung des Phrenicus einstellt."

Ein Fall meiner eigenen Beobachtung zeigte nach Durchschuß des Halses (rechts am dritten Halswirbel zirka 2 Querfinger von der Mittellinie entfernt) zwar ausgesprochene „paradoxe Zwerchfellbewegung" rechts, jedoch keinerlei Zeichen von subjektiver Atemstörung auch beim raschen Gehen und auch normales Verhalten bei spirometrischer Untersuchung, aber einseitiger Zwerchfellhochstand (s. Abb. 62).

Betreffs der durch Reizung der peripheren sensiblen Endigungen (des Nervus phrenicus resp. der in seinem Stamme verlaufenden Zweige vom 3. und 5. Zervikalnerven) im phrenikokostalen Winkel hervorgerufenen Lagestörung (Klinophobie) resp. nervösen Ausfallserscheinungen s. S. 107, 238).

Auch die sensiblen Nerven rufen Alterationen der Atmung hervor. Bezüglich derselben sei kurz erwähnt, daß Schmerzhaftwerden der Atmung allein die Respirationsbewegung verändert. Es resultiert, wenn auch keinerlei organische Veränderung von seiten irgendeines Teiles der Brustorgane vorhanden ist, folgende Veränderung der Atmungsbewegung: Verlängerung und Verflachung der Einatmung, Ungleichheit in der Größe der Atemexkursionen und Wechsel in der Größe der Atempausen. Diese Veränderungen lassen sich oft schon bei bloßer Betrachtung feststellen, insbesondere aber bei graphischer Aufnahme der Atembewegung.

In einzelnen Fällen allerdings erfolgt wohl aus Utilitätsgründen eine Verschiebung der Atmung in der Form, daß nur ein Teil der zur Verfügung stehenden Motoren verwendet wird, wobei nicht stetig dieselben Teile die Atembewegung ausführen, sondern manchmal miteinander abwechseln.

Als typisches Beispiel dieser Art sei kurz ein Fall meiner eigenen Beobachtung hier zitiert, welcher mir als „Hysterie" zugewiesen wurde. Die Patientin zeigte schon bei bloßer Betrachtung, noch viel deutlicher aber bei pneumographischer Aufnahme, zeitweises Aussetzen der Atembewegung. Die Untersuchung vor dem Röntgenschirm belehrte mich dahin, daß auch das Zwerchfell keineswegs gleichmäßig atme. An demselben zeigte sich nicht bloß ein Wechsel von Stillstand und Atembewegung im allgemeinen, sondern öfter ein direktes Abwechseln der beiden Zwerchfellshälften in ihrer respiratorischen Betätigung. Während die eine Zwerchfellshälfte lebhafte Atemausschläge aufwies, stand die andere oft eine längere Zeit hindurch völlig ruhig und umgekehrt. Dieses eigentümliche Verhalten veranlaßte eine genauere Analyse dieser Erscheinung und eine zu diesem Behufe ausgeführte vollkommene Untersuchung der Patientin. Dieselbe ergab, daß die eben beschriebene Anomalie der Atembewegung auf einer organischen Grundlage aufgebaut war. Das Mädchen besaß neben ihrer Nervosität eine weitgehende Magenektasie; das Alternieren der Zwerchfellbewegung entstand wohl dadurch, daß bei stärkerer Spannung des Magens durch Gas die Patientin jeden Druck auf das schmerzhafte Organ vermeiden wollte und zu diesem Zweck das Diaphragma resp. die linke Zwerchfellhälfte zeitweilig ruhigstellte.

b. Toxische Alterationen.

Im Gegensatze zu den organisch ausgelösten Atemstörungen veranlassen die durch toxische Veränderung des Nervensystems hervorgerufenen Atemstörungen oft das Bild periodisch auftretender Störung.

Als Paradigma sei die bei Havanna-Zigarrenrauchern auftretende erwähnt:

„Es kommt da gewöhnlich abends, wenn die Leute schon mehr geraucht haben, dazu, daß bei sonstigem vollständigen Wohlbefinden die Atmung enorm verlangsamt wird. Die Leute bemerken selbst, daß sie nicht atmen und nur in großen Pausen und mit einer gewissen Mühe zu respirieren vermögen. Dabei ist die Herzaktion durchaus normal, insbesondere sind keinerlei stenokardischen Erscheinungen nachweisbar. Neben diesen, schon von Fonssard beschriebenen Atemstörungen, die beim Aussetzen des Rauchens bald vorübergehen, sieht man dann auch noch Atmungsformen periodischen An- und Abschwellens, mitunter auch eine, dem Cheyne-Stokesschen Atmen analoge Form mit mehr minder großen Pausen, die ... bei sonst vollständigem Wohlbefinden 79 Sekunden betragen kann.“ (Fr. Pick.)

Durch das Zusammenwirken zweier Veränderungen: Änderung der Atemtiefe sowie der Atempause entsteht das Cheyne-Stokessche Atmen resp. seine Vorstufe, die wogende Atmung. Solche Beobachtungen erlaubten in ihrer Gesamtheit einen näheren Einblick in die Ko- und Subordination der verschiedenen Atemregulatoren. Ebenso wertvoll gestaltet sich das Studium der hierhergehörigen, nicht periodischen Atemstörung bei Lebererkrankungen (vgl. S. 224). Im allgemeinen aber überwiegen die periodisch auftretenden Störungen, speziell die meist unerkannt bleibende, wogende Atmung (vgl. S. 120). Bei Autointoxikation wie z. B. bei Diabetes oder bei inkompensiertem Herzfehler findet man solche periodische Atemstörungen und mit dem Zurückgehen der Autointoxikation ein allmähliches Zurückkehren auf die normale Form der Atembewegung. Durch solche, immer wiederkehrende klinische Beobachtungen wird die Vermutung nahegelegt, daß nur bei voller Tätigkeit des Großhirns und namentlich seiner Rinde beim Gesunden die Gleichmäßigkeit der Atmung gewährleistet wird. Bei Ausschaltung dieses Einflusses infolge toxischer Wirkungen entfalten subkortikale Zentren ihre Wirksamkeit nach der Richtung, daß ein periodisches Ansteigen und Abschwellen der Atembewegungen sich bemerkbar macht.

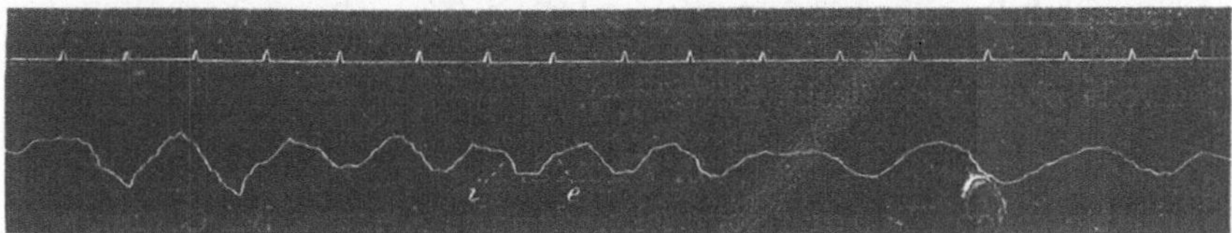

Abb. 114. Atemkurve bei Morb. Basedowi. *i* = Inspiration, *e* = Exspiration.

Ganz anders aber sieht das Bild der Atemstörung dann aus, wenn die Autointoxikation zustandekommt durch eine Störung seitens der Drüsen mit innerer Sekretion (s. S. 116). Das klarste Beispiel dieser Art stellt dar die Atemstörung beim M. Basedowi. Dieselbe tritt in zwei verschiedenen Formen auf:

1. Als dauernde Störung, charakterisiert durch Abflachung der Atemelevationen und Verlängerung der Ein- und Ausatmung, Unregelmäßigkeiten der Form und Größe der einzelnen Elevationen der Atemkurve mit regellos eingeschalteten völlig

ausgeprägten oder nahezu völligen Atempausen von variabler Dauer (s. Abb. 64);

2. als anfallsweise auftretende Atemstörung: mit Vertiefung der Atmung, rasch verlaufender In- und Exspiration und lange dauernder Atempausen (s. Abb. 57). (Hofbauer.)

In manchen Fällen (Päßler) tritt solche „schwerste Atemnot" gleichzeitig mit Tachykardie und Bewußtlosigkeit auf und wird später von „abnorm tiefer und beschleunigter Atmung" abgelöst.

In Übereinstimmung mit den Ergebnissen der Experimente am Tier und Menschen, sind wohl im Sinne der derzeit geltenden Theorie diese Atemstörungen beim M. Basedowi als primäre Folge einer Funktionsstörung der Schilddrüse anzusprechen.

Die nach Nikotinmißbrauch auftretenden Anfälle von Kurzatmigkeit werden geschildert als „Lufthunger" resp. als Dyspnöe bei Anstrengung. Manche Autoren glauben an die Entstehung von „nervösem Asthma" auf dieser Grundlage. (Guy.)

c. Funktionelle Erkrankungen.

1. Geisteskrankheiten.

Durch psychische Erregungen werden Form und Tiefe der Atembewegung stark verändert und machen sich speziell bei den Angstzuständen Geisteskranker (Griesinger, Ziertmann) die Folgen dieser Störung in der Dynamik der Atembewegung alsbald in Form einer konsekutiven Lungenblähung mit Zwerchfelltiefstand geltend. Diese im Gefolge psychischer Aufregungszustände auftretende Lungenblähung kann als ein typisches Beispiel der Folgen rein nervöser Atemstörung hingestellt werden. Bei derselben wird nicht so sehr die Form des einzelnen Atemzuges verschoben, als das Kräfteverhältnis zwischen Ein- und Ausatmung (s. oben S. 62). Dieses Verhalten verliert unter den dortselbst angegebenen allgemeinen Gesichtspunkten jedwede charakteristische Färbung[1]).

2. Chorea.

Hatte schon Hauer festgestellt, daß die Atmung bei Chorea sehr unregelmäßig ist, und zwar nicht nur in bezug auf die Größe der einzelnen Atemzüge, sondern auch in bezug auf den Rhythmus und überdies kürzere oder längere Atempausen aufweist, so konnte A. Czerny diese Angaben noch dahin erweitern, daß bei dieser Krankheit „sich bei der Aufforderung tief zu atmen, das Zwerchfell bei der Inspiration nicht nach abwärts bewegt und zu einer Vorwölbung des Abdomens führt, sondern gegen die Lunge angesaugt

[1]) Freilich kommt in manchen Fällen vielleicht auch eine Atemverschiebung durch Wirkung auf die Bronchialmuskulatur zustande. „Außer dem Zentrum für Verengerung der Bronchialmuskulatur im Gehirn gibt es noch im Rückenmark ein diesem untergeordnetes Zentrum für Erweiterung und daneben auch für Verengerung der Bronchialmuskulatur." (Weber.)

wird und die Bauchdecken infolgedessen eingezogen werden ... und bildet der veränderte Atemtypus bei Chorea eines der ersten Symptome der Krankheit" (A. Czerny).

3. Hysterie, Neurasthenie.

Diese Erkrankung hat verschiedenartige Atemstörungen zur Folge. In manchen Fällen tritt gemäß funktionell ausgelösten, organischen Veränderungen, besonders in der Weite der luftzuführenden Wege [Glottiskrampf!] inspiratorische Atemnot mit Glottisverschluß auf (Biermer). Sonst jedoch charakterisiert sich meist die Atemnot des Hysterischen, trotz der deutlich hörbaren und sichtbaren Atmungsvertiefung und -erschwerung dadurch, daß die Form der Atmung vollkommen unverändert bleibt. Die Einatmung sowohl als die Ausatmung sind zwar mächtig vergrößert, ihre Form und Dauer aber erweisen sich bei pneumographischer Aufnahme als völlig korrelat (Hofbauer). In anderen Fällen freilich ergibt die pneumographische Aufnahme, daß es sich hierbei um einen Rückfall in den frequenten Atemtypus der kleinen Kinder handelt, indem eine überaus frequente Atmung sich ausbildet (Charcot).

Diese „hysterische Tachypnöe" ist seit langem bekannt, wird jedoch bezüglich ihrer Häufigkeit von vielen unterschätzt. Von 1155 Fällen funktioneller Neurose boten 36 das Bild der nervösen Tachypnöe (Reckzeh). Es handelt sich hierbei oft um eine habituelle Vermehrung der Respirationsfrequenz, welche sich auf geringe äußere Reize hin oder auch ganz spontan zu einer gewaltigen paroxysmalen steigert. Hierbei zeigen sich keine objektiven Zeichen des Lufthungers. Weder vor dem Anfalle, noch während desselben besteht Zyanose, jedoch mächtige Frequenzsteigerung, aber außer dem vollständigen Fehlen der Atempause keine wesentliche Veränderung der Atmungsform. Beim Zusammentreffen mit organischen Herzfehlern kommt es zur Steigerung der Atembewegung, die weit über das Maß der kompensatorisch nötigen hinausgeht. Die zuerst organisch veranlaßte Dyspnöe führt infolge der konkomitierenden Neurose zu einer funktionellen Vermehrung der Atmungsfrequenz. Schließlich aber genügen schon geringe Anlässe, um diese habituelle Tachypnöe zu gewaltigen paroxysmalen Steigerungen aufflammen zu lassen. (Curschmann jun.)

Ebenso kommt es bei Neurasthenie zu Tachypnöe, resp. Pseudoasthma (Martius).

Solche Attacken hysterischer Tachypnöe führen auch ohne organische Grundlage infolge der Vertiefung der Atmung (vgl. S. 62 ff.) zur Überfüllung der Lungen und dauerndem Tiefstand des Zwerchfells (Jamin), in anderen Fällen zum klonischen Zwerchfellkrampf. Die gleichen Verhältnisse finden sich bei der „Phrenokardie" (Herz) mit besonderer Betonung des Gefühles der behinderten Atmung, der „Atemsperre".

4. Sprachstörungen.

In den letzten Dezennien sind mittels klinischer Methodik die bei den verschiedenen Sprachstörungen in Erscheinung tretenden Änderungen der Atembewegung genau präzisiert worden. Auf diesem Wege wurde eine genauere Analyse und pathogenetische Klarstellung derselben möglich, deren Einzelheiten in den klassischen Abhandlungen von Gutzmann, Nadoleczny, Fröschels, Stern nachgesehen werden wollen.

5. „Nervöses Asthma“, „Reflexasthma“.

Bezüglich der durch Nervenreizung (N. trigeminus, vagus, pudendus usw.) verursachten asthmatischen Zustände s. S. 187, 190, 223, 228.

B. Störungen seitens des Nervensystems als Folge von Atemstörungen.

a. Alterationen des Vagotonus.

Die durch Atemstörungen verursachten Änderungen des Lungenvolumens gehen mit Alterationen des Vagotonus einher (s. diesbezüglich S. 19) und lösen auf diesem Wege ihrerseits wieder asthmoide Zustände aus (vgl. diesbezüglich auch S. 182). Über die Beziehungen der Vagusreizung zum Bronchialmuskelkrampf vgl. S. 187.

b. Psychasthenie.

Infolge behinderter Nasenatmung resp. der konsekutiven habituellen Mundatmung kommt es, insbesondere bei Kindern, zur Ausbildung psychischer Störungen (Major, Hoelscher) in Form von: „Eingenommenheit des Kopfes, rascher geistiger Ermüdbarkeit, Herabsetzung der Aufmerksamkeit, zeitweiser Unfähigkeit der Gedankenkonzentration, wechselnder Schwerhörigkeit“.

Daß in der Tat die Atmungsalteration als ursächlicher Faktor für diese Störungen in Anspruch genommen werden kann, erweisen nicht bloß die Besserung dieser Symptome bei Wiederherstellung des normalen Atemmechanismus, sondern auch die, durch plötzliche Änderung des Atemweges hervorgerufenen Störungen. So kommt es manchmal bei habituellen Mundatmern zu Schwindel und Ohnmacht, wenn man sie veranlaßt, die Lippen längere Zeit fest geschlossen zu halten (Hofbauer), und zu ebensolchen Erscheinungen bei den ersten Versuchen forcierter Atemübungen „infolge Gehirnanämie“ (Knopf).

c. Nervöse Ausfallserscheinungen.

Im allgemeinen Teil S. 38 ff. wurden diejenigen statischen Verschiebungen von seiten der Schulter und des knöchernen Brustkorbes geschildert, welche auf eine insuffiziente Leistung des neuromuskulären Apparates zurückzuführen sind. Außerdem ließen sich an dem Materiale meiner Brustschußabteilung öfter eigentümliche nervöse Ausfallserscheinungen an der Schulterarmmuskulatur konstatieren, eine

„Schulterlähmung.“

Nach Schußverletzung des Brustkorbes entwickelt sich manchmal eine Unfähigkeit des Patienten, den Arm resp. die Schulter der erkrankten Seite zu heben. Dieselbe kommt oft dem Betroffenen gar nicht zum Bewußtsein und bleibt dauernd bestehen, trotzdem die Untersuchung keinerlei irgendwie konstatierbare direkte krankhafte Veränderung der zu bewegenden Skeletteile sowie der Muskulatur erkennen läßt. Daß hier keine eigentliche Nerven- oder Muskelverletzung vorliegt, ergibt der Mangel ausgesprochener Atrophie und Kontraktur sowie die Eigentümlichkeit, daß die Unmöglichkeit einer Armhebung nur oder hauptsächlich in frontaler Richtung ausgesprochen ist.

Freilich werden bei entsprechender Lage des Schußkanals solche Fälle oft als Folge einer direkten Nervendurchtrennung resp. -reizung angesehen, um so mehr, als sich in solchen Fällen gar nicht so selten „Schmerzen in der Schulter" einstellen und bei näherer Untersuchung auch eine umschriebene Hauthyperalgesie daselbst, entsprechend dem Verzweigungsgebiet des vierten und fünften Zervikalnerven, sich einwandfrei feststellen läßt.

Daß aber der geschilderte Symptomenkomplex gar nicht von einer Verletzung des den Arm bewegenden, neuromuskulären Apparates abhängen muß, beweisen mir Fälle, in welchen die Verletzung fernab von dem Arm stattgefunden hatte.

Als Beispiel dieser Art sei der folgende Fall kurz erwähnt:

Busic Posko vom F.-I.-B. 7 (Pr.-Nr. 407/1917) wurde bei Monte Cesa l. vorne am Brustkorb von einem Minensplitter getroffen, welcher l. h. u. den knöchernen Thorax verläßt und unter der Haut sitzt, und kann seither den linken Arm

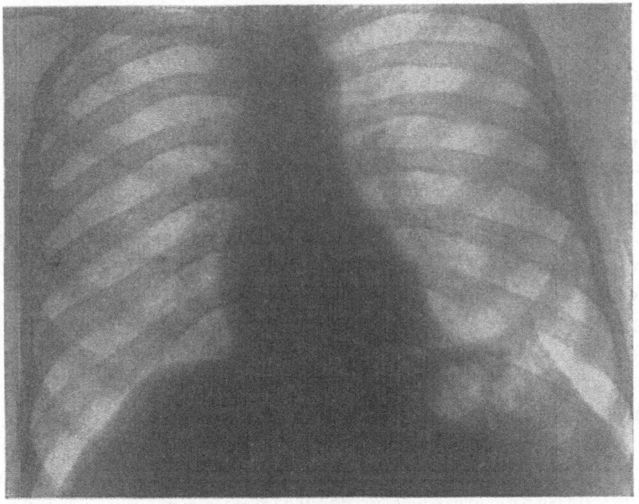

Abb. 115. Röntgenaufnahme der Brustorgane bei Pat. Bus. Das linke Zwerchfell zeigt einen zeltförmigen Zipfel.

nicht heben. Der Befund der k. u. k. San.-Kolonne Nr. 8 lautet: „Wurde am 7. IX. durch feindliche Mine verwundet. 7. X. Status praesens: Zerfetzter Einschuß in der Höhe der 6. linken Rippe in der Axillarlinie. Arterielle Blutung, großes Hämatom im Bereich des l. Muscul. pectoral. Das Sprengstück ist in der Höhe der linken 3. Rippe in der Paramamillarlinie tastbar. Herz- und Lungenbefund normal. In Äthernarkose Debridement der Einschußwunde, Spaltung des Schußkanales, Entfernung des Projektils und von Kleiderfetzen. Ligatur der Art.

thoracalis. Die 6. Rippe ist in einer Ausdehnung von 4 cm zertrümmert. Pleura unverletzt. Resektion des zertrümmerten Rippenstückes. Dränage. Verband." — Am 11. X. abgeschoben nach Rover. Am 7. XII. in die Brustschußabteilung eingetroffen, zeigt er: „Eine Spur von Tiefstand der linken Schulter, rechts- und linksseitige Klinophobie, gibt an, den linken Arm nicht heben zu können. Keine Muskelatrophie nachweisbar, kann sowohl im Ellbogen-, als im Handgelenk mit voller Kraft die Muskeln betätigen, kann den Arm in der Sagittalebene bis zur Schulterhöhe heben, nur in der Frontalen ist ihm dies unmöglich. Beim Versuch, ihm passiv in der Frontalen seinen Arm zur Schulterhöhe zu heben, wird starker Widerstand geleistet und zeigt sich bei Überwindung desselben, daß er durch Seitwärtsbiegung seines Thorax denselben dem passiv gehobenen Oberarm möglichst stark annähert."

Die Röntgenuntersuchung (Doz. Schwarz) ergibt (vgl. Abb. 115) eine durch einen Narbenstrang veranlaßte Fixation der Zwerchfellkuppe an der lateralen Brustwand. Dieselbe würde bei der Armhebung (wegen der konsekutiven Eröffnung des phrenikokostalen Winkels, s. S. 30) gezerrt, weshalb diese Bewegung vermieden wird.

War durch solche Erfahrungen erwiesen, daß eine solche „Schulterlähmung" ohne jede Schädigung der Armnerven zustande kommen **kann**, so ergab sich daraus der weitere Schluß, daß es sich selbst in Fällen, bei denen die Verletzungslokalisation dies nahelegt, nicht um eine direkte Läsion der eben genannten Nervenstämme handeln **muß**. Weiterhin wird durch die Darlegungen Mackenzies über das „Wesen der Schmerzen bei Pleuritis" leicht begreiflich, warum diese Zerrung der Narbe im phrenikokostalen Winkel, welche bei Armhebung auftritt, sogar zu sensiblen Störungen im Bereich des 3.—5. Zervikalnerven führen kann.

„Der Phrenicus entspringt aus dem Rückenmark gemeinsam mit dem 4. Zervikalnerven und nimmt manchmal kleinere Zweige vom 3. und 5. Zervikalnerven auf. Es verzweigt sich dann im Zwerchfell ... der Schulterschmerz ... ist zwar ein seltenes Phänomen, aber in den wenigen Fällen, in denen ich ihn zusammen mit Hauthyperalgesie sah, konnte der hyperalgetische Bezirk ganz genau abgegrenzt und zur Verzweigung des 4. Zervikalnerven gehörig gefunden werden ... Aus diesen Beobachtungen folgern wir, daß der Schmerz bei Pleuritits einer reflektorischen Erregung seinen Ursprung verdankt (viszerosensorischer Reflex)."

Durch diese Erklärungen wurden uns die auf gleicher Grundlage entstehenden Erscheinungen bei anderen Patienten begreiflich. Die Röntgenuntersuchung dieser Fälle ergab ein dieser Auffassung völlig entsprechendes Verhalten:

1. Immer waren solche „Schulterlähmungen" nur dann vorhanden, wenn sich Verwachsungen im phrenikokostalen Winkel nachweisen ließen.

2. In allen hierhergehörigen Fällen zeigte sich eine Rückbildung dieser Ausfallserscheinungen im Verlaufe der behufs Narbendehnung vorgenommenen Atemübungen. Durch entsprechende radiologische Kontrolle ließ sich das allmähliche Verschwinden der Beschwerden als mit der allmählichen Dehnung der anfänglich nachweisbaren Verwachsung im phrenikokostalen Winkel parallel gehend nachweisen.

„Ich besitze zwei Fehler, deren ich mir mit Freuden bewußt bin, nämlich den, auch die alten Ärzte für wackere Beobachter zu halten, und den vielleicht noch größeren, an Therapie zu glauben."
Virchow.

Atmungstherapie.

Allgemeiner Teil.

I. Historischer Überblick.

Atmen aber wie? und warum? Von A. P. Winckelmann, Berlin-Leipzig 1909.
Boerhave: Praelect. acad. ed. Haller Goettingen MDCCXLI.
Buttersack: Berliner klin. Wochenschr. 1902, S. 260.
Ewer: Deutsche med. Presse, März 1900.
Frank: Die Lehren des griechischen Arztes Galen über die Leibesübungen. Dresden 1868.
Hughes, H.: Bl. f. klin. Hydrother. 1894, Nr. 8.
Kofler: Kunst des Atmens. Breitkopf & Härtel, Leipzig 1900.
Laennec: Krankheiten der Lunge und des Herzens **1**, 562.
Niemeyer: Atmiatrie, Atmungs- und Luftheilkunde. Erlangen 1879. Med. Abhandl. **1**.
Otabe: Tiefatmen für unsere Gesundheit. Berlin 1914.
Skoda: Vorträge. Allg. Wiener med. Ztg. 1862, Nr. 16—29.

Der Aufbau einer mit der theoretischen Medizin im Einklang befindlichen Atmungstherapie wurde erst durch die in den letzten Dezennien erreichte Erkenntnis der pathogenetischen Bedeutung von Funktionsstörungen ermöglicht.

Die Gesamtheit der diesbezüglichen Feststellungen erweist mit Sicherheit:

Die Verschiebung der bei der Atemtätigkeit verwendeten Kräftegröße und -wirksamkeitsdauer veranlaßt nicht bloß ungenügende oder nicht entsprechende respiratorische Leistung, sondern auch die Ausbildung „organischer" Veränderungen an den verschiedenen Teilen des Atemapparates.

Diese Änderung in der pathogenetischen Auffassung erst ließ retrospektiv die Erfahrungen längst verflossener Zeiten begreiflich erscheinen und die früher abgelehnten Vorstellungen über günstige Beeinflussungsmöglichkeit selbst „organischer" Veränderungen durch Verbesserung der Atemtätigkeit wiederaufnehmen.

Schon Galen hatte erkannt und rein empirisch festgestellt, daß entsprechende Atemübungen sowohl auf die Ausbildung der Brustorgane und des Brustkastens, als auch auf die Bewegung der Unterleibsorgane von wohltätiger Wirkung sind. Hippokrates, Celsus, Aetius empfahlen z. B. Atemgymnastik den Leuten mit schwachem Magen. Boerhave wies auf die Wichtigkeit der Atembewegung für die Beförderung der Galle hin. Seiner Ansicht nach ist das häufigere Vorkommen von Nierensteinen in der linken Niere als in der rechten von der geringeren Beeinflussung der ersteren durch die Atembewegung abhängig.

Seither traten anerkannte medizinische Autoritäten (Niemeyer) für die Bedeutsamkeit der Atemkräfte als pathogenetischen Faktor ein. Rokitansky wies auf die beeinträchtigte Funktion der Atemmuskulatur als Ursache der Verkrümmung der Rückenwirbelsäule hin. Alle diese Stimmen aber verhallten vergeblich. Die Möglichkeit einer Beeinflussung krankhafter Prozesse, selbst der Atemorgane, durch geeignete Atmungstherapie ließ man höchstens in dem Sinne gelten, daß es vielleicht gelingen könnte, einzelne Symptome der Krankheit durch die Einatmung von entsprechend veränderter Luft zu bekämpfen. Man versuchte auf diesem Wege einzelne Beschwerden für die Zeit der Einwirkung zu lindern, weil man es für ausgeschlossen hielt, auf die Krankheit als solche irgendeinen weiter gehenden Einfluß ausüben zu können. Ohne die dem Körper des Kranken innewohnenden körpereigenen Kräfte heranzuziehen, also rein passiv, wurde durch die Einwirkung exogener Kraftwirkungen eine vorübergehende Besserung der Krankheitserscheinungen durch Atemtherapie angestrebt. Selbst diese lokale Beeinflussung der Luftwegeerkrankungen konnte sich, trotzdem Autoritäten, wie Laennec und Skoda, sich wärmstens dafür einsetzten, keineswegs allgemeine Anerkennung verschaffen. Die empirisch festgestellten Resultate führten nicht zu allgemeiner Verwendung der Methoden, weil auch auf diesem Gebiete die theoretischen Grundlagen nicht genügend sichergestellt waren, das vorliegende, wissenschaftlich anerkannte Material nicht im vollen Einklang mit den Ergebnissen der Praxis sich befand. Verschärft wurde dieses Mißtrauen durch Publikationen „wunderbarer“ Erfolge aktiver Atmungstherapie[1]) und erstreckte sich auch auf die zunächst zu besprechende symptomatische Beeinflussung von Krankheitsprozessen.

[1]) So finden sich z. B. in der Literatur Beschreibungen von Fällen, in welchen bei Atmungstherapie ausgebreitete Dämpfungen der Oberlappen spurlos verschwanden und dies mit einer Heilung einer tuberkulösen Infektion identifiziert wird (Hughes). Hier liegt zumindest die Vermutung nahe, die konstatierte Dämpfung habe nicht einem tuberkulösen Infiltrat, sondern lediglich einer, durch mangelhafte respiratorische Betätigung ausgelösten Atelektase des Oberlappens ihre Entstehung verdankt. Daß aber eine solche durch Heranziehung des Oberlappens zur Atmung (z. B. durch Erziehung zur Nasenatmung, vgl. S. 175 und 296) rasch zum Verschwinden gebracht werden kann, ist heute genugsam bekannt. Wenn andererseits im atelektatischen Bezirk tuberkulöse Infektion stattgehabt hatte, so war dadurch das klinische Bild der Tuberkulose gegeben und konnte symptomatisch dieses Bild bei entsprechendem Falle günstig beeinflußt werden.

II. Passive Atmungstherapie.

Ältere Literatur s. bei Lazarus, Sticker, Waldenburg.
Aron: Berliner klin. Wochenschr. 1901, S. 981.
— Deutsche med. Wochenschr. 1904, Nr. 53.
— Virchows Archiv **130**, **143**.
Bergson: Deutsche Klin. 1863, Nr. 7.
Bickel: Wüstenklima. Virchow Arch. **227**.
Bickel, Löwy und Wohlgemuth (Wüstenklima). Münch. med. Wochenschr. 1919, Nr. 146.
Bürker: Einwirkung des Höhenklimas auf das Blut. Münch. med. Wochenschr. 1905, Nr. 6.
Bruns: Münch. med. Wochenschr. 1910, Nr. 42.
— Med. Klin. 1913, Nr. 42.
Curschmann sen.: Berliner klin. Wochenschr. 1879, S. 430.
Durig: Engelmanns Archiv 1903, Suppl., S. 209.
Emmerich: Münch. med. Wochenschr. 1901, S. 1050; 1902, S. 1610.
Floer: Asphaltdämpfeeinatmung. Med. Klin. 1918, S. 344; Therap. d. Gegenw. 1909, Heft 8; 1912, Heft 12.
Fraenkel, B.: Ein billiger pneumat. Apparat. Berliner klin. Wochenschr. 1875.
Friedrich: Schwalbes Therap. Technik. Thieme, Leipzig 1907.
Geigel und Meyer: Deutsche med. Wochenschr. 1876.
Gerhardt, C.: Berliner klin. Wochenschr. 1873, Nr. 3.
— D.: Penzoldt-Stintzings Handb. **3**, 1.
Göppert: Berliner klin. Wochenschr. 1914, S. 1399.
Goldscheider: Asthma bronch. Zeitschr. f. ärztl. Fortbildung 1907, S. 712.
Grober: Blutzusammensetzung im Wüstenklima. Münch. med. Wochenschr. 1919, Nr. 37, 52.
Gumprecht: Technik der spez. Therapie. Fischer, Jena 1906.
Hauke: Apparat zur künstlichen Respiration. Wien 1878.
Heermann: Deutsche med. Wochenschr. 1919, Nr. 48.
Heubner: Deutscher Kongr. f. inn. Med. 1920.
Hirzel: Schmidts Jahrb. **51**, 284. 1846.
Hofbauer: Zeitschr. f. experim. Pathol. u. Ther. **5**.
— Wiener med. Wochenschr. 1907, Nr. 45.
Högyes: Centralbl. f. d. med. Wiss. 1874.
Jamin: Deutsche med. Wochenschr. 1911.
Kraus, F.: Therapie der Gegenwart, 1903, Januar.
Lazarus: Samuel-Eulenburgs Handbuch der allgem. Therapie **1**; Goldscheider-Jacob, Physikalische Therapie **1**.
Liebig: Münch. med. Wochenschr. 1889, S. 307.
Lobethal: Ärztlicher Ratgeber für Brustkranke. Berlin 1864.
Lommel: Penzoldt-Stintzings Handb. **3**, 51.
Michaelis: Sauerstofftherapie. 18. Kongreß f. inn. Med. (Diskussion!!).
Nonne: Anwendung der Lignosulfit-Inhalation. Wiesbaden 1906.
Nordmann: Empyem. D. Chir. Kongr. 1907. Ref. Zentrabl. f. Chir. 1907, Nr. 31.
Oertel: Respir. Ther. in Ziemmssen **1**, 4. Leipzig 1882.
Planta: Hochgebirgklima und Asthma der Kinder. Schweizer Korr.-Bl. 1918, Nr. 13.
Priestley: Versuche und Beobachtungen über versch. Gattungen der Luft. Übers. v. Graeffe. **2**. 1778.
Sales-Girons: Thérapeut. respirat. Salles de respir. nouvelle. Masson, Paris 1858.
— Traitem. de la phthis. pulmon. par l'inhal. de liqu. pulverisées. Paris 1860.
Schnitzler: Wiener med. Wochenschr. 1876.
Schreiber: Zeitschr. f. klin. Med. 1888, S. 117.
— Zeitschr. f. experim. Pathol. u. Pharmakol. **19**. **20** (Albuminurie bei Thoraxkompression!).

Seiller, v.: Inhalationstherapie. Wiener klin. Wochenschr. 1904, Nr. 43 (Literatur!).
Skoda: Vorträge. Allg. Wiener med. Ztg. 1862, Nr. 26—29.
Stähelin: Blutdruck in verdünnter Luft. Med. Klin. 1909, S. 361.
Sticker: Heilwirkung der terpentinhaltigen Öle und Harze. Hölder 1917.
Stoerk: in Nothnagels Handb. **13**, 1.
— Wiener med. Wochenschr. 1874.
Strauss, H.: Zeitschr. f. ärztl. Fortbildg. 1904, S. 639.
Tappeiner: Arzneimittellehre.
Vivenot, jun., v.: Zur Kenntnis der physik. Wirkung u. der therap. Anwendg. der verdichteten Luft. Erlangen 1868.
Waldenburg: Lokalbehandlung der Krankheiten der Atemorgane. Lehrbuch der respiratorischen Therapie. Berlin 1872.
Zuntz und Löwy: Archiv f. (Anat. u.) Physiol. 1904, S. 166.

Grundlagen und Ziele.

Die auf dem Seziertische konstant nachweisbaren Gewebsveränderungen waren als anatomisches Substrat der bei den verschiedenen Erkrankungen der Atemorgane am Krankenbett gesehenen Symptome im vorigen Jahrhundert studiert und als primäre Ursache der von den Patienten zeitlebens angegebenen Beschwerden aufgefaßt worden. Als Krankheitsursache nahm man einerseits eine angeborene Schwäche des Gewebes, andererseits die Einwirkung körperfremder, äußerer Schädlichkeiten ganz allgemein an. Gemäß dieser Auffassung mußte von vornherein jede Möglichkeit einer ursächlichen Bekämpfung einer solchen Erkrankung verneint werden und die therapeutische Aufgabe in der Linderung der einzelnen Symptome ihr Ziel sehen. Die atemtherapeutischen Bemühungen erschöpften sich den herrschenden Lehren entsprechend darin, die Schwäche der Organe und Kräfte durch passive Beeinflussung künstlich zu verbessern, den mangelhaften Gasaustausch zu erleichtern. Man ging demgemäß von vornherein bloß auf temporäre, auf die Zeit der künstlichen Beeinflussung beschränkte Erfolge aus. Soweit die nach dieser Richtung unternommenen Versuche der Atemtherapie zuzurechnen sind, handelt es sich um zwei Richtungen. Einesteils ging man von der Voraussetzung aus, daß die auf dem Seziertische gesehenen, anatomischen Veränderungen des atmenden Lungengewebes für die Atemnot verantwortlich zu machen seien. Diesem Gedankengang entsprach der Versuch, durch geeignete

Verbesserung der Luftzusammensetzung

eine Erleichterung der chemischen Funktion des Atemorganes zu erzwingen (wie etwa durch Vermehrung des Sauerstoffgehaltes der Atemluft) oder die von der Atemluft bestrichene Fläche direkt zu beeinflussen: eine lokale Therapie der Luftwege (wie etwa die Verwendung wassergeschwängerter Luft beim „trockenen Katarrh“ mit Borkenbildung).

Anderenteils schienen die Krankheitserscheinungen durch eine Verschiebung des Kräfteverhältnisses bedingt, wie etwa die „Kompression“ der Lunge bei Rippenfellerguß resp. Schwartenbildung oder die mangelhafte Entleerung der Lungen infolge Schleimhautschwellung der Luftwege. Für solche Fälle hielt man es für notwendig, zum Zwecke möglichster Verbesserung der Luftbewegung fremde Kräfte in Wirksamkeit treten zu lassen behufs Bekämpfung der gesteigerten Widerstände und zum Zwecke einer

Erleichterung der physikalischen Funktion des Atemapparates.

Hierhergehörige Beispiele bilden: die Behandlung mittels Luftdruckerhöhung bzw. -erniedrigung (pneumatische Kammern usw.) sowie mittels Druckwirkung auf den Brustkorb (Apparate von Hauke, Roßbach-Zoberbier usw.).

Methoden.

a. Verbesserung der Atemluft.

Den Ausgangspunkt all der hierhergehörigen Bestrebungen bilden die Erfahrungen der alten Ärzte über die günstigen Beeinflussungen von Erkrankungen der Atemorgane durch Klimawechsel.

1. Natürliche (klimatische) Einflüsse.

α) **Seeluft.** Dieselbe erfreut sich seit den ältesten Zeiten eines guten Rufes (Aetius, Celsus, Plinius, Galen, Hufeland, Laennec) bei Katarrhen und Geschwürsbildungen der Luftwege sowie bei „Schwindsucht“[1]). Ebenso günstige Resultate erzielen die ähnlich zusammengesetzten Atmosphären von **Salinen** resp. **Gradierwerken.**

Welche Eigenschaften der genannten Atmosphären den heilsamen Einfluß ausüben, war im vergangenen Jahrhundert Gegenstand lebhafter Diskussion. Einesteils wurde erhöhter Sauerstoffgehalt resp. verminderter Kohlensäuregehalt, anderenteils die Beimengung von Jod (Laennec) oder von Ozon (Benneke) als der ausschlaggebende Faktor der Seeluft angesehen. Alle diese Behauptungen konnten einer streng wissenschaftlichen Kritik nicht standhalten.

Zweifelsohne läßt sich als charakteristische Eigenschaft all der genannten Atmosphären neben ihrer Reinheit der gesteigerte Gehalt an Wasser und Kochsalz hinstellen.

Von diesen beiden Bestandteilen die beobachteten Heilwirkungen abzuleiten, bietet nun nach dem derzeitigen Stand unserer theoretischen Erkenntnisse keine wesentliche Schwierigkeit. Die abnorme Trockenheit der Luftwege beim „Catarrhe sec“, die zähe Beschaffenheit des anhaftenden Sekretes, sowie die daraus entstehenden Krankheitserscheinungen (Kitzeln im Halse, Hustenreiz usw.) werden durch Zufuhr von wassergeschwängerter Luft ursächlich beeinflußt. Dies kann um so weniger wundernehmen, wenn man bedenkt, daß

[1]) Von manchen Seiten freilich ist der Einfluß auf letztere stark in Frage gestellt worden (Rochard einerseits, Boudin und Garnier andererseits)

die Schleimhautveränderung zum größten Teil auf einer mangelhaften Sättigung der Inspirationsluft mit Wasserdampf beruht.

Bei Geschwürsbildungen im Kehlkopf, resp. den Luftwegen spielt auch der Kochsalzgehalt sicherlich eine Rolle insofern, als durch physiologische Kochsalzlösung das Gewebe möglichst wenig gereizt, die Heilung möglichst erleichtert wird.

β) **Waldluft.** Die günstige Einwirkung der schon von alters her (Plinius) gerühmten „besseren" Luft der Fichtenwälder auf Schleimhauterkrankungen läßt sich leicht begreifen mit Rücksicht auf die Beimengungen harziger und ätherischer Bestandteile, ferner auf die geringe Luftbewegung und erhöhte Feuchtigkeit der Waldluft.

„Die ätherischen Öle ... wirken sekretionsbeschränkend und desodorisierend bei chronischen Bronchitiden mit reichlichem eitrigen Auswurf und putridem Zerfall. Es scheint sich hierbei hauptsächlich um eine desinfizierende Wirkung zu handeln, welche diese Stoffe bei ihrer teilweisen Ausscheidung auf die Bronchialschleimhaut ausüben. Hierfür spricht... die klinische Erfahrung, daß auch durch örtliche Applikation, d. h. bei Inhalation von Terpentinöl oder des angenehmer riechenden Latschenöls ... analoge Erfolge erzielt werden mit dem Vorteil, daß der Magen dabei geschont bleibt. Eine milde Form dieser Therapie ist der Aufenthalt an Orten mit waldreicher Umgebung, deren Luft mit den Dämpfen der Koniferenöle geschwängert ist. Intensivere Grade erreicht man durch Zerstäubung dieser Öle oder Verdampfung aus einem mit kochendem Wasser gefüllten Gefäß (sog. Bronchitiskessel). Die Inhalation kann auch in Kombination mit Kochsalz vorgenommen werden, indem man 3 proz. Kochsalzlösung, der man ein Eßlöffel einer Mischung von 200 Alkohol und 100 Ol. pini zugefügt hat, zerstäuben läßt. Nach Einreibung von Terpentinöl auf die Brust (Stokes' Mischung) findet ebenfalls Einatmung statt." (Tappeiner.)

γ) **Höhenluft.** Die ebenfalls empirisch erwiesene, nützliche Wirkung der Höhenluft erhielt dank den Bemühungen verschiedener Autoren theoretische Grundlagen. Sicherlich wirken hier die Reinheit der Luft, sowie die Beimengung der eben erwähnten harzigen Ausdünstungen der Nadelwaldungen in allererster Linie. Daneben spielt für manche Fälle die Luftdruckerniedrigung eine ausschlaggebende Rolle. Am meisten studiert wurde die Wirkung der letzteren auf das Blut, jenes Mittelglied zwischen innerer und äußerer Atmung. Besondere Erwähnung verdienen hier die Arbeiten von Panum, Liebig, v. Vivenot jun., Stähelin, Zuntz und Durig. Die Luftverdünnung verändert nämlich nicht bloß die Atemarbeit (Durig). Sie bewirkt vielmehr zunächst mechanisch eine Veränderung der Blutverteilung (Stähelin), welche einerseits grob sichtbare Veränderungen (Nasenbluten!), andererseits eine scheinbare Vermehrung der Blutzellen hervorruft. Daneben veranlaßt sie chemisch eine Veränderung der Blutzusammensetzung infolge des veringerten Gehaltes an Sauerstoff (vgl. S. 256!).

Nachdem schon frühere Beobachter in der Herabsetzung des O_2-Partiardruckes das ätiologische Moment vermutet hatten, konnte Sellier nachweisen, daß Verminderung der O_2-Spannung ebenso wie Verminderung des Luftdruckes die Erythrozyten vermehrt. Entgegengesetzt zeigte Bence, daß Sauerstoffzufuhr Polyglobulie herabsetzt und v. Koranyi sah im Höhenklima bei O_2-Atmung die Vermehrung ausbleiben. Grawitz weist darauf hin, daß sich ein Teil der einander widersprechenden Angaben über die Wirkung des Höhenklimas dadurch erklärt, daß die Autoren ganz Ungleichwertiges verglichen haben. Vor allem hat man meist zwei Dinge miteinander vermengt, die scharf zu trennen sind:

1. die Veränderung des Blutes, die sofort bei starkem Höhenwechsel auftritt,

2. diejenige, welche sich bei längerem Aufenthalt daselbst allmählich herausbildet. So fand Zuntz im Hochgebirge eine stärkere Proliferation im Knochenmark junger Tiere und schuf somit eine Parallele zu den Untersuchungen Müllers. Derselbe sah bei gesunden Tieren unter Dyspnöe in der Vena nutr. tib. kernhaltige Blutkörperchen auftreten. Ferner hat sich gezeigt, daß außerdem noch eine scheinbare Vermehrung beobachtet wird ... Da die beiden Hauptcharakteristika der Höhenluft Herabsetzung des Gesamtdruckes und der Sauerstoffspannung sind und die letztere zweifellos für die wahre Blutneubildung in Betracht kommt, so liegt es nahe, für die scheinbare Veränderung die Druckkomponente verantwortlich zu machen ... In allen Fällen nämlich, in denen längere Zeit die O_2-Spannung vermindert war, fand sich stets eine echte Blutvermehrung.

Bei der Verwendung von Höhenluft handelt es sich um empirische Erfahrungen, welche nachträglich wenigstens durch theoretische Grundlagen genügend verständlich wurden. Demgegenüber haben andere Arten von Luftveränderung, welche theoretisch sich nicht genügend erklären lassen, auch in der Praxis keine allgemeine Anhängerschaft gefunden. Hierher gehört:

die Inhalation der

δ) **aus dem Ackerland aufsteigenden Dünste.** Einzelne Autoren ließen zu diesem Zwecke Phthisiker in Gruben mit frisch aufgeworfener Erde bedecken. Andere verwendeten für diesen Zweck die

ε) **Kuhstalluft.**

Daß hierbei die vermehrte Luftfeuchtigkeit (s. oben) eine günstige Rolle zu spielen vermag, ist ohne weiteres verständlich. Die Annahme der solche Atmosphären im speziellen empfehlenden Ärzte, daß hierbei die Verunreinigung der Luft (mit flüchtigem Alkali, Kohlensäure, kohlensaurem Ammoniak, Stickstoff, Kohlenwasserstoff, Schwefelwasserstoff, miasmatischen Ausdünstungen) resp. der Mangel an Sauerstoff wirksam sei (Sales-Girons), entbehrt jeder Grundlage.

Im Gegensatze zu diesen, heute verlassenen Bestrebungen findet die therapeutische Verordnung von tropischem Klima noch immer Anwendung.

ζ) **Tropenluft.** Bekannt ist, daß die vorzugsweise durch Trockenheit des Klimas ausgezeichneten Gegenden, mögen dieselben in der Ebene oder im Gebirge gelegen sein, von Phthise am wenigsten heimgesucht sind. Auf dieser Erfahrung beruht die Empfehlung der trockenen Tropengegenden (Ägypten, Sahara) bei Lungenschwindsucht. Erklärlich wird diese Wirkung der trockenen, heißen Luft bei Berücksichtigung der Erfahrungen von Adolf Schmidt.

Hat bei diesen klimatischen Kuren die theoretische Erklärung im allgemeinen mit den praktischen Erfahrungen nicht immer gleichen Schritt gehalten, so gilt dies in noch erhöhtem Ausmaß von den ebenfalls empfohlenen

η) **gewerblichen Atmosphären.** Der wohltätige Einfluß von Teerdämpfen in Fabriken resp. heißer Lohbrühdämpfe in Gerbereien beruht wahrscheinlich auf dem Gehalt derselben an ätherischen, harzigen Substanzen (s. Tappeiner, S. 246). Die Empfehlung eines Aufenthaltes in den **Gasreinigungssälen** der **Leuchtgasanstalten** (zur Bekämpfung der Keuchhustenanfälle), **Tabakfabriken** resp. **Bleichen** und **Zuckerfabriken** (gegen Phthise) jedoch entbehrt jedweder theoretischen Grundlage und hat sich auch nicht dauernd eingebürgert.

Um die nützlichen geschilderten Einflüsse unabhängig von lokalen Verhältnissen verwenden zu können, hat man seit Langem versucht, die als Ursache angesehenen Luftveränderungen nachzuahmen.

2. Künstliche Verbesserung der Atemluft.

Unter Zuhilfenahme verschiedener physikalisch-chemischer Hilfsmittel bemühte man sich, die Luft durch Veränderung in der Menge der in ihr von vornherein enthaltenen Bestandteile, bzw. durch Verteilung von Medikamenten in derselben zu verbessern, um die so erzeugte chemische und physikalische Veränderung der Atemluft therapeutisch zu verwerten.

Freilich führte die unbegrenzte Möglichkeit künstlich herbeigerufener Veränderungen der Atemluft bald dazu, einseitig gesteckten Zielen folgend, keineswegs gleichgültige Verschiebungen vorzunehmen. Insbesondere Sales-Girons Entdeckung der „Pulverisation“ flüssiger Medikamente führte durch den Wunsch einer möglichst intensiven, lokalen respiratorischen Therapie zu Auswüchsen, welche (auf Grund der pathologisch-physiologischen Feststellungen der letzten Jahrzehnte) als keineswegs gleichgültig zu bezeichnen sind. Dementsprechend empfiehlt sich eine reinliche Trennung der hier zu besprechenden Methoden in solche, welche den natürlichen Verhältnissen treu bleiben und solche, welche eine unphysiologische Alteration des Atemmodus zur Bedingung haben.

α) **Mit Beibehaltung des natürlichen Atemmodus** einhergehende Methoden erwirken eine chemische Alteration der Einatmungsluft durch Schwängerung derselben mit Wasser resp. Medikamenten.

Bereits im Jahre 1841 hatten Lobethal und später Hirzel eine künstliche Meeresatmosphäre dadurch herzustellen sich bemüht, daß sie eine die Bestandteile des Seewassers enthaltende Lösung in einem geschlossenen Zimmer mittels einer Fontäne verspritzen ließen, und bald danach errichtete Auphan ein Inhalatorium, in welchem das Mineralwasser durch Anprallen gegen eine Wand zerstäubt wurde. Sales-Girons errichtete 1856 ein Vaporatorium in Pierrefond, in welchem das Wasser der Mineralquelle mittels eines Apparates zu einem dichten Nebel zerstäubt wurde. Schon zwei Jahre nachher konstruierte derselbe Autor einen transportablen Pulverisationsapparat für medikamentöse Flüssigkeiten. Bald nachher machte Mathieu die medizinische Welt mit dem, nach einer Idee von Tirmann konstruierten, dem gleichen Zwecke dienenden Nephogène bekannt. Dadurch ergab sich die Möglichkeit, an jedem beliebigen Orte jedwede gewünschte medikamentöse Lösung auf die Luftwege des Patienten einwirken zu lassen.

Sättigung der Luft mit Wasserdampf stellt einen überaus wichtigen Koeffizienten bei der Heilwirkung all der verschiedenen Systeme und Apparate dar, welche der Inhalationstherapie dienen. Am einfachsten wird eine solche erzielt durch feuchte Umschläge oder in der Nähe des Patienten aufgehängte, feuchte Tücher. Demselben Zwecke dienen: Behälter mit dampfendem Wasser (etwa Kochtöpfe oder Teekessel) resp. der Gerhardtsche Bronchitiskessel:

„ein geräumiger durch Spiritusbrenner zu heizender Wasserbehälter mit $^3/_4$ m langem Ausströmungsrohr“.

Behufs möglichster Konzentration der Wirkung wird im letzteren Falle in der Umgebung des Patienten aus Tüchern ein *Zelt* gebildet.

Sättigung der Inhalationsluft mit Medikamenten wird auf verschiedenen Wegen angestrebt, und zwar:

1. auf *trockenem* Wege, durch Vergasung derselben.

Für die Vergasung *leicht* verdunstender Körper genügt es, die den Patienten umgebende Luft durch Verteilung des Medikamentes auf möglichst große Verdunstungsflächen mit demselben zu sättigen, wie etwa bei den *Lignosulfit*inhalationen.

Zur Vergrößerung der Oberfläche wird, ähnlich wie bei den Gradierwerken (s. oben), ein eigener Apparat zur Verwendung gebracht. Aus einer durchlöcherten Bleischale, welche auf einem $^3/_4$ m hohem Holzgerüst steht, fließt über, an den Seiten desselben angebrachte Tannenzweige, Stroh oder Holzwolle Lignosulfit in eine untergestellte Schale. Diese Inhalationen werden täglich ein bis zwei Stunden angewendet, eventuell auch bei Nacht im Schlafraum des Patienten und kann der Apparat (8,50 M.) auch zu Hause verwendet werden.

Bei weniger leicht verdunstenden Körpern wird die Vergasung gesteigert durch *Erwärmung*. Die letztere wird entweder besorgt durch Heizung des das Medikament beherbergenden Gefäßes (wie etwa bei *Fränkels* Halator) oder, in einfacherer Weise, durch die Körperwärme des Patienten. Dieselbe wirkt infolge Erwärmung der Exspirationsluft bei *Curschmanns* Maske oder direkt bei der Einreibung auf die Brusthaut.

Fränkels Halator besteht aus einem durch ein Nachtlicht erwärmten Gefäß, welches Mentholkristalle enthält.

Bei der Räucherung mittels der *Fumiformtabletten* „werden selbe in einer ... Verdampfungsschale über einer Spiritusflamme (eventuell auf Herd- oder Ofenfeuer) im Krankenzimmer verdampft, wo die Patienten im Bette oder auf dem Liegestuhl ruhend und ohne Anstrengung atmend, ein bis zwei Stunden verweilen. Die Tabletten bestehen aus einer Mischung von Asphaltum purum mit kleinen Mengen von Myrrhe und Benzoeharz in der Gesamtmenge von 2 g und geben einen angenehmen Geruch.“ (*Floer.*)

Die *Curschmann*sche Maske (s. Abb. 116) sieht einer Chloroformmaske ähnlich, ist aus Blech verfertigt und besitzt einen Gummirand zur Erzielung luftdichten Abschlusses. Zwischen die beiden Platten eines Doppelsiebes A, welches dem Lufteintritt dient, wird der mit dem Inhalationsmittel getränkte Bausch eingelegt.

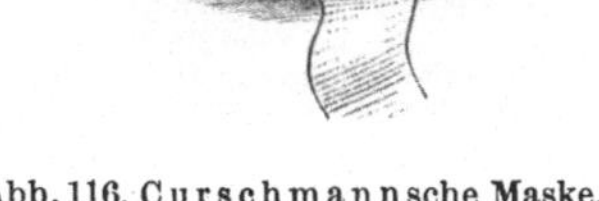

Abb. 116. *Curschmann*sche Maske.

Wird schon in diesem Falle die Körperwärme des Patienten zur Vergasung mitbenutzt, so geschieht dies in noch größerem Ausmaß bei der Verwendung von medikamentösen *Einreibungen auf der Körperhaut* sowie bei der *Einbringung der Medikamente in die obersten Luftwege.*

Als Beispiel der ersteren Art sei erwähnt das von *Stoke* angegebene und seither immer wieder bewährte (*Skoda*) Terpentinölliniment etwa in der Form:

Ol. Therebintin.	100,0
Ac. acet.	15,0
Vitell. ovi unius aut Ol. lini	2,0
Aqu. ros. q. s. ad	200,0

Des Morgens und abends ein Teelöffel voll auf die Brusthaut einzureiben.

Die Einbringung von Medikamenten in die oberen Luftwege geschieht schon bei Verwendung der verschiedenen Schnupfengazen. Während aber hier der als Träger dienende Wattepfropf die Durchgängigkeit der Nasengänge beeinträchtigt, leistet (nach meiner persönlichen Erfahrung nicht bloß bei Schnupfen, sondern auch bei allen für solche Medikation in Betracht kommenden Erkrankungen) vortreffliche Dienste das Bestreichen der Innenfläche der Nasenlöcher mit dem Medikament. Z. B. bei Menthol-Medikation verwende ich einen Migränestift, welcher das Medikament ohne jedwede Behinderung der Atemluft einbringt und nicht wie die Salben den Atemweg verengert.

2. Auf nassem Wege durch Verstäubung der Lösung („Pulverisation") als Spray seit Sales-Girons' Veröffentlichungen (s. S. 252).

Die auf Zerstäubung medikamentöser Lösungen beruhende Einbringung auf nassem Wege hat den großen Vorteil einer gleichzeitigen Befeuchtung der Luftwege für sich (s. oben S. 245f.). Nun kann es keinem Zweifel schon seit Emmerichs Versuchen unterliegen, daß es bei „zweckmäßiger Anwendung sehr wohl möglich ist, nicht nur die Nasen-, Rachen-, Kehlkopf- und Bronchialschleimhaut, sondern auch die Wandungen der feinsten Bronchien und Alveolen mit medikamentösen Lösungen so reichlich zu betauen, daß therapeutische Wirkungen sehr wohl erzielt werden können."

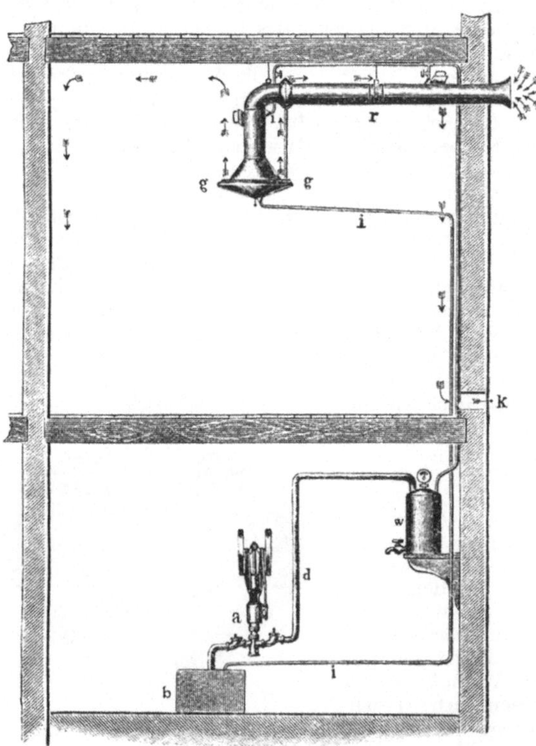

Abb. 117. Waßmuths Inhalatorium.

Dieses Postulat läßt sich unter Vermeidung jedweder schädlichen Einwirkung sehr gut erfüllen bei der Inhalation, in einem mit der „pulverisierten Lösung" erfüllten Raum, wie etwa bei den Rauminhalatorien. Ein Beispiel der erwähnten Gattung stellt dar der Waßmuthsche Inhalationsapparat (s. Abb. 117).

„Mittels Pumpe *a*, welche durch irgendeinen Motor getrieben wird, gelangt die medikamentöse Lösung aus Gefäß *b* durch Druckrohr *d* und Windkessel *w* nach dem Apparat, wird durch die Zerstäuber im Innersten des Apparates an Stelle *e* und *f* hindurchgepreßt und dann, nachdem sie gegen die inneren Wandungen des Gehäuses angeprallt, in Form von kaltem Dampf aus der Kreisöffnung *g* in den Zimmerraum eingeführt. Die Zerstäubung erfolgt in der Weise, daß mit einem Druck von 6—8 Atmosphären, zirka $^1/_2$ mm starke Flüssigkeitsstrahlen unter einem spitzen Winkel in einem Punkte aufeinandertreffen. Die damit erzielte Verteilung ist schon eine sehr ausgiebige Sie wird aber noch dadurch vervollkommnet, daß bis zum Austritt aus dem Apparat die Partikel noch wiederholt auf gewölbte Flächen aufschlagen und zerstieben. Wird der Apparat in Betrieb gesetzt, so erfüllt ein äußerst feiner, einem zarten Nebel vergleichbarer Dunst den ganzen Raum. Das Hygrometer beginnt zu steigen und notiert 95% relative Luftfeuchtigkeit, ohne daß sich Nässe irgendwo bemerklich macht." (Lazarus.)

Als schon weniger einwandfrei ist zu bezeichnen die Anwendung des **Spray,** bei dem der Patient durch die Nasenoliven die mittels eines Gummiballes zerstäubte Flüssigkeit einsaugen soll. Die hierbei dem Kranken nahegelegte Vertiefung der Einatmung erscheint nicht ganz gleichgültig, besonders mit Rücksicht auf die Gefahr einer Verschiebung des physiologischen Atemmechanismus und Entstehung von Lungenblähung. Aus demselben Grunde werden auch die im folgenden zu beschreibenden Arten der **„Gasinhalation"** leicht Schaden stiften können, weil der Patient leicht des Guten zuviel tut.

„Eine solche wird am einfachsten ... vorgenommen, indem man auf einen Teller heißen Wassers etwas ätherisches Öl gießt und die sich entwickelnden Gase ... einatmen läßt. Man kann auch den offenen Teller oder die Wulffsche Flasche auf ein Spiritusflämmchen (Rechaud) oder auf den geheizten Ofen stellen und dadurch die Arzneidämpfe konzentrierter machen." (Gumprecht.) (Vgl. oben Tappeiner, S. 246.)

„Für die Einatmung von Dämpfen, die sich schon bei gewöhnlicher Lufttemperatur bilden (Terpentin, Ol. pini, Kreosot) kann praktisch ein Glasrohr in Form einer Tabakpfeife (s. Abb. 118) Verwendung finden. In der Ausbauchung kann man Wattebäuschchen einlegen, die mit dem Medikament getränkt sind. Auch kann man eine zirka 2 cm weite, 10 cm lange Glasröhre mit Holzwolle füllen und diese mit Terpentin (Lignosulfit, Mentholöl, Perubalsam), benetzen ... Denselben Effekt erzielt man mittels einer Wulffschen Flasche. Dazu ist jede größere Flasche mit breitem Hals brauchbar. Der Stopfen wird doppelt durchbohrt. Durch eine Bohrung wird eine fast bis zum Boden der Flasche reichende Glasröhre, durch die andere eine im stumpfen Winkel abgebogene so weit eingeführt, daß sie etwas unterhalb des Stöpsels endigt. In die Flasche wird das Medikament (pur oder mit Wasser gemischt) eingegossen und nun durch die abgebogene Röhre inhaliert ... Wichtig ist, die Patienten davor zu warnen, daß sie, statt zu inhalieren, Saugbewegungen machen, ebenso wie, daß sie in die Flasche exspirieren". (Lommel.)

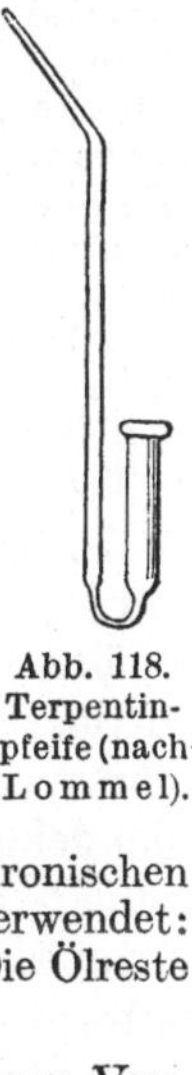

Abb. 118. Terpentinpfeife (nach Lommel).

Schreibers Apparat für Gasinhalation besteht aus einem in den Wasserkessel hineinhängenden Ölkessel. Über letzteren streichen die Wasserdämpfe, welche bei der Erwärmung sich bilden und reißen die Dämpfe des ätherischen Öles mit sich. Ähnlich gebaut ist Saengers Apparat. Man benutzt namentlich Menthol in Substanz; bei akuten Katarrhen kann man es bis zur Hälfte mit Thymol vermengen, bei chronischen Katarrhen mit etwa 10 Tropfen Perubalsam. Von Ölen werden verwendet: Ol. Terebintin., Ol. Eucalypti, Ol. Pini pumil., Ol. Menthol. Die Ölreste müssen am Schlusse ausgeschüttet und mit Alkohol ausgespült werden.

Schon bei letzterwähnten Apparaten besteht die Gefahr einer Verleitung des Patienten zur Mundatmung (bezüglich deren Schäden s. S. 184ff., 190ff.). Noch viel stärker tritt dieser Schaden in Erscheinung bei der so vielfach geübten Verwendung der Inhalationsapparate, welche direkt ein Atemholen durch den offenen Mund veranlaßt.

β) **Auf unphysiologischer Grundlage.** Die Aussicht einer Behandlung der Atemorgane mittels lokaler Therapie bestach das medizinische

Denken insbesondere seit den Darlegungen Sales-Girons' und seiner Schule, welche zeigen konnten, daß es gelingt, mit dem Strom der Einatmungsluft korpuskuläre Elemente bis in die feinsten Verteilungen der Atemwege hinein zu befördern. Es folgte ein ungehemmter Strom enthusiastischer Bemühungen auf dem Gebiete der Inhalationstherapie.

β_1) Einatmung von Wasserdampf.

„Alsbald nachdem Sales-Girons seinen ‚Pulverisateur portatif des liquides médicamenteux' im Jahre 1858 der Pariser Akademie vorlegte, entbrannte in Frankreich ein heftiger Kampf um den Wert der nun inaugurierten, wissenschaftlichen Inhalationstherapie. Der Streit drehte sich zunächst darum, ob die zerstäubten Flüssigkeitsteilchen in die tieferen Atmungswege überhaupt eindringen oder ob sie vielmehr zu größeren Tropfen konfluieren, in den oberen Respirationsabschnitten niedergeschlagen und so zurückgehalten würden. Die in beiden Lagern mit viel Scharfsinn und an der Hand von mannigfachen, an Menschen und Tier angestellten Experimente diskutierte Frage kann längst als entschieden gelten. Daß fremde Stoffteile bis in die feinsten Luftwege vordringen, dafür liefern die Staubinhalationskrankheiten, die Lungen der Steinkohlenarbeiter, ja jede Großstädterlunge, hinlängliche Belege. Auch zweifelt wohl niemand daran, daß zerstäubte Flüssigkeiten die Glottis passieren und in die feinsten Bronchien und Alveolen aspiriert werden können. Dies zeigten schon die älteren Tierversuche von Demarquay, Poggiale, Fieber, Tobold, Gerhard und anderen, sowie auch neuere, insbesondere die schönen und exakten Untersuchungen Emmerichs. Anders steht es aber mit der Frage, ob so viel Flüssigkeitsstaub in die tieferen Luftwege inhaliert werden kann, als zur Erzielung eines therapeutischen Effektes notnotwendig ist" (v. Seiller), um so mehr als nur gesunde Lungenanteile durch Dampfinhalation erreichbar sind, nicht aber kranke. Durch die mangelhafte Inspirationsbewegung kranker Lungenteile wird nämlich die therapeutische Bedeutung der Inhalation für die Lungen wesentlich eingeschränkt, weil für das Hineingelangen der zu inhalierenden Luft in die tieferen Partien nicht der Druck der Inhalationsluft, sondern die Aspiration seitens der Lungen allein ausschlaggebend ist. Kaninchen, welchen Lungenentzündung angelegt wurde, zeigten, nachdem sie eine Zeitlang Staub eingeatmet hatten, Lungen, welche in ihren gesunden Partien den Staub reichlich enthielten, in den kranken hingegen ganz frei davon waren. (J. Schreiber.)

In dem Bestreben möglichster Einflußnahme auf die Atemorgane wurde eine pathologische Atmungsform zur Norm erhoben, deren schädlicher Einfluß im ersten Teile detailliert dargelegt wurde. In der Sorge, daß auf dem engen geschlängelten physiologischen Atmungsweg der Nase zu viel von dem zerstäubten Medikament zurückgehalten werde, wurde die schädliche Mundatmung hier allgemein eingeführt. Überdies wird der Patient durch die Vorstellung, er müsse möglichst viel von den im Nebelstrom enthaltenen heilenden Substanzen in seinem Brustkorb hineinziehen, zu der schädlichen rein inspiratorischen Atmungsvertiefung erzogen.

„Für die Inhalationstherapie steht die Mundatmung im Vordergrunde des Interesses. Hier sind zwar nur wenig Vorkehrungen für die Adaptierung der Atmungsluft für den Organismus vorhanden, da die Mundatmung nicht die normale Atmung ist, aber die Applikation der Inhalationsapparate ist gerade deswegen, weil die therapeutisch wirksame Luft auf diesem Luftwege möglichst wenig Veränderung erfährt, nur für die Mundatmung berechnet. Es ist wichtig, darauf hinzuweisen, daß die Schleim- und Speichelsekretion mit dem Moment, wo der Mund zur Atmung benutzt wird, sofort in abnorme Tätigkeit kommt." (Lazarus.)

Im Gefolge der meist gehandhabten Form der Inhalationstherapie kommt es zu:

1. Störung des Kräftegleichgewichts zwischen Ein- und Ausatmung. Diese Verschiebung verursacht aber die Entstehung von Lungenblähung!

2. habitueller Mundatmung (mit den konsekutiven schädlichen Einwirkungen auf Luftwege und Lunge, vgl. S. 179, 184ff. u. 190f.). Dementsprechend kommt es auch bei der in solcher Form geübten Inhalationstherapie zu subjektiven Störungen, welche auf Grund der im ersten Teile gegebenen pathologisch-physiologischen Grundlagen sich leicht restlos erklären:

„... denn immer wieder wird bei jeder Inhalation beobachtet, welche Schwierigkeiten die Exspiration an und für sich dem Patienten bereitet. Dieselben zeigen sich einerseits in bald eintretender Dyspnöe ..." (Lazarus.)

„Der Dampfspray dringt mit einer solchen Kraft in die Mundhöhle ein, daß die Ausatmung durch den Mund nur in der Weise erfolgen kann, daß der Dampf bei der jedesmaligen Exspiration mit Gewalt zurückgeblasen wird. Die Folge aber davon müßte eine derartige forcierte Atmung sein, daß nach wenigen Atemzügen eine vollständige Dyspnöe resultieren würde." (Friedrich.)

„Akute Entzündungen der Luftwege werden aber durch solche forcierte Inhalationen öfters gereizt, ganz abgesehen von der ‚Leere im Kopf', wie sie die meisten Menschen bei oft wiederholten starken Inspirationen empfinden." (Gumprecht.)

Alle diese schädlichen Nebenwirkungen der Inhalationstherapie lassen sich aber ohne jede Verringerung der nützlichen Wirkungen dieser lokalen Behandlungsmethode vermeiden, wenn man die natürliche nasale Atmung beibehält, den Patienten ruhig atmen läßt (also vor tiefem „Einziehen" der heilsamen Dämpfe warnt) und dafür die Einatmungsdauer verlängert. Bei ruhiger, nasaler Respiration gelangt nämlich ebenfalls selbst in die kleinen Bronchialverzweigungen der gesunden Lunge eine genügende Menge der verstäubten und verdampften medikamentösen Beimischung, wie durch exakten Tierversuch einwandfrei erwiesen wurde.

Emmerich konnte bei Hunden von gleicher Größe und gleichem Gewicht, nachdem sie sich eine Stunde im Inhalationsraum, in welchem 4% Sole verstäubt wurde, bei ruhiger Nasenatmung aufgehalten hatten, in den zirka 3 mm breit abgeschnittenen Lungenrändern ungefähr 1 ccm der Sole nachweisen, ein Resultat, wie es der Autor von vornherein selbst nicht erwartet hatte. Es ist damit exakt bewiesen, daß auch bei physiologischer Nasenatmung ganz erhebliche Mengen inhalierter zerstäubter Flüssigkeit in die feinsten Bronchiolen und Alveolen dringen können, wenn eben die Tröpfchen nur hinlänglich klein und genügend zahlreich sind, da die Nase des Hundes dem Durchtritt des Flüssigkeitsstromes gewiß größere Hindernisse bietet als die Nase des Menschen. Somit scheint die Annahme, daß beim Menschen noch viel größere Mengen der zerstäubten Flüssigkeit bei nasaler Atmung in die feinsten Luftwege gelangen, durchaus berechtigt, um so mehr, wenn man bedenkt, daß der Durchmesser der aus den lobulären Bronchiolen hervorgegangenen Endverzweigungen bei einem erwachsenen Individuum 0,3—0,4 mm, der Durchmesser der Alveolen 0,2—0,25 beträgt, also im Verhältnis zu jenem der Tröpfchen sehr groß ist.

Die Zerstäubung des Wassers resp. der arzneilichen Lösung erfolgte seit Sales-Girons' Veröffentlichungen mittels komprimierter Luft, bis später Siegle statt derselben den Wasserdampf als treibende Kraft benutzen lehrte.

Gegen die Verwendung der komprimierten Luft als zerstäubender Kraft wurden mehrfache Bedenken geäußert. Nicht gleichgültig ist schon die austrocknende Eigenschaft der infolge der Kompression von jeder Spur von Wasserdampf befreiten, völlig trockenen Luft, welche mit den minimalen Wassertröpfchen in Berührung kommt und dieselben zur Sättigung des Feuchtigkeitsbedürfnisses an sich reißt, so daß das gelöste Medikament z. B. Salz als Kristall suspendiert bleibt. (Emmerich.) Dazu kommt fernerhin die große Geschwindigkeit der ausströmenden Luft. Diese Geschwindigkeit muß nämlich bewirken, daß der Inhalationsstrom durch den Aspirationszug der Lungen, der bei weitem geringer ist als die Kraft der komprimierten Luft, keineswegs die Ablenkung erfahren konnte, welche z. B. im Rachen notwendig ist, um die zerstäubte Flüssigkeit in die unteren Luftwege hineingelangen zu lassen. (Lazarus.)

Bei den letzterwähnten, Wasserdampf erzeugenden Apparaten fallen neben dem Vorzug ihrer Einfachheit die bei Verwendung komprimierter Luft in Erscheinung tretenden, erwähnten Nachteile weg. Überdies kann durch sie neben der Schwängerung mit warmen Wasserdämpfen auch eine solche mit medikamentösen Substanzen bewirkt werden. Bei Verwendung der seit Siegle hierfür verwendten Bergsonschen Röhrchen läßt sich die Aspiration jeder medikamentösen Lösung durch den an einem Kapillarröhrchen senkrecht hinwegstreichenden Luft- resp. Wasserdampfstrom erzielen. Als Beispiel dieser Art sei der bekannte Sieglesche Inhalationsapparat kurz erwähnt, statt dessen in neuerer Zeit vielfach die ebenfalls zu Hause verwendbaren Bullingschen Apparate verwendet werden.

Freilich darf auch hier die Inhalation nicht in der gewöhnlich geübten Weise betrieben werden (vertiefte Einatmung durch den Mund), sondern soll der Apparat lediglich in die Zimmerluft in der Nähe des Patienten hineinpuffen und der Patient nur nasal den Dampf einziehen. Dadurch wird die Inhalation zu einer **physiologischen!**

Weitaus einfacher lassen sich alle die erwähnten Forderungen erfüllen bei Benützung des „Medikamentenvernebler“ nach Prof. Spieß. Dieser Apparat ermöglicht es, die verschiedenartigsten Heilmittel in so feine Nebel zu zerstäuben, daß sich dieselben mit der einzuatmenden Luft innig vermengen und mit dieser bei jeder Einatmung in die tieferen Atemwege gelangen, welch letztere für die Resorption so sehr geeignet sind (Heubner). Das Medikament wird auf trockenem Wege aus der flüssigen in die gasige Form übergeführt, gelangt mit der Atmungsluft an alle Stellen, welche von ihr bestrichen und versorgt werden. Die unbenützten Mengen werden wie Zigarrendampf wieder ausgeatmet. Durch eine in die Nebelbahn einzuschaltende elektrische Heizvorrichtung können die Medikamentennebel auf 40—50° erwärmt werden.

Der Apparat wird an einen Sauerstoffzylinder angeschraubt und der Sauerstoffverbrauch (am Manometer jederzeit abzulesen!) auf 6—10 l per Minute eingestellt. Wässerige Lösungen erfordern mehr, ölige Medikamente weniger O_2, um genügend zu vernebeln. Das Medikamentenglas wird wenig (höchstens bis zur Hälfte der Kolbenkugel!) mit dem Medikament gefüllt und soweit in den Gummischlauch geschoben, bis das Hartgummisaugstück fast den Boden des

Glases erreicht. Auf diese Art wird der vollständige Verbrauch des Medikaments ermöglicht. Eine Metallvorlage dient zum Auffangen etwa mitgerissener Medikamententropfen, dann auch zur allfälligen Aufnahme der elektrischen Heizvorrichtung, wenn eine Anwärmung des Medikamentennebels erforderlich scheint. Die Mund- und Nasenöffnung werden von einer gläsernen Maske umfaßt, welche den individuellen Verhältnissen angepaßt ist und einen kleinen Schornstein trägt, durch welchen die stetige Erneuerung der Maskenluft gewährleistet wird.

Hingegen ist dieses unphysiologische Atemholen durch den geöffneten Mund berechtigt und berechnend angewendet beim elektrischen Heißluftinhalator von Adolf Schmidt, um möglichst starke Wirkungen zu erzielen. Es zeigte sich nämlich,

„daß die heiße Inhalationsluft sich bei ihrem Wege in die Lungen außerordentlich schnell durch Verdunstung der Feuchtigkeit der Schleimhaut abkühlt ... die auswechselbaren Glasmundstücke desselben müssen zum Schutze der Lippen mit Watte umwickelt werden. Der Apparat wird durch einen Strom von 5 Ampere bei 220 Volt Spannung gespeist und kann an jeden Steckkontakt angeschlossen werden. Die Befürchtung, daß durch die heiße Luft das Auftreten von Hämoptöe begünstigt werden möchte, hat sich nicht bestätigt.“ (Adolf Schmidt.)

Viel weniger als die besprochenen Versuche einer möglichst intensiven, lokalen Therapie können die Bestrebungen gutgeheißen werden, zerstäubte Medikamente einatmen zu lassen.

β_2) Trockeninhalation staubförmiger Medikamente.

Bis heute gibt es noch trotz der so heftigen Abwehrreflexe des Organismus gegen jeden solchen (allen physiologischen Voraussetzungen ins Gesicht schlagenden) Versuch Anhänger dieser „Methode“.

„Nach meinen eigenen Erfahrungen stößt die Anwendung solcher Apparate bei den meisten Patienten auf großen Widerstand, namentlich, wenn es sich darum handelt, daß durch tiefe Inspiration das Mittel wirklich bis in die Bronchien hinein gelangen soll. Der quälende Husten, der gleich nach der ersten Inspiration solchen Staubes eintritt, erregt in dem Patienten einen kaum bezwingbaren Widerwillen gegen eine zweite Einatmung.“ (Lazarus.)

„... veranlaßt einen krampfhaften Husten, ... ein Glottiskrampf kommt nicht ganz selten vor. Die Staubinhalation ist deshalb für die praktische Therapie nicht recht verwendbar, obgleich die Dauerwirkung, die ein staubförmiges Medikament in der Lunge entfalten könnte, gedanklich etwas Bestechendes gegenüber der flüchtigen Wirkung anderer Inhalationen hat.“ (Gumprecht.)

β_3) Sauerstoff-Therapie.

Wie nötig es ist, sich nicht durch vorgefaßte Meinung leiten zu lassen, sondern gut basierte Empirie einerseits, theoretische Grundlagen andererseits allein als Führer zu benutzen, wird am besten durch die lediglich auf ungenügend begründete vage Vorstellungen aufgebaute Sauerstoffbehandlung erwiesen. Seit Priestley, dem Entdecker des Sauerstoffes, hat es immer wieder Autoren gegeben, welche glaubten, der für die Erhaltung des Lebens so wichtige Sauerstoff müsse bei verstärkter Zufuhr mit der Atemluft heilsame Wirkungen entfalten. Vorurteilslose Beobachtungen der Praxis hingegen (Aron, Kraus, Strauß) erwiesen, daß alle diese Voraussetzungen der Wirklichkeit nicht entsprechen, und die exakten Untersuchungen von Durig, Zuntz und Löwy lieferten die wissenschaftlichen Grundlagen dafür, warum dies auch nicht gut möglich sei.

Das arterielle Blut ist nur zu 82% mit O_2 gesättigt (Zuntz und Löwy), doch gelingt eine stärkere Sauerstoffsättigung des Hämoglobins auch bei O_2-Atmung nicht. Überdies ist eine reine O_2-Inhalation überhaupt unmöglich, da der fabriksmäßig hergestellte Sauerstoff nur 96% O_2 enthält und alle Masken nicht unbedeutende Luftmengen zugleich eintreten lassen. Aron hält die Aussichten der Sauerstoffbehandlung für sehr gering. Kraus und selbst Strauß geben ebenfalls sehr enge Grenzen für das Feld ihrer Wirksamkeit: einerseits Stenosierung der Luftwege, andererseits Vergiftungen, welche direkt auf das Blut wirken (CO, Anilin, Leuchtgas, Rauch).

Der von den Drägerwerken Lübeck gelieferte Sauerstoffapparat enthält zwischen Zylinder und Ableitungsschlauch einen Beutel eingeschaltet, welcher während der Ausatmung sich füllt, während der Einatmung seinen Inhalt abgibt. Beutel und Schlauch werden vermittels einer Schraubenmutter an den Zylinder angeschraubt. Dann wird das Hauptventil V weit, das Regulierventil R etwas geöffnet und die Maske P, welche ein Exspirationsventil besitzt, fest über Mund und Nase gesteckt. Während der Ausatmung verhindert das Ventil D den Zutritt der Atmungsluft zu dem sich mit O_2 füllenden Beutel. Die Regulierschraube wird so gestellt, daß bei der Inspiration sich der Beutel völlig entleert. Der Verbrauch läßt sich dosieren und auch ablesen.

Durch die Feststellungen der letzten Dezennien (Adolf Schmidt und David) wurde sogar die Annahme nahegelegt, daß der Überfluß schädlich (vgl. S. 208!!), der Mangel an Sauerstoff eher nützliche Wirkungen auf den menschlichen Organismus auszuüben imstande sei. Von diesen Autoren ließen sich bei künstlicher Herstellung einer solchen Verarmung an „Lebensluft" Heilwirkungen erzielen.

„Die therapeutischen Versuche am Menschen wurden in der Kammer vorgenommen, die ich früher mehrfach beschrieben habe. Die Kranken befanden sich meist eine Stunde lang bei der gewünschten O_2-Spannung. Bei sehr schwer Kranken wurde die Herabsetzung der O_2-Prozente im Beginn jeder Sitzung allmählich bewirkt, wogegen bei Kranken, die sich noch in einem leidlichen Allgemeinzustand befanden, brüsk in einigen Minuten auf 9—10% heruntergegangen wurde. Die zumeist angewandte Dosis war 10%, bei schwereren Kranken wurden höhere Prozentzahlen gewählt ... Wie die Tierversuche gezeigt haben, kann das normale Blutbild nur durch sehr energische O_2-Entziehungen beeinflußt werden. Da es aus äußeren Gründen nicht angängig war, die Patienten ebensolange Zeit ... O_2-arme Luft atmen zu lassen, so erhielten wir bei Personen mit normalem Blutbild durch ein bis zwei Stunden dauernde Atemübungen, ganz analog unseren Tierversuchen, keine Veränderung.

Einfache Anämien zeigten eine ziemlich gleichmäßige Zunahme von R und Hämoglobin. Dadurch blieb J, falls er anfangs stark herabgesetzt war, unter 1. Bei schweren Anämien von perniziösem Charakter mit hohem Färbeindex fiel J wegen der guten Erythropoese zwar anfangs, doch stieg er bald wieder, da auch die Hgb-Bildung sehr angeregt wurde. Entgegengesetzt verhielten sich die Chlorosen, bei denen infolge der Zunahme von R und der schleppenden Produktion von Farbstoff J herabgesetzt blieb (R = rote Blutkörperchen, J = Färbeindex, Hgb = Hämoglobin)." (David.)

b. Unterstützung der Atemkräfte.

Die am Obduktionstisch gesehenen Veränderungen im Luftgehalte der Lungen: die Überfüllung derselben beim Emphysem, die Luftleere bei pleuralem Erguß resp. Schwarte oder Engbrüstigkeit riefen in früherer Zeit gemäß der herrschenden Lehre den Wunsch hervor, den insuffizienten Aus- resp. Einatmungskräften beizuspringen, um ihnen die ungenügend gewordene Arbeitsleistung zu ermöglichen.

1. Unterstützung der Einatmung.

Drei verschiedene Wege wurden gewählt, um bei der Einatmung eine bessere Luftversorgung der Lungen zu erzwingen:

α) eine Vermehrung der den Brustkasten erweiternden Kräfte,

β) Herabsetzung der einer solchen Bewegung gegenüberstehenden Widerstände (durch Herabsetzung des auf der äußeren Brustwand lastenden Druckes),

γ) eine Beförderung der Lufteinströmung durch Veränderung des Druckes der Inspirationsluft.

ad α) Die neueren Versuche, maschinell die Einatmungskräfte zu unterstützen (Zander, Herz), können kaum Anspruch auf Dauerwirkung, ja auch nur auf momentane Erzielung der beabsichtigten Wirkung erheben. Hier ist schon der Rhythmus der Atembewegung des Apparates nicht konform dem des Patienten. Es bedeutet für letzteren eine gar schwierige Aufgabe, sich demselben zu adaptieren (Speck), ganz abgesehen von dem Mangel jedweder Berücksichtigung der physiologischen Verhältnisse bezüglich der Dauer der einzelnen Atemphasen. Freilich fördern diese Apparate nicht bloß die Ein-, sondern auch die Ausatmung.

ad β) **Herabsetzung des auf der äußeren Brustwand lastenden atmosphärischen Druckes** bewirken die Apparate von Hauke, Perthes, Seidel, Nordmann. Letztere dienen vornehmlich der von Perthes in die Chirurgie eingeführten Saugbehandlung der Thoraxempyeme. Bei dieser Methode müßte ein beträchtlicher negativer Druck in der Pleurahöhle erzeugt werden, um eine Ausdehnung der Lunge herbeizuführen, was nicht immer gefahrlos ist.

Während der Haukesche Apparat den ganzen Brustkorb (mithin beide Lungen!) umfaßt, setzen die anderen, sowie auch der Apparat von Kirchberg, nur an den „eingesunkenen" Teilen des Thorax an.

Nordmann konstruierte, weil „die Anwendung des Apparates von Perthes und Seidel eine Versorgung der Weichteilwunde in der notwendigen Weise nicht gestattet, Saugnäpfe aus Glas, in denen ... mittels einer Saugpumpe, die bei den Saugnäpfen nach Bier zur Verwendung kommt, die Luftverdünnung geschaffen wird. Auf der anderen Seite steht der Aspirator mit einem Uhrenmanometer in Verbindung, das die Form und Größe einer Taschenuhr hat und eine leichte Kontrolle des Unterdruckes gestattet.... Die Saugnäpfe ruhen auf einer Gummiplatte, die mit Kollodium dem Körper angedichtet wird und die Haut vor lästigem Druck bewahrt. Der zur Verwendung kommende Unterdruck wird nach Perthes u. a. auf 50 mm ausgedehnt."

ad γ) **Anwendung der verdichteten Luft** in den pneumatischen Kammern resp. den portativen pneumatischen Apparaten von Waldenburg, Schnitzler, Tobold u.a. Gegen die Anwendung dieser Apparate spricht die Wirkung der Druckveränderung auf beide Lungen. Die Beachtung dieses Umstandes ist nicht unwichtig wegen des „vikariierenden Emphysems" der gesunden Teile, welches dadurch verstärkt werden kann. Dieser Auffassung verleiht eine Grundlage das Resultat der diesbezüglich vorliegenden Untersuchungsergebnisse:

„v. Vivenot konnte ... durch Perkussion, Auskultation und Messungen eine Erweiterung der mittleren Lungenstellung unter dem erhöhten Luftdrucke nachweisen, welche später von Panum mit Hilfe einer anderen Methode bestätigt wurde.... Er fand, daß sich bei beiden unter dem erhöhten Luftdrucke die mittlere Atemlage jedesmal von der Stellung der stärksten Zusammenziehung der Lunge weiter entfernt als unter dem gewöhnlichen und daß sie sich der Stellung ihrer weitesten Ausdehnung nähert.“ (v. Liebig.)

Freilich führen viele Autoren (vgl. Jamin S. 259) die Blähung der Lunge und das Emphysem auf Verlegung der Luftwege durch Schleimhautschwellung zurück und wurde komprimierte Luft in Form der pneumatischen Kammern angewendet, um die Schleimhautschwellung zu bekämpfen.

Hingegen beruht auf gut fundierten theoretischen Grundlagen der Vorschlag Wenckebachs, durch künstlichen Ersatz der fehlenden Bauchdeckenspannung bei Enteroptose, die Leistung der Zwerchfellmuskulatur zu steigern. Er verwendet zu diesem Zwecke eine Bauchbinde, welche an ihrer Innenfläche ein aufblasbares Gummikissen trägt. Dasselbe wird, genau entsprechend den individuellen Verhältnissen, mehr oder weniger stark aufgetrieben, das Zwerchfell gewinnt dadurch wieder die verlorengegangene Kuppelform und infolge dieser seiner statischen Wiederherstellung die Möglichkeit, mit seinen Muskelfasern Bewegungseffekte zu erzielen.

2. Unterstützung der Ausatmung.

Behufs Erleichterung der Luftaustreibung wurden ebenfalls die beiden physikalisch gegebenen Wege benutzt: einerseits eine Erleichterung der Luftauströmung durch Erzeugung von Luftverdünnung in dem Raum, in welchen sich die Ausatmungsluft entleert, anderenteils durch Druckeinwirkung auf den Brustkasten (als den Blasebalg, aus welchem sie ausgetrieben werden soll).

α) **Ausatmung in verdünnte Luft** wird erzielt in den pneumatischen Kammern sowie durch die transportablen Apparate von Waldenburg, Meyer, Geigel resp. den vom Patienten selbst betriebenen von B. Fränkel, Schnitzler.

Die theoretisch nicht immer leicht erklärlichen Erfolge dieser pneumatischen Therapie lassen sich, zum Teil wenigstens, als Folgen der hierbei ausgelösten vertieften Respiration und der dadurch erzielten Verbesserung der Blut- und Lymphversorgung der Lungen besser verstehen. Dieser letzterwähnte Faktor hat in den letzten Jahren O. Bruns dazu Veranlassung gegeben, eine „künstliche Luftdruckerniedrigung über den Lungen als eine Methode zur Förderung der Blutzirkulation“ zu empfehlen. Dieselbe geht darauf aus, den Blutlauf zu fördern durch Erzeugung eines starken Gefälles für den Rückstrom des venösen Blutes zum linken Herzen.

Gab auch ursprünglich die Unterstützung des Kreislaufs den Anstoß zur Konstruktion dieses Apparates, so haben weitere Untersuchungen dieses Autors und seiner Schüler ergeben, daß auf diesem Wege „die nicht tuberkulösen Erkrankungen der Atmungsorgane und die aus der Insuffizienz dieser Organe mit Notwendigkeit resultierenden Störungen des Kreislaufs und der Herztätigkeit als Indikationen für die Anwendungen der Unterdruckatmung anzusehen sind.“ (Bruns.)

„Die pneumatische Behandlung erfüllt die Aufgabe, die Respirationsmuskulatur der Kranken ... zu kräftigen, die Blutfülle in den Lungen zu modifizieren und die feineren Luftwege bei den so häufigen bronchitischen und asthmatischen Komplikationen von den durch Hyperämie, Schwellung und Sekretion erzeugten Hindernissen frei zu machen. Die Einatmung verdichteter Luft wird namentlich den letztgenannten Anforderungen gerecht, die Ausatmung in verdünnte Luft erleichtert die Entleerung der Lungen und fördert die Zirkulation im kleinen Kreislauf." (Jamin.)

Der Waldenburgsche Apparat stellt einen Gasometer dar, in welchem durch aufgelegte Gewichte die Luft komprimiert oder durch Zug mit Hilfe von angehängten Gewichten verdünnt werden kann. In einen mit Wasser gefüllten Blechzylinder taucht dieser oben abgeschlossene Luftbehälter, von welchem ein Rohr zu der über Mund und Nase zu haltenden Maske führt, ein anderes zum Quecksilbermanometer, welches den Druck im Innern des Zylinders angibt. Die mit einem Gummirand versehene Maske trägt einen mit einer T-förmigen Bohrung versehenen Hahn. Dreht man ihn, so steht die Maske mit dem Gasometer oder mit der Außenluft in Verbindung. Wird bei letzterer Stellung des Hahnes durch Anhängen der Gewichte an die Schnüre des Gasometers der Blechzylinder aus dem Wasser gezogen, so füllt er sich mit Luft. Nach Drehung des Hahnes, Abnehmen der Gewichte von den Schnüren und Auflegung derselben auf den Gasometer, erscheint die Luft im Gaszylinder unter Druck gesetzt. Im Gegensatz hierzu enthält derselbe verdünnte Luft, wenn nach mehr oder minder vollständiger Entleerung des Gasometers die Gewichte (nach Abschluß des Raumes durch Hahnumdrehung) an den Schnüren wieder angehängt werden, bis vom Manometer die gewünschte Druckherabsetzung angezeigt wird.

Durch Drehen des Hahnes kann dafür gesorgt werden, daß der Innenraum der Maske nur während einer Atemphase mit dem Gasometer in Verbindung steht, so daß die komprimierte Luft nur während der Dauer der Einatmung, die verdünnte nur während der Dauer der Ausatmung in die Maske eintritt, die letztere jedoch während der anderen Atemphase mit der Außenluft in Verbindung steht.

Zu bemerken ist, daß es Schnitzler wirklich gelungen ist, gewisse Fehlerquellen dieses Apparates zu eliminieren und daß Tobold, Finkler, Kochs noch weitere Verbesserungen am Apparate anbrachten. Namentlich waren es die Masken resp. Mundstücke, welche sich in hohem Grade verbesserungsbedürftig erwiesen.

Högyes' Apparat verwertet das Prinzip des Bunsenschen Wassertrommelgebläses. Wenn Wasser aus einer Röhre ausfließt, wird aus einem die Abflußöffnung umhüllenden offenen Raume (Mantel) Luft mit fortgerissen (um so schneller und reichlicher, je größer die Kraft ist, mit welcher das Wasser ausfließt). Die Luft wird in einem Behälter aufgefangen und „komprimiert". Ein durch einen Hahn verschließbares Rohr, das zu dem Reservoir führt, liefert demnach komprimierte, ein anderes Rohr, durch welches die Luft in den Mantel einströmt, verdünnte Luft.

Bei dem nach dem Prinzipe des Blasebalges angefertigten Apparate von Biedert und B. Fränkel kann von einer Konstanz des Druckes leicht begreiflicherweise keine Rede sein. Nützlich scheint hierbei jedoch die unbewußt miterzielte Verwendung der körpereigenen Kräfte des Patienten, also seine Selbsterziehung zur Verbesserung der Atemleistung.

β) **Thoraxkompression.** Hierfür werden die Kräfte des Patienten selbst in Verwendung gezogen bei dem ersten Repräsentanten dieser Richtung, dem Atmungsstuhl von Zoberbier-Roßbach (s. Abb. 119) sowie auch bei dem Apparat von Strümpell.

Der Roßbachsche Atmungsstuhl besitzt in seiner Rückenwand zwei vertikale hölzerne Walzen, welche mit zwei seitwärts herausragenden Hebelarmen in Verbindung stehen. In einer Hohlkehle der Walzen laufen Hanfgurte, die um die Stuhllehne nach vorne gehen, ein schmalerer unterer um die unteren seitlichen Rippen herum, ein oberer breiterer durch die Axillargegend zur Vorderfläche des Thorax. Sie werden vorne in der Mittellinie mit den entsprechenden der Gegenseite durch Haken vereinigt; ein drittes über die Schultern laufendes Paar von Gurten wird vorne am oberen Rande des breiteren Gurtes angehängt. Der Kranke nähert die Hebel während der Exspiration, wodurch die Gurten um die Walzen aufgewickelt und verkürzt werden und ein starker Druck, besonders auf die untere Thoraxseite ausgeübt wird. Emphysematiker fühlen sich dabei sehr wohl, Asthmatiker dagegen vertragen meist diese Behandlung nicht gut, da ihre nervöse Aufregung sie die Fixierung des Körpers unangenehm empfinden läßt und noch viel mehr den Druck und die Bewegung.

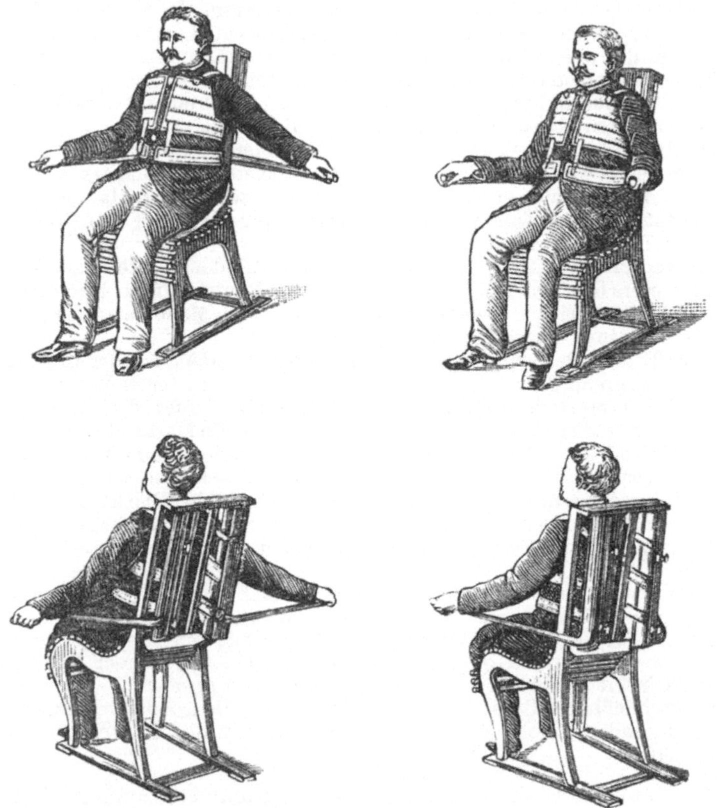

Abb. 119. Atmungsstuhl nach Roßbach-Zoberbier.

Einfacher konstruiert ist der von v. Strümpell angegebene Kompressionsapparat: zwei schmale beiderseits in der unteren Axillargegend angelegte Bretter sind rückwärts durch einen Quirl verbunden. Bei Exspiration werden die vorderen Bretterenden vom Patienten mit den Händen einander genähert, bei Inspiration voneinander entfernt.

Auf der bei Verwendung dieser Apparate automatisch eintretenden Anpassung an die individuellen Verhältnisse bezüglich der Dauer und

Intensität der einzelnen Atemphasen, sowie der konsekutiven Disziplinierung des Atemholens beruhen zumindest zum Teil die erzielten Erfolge. Daß die Brustkorbverkleinerung an sich hierfür kaum in Betracht kommt, erwiesen Tierversuche Arons.

„Der Erfolg des Atemstuhles beruht offenbar darauf, daß die Patienten lernen, regelmäßig und gleichmäßig zu atmen und tief zu exspirieren. Die mechanische Verkleinerung des Thorax dürfte als solche von geringer Bedeutung sein.“ (Goldscheider.)

Heermann läßt die Zusammendrückung des Brustkorbes durch ein 4—5 cm breites Gummiband besorgen, welches über Hemd und Weste geschnallt, tagsüber getragen werden soll. Die maschinell betriebenen Apparate von Boghean, Pescatore und Kirchberg benützen (anscheinend zum Vorteil des Patienten) körperfremde Kräfte behufs Zusammenpressung des Brustkastens, welche demgemäß viel forcierter betrieben werden kann. Bei näherer Betrachtung erweist sich jedoch dieser Vorteil keineswegs als solcher. Die Differenzen zwischen dem individuellen Atemtypus und dem unveränderlichen Rhythmus der Apparateinstellung bedeutet schon an und für sich für den Patienten eine oft schwere Beeinträchtigung. Hierzu gesellen sich die Gefahren, welche mit jeder wirklich stärkeren Thorax- resp. Abdominalkompression verbunden sind (Albuminurie! Schreiber, S. 128, Schädigung der Bauchorgane! Aron, Lungenblutung! Gerhardt sen.), sowie die unphysiologische Art einer solchen Ausatmungsbetätigung mit all den daraus erwachsenden Schäden.

Dem gegenüber bedeuten die Apparate von Roßbach und Strümpell Instrumente, welche der Patient in völliger Übereinstimmung mit seinen individuellen Bedürfnissen und Wünschen in Bewegung setzt, und gemäß der Verwendung seiner eigenen Kräfte Übungsapparate für die körpereigenen Exspirationskräfte. Sie bilden mithin den fließenden Übergang zu dem Kapitel der aktiven Atmungstherapie, welch letztere den Patienten darüber belehrt, wie er mit den seinem Körper innewohnenden Kräften aktiv die Schäden bekämpfen kann.

III. Aktive Atmungstherapie.

Brauer: Mitt. a. d. Grenzgeb. d. Med. u. Chir. **7**.

Freund, W. A.: Therap. d. Gegenw. 1902, Januar; Therap. Monatshefte 1902. — Zeitschr. f. experim. Pathol. u. Ther. **3**.

Hofbauer: Zeitschr. f. experim. Pathol. u. Ther. **4**, **6**, **7**; Dtsch. med. Wochenschr. 1914, Nr. 22.

— Wiener med. Wochenschr. 1910; Zeitschr. f. ärztl. Fortbild. 1912, 1917, Nr. 17, 18; Münch. med. Wochenschr. 1917, S. 466.

Jacoby: Münch. med. Wochenschr. 1897, S. 197, 232; 1899, S. 628; Dtsch. med. Wochenschr. 1911, S. 375.

Kirchberg: Atmungsgymnastik und Atmungstherapie. Springer, Berlin 1913.

Kroenig: Deutsche Klinik am Ende des XX. Jahrhunderts.

Link: zit. nach E. Ebstein: Ergebn. d. inn. Med. u. Kinderheilk. **8**.

Moebius: Münch. med. Wochenschr. 1899, Nr. 10.

Oertel: Ziemssens Handb. 4.
Rosenthal, G.: I. Congr. intern. de Physiothér. Liège 1905.
— Arch. génér. de médecine 1913, S. 306.
Sauerbruch: Mitt. a. d. Grenzgeb. d. Med. u. Chir. 7.
Volhard: Deutscher Kongr. f. inn. Med. 1920.
Wenckebach: Volkmanns klin. Vortr. N. F., S. 465, 466.

A. Grundlagen.

„Theorie und Praxis wirken immer aufeinander. Aus den Werken kann man sehen, wie es die Menschen meinen und aus den Meinungen voraus sagen, was sie tuen werden.“ Goethe.

Der Umschwung in der theoretischen Medizin, welcher in den letzten Dezennien durch die pathologisch-physiologische Forschungsrichtung hervorgerufen wurde, zeigte die Erfahrungen der Klinik auch auf dem Gebiete der Atmungspathologie in einem wesentlich anderen Lichte. Man lernte neben den anatomischen Veränderungen auch die Bedeutung der funktionellen Verschiebungen als Ursache von Krankheitserscheinungen schätzen. Daher begann man den körpereigenen Kräften als einem wohl zu berücksichtigenden pathogenetischen Faktor Aufmerksamkeit zuzuwenden. Scheinbar freilich machen sich oft die diametralsten Gegensätze bezüglich der Wirkung ein und derselben Atemstörung auf den in den Atemorganen ablaufenden Krankheitsprozeß geltend. Als Schulbeispiel dieser Art diene die Wirkung von Atemstörungen auf einen tuberkulösen Lungenprozeß.

W. A. Freund z. B. war die häufige Koinzidenz einer Lungenspitzentuberkulose mit zu geringer Größenentwicklung der zugehörigen oberen Rippen aufgefallen. In solchen Fällen wurde überdies oft noch eine Verknöcherung resp. Kalkeinscheidung der Rippenknorpel nachgewiesen, so daß also die Atembewegung hier nahezu unmöglich gemacht war. Diese Beobachtung hatte den Gedanken an eine ursächliche Beziehung zwischen mangelhafter Atembewegung des Brustkastens und tuberkulöser Erkrankung der darunter gelegenen Lungenpartien wahrscheinlich gemacht. Dieselbe wurde geradezu zur Sicherheit durch eine zweite Beobachtung desselben Autors. Oftmals konnte er am Seziertisch eine Frakturierung und Gelenkbildung an solchen verkürzten Rippen konstatieren, zugleich mit einer Ausheilung des unter dieser Rippe im Lungengewebe gelegenen tuberkulösen Herdes. Auf Grund solcher Erfahrungen betrachtete Freund den Zusammenhang zwischen gehinderter Atembewegung und tuberkulöser Erkrankung des Lungengewebes als erwiesen.

Im vollen Gegensatz hierzu stand eine andere, pathologisch-anatomische, resp. klinische Erfahrung: Eine floride Lungentuberkulose wird durch Entstehung eines Pneumothorax oft überaus günstig beeinflußt. Die durch letzteren veranlaßte respiratorische Ruhigstellung der erkrankten Lunge veranlaßte hier ein Verschwinden der im Vordergrunde stehenden, bedrohlichen Symptome.

Durch die Verwendung der physiologischen Untersuchungsmethoden in der Klinik sowie durch die Einbeziehung der Röntgenuntersuchung wurde es möglich gemacht, die hier wirksamen Alterationen näher zu studieren.

a. Pathogenetische Bedeutung der Atemstörungen.

Die empirisch festgestellten Einwirkungen von Störungen der Atemtätigkeit auf Krankheitsprozesse, welche nicht bloß im Atemapparat, sondern auch in anderen Organen ablaufen, forderten geradezu auf, diese Einflußnahme näher zu analysieren. Die hierdurch veranlaßten Untersuchungen ergaben, daß eine Reihe von Einzelfaktoren hierbei in Betracht kommt, welche in verschiedenem Sinne wirksam sind. Aus diesem Grunde muß die Resultierende aus diesen einzelnen Komponenten, der „Endeffekt“ verschieden ausfallen, je nach dem Überwiegen des einen oder anderen derselben. Bemerkbar macht sich das in praxi um so mehr, als keineswegs in allen Fällen ein und derselben Krankheit die verschiedenen Symptome vorhanden bzw. gleichmäßig ausgeprägt sind. Behufs übersichtlicherer Darstellung empfiehlt sich eine Gruppierung der aus den Atemstörungen resultierenden Alterationen in ihrer Bedeutung für den Atemapparat einerseits, den Gesamtorganismus andererseits.

b. Nützliche und schädliche Wirkungen der beeinflußbaren respiratorischen Teilfaktoren.

1. Kinetische Alterationen.

Änderungen der Atembewegung wurden seit langem therapeutisch verwendet. Schon hier empfiehlt sich die gesonderte Betrachtung jeder einzelnen Atemphase und -gattung bezüglich ihrer Wirkungen.

α) **Vertiefung der Einatmung.** Sie wirkt nützlich, weil durch die Entfernung der Brustwand die anliegenden Lungenpartien (aber nur sie!) besser durchblutet und gelüftet, daher besser ernährt und widerstandsfähiger werden. Überdies werden hierbei das Wachstum der Brustwandungen, die Blutzirkulation und der Gallenabfluß in der Leber gefördert. Die für den gesamten Kreislauf ebensowohl wie auch für die Ausatmung so nötige „Lungenspannung“ (s. S. 17ff.) ist ebenfalls als Wirkung der Inspirationsbewegung anzusehen.

Die anfänglich bei Einatmungsvertiefung oft bemerkten Erscheinungen von lokaler Reaktion (Müdigkeit, Ziehen, Schmerzen in der Muskulatur) sind zwar völlig bedeutungslos, müssen aber wohl berücksichtigt werden, um ein gleichmäßiges Ansteigen in der Leistungs- und Beanspruchungsfähigkeit zu ermöglichen.

Schädlich wirkt die Einatmungsvertiefung infolge der gesteigerten Lymphbewegung in den Lungen bei Anhäufung toxischer Krankheitsprodukte in den letzteren (Tuberkulin, Abbauprodukte des Eiweißes, s. S. 106), wie bei Bronchiektasie, Gangrän der Lunge oder phthisischen Kavernen. In solchen Fällen wird daher durch die Steigerung der Einatmung Fieber, Schweißausbruch und Abmagerung hervorgerufen. Aber selbst bei Mangel jeder krankhaften Veränderung wirkt die Einatmungsvertiefung schädlich bei Außerachtlassung einer entsprechenden Verstärkung der Ausatmungstätigkeit. Sie führt dann zur Erzeugung einer Lungenblähung (s. S. 62 ff.) resp. zu den S. 184 geschilderten Schäden infolge der „behufs möglichst starker und erleichterter Einsaugung der guten Luft“ vielfach aktivierten Mundatmung. Diese Alteration veranlaßt nicht bloß das Gegenteil der angestrebten besseren Füllung der mangelhaft gefüllten Anteile der Lunge (s. S. 175), sondern überdies bei längerer Dauer eine Reizung der Luftwege. Ebenso verbietet sich zu stark forcierte „reißende Einatmung“ schon wegen der Gefahr von Gewebsschädigung sowie wegen der hierdurch veranlaßten mangelhaften Präparation der Luft vor ihrem Eintritte in die Stimmritze. Dem gegenüber wird bei hörbarer, saugender Einatmung durch die engen Nasenwege nicht bloß all diese erwähnten Schäden vermieden, sondern überdies ein Maximum an Druckerniedrigung im Brustraum erzielt.

β) **Vertiefung der Ausatmung.** Sie wirkt nützlich durch die Entleerung der verbrauchten Luft und Wiederannäherung der Lungenspannung an ihre physiologische Größe (Verhütung der Lungenblähung). Dieser Nutzen resultiert jedoch nur dann, wenn die Ausatmung nicht mit plötzlich einsetzender, forcierter Drucksteigerung einhergeht und genügend lange dauert, um der langsamen Auströmungsmöglichkeit der Luft aus dem Alveolus (s. S. 16) gerecht zu werden. Anfänglich muß daher die Ausatmung lediglich den elastischen intra- und extrapulmonalen Kräften überlassen bleiben. Erst am Ende der verlängerten Ausatmung darf die Hilfskraft der Bauchwandmuskulatur in allmählich ansteigendem Ausmaß zur Verwendung kommen. Auf diesem Wege wird dann neben maximaler nützlicher Einwirkung auf den Atemapparat die Sekretbewegung in den großen Drüsen des Bauchraums, ferner die rückläufige Blutbewegung im Gebiete der unteren Hohlvene sowie die Lymphbewegung in diesem Gebiete aktiv unterstützt. Überdies wird hierbei die motorische Leistung des Magendarmkanales (sowie infolge der Tonussteigerung der Bauchwandmuskulatur die Statik des letzteren), aber auch die des Zwerchfells wohltätig beeinflußt. Endlich unterstützt kräftige Ausatmung die Expektoration!

„Wenn der Patient tief und kraftvoll respirieren lernt, so stellt sich gewöhnlich bei Schluß der Exspiration, auf deren Verlängerung bis zum äußersten größter Wert zu legen ist, zunächst Pfeifen und Giemen, darauf bei den folgenden Exspirationen weit hörbares Rasseln ein, das bei jeder Exspiration lockerer wird.“ (Knopf.)

Schädlich hingegen wirkt die pressende Ausatmung infolge der plötzlichen starken Drucksteigerung. Letztere bedeutet für die Lungen die Gefahr einer Schädigung der elastischen Alveolarwandungen (Emphysembildung beim Husten!!) resp. einer Sprengung der Alveolen. Kann doch die Luft, welche im Alveolus vorhanden ist, nicht beliebig rasch durch den Bronchiolus entweichen (Lichtheim, s. S. 16).

Außerdem wird hierbei eine schädliche Einwirkung auf den Kreislauf statthaben, einerseits im Bereiche des Lungenkreislaufs, andererseits im Gebiete der aufsteigenden Hohlvene. Weil die intraabdominale

Drucksteigerung sofort nach Beendigung der Einatmung (mithin bei Tiefstand des Zwerchfells, also bei Abklemmung der Vene im viereckigen Zwerchfellschlitz) eintritt, kann das unter starken Druck gesetzte abdominale Blutquantum nicht rasch genug abfließen.

Aus Utilitätsgründen ergibt sich als vorteilhaft die Einschaltung einer kleinen Pause zwischen dem exspiratorischen Maximaleffekt der Bauchwandmukulatur und dem nächsten muskulären Inspirationsakt, um die Bauchwandung und die hochgedrängten Baucheingeweide in ihre Ruhestellung zurückkehren zu lassen. Infolge des konsekutiven Niedertretens des Zwerchfells wird hierbei passiv schon in die basalen Lungenteile Luft gesogen. Auch die Ausatmung soll nicht durch den Mund erfolgen, sondern nasal. Erstens ist es schwer, ja fast unmöglich, wirklich vor Beginn der Einatmung schon den Mund zu schließen, so daß also gerade der erste Einatmungsteil ungenügend präparierte Luft in die tiefen Teile des Atemapparates befördert. Zweitens wird durch nasale Ausatmung erzielt, daß ein Teil des Wasserdampfes an den obersten Luftwegen sich fest niederschlägt (s. S. 12) und dadurch für die beim folgenden Inspirationszug vorbeistreichende Luft gespeichert wird.

γ) **„Atemhalten“.** Das Festhalten des Brustkastens in der Einatmungsstellung wurde insbesondere von Laien vielfach als besonders wirksames Heilmittel empfohlen. Dieser Vorschlag verliert unter dem Gesichtswinkel physiologischer Betrachtung jedwede Berechtigung. Nahezu gleichzeitig mit dem Aufhören der Atembewegung vollzieht sich (infolge der Verbindung des Brustraums mit der Außenwelt durch die Luftwege) der Ausgleich der durch die Atembewegung hervorgerufenen Druckschwankung. Demgemäß sind die Folgen des Atemhaltens lediglich schädliche: die Lungenalveolen sind überdehnt, die Lungenkapillaren überfüllt, das Optimum der Lungenspannung ist herabgesetzt, der kleine Kreislauf erschwert. Im Bereiche des großen Kreislaufs wird infolge der Verengerung des viereckigen Zwerchfellschlitzes (s. S. 23) eine bedeutende Erschwerung des Blutrückflusses auf der unteren Körperhälfte erzielt.

Auf Grund solcher sichergestellter Tatsachen ist die den physikalischen und physiologischen Gesetzen widersprechende Annahme abzulehnen:

„Ein möglichst langes Halten der Inspirationsstellung mit Halten der Atmungsluft ist also ebenfalls ein wesentlicher Faktor für die Begünstigung der allgemeinen Zirkulation.“ (Kirchberg.)

Wenn trotzdem in praxi das Atemhalten mit Pressen vereint (Valsalvascher Versuch), in Fällen paroxysmaler Tachykardie als vorteilhaft für die Bekämpfung des Anfalles sich erwies (vgl. S. 277), so wird in diesem Falle der Teufel durch Beelzebub vertrieben. Der momentane Schaden des Atemhaltens wird durch die Vertreibung des Anfalles aufgewogen. Damit ist aber die Unschädlichkeit des angewendeten Mittels keineswegs erwiesen.

δ) **Bauchatmung, Flankenatmen, Zwerchfellatmen.**

Die physiologischen Feststellungen über die antagonistische Wirkung von Zwerchfell und Bauchwandmuskulatur, die tiefgreifenden Wechselbeziehungen zwischen Statik und Kinetik derselben, sowie die Wirkung der Zwerchfelltätigkeit vornehmlich auf die basalen Teile der Thoraxwandungen machen von vorneherein weitgehende Wirkungen dieser Atemform wahrscheinlich. Die unter oben bezeichneten Namen segelnden Atmungsformen stellen mehr oder minder ein und dieselbe Alteration der Atembewegung vor: maximale Heranziehung der Zwerchfells- und Bauchwandmuskulatur zur respiratorischen Betätigung.

Ausdrücklich sei darauf aufmerksam gemacht, daß die erwähnten Effekte nur bei aktiver, nicht aber bei verkehrter Bauchatmung (s. S. 66) ausgelöst werden. Letztere kennzeichnet das bei Atemvertiefung so oft in Erscheinung tretende Einsinken des Bauches bei der Einatmung mit Vorfallen der Bauchwand bei der Ausatmung. Empfohlen wird sogar diese schädliche Atmungsform zur Nachahmung in populären Abhandlungen über Atemgymnastik (siehe z. B. Dr. Keller-Hörschelmann: Mein Atmungssystem, Titelbild). Die sichtbare Bewegung wird ausgelöst durch eine, in Folge der verstärkten thorakalen Einatmung auftretende Druckerniedrigung im Brustraum. Dieselbe veranlaßt Hochsaugung des Zwerchfelles und weiterhin des Bauchinhaltes bei völlig schlaff bleibender Muskulatur von Zwerchfell und Bauchwand, deren nützliche Bewegungseffekte mithin völlig ausgeschaltet werden.

Nützlich wirkt diese Atemform durch starke Lüftung und Durchblutung der basalen und zentralen Anteile der (s. Abb. 5) Lungen mit konsekutiver Steigerung ihrer Widerstandsfähigkeit gegenüber einer Infektion durch Tuberkelbazillen. Weitere Folgen sind maximale Steigerung der rückläufigen Blut- und Lymphströmung aus der unteren Körperhälfte, sowie der Blut- und Gallenbewegung in der Leber. Überdies kommt es zu Unterstützung der motorischen Leistung des Magendarmtraktes. Letztere wird zu einer dauernden infolge der durch die gesteigerte Betätigung der Bauchwandmuskulatur erzielten Tonussteigerung in der letzteren mit dem Erfolge einer Annäherung der Bauchwand an die Wirbelsäule. Diese statische Änderung aber übt einen tiefgreifenden Einfluß auf die Statik und Kinetik der gesamten Bauchorgane aus. Vorteilhaft erweist sich die Bauchatmung schon mit Rücksicht darauf, daß hier die Druckveränderung im Brustraum mit Umgehung aller Widerstände (knöcherne Rippen!), also mit möglichst geringem Kraftaufwand und weitestgehender Modulationsmöglichkeit erzielt wird. Dies sei betont mit Rücksicht auf Sänger, der die ganz unphysiologische Vorstellung hat:

„Durch abdominale Atmung wird relative Ruhigstellung der Lunge bewirkt. Es wird dadurch außerdem noch — was höchst wichtig ist — eine ventilartige Verschließung der kleinen Bronchien während der Ausatmung, d. h. eine wesentliche Erschwerung der letzteren und damit nach den maßgebenden Autoren auch die Entstehung einer akuten Lungenblähung verhütet."

Freilich ist eine unerläßliche Vorbedingung zur Erzielung lediglich nützlicher Effekte die Vermeidung von Mundatmung und pressender Ausatmung!

Schädlich wirkt die Bauchatmung trotz Beobachtung dieser Vorsichtsmaßregeln bei entzündlicher Reizung von seiten der Bauchorgane, insbesondere der Gallenwege! Infolge der konsekutiven, zu geringen respiratorischen Betätigung der oberen Lungenpartien führt reine Bauchatmung zu einer Steigerung ihrer Disposition für spezifische Infektion.

ε) **„Obere Atmung"** wirkt nützlich bei nasaler Atmung und Fürsorge für genügende exspiratorische Entleerung. Hierdurch werden erzielt: Steigerung der Lüftung, Durchblutung, Widerstandsfähigkeit und Ernährung der Lungenspitzen. Die auf diese Weise ausgelöste, möglichst starke Aktivierung der Einatmungsmuskulatur und respiratorische Betätigung der Brustwand führt zu konsekutiver Erhöhung der die letztere treffenden Wachstumsreize (s. S. 14, 100f.). Der venöse Blutrückfluß aus der oberen Körperhälfte wird hierbei wesentlich gesteigert und überdies durch Abziehen der seitlichen Brustwand vom Zwerchfell (Wenckebach) der Phrenikokostalwinkel beiderseits breit eröffnet.

Schädlich hingegen wirkt die obere Atmung bei Vernachlässigung der exspiratorischen Entleerungsnotwendigkeit (Erzeugung von Faßthorax, Birnthorax und Emphysem, s. S. 140f., 147f.). Infolge mangelhafter Betätigung der unteren Lungenpartien und Herabsetzung ihrer Widerstandsfähigkeit gegenüber Infektion bei habitueller oberer Atmung (s. S. 105) werden die Atemorgane geschädigt; außerdem leiden infolge der Ausschaltung des respiratorischen Einflusses der Bauchmuskeltätigkeit auch die Kreislauf- und Bauchorgane (s. S. 23ff., 204ff.) u. 219 f.). Freilich lassen sich die schädlichen Wirkungen vermeiden, wenn im Anfang der Inspiration die basalen Lungenpartien gefüllt werden und erst gegen Ende die immer mehr aufwärts fortschreitende Einatmung die oberen Lungenpartien beansprucht.

2. Statische Alterationen.

α) **Seitenlagerung** wirkt nützlich besonders bei einseitigen Affektionen. Die maximale Erweiterung des phrenikokostalen Winkels beeinflußt günstig pleurale Verwachsungen im Bereich desselben. Die Beschränkung der respiratorischen Betätigung seitens der dauernd in Inspirationsstellung gerückten „oberen", von der Unterlage entfernten Zwerchfellhälfte (s. Abb. 20 u. 70), kann die durch Herde im Unterlappen ausgelösten Allgemeinerscheinungen durch konsekutive Ruhigstellung der erkrankten Lungenpartien günstig beeinflussen und ebenso eine entzündliche Reizung der an der Unterfläche der ruhiggestellten Zwerchfellhälfte liegenden Bauchorgane (Leber, Gallenblase, Magen). Interlobäre Schwarten und laterale Schwartenmassen können durch die hierbei statthabende Steigerung der respiratorischen Brustwandbewegungen gelockert werden.

Fernerhin wirkt die Steigerung der respiratorischen Betätigung seitens der „unteren", der Unterlage angenäherten Zwerchfellhälfte nützlich (s. Abb. 20) bei Schwarten und mangelhafter Resorption basaler Exsudate sowie insuffizienter Leistung und Widerstandsfähigkeit der basalen Lungenpartien; weiters aber auch bei mangelhafter motorischer Leistung seitens der vom Zwerchfell umschlossenen Bauchorgane (Stauung von Mageninhalt, Blut und Galle in der Leber).

Die von Link angenommene, bessere Blutfüllung der Lungenspitze auf der der Unterlage angenäherten Seite als Folge eines Einflusses der Schwere widerspricht allen theoretischen Grundlagen.

Schädlich wirkt Seitenlagerung, 1. wenn sie in Unkenntnis der hierbei eintretenden, statischen und kinetischen Veränderungen unrichtig verwendet wird (z. B. Lagerung auf die kranke Seite bei entzündlicher Reizung usw.), 2. dann, wenn durch zu lange Dauer der einzelnen Seitenlagerung, d. h. der einseitigen Zwerchfellbelastung durch das Gewicht der Baucheingeweide, die Muskulatur desselben überbelastet und paretisch wird.

β) **Rückenlage.** Nützlich wirkt dieselbe bei „Klinophobie" infolge Verwachsungen des Phrenikokostalwinkels an der vorderen, resp. hinteren Fläche des Brustumfanges.

Schädlich wirkt bei längerer Dauer die irrationelle Verschiebung der Druckverhältnisse im Bauchraum. Eine Störung des Bluttransportes in der aufsteigenden Hohlvene tritt trotz maximaler Weitung des viereckigen Zwerchfellschlitzes (s. S. 23) in Erscheinung, infolge der Ausschaltung der auxiliären Bauchmuskelkraft, sowie einer Verschiebung der Druckverhältnisse im Bauchraum. Die Zwerchfellbewegungen werden zwar anfänglich durch Rückenlage gesteigert (Holzknecht und Hofbauer, Jamin), bei längerer Dauer hingegen wird ihre Intensität herabgesetzt. Demgemäß entwickelt sich bei länger dauernder Rückenlage Beeinträchtigung des rückläufigen Blutlaufes sowie mangelhafte Ventilation der basalen Lungenanteile und die Gefahr einer Hypostasenbildung daselbst.

γ) **Bauchlage.** Die von einzelnen Herzkranken (vgl. S. 58) bevorzugte Lagerung auf den Bauch löst maximale Verwendung der Auxiliärkraft aus, welche die Muskulatur der vorderen Bauchwand für Exspiration und rückläufigen Blutlauf bedeutet.

δ) **Kopfstellung** kann in der Tat zur Bekämpfung von Lungenspitzentuberkulose nützlich wirken.

Freilich geschieht dies nicht etwa, wie die Autoren (Jacoby, Link) mit Verkennung aller theoretischen Grundlagen annehmen, durch eine physikalisch erzwungene bessere Blutfüllung der Lungenspitzen, weil in diese nunmehr tiefstgelagerten Lungenanteile nach den Gesetzen der Schwere mehr Blut ströme. Vielmehr erklärt sich der wohltätige Einfluß auf folgende Weise:

Bei dieser Lageänderung resultiert eine Hebung der Widerstandsfähigkeit in den erkrankten Geweben wohl deshalb, weil hierbei das Zwerchfell durch das Gewicht der Baucheingeweide in seiner respiratorischen Tätigkeit maximal gehindert wird und demgemäß eine Steigerung der Atemtätigkeit in den apikalen Lungenpartien eintreten muß.

B. Wirkungskreis der aktiven Atmungstherapie.

Auf Grund obiger Feststellungen betreffs der pathogenetischen Bedeutung der Atemstörungen einerseits, der nützlichen und schädlichen Wirkungen der beeinflußbaren respiratorischen Teilfaktoren andererseits, läßt sich schon theoretisch die Indikationsbreite der aktiven Atmungstherapie begrenzen. Sie kann nach zwei Richtungen verwendet werden: prophylaktisch und therapeutisch. Bei entsprechender Verwertung derselben wird ermöglicht:

1. die Vermeidung der durch Atemstörungen hervorgerufenen Schäden sowie ihre Bekämpfung;

2. **die Erzielung größtmöglichen Nutzens** bei Verhütung jedweder Schädigung. Der Wirkungskreis der aktiven Atmungstherapie, welche durch lediglich Verwendung der körpereigenen Kraftquellen und Behebung der funktionellen Atemstörungen krankhafte Veränderungen im Organismus günstig beeinflussen kann, umfaßt demgemäß „Gesunde" und Kranke.

IV. Aktive Behandlungsmethoden.

Bauer, J.: Med. Klin. 1902, S. 956.
Beschorner u. Richter: Tiefatemübungen im Turn- u. Gesangsunterricht. Leipzig 1911.
Bicking: Gymnastik des Atmens zur Hebung der verschiedenen Krankheiten, insbesondere der Lungenschwindsucht. 1872.
Brauer: Pneumothorax. Marburger Univ.-Programm 1906; Kongreß f. inn. Med. 1907.
— Deutsche med. Wochenschr. 1906, Nr. 17.
Brauer und Spengler: Lungenkollapstherapie. Brauers Beitr. **14**, 419.
Burkhardt: Pneumothorax. Berliner klin. Wochenschr. 1912, S. 768.
Camp, de la und Mohr: Williams Symptom. Zeitschr. f. experim. Pathol. u. Ther. **1**.
Carpi: Pneumothoraxtherapie. Schweizer Korr.-Bl. 1914, Nr. 18.
Delorme: Gaz. des hôp. 1894.
Eiselsberg (Lungenplombe): Wiener klin. Wochenschr. 1019, S. 1146.
Eysell: Nasenenge. Deutsche med. Wochenschr. 1916, S. 698.
Faure, Maurice und C. Reymond: Besser atmen (Éducation de la respiration). Revue de médecine. 26. Jahrg., Heft 1, S. 28; ref. in Fortschr. d. Med. 1906, S. 245.
Forlanini: Pneumothorax. Ergebn. d. Med. u. Kinderheilk. **9** (Literatur!!).
— Münchn. med. Wochenschr. 1894, Nr. 15; Deutsche med. Wochenschr. 1906, Nr. 35.
Gerhardt, C.: Emphysembehandlung. Zeitschr. f. phys. u. diät. Ther. **1**, 1.
— D.: Zeitschr. f. klin. Med. **55**.
Göppert: Berliner klin. Wochenschr. 1914, S. 1399.
Goldscheider: Zeitschr. f. ärztl. Fortbildg. 1907, Nr. 23.
Greef: Saugmaske bei Tuberkulose. Münch. med. Wochenschr. 1909, Nr. 18, 19.
Gudzent: Saugmaske bei Tuberkulose. Berliner klin. Wochenschr. 1909, Nr. 5.
Gwerder und Benzler: Albuminurie bei Pneumothorax. Deutsche med. Wochenschrift 1916, S. 1318.
Harraß: Deutsche med. Wochenschr. 1908.
Hellin: Phrenikusdurchschneidung. Deutsche med. Wochenschr. 1912, Nr. 4, S. 31; Münch. med. Wochenschr. 1913, Nr. 16 (Literatur!).
Hirtz: Congr. contre la tuberculose. Naples, avril 1900.
Hofbauer: Zeitschr. f. experim. Pathol. u. Ther. **3**, **5**, **11**; Zeitschr. f. ärztl. Fortbildung **7**, 392.
— Wiener klin. Wochenschr. 1912.
— Zeitschr. f. phys. u. diät. Ther. **17**; 1913. **13**.
— Mitt. a. d. Grenzgeb. d. Med. u. Chir. **24**.
Jacoby: Hyperämiebehandlung der Lungentuberkulose. Münch. med. Wochenschrift 1897, S. 197, 232; 1899, S. 628, 659; Deutsche med. Wochenschr. 1911, S. 345.
Jamin (Emphysem): Deutsche med. Wochenschr. 1911, Nr. 26.

Jessen: 31. Kongreß f. inn. Med. 1914.
Jürgensohn: Zeitschr. f. phys. u. diät. Ther. 7.
Kirchberg: Atmungsgymnastik und Atmungstherapie. Springer, Berlin 1913.
Knopf: Berliner klin. Wochenschr. 1908, S. 1185.
Kuhn: Die Lungesaugmaske. Springer, Berlin 1911.
— Kongreß f. inn. Med. 1907, S. 184.
Laqueur: Maschinelle Atemgymnastik. Med. Klin. 1909, Nr. 20.
Lenormant et Lew: Trait. chirurg. de la tubercul. pulmon. Revue de la Tubercul. 1909, S. 45.
Leo: Hyperämiebehandlung der Lungentuberkulose. Berliner klin. Wochenschr. 1906, S. 898.
Lexer: Beiträge z. Klin. d. Tuberkulose **8**, 101.
Link: zit. nach E. Ebstein: Ergebn. d. inn. Med. u. Kinderheilk. **8**.
Michalsky: Atemgymnastik. Zeitschr. f. phys. u. diät. Ther. **14**, 213.
Moebius: Leberautomassage. Münch. med. Wochenschr. 1899, Nr. 10.
Niemeyer: Atmiatrie. Erlangen 1879.
Nothnagel: Wiener med. Bl. 1887, S. 75.
Oertel: Ziemssens Handbuch **4**.
Paterson: Tuberkulosebehandlung. Lancet 1908, S. 216.
— und Inman: Medic. society of London, 13. I. 1908, ref. Deutsche med. Wochenschrift 1908, Ver.-Beil.
Penzoldt: Münch. med. Wochenschr. 1903, S. 10
Porges: Lungentuberkulose. Wiener klin. Wochenschr. 1917, S. 69.
Real: Pneumothorax und Thorakoplastik. Brauers Beitr. **35**, 166.
Rosenfeld: 12. Kongreß f. inn. Med., S. 334.
Rosenthal, G.: Rééducat. et Gymnast. respirat. 1. Congr. internat. de Physiothér. Liège 1905.
— Exercise physiolog. de la respiration. Paris 1912.
— L'emploi du spiromètre de la méthode de l'exercise de respiration. Résistance et débilité respiratoire. Arch. génér. de médecine 1913, S. 306.
Saenger: Asthmabehandlung. Münch. med. Wochenschr. 1908, Nr. 28.
Sauerbruch: Extrapleurale Thorakoplastik. Ergebn. d. inn. Med. u. Kinderheilk. **10**. 1913.
— Münch. med. Wochenschr. 1913, Nr. 12.
Schmidt, Ad.: Beiträge z. Klin. d. Tuberkulose **9**, 261; Münch. med. Wochenschrift 1907, S. 2409.
Schottmüller: Deutsche med. Wochenschr. 1918, Nr. 23.
Stuertz: Phrenikotomie. Deutsche med. Wochenschr. 1911, Nr. 48; 1912, Nr. 19.
Thooris: Rééducat. respirat. Quinzaine thérapeut. 1911, S. 381.
Tollen: Pneumothorax. Berliner klin. Wochenschr. 1912, S. 623.
Tuffier: Trait. chirurg. de la tubercul. pulmon. Monograph. cliniqu. Nr. 59.
Velden, R. v. d.: D. starr dilat. Thorax. Enke, Stuttgart 1911.
Walther (Klinik Sauerbruch): Phrenikotomie. Beiträge z. klin. Chir. **90**.
Wassermann: Saughyperämie bei Lungenschwindsucht. Sitzungsber. d. Ges. f. physik. Med. Wien, 16. XII. 1908.
Weicker, zit. nach Jacoby: Münch. med. Wochenschr. 1899, S. 630.
Wenckebach: Pneumothorax bei chron. Empyem. Mitt. a. d. Grenzgeb. d. Med. u. Chir. **19**.
Wilms: Thorakomeiosis. D. Kongreß f. inn. Med. 1912.

Behufs übersichtlicherer Darstellung des vorliegenden Stoffes scheint eine Zusammenfassung desselben in zwei große Gruppen von Vorteil. Die erste derselben umfaßt alle diejenigen Maßnahmen, welche mit der Übung selbst den erstrebten Erfolg erreichen zu können glauben, also durch zeitlich beschränkte Veränderung der Atemtätigkeit. In die zweite Gruppe gehören alle diejenigen Maßnahmen, welche eine Ummodelung des Atemmechanismus, eine Erziehung zur dauernden Umwandlung der Atembewegung bezwecken behufs Erreichung andauernder Resultate.

A. Temporäre Veränderung der Atemtätigkeit.

Durch die temporäre stärkere Beanspruchung der Atemmuskulatur wird auch ihre stetige angebahnt und demgemäß auch dauernder Nutzen geschaffen. Doch gibt oft erst eine systematisch erlernte und durchgeführte Umschaltung der Atemtätigkeit in Verbindung mit Atemmuskelübungen die Möglichkeit genügend weitgehender Einflußnahme auf die vorhandenen Störungen.

Weitaus die meisten Behandlungsmethoden betreffen eine

A_1. Größenänderung der Atembewegung.

a. Herabsetzung der Atemtätigkeit.

1. Allgemein.

Verminderung der Atemleistung wird in allen Teilen des Atemapparates erzielt durch Ruhe und Schweigebehandlung. Die hierbei erzielten günstigen Wirkungen werden leichtbegreiflich als Folgen der gänzlichen Ausschaltung der Sprech-, d. h. Mundatmung.

2. Lokal.

Eine örtlich beschränkte Herabsetzung der Atemtätigkeit läßt sich auf verschiedene Weise erzwingen. Unter den in Verwendung stehenden, hierhergehörigen Methoden sind am besten bekannt geworden die in den letzten Dezennien immer mehr geübten operativen Eingriffe.

α) **Chirurgische Methoden.** Unter denselben bildet den am meisten bekannten Eingriff der künstliche Pneumothorax. Die zwischen Thoraxwand und Lunge hierbei eingeschaltete Luft- resp. Gasmenge verhindert fast völlig die Einwirkung der respiratorischen Brustwandbewegung auf die benachbarten Lungenteile. Es kommt zur Luftarmut der erkrankten Lunge mit Herabsetzung der Blut- und Lymphzirkulation. Die Resorption daselbst gebildeter toxischer Substanzen wird möglichst beschränkt und führt die Zirkulationsstörung (sowie die dadurch erzielte Giftaufspeicherung?) an der Peripherie des Herdes zur Infiltration und Bindegewebsneubildung (Sauerbruch, Brauer). Die mangelhafte Zirkulation veranlaßt Sekretionsbeschränkung in den Kavernen und Herabsetzung der Sputummengen (Wenckebach, v. Jagič). Betreffs der Wirkungen auf den Gesamtorganismus s. S. 115 u. 126.

In der Literatur findet sich überaus häufig die Angabe, die in dem Pleuraraum angebrachte fremde Masse (Luft, resp. Fett usw.) wirke durch „Kompression“ der Kavernen. Daß zur Erzielung eines solchen Effektes die Erzeugung positiven Druckes im Thoraxraum notwendig wäre, liegt auf der Hand. Nun wäre aber schon ein Verschwinden des negativen Druckes, das Erreichen des 0-Punktes (Luftdruck) gleichbedeutend mit dem Tode des Patienten. Genügt doch schon die Herabsetzung des negativen Druckes von —8 mm auf —6 mm zur Erzeugung schwerster Insuffizienzerscheinungen von seiten des Kreislaufes (Gerhardt).

Bezüglich der Technik unterscheidet die Punktionsmethode Forlaninis von der Schnittmethode Brauers hauptsächlich die durch den Namen gekennzeichnete Differenz in der Methode des Erreichens der Pleura costalis. Vorzuziehen ist die erstere Methode, weil bei derselben weder Narkose bzw. Lokalanästhesie, noch ein Verband nötig sind und der Patient das Bett viel früher verlassen kann.

„Der Stickstoff wird vor seiner Einführung in den Pneumothoraxapparat (Abb. 120) durch sterile, dicht zusammengepreßte Watte filtriert. Die von Forlanini verwendeten Pneumothoraxnadeln (Abb. 120a) sind gewöhnliche Hohlnadeln zu subkutaner Einspritzung von verschiedener Länge und Größe, welche an ihrem großen Ende mit einer Olive zum Ansatz des Gummischlauches versehen sind und auf dem Schafte eine an beliebiger Stelle desselben fixierbare Olive tragen. Vor der Operation wird mittels Perkussion und Röntgenverfahrens ein freier respiratorischer, völlig verschieblicher Punkt des Lungenrandes in einem beliebigen Rippenraum an beliebiger Stelle desselben aufgesucht (das Freisein der Pleurahöhle stellt das Hauptkriterium dar!). An solcher Stelle wird lokale Hautdesinfektion durchgeführt, die Verbindung der Nadel mit dem Manometer unter Ausschaltung des Stickstoffbehälters durchgeführt und das Manometer dem Operateur ins Sehfeld gebracht. Der Operateur sticht die Nadel in senkrechter Richtung zwischen zwei Rippen ein, dringt langsam und gleichmäßig vor. Sobald die Nadelöffnungsspitze den idealen Pleuraraum erreicht hat, tritt das charakteristische Steigen der Manometersäule auf. Sobald die Pleura durchstochen ist, steigt dieselbe um 8—15 cm in die Höhe mit deutlichen respiratorischen Schwankungen. In diesem Augenblick dreht der Assistent den Hahn *r* und stellt die dreifache Kommunikation zwischen Nadel (Pleura), Manometer und Stickstoffbehälter her. Der Stickstoff tritt in die Pleurahöhle ein, die Flüssigkeit im Behälter *A*

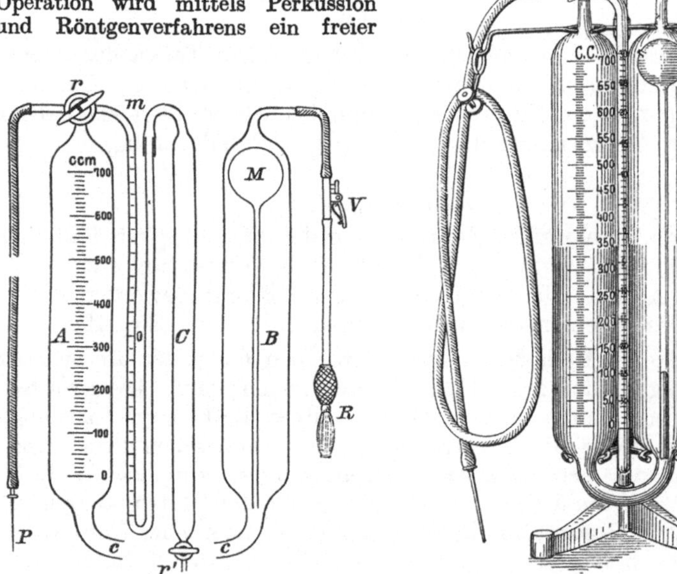

Abb. 120.
Apparat zur Anlegung des künstlichen Pneumothorax (nach Forlanini).

steigt (oft mit deutlicher inspiratorischer Beschleunigung). Nachdem 100—150 Stickstoff eingedrungen ist, wird durch Steigerung der Spannung im Apparat (vermittels des Richardsonschen Doppelgebläses) die Gaseinführung beschleunigt und beendigt. Bei Verklebtsein des Pleuraspaltes kann man (Gefahr der Embolie!) bis in die Nähe derselben eindringen und ruckweise um wenige Millimeter vordringen, jedesmal eine kleine N-Menge unter Druck eintreiben, den Spalt suchen. (Bei extrapleuraler Gasansammlung sinkt das Manometer auf 0, nie aber bei intrapleuraler!)“ (Forlanini.)

Adolf Schmidt benutzt hierfür eine zugespitzte, 1 cm lange dünne Kanüle, deren Schaft sie daran hindert, tiefer einzudringen, und eine 6 cm lange, $1^1/_2$ cm dicke Hohlnadel mit stumpfer Spitze und zwei seitlichen Öffnungen in deren Nähe und einem Hahn am anderen Ende. Er führt zunächst die Kanüle bis an den Schaft durch die Thoraxwand und hält sie mit der linken Hand fest. Dann erst schiebt er die Hohlnadel durch die Kanüle vor, welche die Pleura trifft und meist leicht durchbohrt.

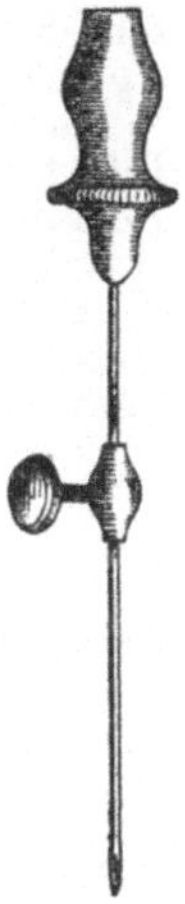

Bevor die Nadel mit dem Stickstoffbehälter verbunden ist, öffnet man den Hahn, um sich zu überzeugen, daß man nicht in ein Gefäß oder eine Höhle gelangt ist.

In der Sorge, daß bei dem Eingehen mit einer spitzen Nadel leicht die Lungenoberfläche verletzt werden könnte, durchtrennt Brauer die Weichteile unter Narkose mit einem kleinen Schnitt bis auf die Pleura costalis.

Abb. 120a. Pneumothoraxnadel nach Forlanini.

„... $^1/_2$ Stunde vor Beginn des Eingriffs Morphin subkutan (zumeist 0,015) ... Unter die gesunde Seite ein breites Kissen ... die kranke Seite rasieren und desinfizieren ... strengste Asepsis! ... einwandfreies Nahtmaterial! ... Lokalanästhesie ... Analgesie sicherstellen ... Ein Schnitt durchdringt Haut und Fettgewebe ... sehr sorgfältige Blutstillung ... dringt bis zur äußeren, die Interkostalmuskel deckenden Faszie vor, die Thoraxmuskeln werden scharf oder lieber stumpf auseinandergezogen ... etwas Novokain unter die Faszie ... nach 4—5 Minuten Durchtrennung (etwa 2 cm) der Faszie ... Interkostalmuskel nicht scharf durchtrennen, sondern stumpf in die Tiefe präparieren ... legt schmale Haken ein (s. Abb. 121), mit diesen hält der Assistent die Interkostalmuskeln auseinander ... trocken getupft ... die Pleura costalis kommt in Fingernägelgröße zu Gesicht ... wird durch eine stumpfe Kanüle (s. Abb. 122) gesprengt. Bei völlig freien Lungen beobachtet man hierbei Einziehen von etwas Luft in den Pleuraraum ... die Muskelöffnung wird, sobald Luft einzischt, mit einem feuchten Tupfer bedeckt, die Kanüle weiter zwischen die Pleurablätter geschoben ... Erweist sich der Pleuraspalt als frei, so wird auf die Kanüle ein steriler Duritschlauch geschoben, und die Verbindung mit dem Manometer resp. dem Stickstoffbehälter hergestellt ... intrapleuraler Druck zu kontrollieren (—6 bis —8 mm Hg bei Inspiration, Werte um 0 bei Exspiration!) ... Man beginnt langsam N einlaufen zu lassen, dabei Manometer durch Stellung des 3-Weghahnes so anschließen, daß man stets den Druck des einströmenden N vor Augen hat ... Druckkontrolle ist wichtig ...

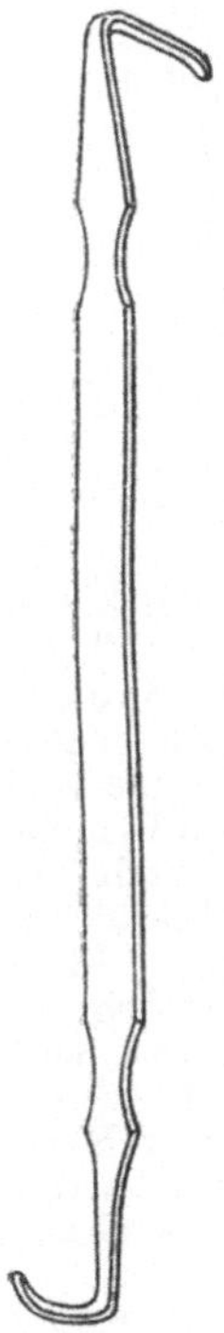

Abb. 121.

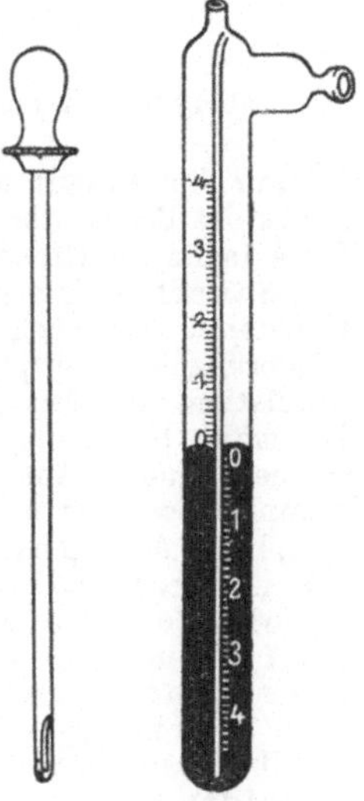

Abb. 122. Abb. 123.

muß das einfließende Gas leidlich Körperwärme haben ... weniger als $^1/_2$ Liter erschwert die erste Nachfüllung ... Flasche des Apparates (s. Abb. 124) zunächst mit Sublimatlösung gefüllt ... N passiert sterile Watte und läuft langsam in die Flasche, das Sublimat verdrängend ... Als Manometer ein fingerdickes Glasröhrchen, welches in der Mitte durch eine Glasscheidewand in 2 Teile abgetrennt ist (s. Abb. 123) ...“ (Brauer und Spengler.)

Gefahren sind: Infektion, eventuell offener Pneumothorax durch Kavernenriß. Infektion von der Lunge aus möglich und ebenso aus Exsudaten durch sekundäre Infektion (Influenza). Gefahr beim Brauerschen Verfahren: Luftembolie, Pleuraeklampsie, Auspfeifen der Luft, Hautemphysem (Burckhardt, Tollen).

Entsprechend der allmählichen Aufsaugung des in den Pleuraraum eingebrachten Gases erfolgt eine allmähliche Rückkehr der Lunge zu ihrer physiologischen Funktion. Daraus ergibt sich die Notwendigkeit öfterer Nachfüllung sowie auch die Möglichkeit der Anlegung eines Pneumothorax auf beiden Seiten in zwei aufeinanderfolgenden Etappen (bei beiderseitiger Lungenaffektion).

Die Ursache der günstigen Einwirkung suchen die Autoren in verschiedenen Alterationen:

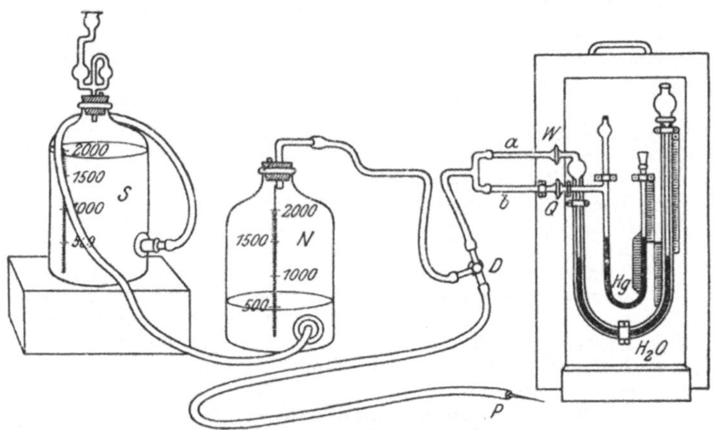

Abb. 124. Apparat zur Anlegung des künstlichen Pneumothorax (nach Brauer).

Für Toussaint und Stokes ist es die Anämisierung der Lunge durch den Druck des Pneumothorax, welche die entzündliche Kongestion der Lunge aufhebt, für Adams die Unterdrückung der venösen Zirkulation in der Lunge. Sackur und Sauerbruch nehmen eine Zirkulationsvermehrung an, welche eine venöse Hyperämie entstehen lasse, Lemcke, Brauer und Graetz hingegen eine Verminderung der Resorption der Toxine infolge Verlangsamung der Blut- und Lymphzirkulation. Im Gegensatz zu Brauer und seiner Schule, welche die plötzlichen Todesfälle bei Anlegung des Pneumothorax auf Gehirnembolie zurückführen, nehmen andere Autoren hierfür nervöse Reflexvorgänge an (Carpi). Diese Komplikation führte dazu, daß selbst seine wärmsten Befürworter zugeben:

„Die Anlegung eines künstlichen Pneumothorax ist und bleibt trotz aller, zum Teil noch so hübschen therapeutischen Erfolge ein vorsichtig nnd abwägend zu bedenkender Eingriff, dem, wie jedem anderen chirurgischen Vorgehen, auch ganz ausgesprochene Bedenken und Schattenseiten anhaften.“ (Brauer.)

Überdies ist seine bloß symptomatische Wirkung kaum mehr fraglich (Adolf Schmidt).

Nicht bloß bei Verwachsung, sondern auch bei Aneinanderliegen der Pleurablätter bringt diese Operation Gefahren mit sich (Gasembolie, Pleuraeklampsie, kardiale Schädigungen, konsekutive Albuminurie [Forlanini, Lenhartz, Burckhardt, Tollen, Hofbauer, Gwerder und Benzler]). Im Gegensatze hierzu gestaltet sich dieselbe einfach und gefahrlos bei schon eröffneter Pleurahöhle, bei Verwendung zur „Heilung des chronischen (tuberkulösen) Empyems" (Wenckebach). Es genügt, wenn man die Eiteraspiration abbricht. „Der Gummischlauch bleibt bei geschlossenem Hahn an dem Troikart befestigt, ein Pfropf steriler Watte wird auf die Öffnung des Troikarts gelegt, der Hahn geöffnet und Luft in die Brusthöhle eingelassen."

Weniger geübt als der „künstliche Pneumothorax" wird behufs Ruhigstellung einzelner Lungenanteile die Phrenikotomie, welche eine Ruhigstellung des Zwerchfells erzwingen will.

„Die Durchtrennung erfolgt am besten auf dem M. scalenus anticus. Der Patient ist in halbsitzender Stellung, der Kopf wird über eine Rolle nach hinten gebeugt und das Gesicht nach der entgegengesetzten Seite gedreht. Am hinteren Rande des Kopfnickers etwa zwei Querfinger über dem Schlüsselbein fühlt man eine kleine Delle, unter der, nur von Fettgewebe bedeckt, der M. scalenus anticus sich befindet. Das lockere Fettgewebe wird mit der Schere gespalten, und sofort kommt der Scalenus anticus mit dem auf seiner Vorderfläche laufenden Nerven zu Gesicht. Mit stumpfen Häkchen wird er isoliert, durchtrennt oder besser reseziert. Hierbei spüren die Patienten einen zuckenden Schmerz in der Oberbauchgegend, manche einen Schmerz „in der Lunge". Nicht selten beobachtet man eine krampfartige Einziehung des untern Brustkorbabschnittes. Die Weichteilwunde wird durch Nähte geschlossen und ein leichter Verband angelegt. Am dritten Tage, wo die oft auftretende, mäßige Temperatursteigerung geschwunden ist, können die Patienten aufstehen." (Walther.)

In nahezu allen Fällen stellte sich sofort nach der Operation ein Höhertreten des Zwerchfells auf der operierten Seite ein. Nur fünfmal trat (unter 26 Patienten der Züricher Klinik) paradoxe Atmung ein, während in der großen Mehrzahl der Fälle das Diaphragma kleinste, aber gleichsinnige Bewegungen ausführte. Diese klinische Feststellung entspricht den von Hellin (auf Grund der Erfahrungen von de la Camp, Eppinger, de la Camp und Mohr) vorgebrachten sowie meinen Einwendungen gegen die Berechtigung dieser Operation zur Ruhigstellung einer Lunge. Demgemäß äußert sich Sauerbruch selbst:

„Die Phrenikotomie allein wird nur in seltenen Fällen für einen vollen Erfolg genügen ... die Hauptindikation ... besteht bei Unterlappentuberkulose in Verbindung mit der extrapleuralen Thorakoplastik ... schließlich bei alten Empyemresthöhlen ... bei Bronchiektasie hat die Phrenikotomie in unseren Fällen nur einen sehr vorübergehenden kleinen Erfolg gehabt."

Viel eingreifendere Eingriffe stellen dar: die durch Brauer, Wilms, Sauerbruch ausgebildeten Methoden von mehr oder weniger ausgedehnten Rippenresektionen oder die Plombe nach Schlange, Tuffier, Baer. Letztere besitzt gegenüber den ersterwähnten Eingriffen den Vorteil, daß sie wieder ganz oder teilweise je nach Bedarf, entfernt werden kann (Eiselsberg). „Nach Thorakoplastik hingegen entspricht der äußere wie der innere Befund dem Grade des erreichten Kollapses und können sich (sc. die Brustorgane) nicht mehr dem Normalzustand nähern ... abgesehen von der verschieden hochgradigen Verstümmlung des Thoraxskelettes und der konsekutiven Weichteilsatrophie ... Die gesunde Seite hat kompensatorisch sich meist stark vergrößert ... Die Herztätigkeit wird durch die umgewandelten Verhältnisse im kleinen Kreislauf stets beeinflußt" (Real).

β) **Verband.** Bloch, Goldscheider, Cornet verwendeten gelegentlich ein Gipskorsett, einen Hartgummipanzer, einen Heftpflasterverband, um die Atmung zu beschränken, meist bei Hämoptoë, mitunter auch bei Oberlappenkavernen, um die Schrumpfung zu begünstigen. Die Binde von Porges beruht auf denselben Grundlagen.

γ) **Lagerung.** Durch Seitenlagerung läßt sich eine überaus weitgehende Beschränkung der respiratorischen Bewegungsausschläge erzielen: einerseits der von der Unterlage entfernten Zwerchfellhälfte, andererseits der der Unterlage anliegenden knöchernen Brustwand (s. Abb. 20, S. 30). Demgemäß resultiert eine Herabsetzung in der respiratorischen Betätigung der diesen Wandanteilen anliegenden Lungenabschnitte. Aus den gleichen Gründen resultiert Ruhigstellung der kaudalen Lungenteile bei Kopfstellung sowie bei lang dauernder Rücken- oder Seitenlage (vgl. S. 268).

δ) **Atemumschaltung.** Durch Betonung der „oberen" Atmung (vgl. S. 266) läßt sich eine mehr oder minder vollständige Ruhigstellung der basalen Lungenabschnitte erzielen, sowie umgekehrt durch Betonung aktiver Bauchatmung (s. S. 265) eine nahezu vollständige Ausschaltung der apikalen Teile vom Respirationsakt. In gleichem Sinne wirkt schon die Verwendung des oralen Atemweges (s. S. 175), statt des physiologisch gebräuchlichen, nasalen.

b. Steigerung der Atembewegung.

1. Allgemein.

Zu gesteigerter Atemtätigkeit kommt es bei denjenigen Maßnahmen, welche durch Muskelbetätigung „Arbeitsdyspnöe" erzeugen.

Wurde auch im ersten Teile (s. S. 263 bis 267ff.) gezeigt, daß bei unzweckmäßig gesteigerter Atemtätigkeit schwere Schädigung des Organismus erzielt wird, so kann es andererseits keinem Zweifel unterliegen (s. ebendaselbst), daß durch zweckentsprechende Steigerung und Ausgestaltung der Atembewegung weitgehender Nutzen erzielt werden kann. So kommt den wohltätigen Folgen der Arbeitsdyspnöe eine ursächliche Rolle zu bei den therapeutischen Effekten gesteigerter Muskelbetätigung.

α. Körpersport.

So groß in prophylaktischer Beziehung der Nutzen ist, welcher aus rationeller Pflege desselben erwächst, so groß kann auch der Schaden sein, den unzweckmäßige sportliche Betätigung (selbst schon unrichtig durchgeführte Turnübungen) stiftet (s. auch S. 277, 298ff., 303).

Die Vorteile der Atembewegung werden aber auch als therapeutische Maßnahme bei Erkrankungen der Brustorgane verwendet. Zur Erleichterung des Blutlaufes bei Herzkranken zog sie Oertel heran in Form der nach ihm benannten, speziellen Form körperlicher Betätigung.

β. Oertelkur.

„Die Mittel, welche zur Anwendung kommen sollen, um die inspiratorische Expansion der mehr oder weniger impermeablen Alveolen ausreichend zu bewirken... werden... rein mechanische sein müssen... andauernde Bewegung anordnen... dehnt man die Bewegung noch dahin aus, daß man den Kranken Höhen hinangehen oder Berge ersteigen läßt... der Kranke atmet alsbald unter Aufbietung aller ihm zu Gebote stehenden Mittel... langgezogene tiefe Inspirationen... Hebung der Rippen... bei einer derartigen mächtigen, inspiratorischen Erweiterung des Thorax kann man annehmen, daß die unter gewöhnlichem Atmosphärendruck einströmende Luft genügt, den Elastizitätswiderstand der Lunge ... zu überwinden.... Ebenso wirkt jede Drehung oder Bewegung des Kopfes, die Schulterbewegung und besonders die forcierten Atembewegungen, wobei der Brustkorb und mit ihm die Clavicula gehoben wird und somit die sämtlichen Muskeln des Halses in Aktion treten, volumverändernd auf die Venenstämme ein und erleichtert den Abfluß zum rechten Herzen ... die Aktion der großen Brustmuskeln bei verstärkter Atmung wird den von Herzog beschriebenen Saug- und Druckapparat an der oberen Thoraxapertur in lebhafte Tätigkeit setzen und den Abfluß aus den Venen der oberen Extremitäten des Halses und Kopfes erhöhen und beschleunigen.“ (Oertel.)

γ. Körperliche Ertüchtigung.

Die Ausnutzung der durch Arbeitsleistung erzielbaren günstigen Einflüsse auf den Atemapparat und den Gesamtorganismus wird ermöglicht durch allmählich gesteigerte Beanspruchung der Körpermuskulatur. Eine solche wird schon beabsichtigt beim „graduated labour“ (Paterson und Inman). Paterson glaubt, daß körperliche Arbeit, die dem jeweiligen Befinden des Kranken genau angepaßt ist, in der Behandlung der Phthisiker von größtem Vorteil ist. Verschlechterung des lokalen Befundes oder des Allgemeinbefindens, Hämoptoë usw. wurden nicht beobachtet.

Noch viel weniger sind unangenehme Nebenerscheinungen zu befürchten, wenn man den Patienten unter Regelung der Atembewegung (etwa nach dem vom Exspirator angegebenen Rhythmus) bei geschlossenem Mund (Summübung s. S. 292) an einer der gebräuchlichen Arbeitsmaschinen (Ergostat, Muskelstärker, Fahrrad usw.) arbeiten läßt (Hofbauer). Allmählich wird die Größe der einzelnen Muskelleistung sowie die Dauer der Übung gesteigert und dermaßen der Patient für die Anforderungen des Alltages (Beruf, Sport, Stiegensteigen usw.) erzogen.

δ. Atemhalten.

Zur Bekämpfung paroxysmaler Tachykardie wurde Festhalten des Brustkorbs in maximaler Einatmungsstellung empfohlen, eine keineswegs gleichgültige Maßnahme (vgl. S. 265).

„... daß sehr tiefes Inspirium ... den Anfall abschneiden kann... Hier wird der starke Reiz, welcher den Torpor des Vaguszentrums unterbricht, auf die

Endigungen des Lungenvagus ausgeübt, welche durch die sehr tiefe anhaltende Inspiration gedehnt und gezerrt werden." (Nothnagel.)

„In ähnlicher Weise pflegt meine ... Patientin ihren Anfall abzuschneiden ... sie hatte einmal durch Zufall ... die Beobachtung gemacht, daß unmittelbar nach einer tiefen Einatmung und stärkerer Erhebung des intrathorakischen Druckes der Anfall endete ... Die Patientin legt sich horizontal zu Bette, hebt ein wenig den Kopf und stemmt die Füße unten am Bette an. Sie macht eine tiefe Inspiration und preßt mit aller Kraft die vorher geblähte Lunge, indem die Glottis schließt, abwärts gegen das Zwerchfell." (Rosenfeld.)

Im Gegensatz zu dieser lediglich behufs Bekämpfung von Anfällen angegebenen Inspirationssteigerung wollen Laienkünstler durch dauerndes Vertiefen der Inspiration mit Atemhalten Erfolge erzielen. Betreffs der schädlichen Wirkungen s. S. 265.

ε. Pressen.

Von chirurgischer Seite wurden behufs Bekämpfung der postempyematischen Lungenatelektase systematisches Aufblasen von Luftpolstern und ähnliche, eine Ausatmung gegen Widerstand bezweckende Atmungsalterationen versucht. Betreffs der schädlichen Wirkungen letzterer vgl. oben S. 264.

2. Lokal.

α. Direkt.

a_1. Atemmuskelübungen.

Die beiden Antipoden, welche aber in praxi in geeigneten Fällen ohne weiteres kombiniert werden können, stellen dar die obere Atmung (Brustatmung) einerseits (s. S. 266), die Bauch- (Zwerchfell-, Flanken-) Atmung andererseits (s. S. 265). Jede einzelne derselben kann gesteigert werden, indem die oftmals nicht genügend geübte Muskulatur dem bewußten Willen und auf diesem Wege auch dem Unterbewußtsein besser unterstellt wird. Alle diese Atemmuskelübungen sollen entsprechend der physiologischen Aktion der Atemmuskulatur angeordnet sein. Jede Übung ist so anzuordnen, daß jener Teil der Bewegungsbahn, welcher eine Ausdehnung des Brustkorbs hervorruft, mit der Einatmung selbst zusammenfällt. Aus diesem Grunde sind Übungen zu verwerfen, wie beispielsweise die von Hughes angegebene:

„Übung 38: Stammbeugen und -strecken. Man steift den ganzen Rumpf samt dem Becken zu einem Ganzen und beugt ihn unter Einatmen vornüber ... die Drehung geht allein in den Hüftgelenken vor sich. Beim Stammstrecken erhebt man den Rumpf mit Ausatmen bis zur Grundstellung."

Zwerchfell- und Bauchmuskulatur müssen bei dieser Übung im Gegensatz zu ihrer physiologischen Aktion in Verwendung treten.

Die Berücksichtigung der theoretischen Kenntnisse über die Wirkungen der einzelnen Teile der Respirationstätigkeit gestattet (s. oben S. 263ff.) leichterdings eine entsprechende Auswahl unter den vielfachen, in der Literatur angegebenen „Atemübungen", von welchen gar manche nicht bloß nicht den vom Autor gewünschten Effekt erzielen, sondern oft sogar ausschließlich schädliche Wirkungen zeitigen.

Aus diesen Gründen sind diejenigen Übungen von vornherein abzulehnen, welche gegen die Regeln der Physiologie verstoßen. Als Beispiel seien erwähnt die mit einseitiger Vertiefung der Einatmung ohne entsprechende Entleerung der Lunge einhergehenden von „Atemkünstlern resp. -künstlerinnen" zur Bekämpfung der Schmalbrüstigkeit so beliebten „Übungen zur Stärkung der Einatmungsmuskulatur". Vielmehr ist bei allen darauf zu achten, daß behufs Vermeidung schädlicher Folgen die Vorsichtsmaßregeln beachtet werden, welche zusammenfassend auf S. 281f. gegeben werden.

Zwerchfell- (Bauch-, Flanken-) Atmung.

Die auf dem Zusammenspiel exspiratorischer Bauchmuskel- und inspiratorischer Zwerchfelltätigkeit beruhende, in Rede stehende Atmungsform erweist sich auch bei vielen Gesunden als ungenügend, und zwar infolge nicht entsprechender Verwendung der Bauchmuskulatur beim Atmen. Dieselbe wird am besten und zweckmäßigsten gefördert durch Summübungen. Der Patient soll möglichst lange summen (also nasal exspirieren), wobei die Tonhöhe seinem Empfinden überlassen bleibe.

In ungewohnter, resp. den individuellen stimmlichen Verhältnissen nicht passender Höhe längere Zeit summen, strengt den Atemapparat an und veranlaßt Ermüdungsgefühle, ist überdies schädlich. Der Patient soll bei der Übung möglichst wenig muskulär sich betätigen, „alles schlaff lassen" (vgl. S. 265!).

Gegen Ende des Summens, wenn er den Ton nicht mehr halten kann, soll der Patient allmählich mit demselben in die Höhe gehen (aber nicht stoßweiße! vgl. S. 264). Dabei sieht man eine allmählich sich verstärkende Einziehung der vorderen Bauchwand sich ausbilden (s. Abb. 16) und vor dem Röntgenschirm ein entsprechendes, immer weiter gehendes Hochtreten des Zwerchfells. Hierbei kommt es zu einer so weitgehenden Luftaustreibung, daß infolge der Verdunklung der unteren Lungenabschnitte das Zwerchfell kaum mehr sich bemerkbar macht (s. Abb. S. 292). Auch nach Beendigung des Summens soll der Patient den Mund geschlossen halten, zunächst ohne jede Muskelanstrengung den Bauch fallen lassen und dann erst aktiv den Bauch vortreiben, d. h. sein Zwerchfell innervieren. Erst nachher darf unter andauernder, rein nasaler Einatmung nach Bedarf auch eine thorakale Einatmung sich anschließen. Erst am Ende der Einatmung darf die Vertiefung derselben statthaben, was durch hörbares Einsaugen der Luft durch die Nase bemerkbar wird. Für beide Atemphasen werden dadurch anfänglich „passive" (mehr oder minder mit Ausschluß von Muskelbetätigung bewerkstelligte) und erst am Ende „aktive" (durch Willensimpulse zu steigernde) Bewegungen der Brustwandungen erzielt. Solche Summübungen haben zunächst den Effekt, daß der Patient über die aktive Bauchatmung belehrt und vor einer „verkehrten" Bauchatmung bewahrt wird. Der Versuch einer solchen Summübung am eigenen Körper bringt Klarheit in die von vielen und namhaften Klinikern (Niemeyer) ventilierte Frage, ob zuerst obere und dann untere Einatmung den richtigen Vorgang darstelle oder umgekehrt. Man überzeugt sich hierbei sofort, daß nur dann, wenn zuerst der Bauch vorgetrieben wird und daran die obere Atmung sich anschließt, eine möglichst vollständige Ausnutzung der Atemkräfte und Füllung aller Lungenteile möglich ist, während bei initial oberer, rein thorakaler Einatmung eine Vortreibung des Abdomens (also inspiratorische Entfernung des Zwerchfells) nahezu unmöglich oder zumindest nur sehr schwer möglich gemacht wird.

Manche Patienten erlernen das inspiratorische Vortreiben des Bauches leichter, wenn sie den Auftrag bekommen, die auf den Oberbauch aufgelegte Flachhand während der Einatmung vermittels der Bauchdecken vorzustoßen. Nach Erlernung dieses inspiratorischen Manövers im Liegen resp. im Stehen (je nach den individuellen Verhältnissen) wird dasselbe ohne jede Kontrolle weiterhin leicht aktiviert.

Um die Exkursionsbreite einer Zwerchfellhälfte ad maximum zu steigern, empfiehlt sich aktive Bauchatmung in Seitenlage. Hierbei summieren sich die statischen und kinetischen Wirkungen zu maximaler Größe.

Die Wirksamkeit der Bauchmuskulatur allein kann durch folgende Übungen gesteigert werden:

Im Liegen:

Exspiratorisches Rumpfaufrichten.

Diese leichteste und daher für Bettlägerige und Rekonvaleszenten am ehesten mögliche Übung wird folgendermaßen ausgeführt: Nach inspiratorischer Bauchdeckenvortreibung setzt sich der Patient unter summender Ausatmung ohne Hilfe der Hände auf.

Exspiratorische Beckenhebung.

Bei dieser Übung wird das Becken samt den Beinen exspiratorisch dem horizontalliegenden Brustkasten genähert (s. Abb. 125). Doch ist hierbei wegen Zustandekommens von Kongestionen zum Kopfe Vorsicht notwendig!

Im Stehen

läßt sich dieselbe Wirkung erzielen durch

Exspiratorische Rumpfbeugung.

Unter summender Ausatmung wird der Oberkörper bis zur Horizontalen oder noch weiter bis zur Oberschenkelvorderfläche durch die Bauchmuskulatur gezogen (s. Abb. 126). Hierauf richtet sich der Patient unter inspiratorischer Vortreibung des Bauches wieder auf.

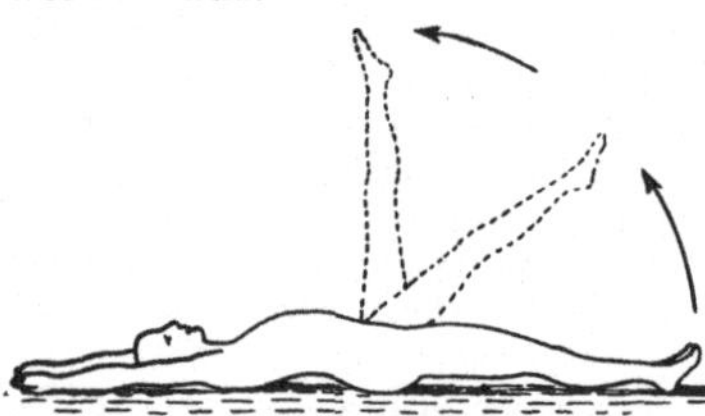

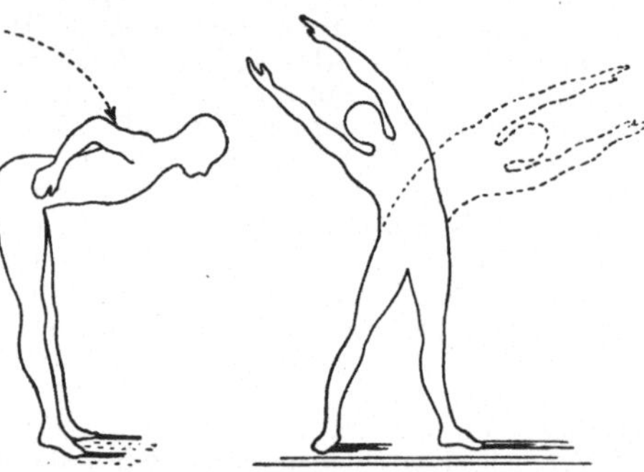

Abb. 125. Exspiratorische Beckenhebung.

Abb. 126. Exspiratorische Rumpfbeugung.

Abb. 127. Respiratorische Rumpfbeugung in der Frontalebene.

Schon durch die Vorschrift einer, auch hierbei zu beobachtenden Nasenatmung verhütet man die, insbesondere von französischen Autoren (Rosenthal, Hirtz) immer wieder betonte, bei einer Bauchatmung erfolgende Ausschaltung der respiratorischen Brustkastenbetätigung (vgl. S. 175). Um ein Weiteres nach dieser Richtung zu tun, empfiehlt sich die Kombination mit respir. Sagittalbogen (s. S. 283): die „Armfontäne“. In letzterem Falle treffen sich die Arme resp. Handflächen exspiratorisch zwischen den gespreizten Beinen, und werden während der inspiratorischen Armentfaltung und Rumpfstreckung im Sprunge auseinandergebracht.

Respiratorische Rumpfbeugung in der Frontalen.

Wesentlich gesteigert wird die Wirkung auf die Bauchorgane bei Verbindung der Summatmung mit Muskelübung, wobei der Oberkörper einmal nach rechts, einmal nach links abgebogen wird. Während der Beugung wird summend aus-, und während der Streckung tonlos, aber ebenfalls nasal eingeatmet (Abb. 127).

Respiratorisches Rumpfkreisen.

Der Oberkörper bewegt sich auf der Mantelfläche eines auf die Spitze gestellten Kegels, dessen Grundfläche in Schulterhöhe, dessen Spitze in Beckenhöhe zu denken ist (s. Abb. 128). Während hierbei der Oberkörper anfänglich mehr oder minder senkrecht stehenbleibt, wird bei späteren Übungen immer mehr die Oberkörperachse gegen die Horizontale geneigt, die Grundfläche des Kegels mithin immer größer. Bei allen diesen Übungen hat die Einatmung während der Rückwärtsneigung (Streckung) zu erfolgen, die Ausatmung während der Vorwärtsneigung (Beugung). Je nach dem angestrebten Zweck erfolgt das Kreisen nach rechts oder links.

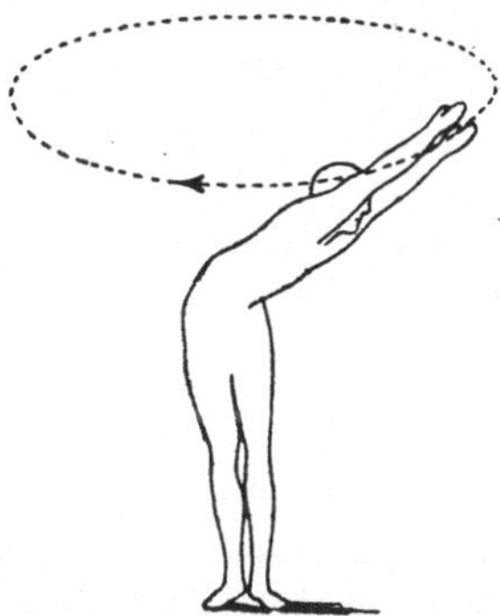

Abb. 128. Respiratorisches Rumpfkreisen.

Während bei allen bisher erörterten Bauchatemübungen die respiratorische Bewegung den sichtbaren Effekt aktiver Zuhilfenahme der in den Bauchwandungen vorhandenen Muskelgruppen darstellt, deren Heranziehung zur respiratorischen Betätigung ja angestrebt wird, steht im diametralen Gegensatz hierzu die von Chilaiditi empfohlene Atemübung (vgl. S. 5). Bei derselben wird das inspiratorisch schlaff bleibende Zwerchfell samt den an seiner Unterfläche lagernden Teilen der Baucheingeweide von der Brustkastenmuskulatur gehoben.

Brustatmung (Spitzenatmung).

Die im folgenden zu besprechenden Übungen bezwecken gesteigerte Inanspruchnahme der vom Brustkasten zu den Armen ziehenden Inspirationsmuskulatur.

In manchen Fällen, wie z. B. nach Empyemoperation resp. Thorakoplastik, ist die Thoraxmuskulatur so schwach und reduziert, daß eine Stärkung derselben geradezu erforderlich ist. Hier empfiehlt sich unter voller Berücksichtigung der vom Patienten geäußerten Schmerzen einschleichende Steigerung der Übungen bis zu einer allmählich stärker werdenden Einschaltung von Widerstand gegen die Armbewegung. Der Arzt leistet hierbei mit seiner Hand einen der individuellen Leistungsfähigkeit des Patienten angepaßten Widerstand.

Ganz besonders für die Durchführung der Brustkastenübungen empfiehlt sich die Beachtung folgender

Vorsichtsmaßregeln !!

1. Durch Konzentration der Aufmerksamkeit auf die respiratorische Betätigung der oberen Brustkastenanteile kommt es leicht zu Inaktivierung des Zwerchfells. Daher soll im Beginn der Einatmung auf „aktives Vortreten der oberen Bauchwand“ geachtet werden.

2. Behufs Vermeidung schädlicher und Erzielung bestmöglicher Wirkung werden die Muskelaktionen so durchgeführt, daß die Muskeltätigkeit im Beginn jeder Atemphase (ebenso wie die Lufteinziehung resp. -austreibung) möglichst wenig intensiv ist, allmählich sich steigert und gegen Ende erst maximal sich entwickelt.

3. Der Gefahr einer Präponderanz der inspiratorischen Leistung über die exspiratorische, sowie der oben geschilderten „falschen Bauchatmung" läßt sich leicht durch allmähliche Verlängerung der Ausatmungsdauer und Betonung der Exspiration, am besten durch Verwendung des Exspirators (s. S. 292) begegnen (s. oben Rosenthal, Hirtz S. 280).

4. Die Muskelübungen sind insbesondere dann notwendig, wenn, wie im Gefolge von Brustschüssen, einzelne Muskelgruppen auch anatomisch gelitten haben, müssen aber immer mit entsprechender Atembetätigung verbunden bleiben.

Die Armbewegung kann in der Frontalen, Sagittalen und Horizontalen erfolgen resp. in Kombination als Kreisen. Am leichtesten und auch in Rückenlage unbehindert ausführbar ist die folgende Übung:

Respiratorischer Horizontalbogen der Arme (Schwimmbewegung).

Die im Beginne der Übung sich berührenden Handflächen werden unter nasaler Einatmung anfänglich bis zur frontalen Ebene des Körpers gebracht und hierauf unter summender, zweimal solange dauernder Ausatmung zurück in die Anfangsstellung.

Stärker gelingt freilich eine respiratorische Beanspruchung der Muskulatur bei der folgenden Atemübung.

Respiratorischer Horizontalbogen der Oberarme.

Man faltet die Hände hinter dem Kopfe zusammen, so daß die Ellbogen soweit als möglich sich vorn nähern (s. Abb. 129). Unter Einatmung werden hierauf die Ellbogen nach den Seiten hin bewegt, um in der zweiten Phase unter, allmählich sich steigender, summender Ausatmung wieder nach vorn in die Ausgangsstellung zurückgebracht zu werden. Späterhin kann die unnötige Armbewegung entfallen. An ihre Stelle tritt:

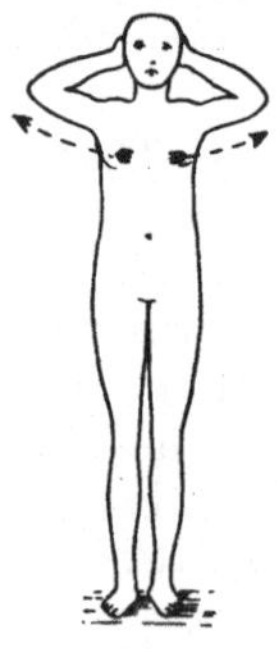

Abb. 129. Respiratorischer Horizontalbogen der Oberarme.

Respiratorisches Schulterweiten.

Hierbei ist wegen der Gefahr von einseitiger inspiratorischer Mehrleistung Sorge zu tragen für eine genügend starke exspiratorische Rückkehr in die Ausgangsstellung. Andererseits freilich ist bei Durchführung dieser Übung darauf zu achten, daß die bei den vorausgehenden Übungen erlernte, respiratorische Aktivierung der am Brustkasten ansetzenden **Atem**muskulatur erhalten bleibt, mithin nicht eine reine **Schulterbewegung** resultiert.

Respiratorischer Frontalbogen der Arme.

Die Arme werden (s. Abb. 130) unter nasaler Einatmung anfänglich bis zur Horizontalen, späterhin bis zur Vertikalen gehoben (oft empfiehlt sich gleichzeitige Erhebung auf die Fußspitzen). Unter summender, zweimal solange dauernder Ausatmung wird der Körper in die Ausgangsstellung zurückgebracht.

Inspiratorisches Heben der **seitlichen** Brustwandanteile.

Das bei der vorausgegangenen Übung erst durch Erheben der Arme in der Frontalen erzielte „Flankenweiten“ wird hier durch inspiratorische Hebung der seitlichen Brustwand unter Hebung der Schultern erreicht.

Respiratorischer Sagittalbogen der Arme.

Anfänglich werden die Arme während der Einatmung nur bis zur Horizontalen erhoben, späterhin bis zur Vertikalen, schließlich sogar unter Verbindung mit Wirbelsäulenstreckung über die Vertikale hinaus nach rückwärts (s. Abb. 134) während der hörbaren nasalen Atmung bewegt. (Bei letzterer Form empfiehlt sich, während der Überstreckung den Übenden mit einem Fuß nach rückwärts treten zu lassen.) Während der zweimal solange dauernden Ausatmung kehrt der Körper in die Ausgangsstellung zurück.

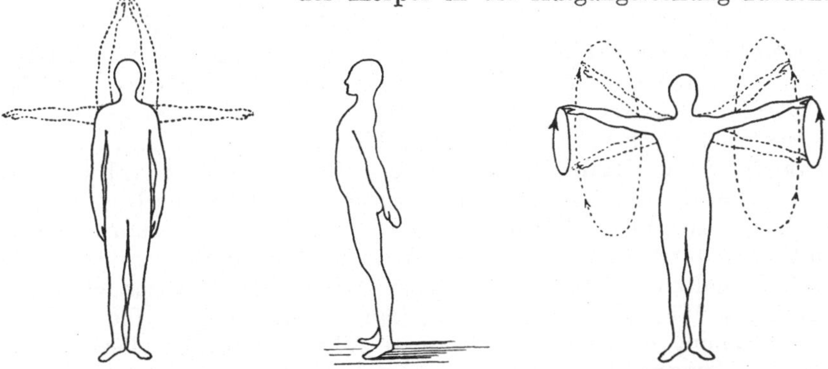

Abb. 130. Respiratorischer Frontalbogen der Arme. Abb. 131. Inspiratorische Hebung der vorderen Brustwandanteile. Abb. 132. Respiratorisches Armkreisen.

Ist die Aufmerksamkeit genugsam der erstrebten Verbesserung der Atembewegungen der vorderen Brustwand zugewendet worden, so unterbleibt fürderhin die Armbewegung, und man kann zur folgenden Übung fortschreiten.

Inspiratorische Hebung der **vorderen** Brustwandanteile.

Während der nasalen Inspiration wird möglichst ausgiebige Weitung und Hebung der vorderen Thoraxwand angeordnet. Behufs Erleichterung dieser Muskelleistung empfiehlt sich die Verbindung mit Hebung der Schultern (s. Abb. 131).

Zu achten ist darauf, daß die Brustwand die Atembewegung voll mitmacht und nicht lediglich die Schulter von der ruhigbleibenden Brustwand abgehoben wird!!

Eine Verbindung der bisher beschriebenen Armbewegungen stellt die folgende Übung dar:

Respiratorisches Armkreisen.

Die Arme werden zunächst (s. Abb. 132) im Halbkreis nach vorn und oben gebracht. Während der ganzen Zeit soll hörbar nasal eingeatmet werden. Hierauf sollen die Arme nach rückwärts und abwärtsgehend in zweimal solange dauernder Zeit unter summender Ausatmung zur Ausgangsstellung zurückgelangen.

Schulterkreisen.

Bei dieser Atemübung vollführen lediglich die Schultern die Kreisbewegung, und zwar den aufsteigenden Anteil, während die Thoraxwand gehoben und geweitet wird, den absteigenden während der Senkung. Noch mehr als bei der vorausgegangenen Übung ist hier darauf zu achten, daß die Aufmerksamkeit der Brustwandbewegung zuzuwenden ist!!

Bei **einseitigen Veränderungen** der Brustorgane und des Brustkorbs werden diese Übungen einseitig durchgeführt. Behufs besserer Konzentration der Wirkung auf die erkrankte Seite und Vermeidung einer Verstärkung der „vikariierenden" Blähung der Gegenseite wird dabei die gesunde möglichst ruhiggestellt. Diesem Zweck dient eine Umfassung der gesunden Brusthälfte mittels der Handfläche der gesunden Seite ungefähr in Brustwarzenhöhe. Der Patient erhält die Aufgabe, diesen Stützpunkt während der Atemübung möglichst von jeder Atembewegung frei zu erhalten. Es resultiert dadurch ein Maximum der Bewegung auf der erkrankten Seite, ein Festhalten in der Exspirationsstellung auf der gesunden. Die maximale Weitung der Interkostalräume auf ersterer, die absolute Ruhigstellung derselben auf letzterer führten mich zur Bezeichnung solcher Übungen als:

Fächersummübungen.

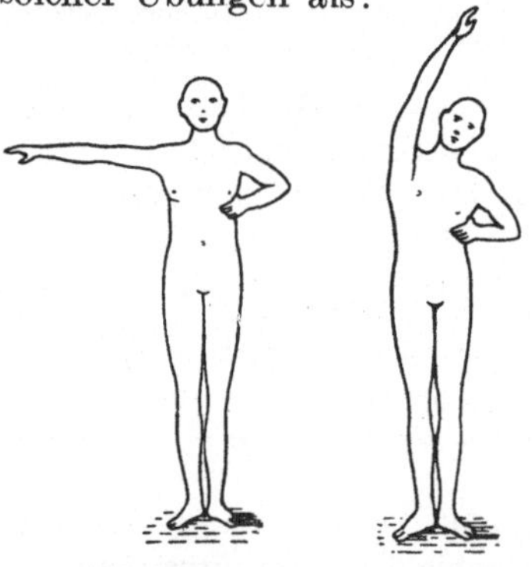

Abb. 133 a. Abb. 133 b.
Fächersummübung.
a in der Mitte, b am Ende der Einatmung.

Bei diesen Übungen soll die Bewegung der Rippen bei Ansicht von vorne der eines Fächers entsprechen, welcher auf der Verbindungslinie der beiden Brustwarzen liegend gedacht sei, mit der Spitze gegen die gesunde Seite gerichtet. Der Patient umfaßt die gesunde Seite (s. Abb. 133 a, b), erhebt unter rein nasaler Inspiration den Arm der erkrankten Seite möglichst hoch und sollen hierbei die Zwischenrippenräume möglichst geweitet werden. Betreffs allfälliger Bewegungshindernisse infolge „Schulterlähmung" resp. Schmerzen s. S. 238. Während der darauf folgenden, zweimal solange dauernden, summenden Ausatmung geht der Arm von der Vertikalen allmählich in die Horizontale und dann in die hängende Vertikalstellung über und wird der Kopf in die Mittellinie zurückgebracht. Auch diese Atemübungen werden anfänglich unter Verwendung des Exspirators (s. S. 292) gemacht, um das richtige Verhältnis der Ein- und Ausatmung und eine allmähliche Steigerung der Einatmungsvertiefung zu garantieren. Überdies empfiehlt sich dafür Sorge zu tragen, daß die „reißende“ Atmung im Inspirationsbeginn verhütet werde.

Wird im Gefolge solcher Übungen eine genügende Kompensation des anfänglich gewöhnlich vorhandenen Tiefstandes der Schulter festgestellt resp. der Beginn einer Überkompensation (s. Abb. S. 99), so kann weiterhin von dieser Beigabe einer Armhebung abgesehen werden. Es resultieren Fächersummübungen des Brustkastens allein (Kontrolle genügender Weitung der Interkostalräume vor dem Spiegel!).

Stammuskelübungen.

Behufs entsprechender Übung der von den dorsalen Anteilen der Wirbelsäule und des Kopfes zum Brustkorb ziehenden Atemmuskulatur empfehlen sich Atemübungen in Verbindung mit funktionell gleichsinnigen Bewegungen des Stammes.

Inspiratorische Stammstreckung.

Der Übende atmet unter Streckung seiner Brustwirbelsäule nasal ein, dreht den Kopf etwas nach rückwärts und verstärkt diese Übung (s. oben) eventuell durch Horizontal- resp. Sagittalbogen der Arme, später durch Verbindung mit Schulterweiten (s. oben S. 282). Unter zweimal solange dauernder summender Ausatmung Rückkehr in die Ausgangsstellung (s. Abb. 134).

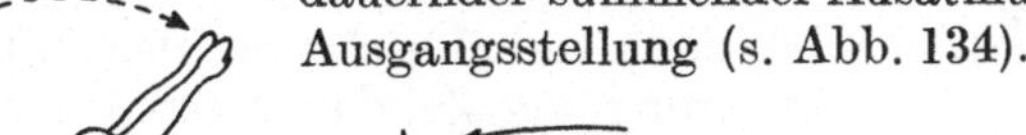

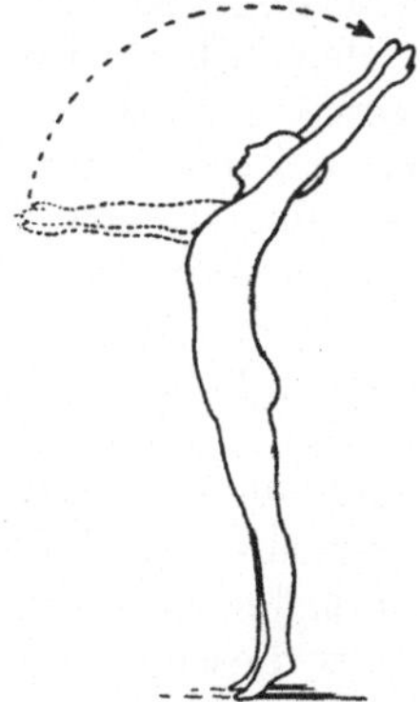

Abb. 134. Inspiratorische Stammstreckung.

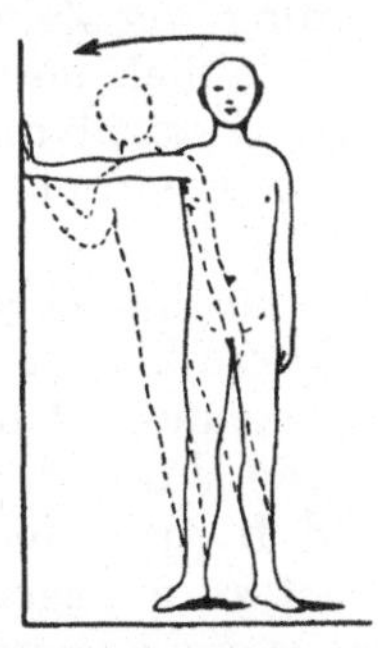

Abb. 135. Exspiratorische Stammfällung in der Frontalebene.

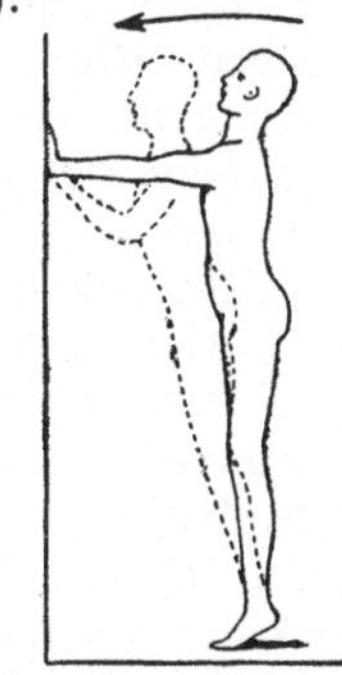

Abb. 136. Exspiratorische Stammfällung in der Sagittaleben e.

Exspiratorische Stammfällung.

Der Oberkörper bewegt sich unter summender Ausatmung und Beugung der Ellbogen gegen die senkrechte Wand, auf welcher die Handflächen in Schulterhöhe aufliegen. Während der halb solange dauernden nasalen Einatmung wird der Stamm durch Streckung der Arme von der Wand entfernt bis zur Ausgangsstellung. Diese Übung wird besonders bei einseitiger Atemmuskelinsuffizienz, entsprechend den im Einzelfall gegebenen Anzeigen, in der Frontalen (s. Abb. 135) oder in der Sagittalen (s. Abb. 136) ausgeführt.

Eine einseitige Steigerung der Atemmuskeltätigkeit besorgt aber schon an und für sich eine entsprechende statische Umschaltung (vgl. S. 267).

α_2. Lageänderung.

Das klarste Beispiel einer durch Änderung der Körperlage ausgelösten temporären Steigerung der Respirationstätigkeit bildet die radiologisch erwiesene Bewegungssteigerung der unteren Zwerchfellhälfte bei Seitenlagerung.

Weil hierbei die Muskulatur dieser Diaphragmahälfte das Gewicht der Baucheingeweide bei jeder Inspirationsbewegung überwinden muß, kann eine solche Leistung nur kurze Zeit aufgebracht werden. Dann kommt es zur Abschwächung und schließlich zu völligem Ausbleiben der respiratorischen Ausschläge (vgl. S. 268 oben). Solche Behinderung der Zwerchfelltätigkeit wird bei der Kopfstellung dazu benutzt, um eine gesteigerte respiratorische Betätigung der oberen Brustwandabschnitte zu erzwingen. Auf dieser Atemumschaltung beruhen wohl auch die günstigen Resultate der Beckenhochlagerung, welche von Jacoby, Weicker und Leo bei Behandlung der Spitzentuberkulose gesehen wurden.

Bei allen bisher erwähnten Arten der Lageänderung darf dieselbe nur langsam abgestuft vorgenommen werden, wenn Schmerzen beim Lagewechsel (Klinophobie s. S. 108) mit den krankhaften Veränderungen verknüpft sind, welche die Veranlassung zur Atembehandlung abgeben. Unter solchen Umständen ist dann einschleichende Behandlung mit vorsichtiger, allmählicher Steigerung der Zeitdauer sowie der Stärke der Neigung zur Horizontalen unerläßlich nötig. Diesem Zwecke entspricht infolge der Zähnung seiner Verstellvorrichtung jedes Ruhebett mit verschieblicher Rückenlehne oder ein ebenso eingerichteter Lehnsessel („Klinostat").

Der Patient nimmt anfangs eine ihm eben noch erträgliche Lage ein und bleibt in derselben nur kurze Zeit (z. B. eine Minute lang bei völlig senkrecht stehender Rückenlehne). Unter allmählicher Steigerung der Zeitdauer kommt er dann dazu, die nächste Stufe (in dem erwähnten Beispiel Stellung 1, d. h. um einen Zahn tiefer gestellte Rückenlehne) wieder für kurze Zeit zu ertragen. Auch in dieser neuen Stellung wird allmählich die Dauer der Lagerung vergrößert, um dann zur nächsten Verstärkung, der Stellung 2, überzugehen. Zwischen diesen einzelnen, ärztlich kontrollierten und protokollierten Übungen soll der Patient zu Hause ähnliche, aber nicht forcierte Lagerungsübungen selbst machen.

β. Indirekt (Bandagen).

Vor Einführung der Röntgenuntersuchung in die Medizin kannte man nur sehr wenig den tiefgreifenden Einfluß der Lageveränderung auf die Atemtätigkeit der einzelnen Brustwandabschnitte. Man war daher darauf angewiesen, eine lokal beschränkte Steigerung der Atemtätigkeit durch Bandagen zu erzielen. Mittels Umschnürung versuchte man, an einem Teil des Brustkorbes die Atembewegung zu behindern, um eine Mehrleistung der respiratorischen Bewegung an einem andern bestimmten Anteile zu erzwingen. Die bekanntesten Konstruktionen stammen von Schreiber, v. Criegern.

Das Schreibersche Kompressorium besteht aus zwei großen, gut gepolsterten Pelotten, von denen die eine auf die vordere, die andere auf die hintere Seite der gesunden Thoraxhälfte angelegt wird. Beide werden durch einen über die Schulter gehenden, mit einem Gelenk versehenen eisernen Bügel fixiert. Durch eine an dem Bügel befindliche Schraube können dessen Arme einander genähert und so die Pelotten mit verschieden starkem Druck auf die Thoraxwand gepreßt werden.

Der Apparat von v. Criegern kann vom Kranken besser beim Umhergehen getragen werden. Er besteht aus einem Gurt, der von der gesunden Schulter über die Brust zur Hüfte der kranken Seite verläuft, dort durch einen Ring geht, welcher über das Bein der erkrankten Seite gezogen ist. Der Gurt kehrt hierauf zur gesunden Schulter zurück, geht von da über den Rücken ebenso zum Hüftring des Beines der kranken Seite und zurück zur gesunden Schulter, woselbst er festgeschnallt wird. Wenn man den Apparat nach tiefer Exspiration unter oberflächlichem Weiteratmen anlegt, vollbringt er eine sehr ausgiebige Kompression der gesunden Thoraxhälfte.

A$_2$. Änderung des Atemweges.

a. Ausschaltung der Mundatmung.

Die Rückführung zur Nasenatmung wurde, insbesondere um das Schnarchen im Schlafe zu bekämpfen, durch Verwendung von Verschlußapparaten für die Mundöffnung versucht.

Die Schnarchbinde nach Dr. Rindfleisch hält im Schlafe den heruntersinkenden Unterkiefer zurück ... veranlaßt angeblich den Patienten, durch die Nase statt durch den Mund zu atmen. In Wirklichkeit kann jedermann sich davon überzeugen, daß selbst bei maximal aufeinandergepreßten Zähnen sehr viel Luft durch die Mundspalte eingezogen werden kann.

Der Guyesche Kontrarespirator besteht aus einem ovalen, mit Seide gefütterten Stückchen Wachstuch, welches groß genug ist, um bei zusammengelegten Lippen, über den Mund gebunden, letzteren zu verschließen. Gordons Apparat wird im Munde ohne weitere Befestigung zwischen Lippen und Zähnen getragen. Die Benutzung des letzteren ist aber nicht ohne Gefahr, da der Apparat im Schlafe in den Larynx hinein geraten kann.

b. Einschaltung künstlicher Widerstände.

Der älteste hierhergehörige Apparat stammt von Bicking.

„Das Einziehen der Luft geschieht mittels eines langsamen Saugens in einem dünnen Luftstrome ... wird methodisch mittels einer Maschine geübt, nach Art einer türkischen Wasserpfeife konstruiert."

Auf ganz demselben Prinzip beruht die von Wassermann angegebene Verwendung seiner Röhrchen. Ebenso wirkt durch die Überwindung eines der Einatmung sich entgegenstellenden Widerstandes die

Kuhnsche Lungensaugmaske.

Dieselbe (s. Abb. 137) besteht aus Zelluloid, ist am Rande mit Gummiluftschläuchen gepolstert und wird mit einem umfassenden Bande am Nacken befestigt. Durch eine Scheidewand ist ein Mund- und ein Nasenteil abgetrennt. In der Scheidewand befindet sich eine, durch einen Schieber verschlossene Öffnung, durch die gelegentlich (bei Schnupfen) Mundatmung ermöglicht werden kann. Gewöhnlich geschieht die Einatmung nur durch eine, nach außen mündende Öffnung am Nasenteile, die durch einen Schieber in beliebigem Maße verkleinert werden kann, so daß also die Einatmung anfangs schwächer, später stärker behindert werden kann. Die Ausatmung geschieht ohne jedes Hindernis durch weite Ausatmungsventile am Mund- und Nasenteile in die freie Luft.

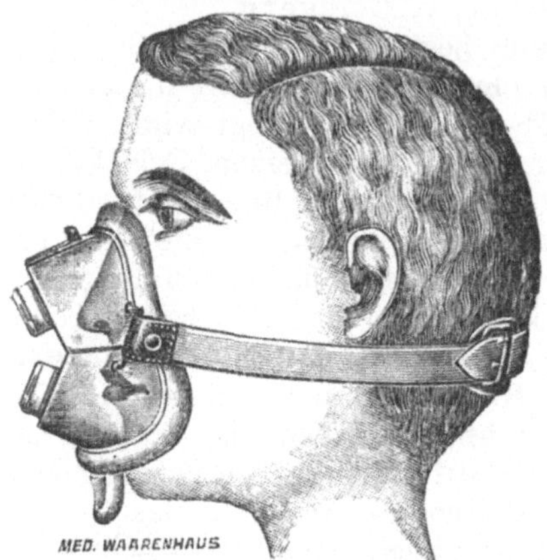

Abb. 137. Kuhns Lungensaugmaske.

Bei allen diesen Apparaten kann nicht genügend Luft in den Brustkorb einströmen, um den durch die forcierte Atembewegung erzielten luftverdünnten Raum auszufüllen. Es kommt daher bei nahezu völliger Ausschaltung einer Luftüberfüllung der Lunge zu einer sehr weitgehenden Blutüberfüllung derselben. Bezüglich der Schäden s. S. 306.

B. Erziehung zu dauernder Änderung der Atemtätigkeit.

In der weitaus überwiegenden Mehrzahl der Fälle sind die Atemstörungen, welche als Ursache krankhafter Veränderungen anzusprechen sind, rein funktioneller Natur. Es kann daher auch in solchen Fällen die funktionelle Therapie sofort einsetzen. Wo jedoch ein anatomisches Hindernis vorliegt, muß dasselbe vorher — sei es medikamentös oder operativ (vgl. S. 102, 296, 317) — beseitigt werden. Ist aber auch der normale Weg für die Atmung frei geworden, so stellt sich damit noch keineswegs automatisch der physiologische Atmungstypus wieder her; vielmehr bedarf es dazu meist erst entsprechender Erziehung und Übung.

B_1. Größenänderung der Atembewegung.

a. Herabsetzung der Kraftanwendung.

1. Einatmung.

Die ausschließliche Verwendung der Nase als Atemweg, sowohl während der Ein- als auch während der Ausatmung, die Erziehung zu (insbesondere im Beginn der Inspiration) möglichst wenig forcierter Einatmung erweist sich bei der Forderung nach allgemeiner Einatmungsherabsetzung als genügend. Sie ist für die Bekämpfung der Lungenblähung und bronchialen Schädigungen unerläßlich notwendig. Die Einschaltung einer Pause nach vollendeter Ausatmung vor Beginn der Inspiration sowie initiale Zwerchfellatmung helfen (vgl. S. 265, 279) mit, die forcierte Einatmungsbewegung zu vermeiden. Lokal beschränkte Herabsetzung wird erzielt durch stärkere Heranziehung der übrigen Lungenanteile zur Atemleistung. Als Folge regelmäßig betriebener temporärer Atemumschaltung verbunden mit Atemmuskelübungen und auffälliger Lagerung stellt sich automatisch eine solche dauernde Verschiebung ein.

2. Ausatmung.

Mit Rücksicht auf die schädlichen Wirkungen „pressender Ausatmung" (s. S. 278) muß der Patient dazu erzogen werden, die Ausatmung anfänglich möglichst „passiv", d. h. mit Ausschaltung aller Muskelwirkungen, vor sich gehen zu lassen. Dabei ist für die Ausatmung genügend Zeit (mindestens zweimal soviel als für die Einatmung!!) zu lassen (vgl. S. 293). Erst am Ende der Ausatmung darf (wenn überhaupt) die Bauchpresse zur Mitwirkung herangezogen werden.

b. Steigerung.

1. Einatmung.

Für die mangelhafte Einatmungstätigkeit der oberen Brustkorbanteile wurde oft ungenügende Entwicklung und Bewegungsmöglichkeit der Rippenknorpel (s. S. 131) verantwortlich gemacht und demgemäß die operative Durchtrennung dieses Atemhindernisses vorgeschlagen. In den meisten aller Fälle bedeutet eine solche Operation einen unnötigen Eingriff, für die noch im Wachstum befindlichen Individuen eine Schädigung der Entwicklung der Rippen und beruht die inspiratorische Insuffizienz auf funktionellen Störungen: ungenügender bzw. „zu starker" Atemtätigkeit. Als Folge der einseitigen Vertiefung der Inspiration ohne genügende Exspiration entwickelt sich eine dauernde Annäherung der Brustwandungen an den bei inspiratorischer Maximalleistung resultierenden Stand (s. S. 43). Demzufolge kann die Einatmungsmuskulatur keinen wesentlichen Effekt mehr erzielen. Dies macht leicht verständlich die so häufige Inspirationsinsuffizienz bei den mit Lungenblähung einhergehenden Krankheiten, wie Asthma und chronischer Bronchitis (Goldscheider, Knopf).

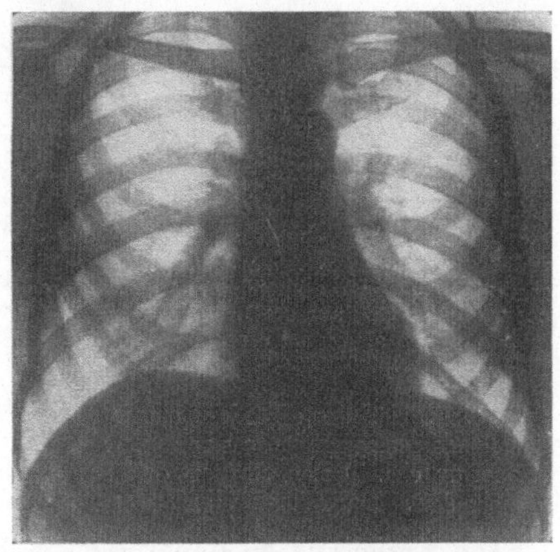

Abb. 138. Röntgenbild der Brustorgane nach möglichst tiefer Einatmung. (Vgl. d. Abb. 140.)

Dementsprechend wirkt schon die Ausatmungsbeförderung, welche durch Entfernung der unnötig vermehrten Residualluft für neu einzuatmende Luftmengen Platz schafft, überaus günstig. Wenn überdies die Inspirationsmuskulatur zur stärkeren Tätigkeit herangezogen wird, so muß um so mehr für genügende Exspirationsmöglichkeit gesorgt werden wegen der ansonsten zu gewärtigenden Schäden, insbesondere bei der hierbei meist allein betätigten „oberen Atmung".

Wie leicht hierbei falsche Bauchatmung zustande kommt, betont auch Knopf und verkennt Michalsky, der angibt:

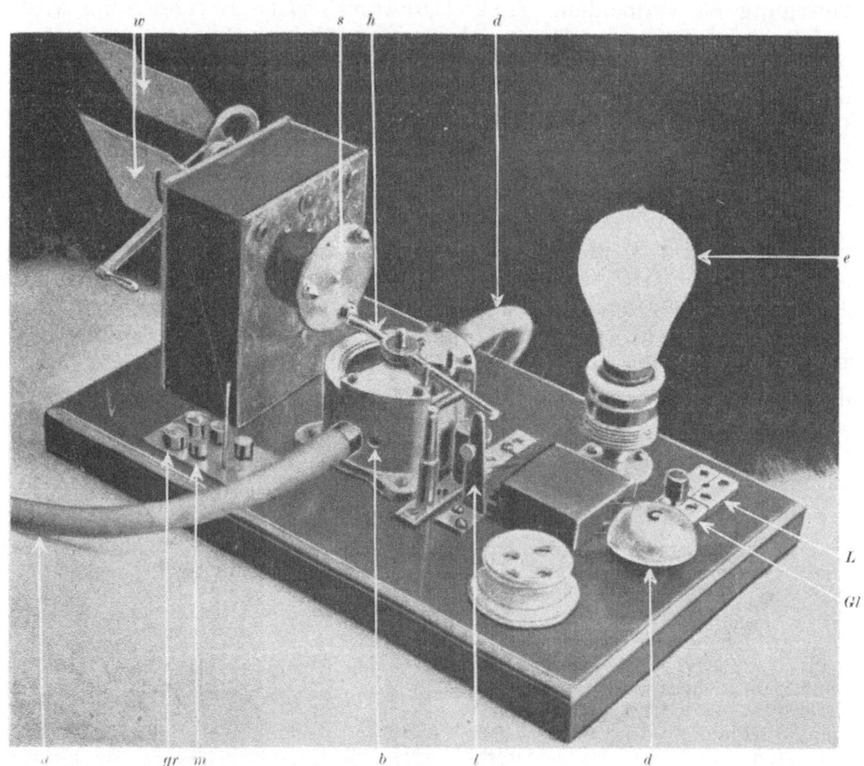

Abb. 139. Exspirator.
w die Windflügel des Apparates, *s* die Scheibe, auf welcher kleine Knöpfe aufgeschraubt sind, *gr* die großen, *m* die mittelgroßen Knöpfe, *e* die Lampe, *d* die Schnarre, *L* der Kontakt, bei dessen Benutzung nur die Lampe leuchtet, *Gl* der Kontakt, bei dessen Benutzung Schnarre und Lampe als Signal dienen, *a* Zufuhrschlauch vom Stahlzylinder, *b* Auspufföffnung.

„6. Atemübung: Patient stützt beide Hände in die Hüften, dann hebt er beide Schultern gleichzeitig so hoch wie möglich nach dem Kopf zu und atmet bei dieser Prozedur ein. Beim Sinken der Schultern in normaler Haltung atmet derselbe wieder aus. Bei dieser Übung kann man gar nichts falsch ausführen."

Die Erziehung zu dauernder, jede Schädigung des Organismus vermeidender Verstärkung der Einatmung beginnt mit der Anweisung, stetig nur durch die Nase einzuatmen. Hierauf wird der Patient veranlaßt, im Beginne der Einatmung möglichst wenig Muskelkräfte zu verwenden, um sie erst allmählich immer mehr für die Einatmung heranzuziehen. Dadurch wird das schlürfende Geräusch der durch die Nasenöffnung eingesogenen Luft gegen das Ende der Einatmungsdauer immer mehr hörbar, seine Intensität eine erst gegen Ende gesteigerte. Vervollkommnet wird die Erziehung zu maximaler Inspirationsleistung durch Übungen am Exspirator (s. Abb. 139). Durch Einschaltung der großen Knöpfe wird die einzelne Inspirationsdauer ad maximum ohne Schaden vergrößert, die allmählich während der einzelnen Atemphase immer stärker sich betätigenden Inspirationsmuskeln können ihre Höchstleistung aufbringen. Die Umdrehungsgeschwindigkeit der Scheibe *s* des Exspirators wird zu diesem Zwecke durch allmählich immer größer werdende Entfaltung der Windflügel *w* herabgesetzt und so die Dauer der einzelnen Einatmung (und dementsprechend auch der Ausatmung!) gradatim erhöht.

Gemäß den früher gegebenen Anleitungen (s. S. 279) soll der Patient im Beginn der Einatmung nur passiv, d. h. durch Erschlaffenlassen der Bauchwandmuskulatur, sich betätigen. Während eines folgenden Zeitraumes soll aktiv der Oberbauch sich vorwölben, d. h. durch Zwerchfellsbetätigung vorgetrieben werden. Am Schlusse erst soll, von unten nach oben aufsteigend, der knöcherne Brustkorb sich weiten.

Von unerwünschten Nebenwirkungen sind zu erwähnen: In seltenen Fällen veranlaßt die tiefe Inspiration leicht Schwindel, der aber nur in den ersten Tagen der Behandlung auftritt. Es ist das offenbar ein Zeichen von Gehirnanämie, veranlaßt durch die starke Aspiration des Blutes in den Thorax. Anfänglich klagen die Patienten auch über Schmerzen in den Brust- und Bauchmuskeln, die aber bei Fortsetzung der Atmungsgymnastik gleichfalls verschwinden.

2. Ausatmung.

Behufs Erzielung dauernder Annäherung der Lungen resp. einzelner Teile derselben an ihre Ausatmungsstellung verwendet man seit den letzten Dezennien verschiedene chirurgische Methoden.

Die extrapleurale Thorakoplastik (Sauerbruch, Friedrich) sowie die Thorakomeiosis (Wilms), welche durch „Eindellung" der knöchernen Brustwand dauernde exspiratorische Lungenstellung erzwingen wollen, stellen schwere Eingriffe dar (Lenormant und Lew, Tuffier), welche häufig sogar für weniger erkrankte Abschnitte in der Lunge eine direkte Gefahr bedeuten (Sauerbruch).

Den Übergang zu den im folgenden zu besprechenden unblutigen Methoden bildet die Durchtrennung der starren Rippenknorpel beim „chondrogen starren Thorax" (Freund). Hier wird durch die Operation allein kein genügendes Resultat erzielt, es ist vielmehr postoperative Stärkung der muskulären Exspirationskräfte in Form von Atemübungen nötig (v. den Velden). Ausdrücklich erwähnt sei, daß entsprechende Atemschulung in solchen Fällen auch ohne vorhergehende Operation mit genügendem Resultat verwendet wurde (Hofbauer).

Oertel verwendete zuerst Steigerung der Ausatmung in Form „sakkadierter Ausatmung" therapeutisch:

„Die Methode, die von mir empirisch gefunden wurde, habe ich ... zur Erleichterung der Herzarbeit und Erhöhung der Atmung ... eingeführt und als Atmung mit sakkadierter Exspiration bezeichnet ... die Exspiration in zwei Akte und mit Verstärkung des zweiten zerlegt wird ... während automatisch eine über das Gewöhnliche hinausgehende Inspiration ... die Einwirkung vervollständigt. Dabei müssen die In- und Exspirationen in gleichem Rhythmus taktmäßig mit den Schritten ausgeführt werden."

Hierher gehört auch Sängers Zählmethode. Er veranlaßt die Kranken,

„daß sie unter Weglassung einer bestimmten Zahl und Vielfachen derselben, z. B. der 10, der 15, der 20 usw., alle übrigen Zahlen der Reihe nach hersagen und ferner an Stelle der wegzulassenden Zahl in gleichem Tempo jedesmal eine Einatmung folgen lassen. Folgendes Schema möge dies veranschaulichen:

1, 2, 3, 4, Einatmung, 6 usw. oder
1, 2, 3, 4, 5, Einatmung, 7 usw.

Was jedoch bei dieser Methode sicherlich schädlich wirkt, ist die durch dieselbe herbeigeführte Sprechatmung mit den so schädlichen Folgen habitueller Mundatmung.

Gerhardt sen. verwendete behufs Exspirationssteigerung folgende Betätigung der Bauchmuskulatur in Bauchlage:

„Der Kranke legt sich auf den Bauch und kreuzt die Arme auf dem Rücken, die Fußsohlen stemmen sich an das untere Ende des Bettes, oder die Fußspitzen drücken sich fest gegen die Matratze ein. Kleine Kissen liegen unter dem oberen Teil der Brust. Auf ein zweites stützt sich die Stirn. Unter tiefen Atemzügen macht der Kranke bei jeder Ausatmung eine kräftige Streckbewegung in den Fußgelenken, durch welche die Brust gegen das Kissen gedrückt wird. Namentlich bei Kranken mit chronischer Bronchitis und reichlicher Absonderung kann man an lauten Raschelgeräuschen die Wirkung des Verfahrens leicht erkennen."

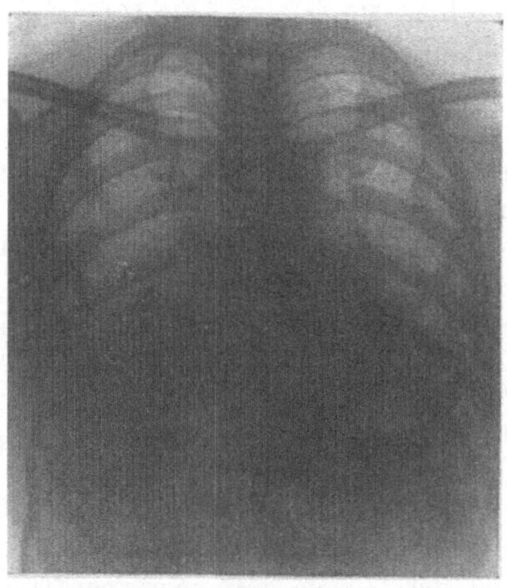

Abb. 140. Dieselben Brustorgane wie Abb. 138 am Ende einer Summübung. Die untere Lungengrenze ist kaum mehr zu erkennen.

Die Ausatmungsverstärkung muß in erster Linie besorgt werden durch Verlängerung der Exspirationsdauer. Nur terminal darf eine Verstärkung durch Betätigung der Exspirationsmuskulatur, d. h. vornehmlich der Bauchwandmuskeln, erstrebt werden. Die Erziehung zu einer solchen, den physiologischen Feststellungen entsprechenden Ausatmung wird am besten angebahnt durch methodische

Summübungen.

Welch hohe Grade von Luftaustreibung aus den Lungen auf diesem Wege erzielt werden können, zeigt Fig. 140.

Nun soll aber ganz allmählich die Leistungsfähigkeit des Patienten gesteigert, ein Überwiegen des exspiratorischen Effektes über den inspiratorischen erreicht werden. Diese Forderung führte mich seinerzeit zur Konstruktion des im folgenden beschriebenen Apparates.

Exspirator.

Derselbe lenkt die Aufmerksamkeit der Patienten auf die Ausatmung dadurch, daß er optische und akustische Zeichen für die Dauer der summenden Ausatmung gibt (s. Abb. 139).

Diesem Zwecke dienen die Lampe *e* sowie die Schnarre *d*, welche beide durch einen elektrischen Stromkreis gespeist werden. Letzterer bleibt nur so lange geschlossen, als der Hebel *h* die Säule *l* berührt (s. Abb. 139). Unterbrochen wird er durch jede Stellungsänderung des Hebels. Eine solche bewirken die an der rotierenden Scheibe *s* aufgeschraubten Knöpfe jedesmal, wenn sie an dem vorderen Ende des Hebels vorbeikommen. Geschlossen wird der Stromkreis wieder infolge des (durch Federkraft besorgten) Zurückschnellens des Hebels in seine Ruhestellung, sobald der Knopf an seinem Ende vorbeirotiert ist. Da der zwischen zwei Knöpfen befindliche Zwischenraum um vieles größer ist als die Oberfläche des Knopfes, muß bei jeder beliebigen Einstellung die durch Lampe und Schnarre angegebene Zeit (des Stromschlusses, das ist die) der Exspirationsdauer, die Zeit der (Stromunterbrechung, das ist die) Einatmungsdauer, übertreffen. Nun können verschieden viele Knöpfe eingeschraubt werden und stehen Knöpfe mit verschieden großem Kopf zur Verfügung. Überdies kann die Umdrehungsgeschwindigkeit der Scheibe *s* durch Einstellung der Windflügel *w* beliebig geändert werden. Daher läßt sich jedes gewünschte, physiologisch richtige Verhältnis zwischen Ein- und Ausatmungsdauer, sowie jedwede gewünschte Zeitdauer des einzelnen Atemzuges mühelos herstellen. Anfänglich wird der Apparat möglichst dem individuellen Atemtypus des Patienten entsprechend eingestellt und durch Einsetzen des Kontaktstiftes auf „*Gl*“ (s. Abb. 139) das Funktionieren von Lampe und Schnarre als Signal für die summende Ausatmung erzielt. Schon deshalb funktioniere die Schnarre anfänglich mit, weil insbesondere Patientinnen oft sich zu summen genieren. Späterhin wird der Kontaktstift auf „*L*“ gestellt, wobei dann die Lampe allein als Signal funktioniert, das Summen des Patienten daher besser hör- und kontrollierbar wird. In den Zwischenzeiten, während welcher die Schnarre verstummt, die Lampe erloschen bleibt, darf der Patient einatmen, muß jedoch den Mund hierbei weiterhin geschlossen halten. Nach kurzer Zeit schon gewöhnt sich der Patient an den vom Exspirator angegebenen Rhythmus. Er erhält die Aufgabe, tagsüber 6—8 mal solche summende Atemübungen zu machen von ungefähr 2 Minuten Dauer und jedesmal die Übung abzubrechen, wenn an Stelle des gleichmäßigen Summens wellenartige Tonschwankungen sich bemerkbar machen (Inkrafttreten der auxiliären Muskulatur als Zeichen beginnender Ermüdung). Sobald der Patient sich daran gewöhnt hat, nach dem Rhythmus zu atmen, werden die Windflügel des Exspirators etwas mehr auseinandergerückt. Jede einzelne Ein- und Ausatmung dauert infolgedessen etwas länger. Der Patient lernt dadurch länger ausatmen, darf dafür auch etwas länger einatmen und besorgt die Einatmung infolgedessen weniger hastig. Durch allmähliches Auseinanderrücken der Windflügel wird diese Atemveränderung weiter vertieft. Durch fleißige häusliche Übungen kommt man bald zu einem sicheren Sitzen dieses Atemtypus. Hierauf wird eine Annäherung an das Ziel eines möglichst starken Überwiegens der Ausatmung über die Einatmung dadurch erreicht, daß statt der bis dahin verwendeten großen Knöpfe ebenso viele mittelgroße Knöpfe eingeschaltet werden, um später zu den ganz kleinen Knöpfen überzugehen. Hierauf folgt eine Reduktion der Knopfzahl und wiederholt sich das eben geschilderte einschleichende Verfahren.

Um die derart erlernte Exspirationsbetonung zu einer dauernden (auch bei stärkerer Beanspruchung der Atmung in Wirksamkeit-bleibenden) zu machen, sind Übungen aus dem Gedächtnisse nötig. Dieselben werden anfänglich bei Körperruhe, später auch beim Gehen, Stiegensteigen usw. absolviert. Späterhin müssen dieselben nicht mehr mit hörbarem Summen einhergehen, entsprechend den Übungen am Apparat, sondern bloß mit gedachtem Summen: „Summen im Geist“.

Vorteilhaft erwies sich besonders beim Treppensteigen die Verwendung der Schritte als Taktgeber, so daß der Patient etwa während eines Schrittes nasal einatmet und während zwei bis fünf Schritten nasal im Geiste summend exspiriert. Diese Art des langsamen Einschleichens in größere körperliche Leistungen geht dann ohne jede Atemnot und ohne körperliche Schädigung mühelos vonstatten.

3. Bauchatmung.

Schon an und für sich gestaltet sich bei vielen Patienten die Erlernung aktiver Bauchatmung schwierig. Anfänglich erfolgt nahezu immer bei Aufforderung zu Betätigung der Bauchwandungen während der Atemleistung „falsche Bauchatmung“ (s. Abb. S. 66). Die inspiratorische Zwerchfellsenkung mit dem Effekte einer Vortreibung der vorderen Bauchwand (s. Abb. 16 „a“) ist schwierig, bei vielen Patienten infolge geänderter Zwerchfellstatik, wie z. B. bei Enteroptikern (vgl. S. 221) erst nach Verbesserung dieser statischen Verhältnisse[1]) möglich. Die Erzielung einer Maximalleistung seitens der Bauchwandmuskulatur (s. Abb. 16 „c“) wird in den meisten Fällen nahezu unmöglich. Wesentlich erleichtert wird das Erlernen dieser so vielen Menschen fremd gewordenen Muskelbetätigung, wenn man ihnen das Gefühl für die hierdurch erzielten statischen Veränderungen vermittelt. Dies besorgt in einer die natürlichen Bewegungsvorgänge ziemlich gut imitierenden Weise das

Kompressorium,

indem es (s. Abb. 141) bei dem Patienten unmittelbar das Gefühl der maximalen Bauchdeckeneindrückung während der Ausatmung sowie das einer darauf folgenden „passiven“, automatisch erfolgenden, inspiratorischen Füllung der kaudalen Lungenabschnitte erzeugt. Eine solche erfolgt gemäß der durch das Fallenlassen der vorher hochgehobenen Baucheingeweide veranlaßten Zwerchfellsenkung.

Das Kompressorium ähnelt einer Bauchbinde, besteht aus Segelleinen und wird rückwärts je nach Bedarf mehr oder weniger fest zusammengeschnallt. An der Innenfläche dieser Binde ist ein Gummisack befestigt, welcher durch einen die Mitte der Vorderfläche durchbohrenden Schlauch mit Luft beliebig stark gefüllt werden kann. Wird nun nach straffer Anlegung der Binde Luft in dieses Kissen unter Druck getrieben, so wird dasselbe ausgedehnt und drängt gegen die vordere Bauchwand vor, da das straffe Segelleinen eine Vorwölbung nach vorn nicht gestattet. Der Inhalt des Bauchraumes wird infolge dieser Wandeindrückung nach oben verlagert, die Zwerchfellkuppel hoch in den Brustraum gedrängt. Wird später dem eingepreßten Gas Gelegenheit gegeben, aus dem Kissen zu entweichen, so fällt dasselbe zusammen, die Baucheingeweide werden durch die Schwerkraft nach abwärts gezogen, weshalb die Vorwölbung der vorderen Bauchwand sich wieder einstellt und das Diaphragma kaudalwärts rückt. Das unter Druck stehende Gas liefert eine Bombe *c* (s. Abb. 141), den zweckentsprechenden Wechsel von Gaseintritt ins Gummikissen (während der Ausatmung) und Austrittsmöglichkeit desselben ins Freie (während der Einatmung) besorgt der Exspirator vermittels des Hebels *h* (s. Abb. 139). Durch den Hebel, welchen beim Vorbeistreichen die in die Scheibe *s* eingeschraubten Knöpfe aus seiner Ruhelage schieben, wird nicht nur der elektrische Strom, welcher Lampe und Schnarre

[1]) Eine solche künstliche Verbesserung der Zwerchfellstatik durch Eindrücken der vorderen Bauchwand besorgt auch die Binde von Wenckebach, welche ebenso, wie das im folgenden beschriebene Kompressorium, einen an der Innenseite einer starren Bauchbinde befindlichen aufblasbaren Gummisack als das die Bauchwand ohne unangenehme Sensationen nach innen drängende Medium besitzt.

speist, unterbrochen, sondern auch ein Dreiweghahn aus seiner Lage gebracht, welcher in der den Hebel tragenden Büchse angebracht ist. Dieser Dreiweghahn stellt bei seiner Ruhestellung eine direkte Verbindung des im Kompressorium *a* befindlichen Luftkissens mit der das verdichtete Gas enthaltenden Gasbombe *c* her resp. der beiden Schläuche *a* und *d* (Abb. 139). Bei der durch die vorbeirotierenden Knöpfe der Scheibe *s* erzielten Verschiebung des Hebels wird diese Verbindung abgesperrt und dafür eine Verbindung des Luftkissens mit der Außenwelt durch das Loch *b* in der Hülse des Dreiweghahnes hergestellt. Infolgedessen strömt bei der Ruhigstellung des Hebels (Stromschluß, Ausatmungsdauer) das verdichtete Gas in das Gummikissen des Kompressoriums. Bei Verschiebung des Hebels (Stromunterbrechung, Inspirationsdauer) hingegen strömt die im Kissen unter Druck stehende Luft durch das Loch *b* nach außen, hört daher der Druck gegen die Bauchwand auf, können die Eingeweide wieder nach vorn und abwärts sinken. Das durch das Kissen erzielte Eindrücken der vorderen Bauchwand läßt sich fernerhin bei Benutzung der an der Gasbombe angebrachten Behelfe (Manometer, Reduktionsschraube) entsprechend allen physiologischen Postulaten genau abstufen. Erst gegen das Ende der Ausatmungsdauer soll langsam, immer mehr und mehr sich steigernd, die Bauchwand eingedrückt werden, das Gas daher erst terminal in das Kompressorium mit Kraft einstreichen. Dies ist deshalb leicht möglich, weil eine an dem Gasbehälter angebrachte Reduktionsschraube ein durch Kontrolle des Manometers leicht kontrollierbares allmähliches Ansteigen des Druckes im Luftkissen ohne weiteres gestattet.

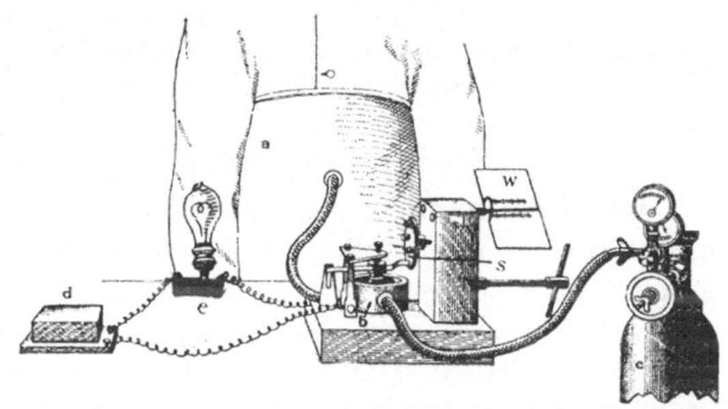

Abb. 141. Kompressorium mit Exspirator in Verwendung. *a* Kompressorium um den Bauch geschnallt, *b* das Loch, durch welches das Gas aus dem Kompressorium während der Einatmung entweicht, *c* die Gasbombe, *d* die Schnarre, *e* die Lampe, *s* die Scheibe des Exspirators, *W* die Windflügel.

Für die häuslichen Übungen wird dem Patienten eine Imitation des durch das Kompressorium hervorgerufenen Effektes durch Belehrung über eine selbsttätige Bauchmuskelkontraktion nahegelegt. Er läßt zu diesem Zweck im Beginn möglichst passiv summend die Luft ausstreichen, um erst gegen Ende durch langsam ansteigende Zuhilfenahme der Bauchpresse die restierende Luft auszupressen, zu welchem Behufe er die Tonhöhe nicht stoßend, sondern allmählich steigert. Nach einigen, vom Arzt kontrollierten Übungen macht die Erlernung dieses Verstärkungsmodus der Ausatmung keine Schwierigkeiten mehr. Der Patient lernt auf diese Weise, selbst bei erhöhten Ansprüchen an seine Atmung (Stiegensteigen, Bergsteigen, körperliche Arbeit) diese Methode der Atemverstärkung beizubehalten und nicht in die fehlerhafte der rein inspiratorischen Verstärkung wieder zu verfallen.

Späterhin läßt sich die Wirkung der Bauchwandmuskulatur steigern durch Verbindung der erlernten aktiven Bauchatmung mit exspiratorischer Rumpfbeugung (s. S. 280) — während der summenden Ausatmung — und inspiratorischen Rumpfaufrichtung nach dem am Exspirator erlernten Rhythmus.

B_2. Änderung des Atemweges.

Hat die respiratorische Funktionsprüfung der Nase (s. S. 184) eine mechanisch ausgelöste Insuffizienz dieses Atemweges ergeben (s. S. 186 und 190), so wird, wenn es sich um fluxionelle Ursachen handelt, passive medikamentöse Lokaltherapie (s. S. 249f.) in den meisten Fällen zur Behebung genügen. Bei organisch bedingter Stenose (Berücksichtigung fluxionell erzeugter Stenose!) hingegen ist operative Beseitigung des Hindernisses unerläßlich nötig. Freilich ist damit nur der Weg frei geworden, zur dauernden Benutzung desselben aber in der überwiegenden Mehrzahl funktionelle Schulung unbedingt nötig.

Erlernung rein nasaler Atmung.

Das Hinaufbinden oder Hinaufdrücken des Unterkiefers resp. das mechanische Verschließen der Mundspalte durch die S. 287 angegebenen Apparate muß als nutzlos bezeichnet werden. Wenn der Unterkiefer auch mit noch soviel Gewalt gegen den Oberkiefer gepreßt wird, so tritt bei spaltförmig geöffneten Lippen zwischen den aufeinander gepreßten Zähnen genügend viel Luft ein. Es bleibt mit anderen Worten die schädliche Mundatmung erhalten. Nur dann, wenn die Lippen restlos aufeinander schließen, atmet der Patient wirklich lediglich durch die Nase ein. Ebensowenig bringt der temporäre Verschluß der Mundspalte den Nutzen dauernder Benützung der Nase als Atemweg.

Anfänglich bedeutet allerdings die Einführung der Nasenatmung für den Patienten eine Erschwerung der Respiration. Die meisten geben an, nicht genügend Luft durch die Nase zu bekommen, und erst unter allmählich gesteigerter Dauer der Übungen lernen die Patienten in Form von Übungstherapie (durch allmähliche Steigerung in der Benutzung dieses Atemweges) die rein nasale Atmung. Anfänglich darf der Patient, wenn ihm dies nötig scheint, nach einem nasal durchgeführten Atemzug einen, eventuell sogar mehrere Atemzüge mit Zuhilfenahme des Mundes ausführen und wird allmählich erst dieses unphysiologischen Atemmodus entwöhnt. Schematisch dargestellt lasse ich anfänglich beim ruhigen Sitzen, später im Gehen, ja sogar beim Stiegensteigen und körperlicher Anstrengung in solchen Fällen verwenden:

den Mund:	die Nase:
3 mal	1 mal
dann 2 mal	1 mal
1 mal	1 mal
später 1 mal	2 mal
1 mal	3 mal
und zuletzt 0	immer.

Bei respiratorischer Insuffizienz, besonders der Mundatmer findet bei den ersten Übungen respiratorischer Nasenbenutzung die Einatmung ruckweise in mehreren Absätzen statt. Noch viel ausgesprochener zeigt solches Verhalten die Ausatmung, weil die Innervation der nunmehr benutzten Atemmuskulatur nicht gebahnt ist. Demzufolge hört man bei der Summübung (s. S. 292) einen ungleichmäßigen Ton und sieht beim entblößten Körper ruckweise Einziehung der vorderen Bauchwand schon beim Beginn der Ausatmung (s. auch S. 238, Absatz 3).

Nicht in allen Fällen gelingt auf vorerwähnte Art die Entwöhnung von der Mundatmung. Schon wegen der Notwendigkeit, die Patienten von dem Vorhandensein der Störung zu überzeugen, insbesondere aber für die häuslichen Übungen und die Kontrolle für die Nachtdauer, ist oft unentbehrlich der

Nasenatmer.

Derselbe[1]) macht die Benutzung der Mundöffnung zur Atmung unmöglich und den Patienten auch auf jeden vergeblichen Versuch einer Mundatmung durch sein elektrisches Signal (s. Abb. 142) aufmerksam.

Eine aus Hartgummi gefertigte Kappe wird über die Mundöffnung gestülpt und mittels eines elastischen Bandes, welches den Hinterkopf umfaßt, festgeschnürt. Um den individuellen Schwankungen der Mund- und Kieferbildung sich anpassen zu können, ist der Rand dieser Kappe von einem luftgefüllten Gummischlauch gebildet, welches sich genau dem Gesicht anschmiegt. Die Kuppel dieser

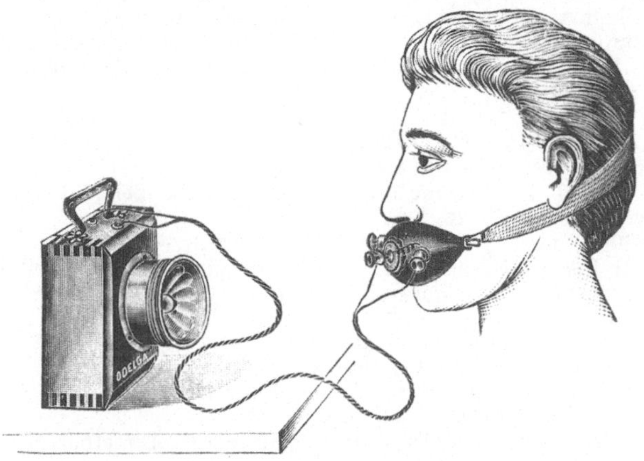

Abb. 142. Nasenatmer in Verwendung.

Kappe trägt einen kurzen zylinderförmigen Aufsatz, welcher an seiner oberen Fläche von einem dünnen Häutchen aus Kondomgummi bedeckt ist. Ein metallenes Blättchen, in der Mitte dieses Häutchen angeklebt, berührt bei jeder Druckerhöhung in der Kappe infolge der konsekutiven Vorwölbung des Häutchens einen Metallstift, wodurch der Stromkreis einer als Signal dienenden Lampe geschlossen wird. Unternimmt der Patient bei aufgesetztem Nasenatmer den Versuch der Mundatmung, so wird bei der Ausatmung der Luftdruck in der Kappe des Nasenatmers gesteigert, was die Lampe durch Aufleuchten anzeigt. Der Nasenatmer zeigt daher auch diejenigen Formen der Mundatmung an, welche lediglich durch spaltförmige Öffnung der Lippen sich äußern, und belehrt demzufolge den Patienten über die notwendige restlose Abschließung des Mundes durch die aufeinander liegenden Lippen, ermöglicht ihm die Übungsbehandlung mit dem Nutzen der Erlernung dauernder nasaler Atmung.

[1]) Erzeugt von I. Odelga, Wien IX_3, Garnisongasse.

V. Ergebnisse.

Delorme: Gaz. des hôp. 1894.
Eden: Chir. Behandl. d. Lungentuberk. unt. bes. Berücks. d. Kollapstherapie Langenbeck Arch. **103**.
Gaugele: Münch. med. Wochenschr. 1919, Nr. 16.
Gerhardt, C.: Zeitschr. f. phys. u. diät. Ther. **1**, 1.
Goldscheider: Zeitschr. f. ärztl. Fortbildung 1907, Nr. 23.
Harraß: Münch. med. Wochenschr. 1908, Nr. 45.
Hart, C.: Die körperliche Fortbildung der schulentlassenen Jugend. Enke, Stuttgart 1911.
Hofbauer: Ziele und Wege bei körperlicher Erziehung unserer Schuljugend. Zeitschr. f. Schulgesundheitspfl. 1914, Nr. 7.
— Gesundheitslehrer **16**, Nr. 6, 7.
— Zur Skoliosefrage. Wiener med. Wochenschr. 1916.
— Asthmabehandlung. Med. Klin. 1911, Nr. 4.
— Starrer Thorax. Zeitschr. f. experim. Pathol. u. Ther. **7**; Wiener med. Wochenschrift 1913, Nr. 39.
Hughes, H.: Atmungsgymnastik. 2. Aufl. Bergmann, Wiesbaden.
Irland: Skoliose (Methode Abbott), Paris méd. 1919, S. 499.
Jamin: Emphysembehandlung. Deutsche med. Wochenschr. 1911, Nr. 26.
Kausch: Freundsche Operation bei Lungenspitzentuberkulose. Arch. f. kl. Chir. **98**, S. 1093.
Kroenig: Deutsche Klinik a. Ende des XX. Jahrhunderts.
Kuhn: Kongreß f. inn. Med. 1907, S. 184.
Leo: Berl. klin. Wochenschr. 1906, S. 900.
Nothmann und Ruckdeschell: Atemgymnastik bei Kindern. Zeitschr. f. Schulgesundheitspfl. **26**, 326.
Oertel: Münch. med. Wochenschr. 1889, S. 627.
Rosenthal: Respir. Gymnastik. Annales de Maladies de l'oreille 1904, Nr. 1.
— Les faux insuffisants respirat. définitives et tempor. Arch. génér. de méd. 1914, April.
Sänger: Asthmabehandlung. Magdeburg 1905.
Schreber: Ärztliche Zimmergymnastik. 1882.
Seiller, v.: Inhalationstherapie. Wiener klin. Wochenschr. 1904, Nr. 43.
Sibson: Med. chir. Transact. **31**, S. 384, 387.
Silvestri: Trattamento della pleurite purulenta col. metodo Kawahara. Policlinico 1915, sez. prat. **22**.
Striebe: Kollaps bei Asthmolysin. Berliner klin. Wochenschr. 1919, S. 1218.
Tissié: Educat. physique et la race. Bibl. philos. scientif. Paris, Flamarion 1919.
Zahn, Th.: 100 Beispiele über die Wirkung des Gesundheitsturnens. Karlsruhe 1890.

Die pathologische Physiologie erst schuf durch die Feststellung der Funktionsstörungen als pathogenetischen Faktors die Grundlagen für eine kritische Beurteilung der anzuwendenden Methodik, die Aufstellung von theoretisch fundierten Indikationen.

A. Indikationen für die Atmungstherapie.

a. Beim Gesunden.

1. Erziehung zu möglichst guter Ausbildung u. Widerstandsfähigkeit.

Bei den Großstadtbewohnern zeigt sich ein auffälliger, steter körperlicher Rückgang, am ausgeprägtesten bei der Jugend, welcher meist in ursächlichen Zusammenhang mit der in Schule und Bureau vorherrschenden, sitzenden Lebensweise gebracht wird. Als Prototyp dieser „Schulkrankheiten“ sei hervorgehoben die Schmalbrüstigkeit, dieses weitverbreitete Zeichen mangelhafter Widerstandsfähigkeit speziell gegen Tuberkulose der Lungen. Schon seit längerer Zeit wurde der Versuch gemacht, durch Turnen resp. Freiluftspiele die Schäden der sitzenden Lebensweise wettzumachen, ohne irgendeine Änderung des körperlichen Niederganges auch wirklich zu erzielen. Wohl auf Grund dieser Erfahrungen schreiben in jüngster Zeit die Schulbehörden allüberall immer mehr die Einführung von Atemübungen vor. In der Praxis aber sieht man, daß diese Atemübungen nicht den entsprechenden Anklang finden und anders geübt werden, als sie gedacht waren. Behufs Bekämpfung der Engbrüstigkeit wird vielfach von Laien „methodisches Tiefatmen“ empfohlen, d. h. möglichste Luftfüllung der Lunge und Aufblähung des Brustkastens. Nun wird durch solche Maßnahmen statt des gewünschten Erfolges lediglich Schaden erzielt. Nicht nur, daß die Lunge unter solchen Verhältnissen der Gefahr einer Lungenblähung mit Absicht zugeführt wird, erweist sich in solchen ballonartig aufgeblasenen Brustkörben die Neigung zur Lungenspitzentuberkulose sogar wesentlich gesteigert (Feststellungen von Wenckebach und Czerny). An der stetig fortschreitenden Verbreitung der Schmalbrüstigkeit bei den Stadtbewohnern und geistigen Arbeitern ist nun nicht allein der Mangel an Bewegung schuld; auch die überaus häufige habituelle Mundatmung ist eine wichtige Gelegenheitsursache dafür, und wird schon dadurch die Ausbildung von Engbrüstigkeit hervorgerufen. Berücksichtigung verdient auch der Zusammenhang zwischen einer solchen mangelhaften Atmung und der Neigung zur Ausbildung von seitlicher Wirbelsäulenverbildung (Skoliose s. S. 151 f.). In allen Fällen speziell im wachstumsfähigen Alter ist daher für eine möglichst entsprechende Heranziehung der oberen Brustkastenabschnitte zur Atmung zu sorgen. Schon die Gewöhnung an stetige Nasenatmung (auch bei Lufthunger, Laufen usw.) wirkt nach dieser Richtung hin ganz wesentlich.

Freilich kommt es vor, daß Atemvertiefung Fieber, Abmagerung, Appetitverlust usw. zur Folge hat (vgl. S. 127), aber nur dann, wenn in den bis dahin von der Atemtätigkeit mehr oder minder ausgeschalteten Lungenpartien eine tuberkulöse Infektion stattgefunden hat. Ausdrücklichst ist zu betonen — und so weit müssen Lehrer und Schüler aufgeklärt werden — daß selbst bei solchen bereits infizierten Lungen nie dauernde schädliche Folgen oder etwa ein Blutsturz durch solche Atemübungen bewerkstelligt werden, wenn die Übungen entsprechend graduiert, die Patienten ärztlich überwacht werden.

Den Effekt richtiger Übungen erwiesen schon die Brustmessungen von Sibson. Derselbe konnte zeigen, daß beispielsweise bei Läufern die Weitungsmöglichkeit des Brustkorbes in der Höhe der zweiten Rippe ganz bedeutende Werte erreicht, bei gesunden Knaben ohne Übungen allmählich die anfänglich verhältnismäßig bedeutende Weitungsmöglichkeit abnimmt, bei schwachen Kindern nach langem Liegen im Bett von vornherein überaus gering ist. Hieraus ergibt sich die Notwendigkeit entsprechender Atemübungen behufs Verhütung und ursächlicher Bekämpfung solcher Wachstumsanomalien des knöchernen Brustkorbs.

Ähnlich liegen die Verhältnisse bei einer weiteren, durch die sitzende Lebensweise unterstützten Schädigung des Organismus: der Eingeweidesenkung und den konsekutiven Erscheinungen der Stuhlträgheit und des Hängebauches. Die mangelhafte Betätigung der Zwerchfell- und Bauchwandmuskulatur nämlich veranlaßt einen Ausfall von bewegenden Kräften für den von ihnen umschlossenen Bauchinhalt. Dazu gesellt sich weiterhin eine Erschwerung der Vorwärtsbewegung des Magendarminhaltes gemäß der Entfernung der Baucheingeweide von ihren Anheftungspunkten infolge der durch Verminderung des Bauchmuskeltonus erzeugten Eingeweidesenkung (s. S. 220). Demzufolge kommt es zu abnormen Fäulnisvorgängen im Darm, Vergiftung des Gesamtorganismus und mangelhafter Ausnutzung der Nahrung. Auf diese Weise resultiert zum Teile wenigstens die „Schulanämie". Bei entsprechender Regelung der Atmung werden diese Bauchmuskelgruppen zur Betätigung herangezogen, und damit lassen sich die geschilderten Mißstände ursächlich bekämpfen.

2. Verhütung schädlicher Wirkungen.

α) **Bei Sportbetrieb.** Fast ebenso alt wie die Empfehlung körperlicher Betätigung zur Hebung der körperlichen Gesundheit ist die Angst vor den Sportschäden. Hatte man früher (Hueppe u. a.) gemeint, dieselben seien nur bei einem „Zuviel" an Muskelanstrengung zu befürchten, so zeigt sich bei unbefangener Beobachtung ihr Vorkommen auch im Gefolge geringer Muskelleistungen, z. B. nach Turnen.

Dies zeigen schon die Beobachtungen von Zahn, aus dessen Feststellungen sich nachweisen läßt, daß infolge des „Gesundheitsturnens" sich eine einseitige Stärkung der Einatmung ausbildet bei mangelhafter korrelater Verstärkung der Ausatmung, also eine Lungenblähung (s. S. 49) sowie eine Steigerung der Pulszahl und Vollwerden des Pulses. Letztere Erscheinungen aber sind sicherlich als Zeichen einer ungünstigen Beeinflussung des Zirkulationsapparates anzusehen, der Ausbildung eines „Sportherzens".

Diese Feststellungen über das Zustandekommen von Lungenblähung und Schädigung des Kreislaufes beim Gesundheitsturnen erweisen die Berechtigung meiner Forderung, die Allgemeinheit im Sinne einer entsprechenden kausalen resp. prophylaktischen Atemumschaltung bei körperlicher Betätigung zu erziehen.

β) **Bei Bettlägerigkeit.** Die durch langes Liegen im Bette ausgelösten schädlichen Wirkungen auf den Organismus: die Neigung zur Bildung von Herden in den abhängigen Partien der Lungen, hypostatischer Pneumonie sowie die zu mangelhafter Magen-Darmtätigkeit lassen sich ebenfalls durch Atemübungen leicht bekämpfen. Hierher gehört ferner die Gefahr einer Thrombosenbildung an den unteren Extremitäten, welche postoperativ und auch nach schweren Entbindungen so oft sich einstellt. Alle diese schädlichen, ja lebensgefährlichen Folgen insuffizienter Zwerchfell- und Bauchmuskelbetätigung beim Atemakt können leicht kausal bekämpft werden.

3. Bekämpfung krankhafter Anlagen.

Die Anlage zu habitueller Mundatmung soll wegen der konsekutiven Neigung zu rezidivierender Angina, Pharyngitis, Coryza, Bronchitis, Asthma, sowie als Hauptursache von Engbrüstigkeit und einer Herabsetzung der Widerstandsfähigkeit insbesondere gegen Tuberkulose durch möglichst früh eingeleitete Erziehung zu stetiger Nasenatmung unschädlich gemacht werden. Die Anlage zur Eingeweidesenkung läßt sich ebenfalls kausal bekämpfen durch entsprechende Erziehung zu physiologischer Verwertung der in den Abdominalwandungen gelegenen muskulären Atemkräfte (Vermeidung falscher Bauchatmung!).

b. Beim Kranken.

1. Funktionelle Restitution

der Atemtätigkeit bedeutet gemäß den vorgebrachten theoretischen Feststellungen **kausale** Bekämpfung nicht bloß der reinfunktionellen Atemstörungen des Atemapparates, sondern auch allfälliger konsekutiver anatomischer Veränderungen desselben.

Krönig verdanken wir die Idee, die Feststellung des pathogenetischen Zusammenhanges zwischen Funktionsstörung und Strukturänderung als Grundlage für den Plan einer entsprechenden kausalen Bekämpfung der letzteren zu verwerten. Er stellte zum ersten Male die Probe aufs Exempel an, eine durch funktionelle Alterationen hervorgerufenene anatomische „Strukturänderung" der Lunge durch entsprechende Änderung des Respirationsmechanismus zur Norm zurückzuführen, indem er die durch Mundatmung ausgelöste Atelektase des Oberlappens durch vertiefte Nasenatmung zum Schwinden brachte.

Der weitere Ausbau dieses Gedankenganges läßt die Atemumschaltung indiziert erscheinen bei einer ganzen Reihe von Erkrankungen, und zwar nicht bloß des Atemapparates.

Hierfür kommen in Betracht:

Organische Veränderungen.

α) **Änderung der Lungengröße** (Atelektase, Lungenblähung, Emphysem) und ihre konkomitierenden funktionellen Störungen (Asthma bronchiale, Disposition zur Tuberkulose, mangelhafte Inspiratorenbetätigung).

β) **Störungen in Ausbildung und Stellung des knöchernen Thorax** sowie ferner

γ) **Exsudation in die serösen Höhlen.**

δ) **Chronische Bronchitis, Pharyngitis, Laryngitis recidivescens.**

ε) **Tuberkulose der Lungen.**

Funktionelle Störungen.

α) **Habituelle Mundatmung, Bronchialasthma, respiratorische Insuffizienz.**

β) **Stoffwechselalterationen.** Albuminurie, wenn ausgelöst durch Störungen der Zwerchfellstatik.

Fieber, Schweiß, Abmagerung, Appetitlosigkeit als Folge der Resorption toxischer Substanzen.

Gesteigerter Durst als Folge von Mundatmung (s. S. 215), mangelhafte Gewichtszunahme und Blutregeneration, insbesondere in der Rekonvaleszenz nach Infektionskrankheiten.

γ) **Postoperativ** erweist sich die funktionelle Herstellung nötig nach operativer Freimachung des nasalen Atemweges (adenoide Vegetationen, Polypen, Verbiegungen des Septums usw.), aber ebenso auch nach Tracheotomie im Sinne einer möglichst frühzeitigen Erziehung zu dauernder Benutzung des nasalen Atemweges.

Ebenso machen eine funktionelle Wiederherstellung nötig die postoperativen Störungen, welche ausgelöst werden durch:

Entleertes Empyema pleurae.

Brustwandoperationen (chondrogen starrer Thorax, Aperturenge).

Appendizitis und schwere Bauchoperationen resp. Entbindungen.

2. Funktionelle Substitution.

Die funktionelle Unabhängigkeit der verschiedenen Anteile des Respirationsapparates voneinander ermöglicht in Fällen, wo die mangelhafte respiratorische Leistung durch unbehebbare anatomische Veränderungen einzelner Teile des zu bewegenden Atemapparates verursacht wird, den Ausgleich durch Erziehung zu stärkerer Beanspruchung der unveränderten Anteile desselben. Ebenso kann die unterstützende Wirkung der Atembewegung auf den Blutlauf und die Bewegungsvorgänge im Verdauungsapparat mit Vorteil verwendet werden bei ungenügender Leistung von seiten dieser Organgruppen. Durch die Feststellung dieser Einflußnahme wurde ermöglicht die Verwendung der Atemkräfte zu auxiliärer Leistung auch außerhalb des Atemapparates. In beiden Fällen handelt es sich häufig nicht um kausale Bekämpfung des Leidens, sondern lediglich um eine

kompensatorische Leistung.

Die Erziehung zur stetigen Verwendung der aktiven Bauchatmung im erhöhten Ausmaße erfordern behufs kompensatorischer Leistung:

α) **Ungenügende motorische Leistung** von seiten **des Zirkulationsapparates** sowie des **Verdauungsapparates;**

β) **Erschwerte motorische Leistung von seiten der Brustwandung** infolge des Vorhandenseins gesteigerter Widerstände, wie etwa beim „starren Thorax", Stenose der oberen Apertur, Morb. Bechterew, Bronchialstenose.

B. Kontraindikationen

der Atemtherapie ergeben sich bei Berücksichtigung der Seite 263 ff. aufgezählten schädlichen Wirkungen von selbst.

C. Methoden der Wahl.

a. Beim „Gesunden“.

Um eine genügende Betätigung der Respirationskräfte zu erzielen, genügen beim Gesunden folgende zwei Maßnahmen:

1. die Sorge für stetige Nasenatmung sowohl bei der Ein- als bei der Ausatmung;
2. die Betätigung genügender Ausatmung (zwei- bis dreimal solange dauernd als die Einatmung).

Ad 1. Durch die Nasenatmung wird die genügend starke Aktivierung der oberen Brustkastenabschnitte bei der Atmung erzielt (s. S. 175), die Ausbildung von Engbrüstigkeit sowie die Neigung zu Erkältungen und Husten (vgl. S. 190 f.) wirksam verhütet.

Ad 2. Durch Erlernung genügend verlängerter Ausatmung wird eine Überdehnung der Lungen leicht verhütet und gleichzeitig Betätigung der Bauchwandmuskulatur erzielt, was einer Verhütung von Stuhlverstopfung und Selbstvergiftung gleichkommt.

Ganz besonders wichtig erscheint die Beobachtung obiger Grundregeln einer zweckentsprechenden Atemtätigkeit beim Sportbetrieb behufs Vermeidung von Sportschäden.

Erwähnt sei folgender Fall meiner eigenen diesbezüglichen Erfahrung. Vor einigen Jahren wurde mir von der Leitung eines hiesigen Sportklubs ein Meisterschwimmer vorgestellt, welcher seine siegreiche sportliche Betätigung aufgeben sollte, weil er infolge des Sportbetriebs Herzbeschwerden vereint mit Schwindel, Ohnmachtsanwandlungen und stechenden Schmerzen in der Herzgegend bekam. Der wegen dieser Beschwerden von ihm konsultierte Universitätsprofessor verbot jeden Sportbetrieb wegen Anwesenheit ausgeprägten Sportherzens. In diesem, wie in vielen anderen Fällen meiner Erfahrung gelang es leicht und in kurzer Zeit, alle die schweren subjektiven und objektiven Veränderungen vollkommen zum Verschwinden zu bringen durch Belehrung in der oben angegebenen Richtung. Schon nach kurzer Zeit konnte im erwähnten Falle unter Beobachtung obiger Vorsichtsmaßregeln der Sport wiederaufgenommen und weiterhin dauernd ausgeübt werden, das Herz weist dauernd normale Verhältnisse auf, trotzdem sein Träger seither mehrere scharfe Konkurrenzen bestritt.

Apparate sind beim Gesunden im allgemeinen nicht nötig. Höchstens könnte an eine temporäre Verwendung des Nasenatmers gedacht werden, um das Vorhandensein von Mundatmung dem Patienten vor Augen zu führen.

b. Beim Kranken.

1. Stellung zu anderen therapeutischen Methoden.

Zunächst sei betont, daß die Atmungstherapie oft nur als Komponente der Behandlung, nicht aber als alleinige Methode anzusehen ist, selbst in denjenigen Fällen, wo sie als kausale Behandlungsmethode in des Wortes vollster Bedeutung anzusehen ist.

α) **Medikamentöse Behandlung.** Initial zumindest kann auf eine solche selbst in kausal beeinflußbaren Fällen kaum jemals verzichtet werden. Die bereits ausgebildeten krankhaften Veränderungen verschwinden nicht sofort mit der Ausschaltung der krankmachenden Ursache, müssen daher entsprechend behandelt werden. Doch ist die Atemtherapie nicht bloß in solchen Fällen, sondern auch dort nicht zu umgehen, wo sie zwar eine wichtige Rolle bei der Bekämpfung der einzelnen pathogenetischen Faktoren oder der ausgelösten Symptome der Krankheit spielt, niemals aber deshalb als die Behandlungsmethode angesehen werden darf.

β) **Chirurgische Methoden.** Ob eine chirurgische Freimachung des nasalen Atemweges wegen dauernder Mundatmung statthaben muß oder nicht, ist mittels der respiratorischen Funktionsprüfung der Nase (s. S. 184) zu entscheiden. Selbst bei Verengerung des nasalen Atemweges (durch Polypen, Wucherungen usw.) ist schon mit Rücksicht auf den erwiesenen Nutzen der erschwerten Einatmung durch die Nase die Indikation zu operativer Entfernung des Atemhindernisses nicht gegeben durch eine Erschwerung, sondern lediglich durch die Unmöglichkeit nasaler Atmung. Jedenfalls aber wird nach der Operation die Erziehung zur dauernden Benutzung des nunmehr freigemachten nasalen Atemweges sich empfehlen. Ebenso ist beim Empyema pleurae, bei operiertem Lungenabszeß oder Lungengangrän nachträgliche funktionelle Herstellung **unbedingt nötig,** um die spontan sich nicht wiederherstellende Heranziehung der lahmgelegten Brustwandabschnitte und Lungenanteile zu erzwingen (s. S. 312). Die operative Behandlung der Brustkorbanomalien (starrer Thorax, „enge Apertur") darf, wenn überhaupt, erst nach Berücksichtigung all der auf S. 132, 140, 291 vorgebrachten Grundlagen in Frage kommen. Wie ich vor Jahren schon zeigen konnte, kann speziell die Indikation zur Durchtrennung der Rippen bei Stenose der oberen Apertur (s. S. 102) nur dann aufrechterhalten bleiben, wenn:

1. der Patient das wachstumsfähige Alter überschritten hat, da sonst statt Nutzen Schaden erzielt wird,
2. die Versuche einer kausalen Behandlung (vgl. S. 301 f.) erfolglos blieben.

Jedenfalls muß sowohl bei „starrem Thorax", als bei zu „enger Apertur" der Operation die Erziehung zu entsprechender Benutzung der verbesserten Bewegungsverhältnisse folgen (von den Velden, s. S. 291).

Viel ventiliert wurde in jüngster Zeit die Frage der operativen Entfernung des Bruststeckschusses. Ich konnte bei keinem der zahlreichen Fälle eigener Beobachtung eine Indikation für operatives Eingreifen finden. Alle die verschiedenen vorgebrachten Beschwerden (Schmerzen in der Gegend des Projektils, Klinophobie, Neigung zu Hämoptoë usw.) erwiesen sich als Folgen der konkomitierenden Narben usw. und ließen sich ohne Operation bekämpfen.

γ) **Orthopädie.** Der nachweislich kausale Einfluß gewisser Störungen der Atembewegung auf das Zustandekommen von Rückgrat- und Brustkorbverbildung gibt die Berechtigung zur Forderung einer entsprechenden atemtherapeutischen Behandlung dieser Verbildungen und gibt zu Bedenken Anlaß gegenüber der die Muskulatur ruhigstellenden Verband- und Miederbehandlung.

Dieselbe baut oft auf ganz unbegründeten Vorstellungen auf, wie z. B. die der Verhütung der postpleuritischen Skoliose durch „Aufrichtung des eingefallenen Thorax in dem unter Zügelwirkung angelegten Gipsverband", welche wegen der „thoraxwandstützenden Funktion der Lunge" nötig sei (Gaugele).

2. Verhältnis der verschiedenen atemtherapeutischen Methoden zueinander.

α) **Aktive oder passive Atmungstherapie?** Zwar scheint rein theoretisch die Erziehung zu dauernder Verwendung eines nützlichen Atemmechanismus, also die aktive Atmungstherapie, weitaus die bloß momentanen Nutzen anstrebende passive zu überragen. Doch darf demgegenüber nicht vergessen werden, daß letztere für die Zeit ihrer Anwendung sofort das Maximum ihrer Leistung bietet, mithin für den Moment der Not unvergleichlich nutzbringender ist als die erstere, welche erst allmählich das Maximum des erreichbaren Erfolges zeitigt. Die

β) **Wahl unter den verschiedenen Methoden** dieser beiden Gruppen wird je nach des Falles Eigentümlichkeiten und des Arztes persönlichem Empfinden verschieden ausfallen.

Als Beispiel seien die verschiedenen Methoden der Ruhigstellung einer tuberkulös erkrankten Lunge erwähnt. In diesem Falle scheint dem einen Autor entsprechende Lagerung, dem zweiten ein Verband, einem dritten künstlicher Pneumothorax die meisten Vorteile zu bieten. Im allgemeinen wird wohl der Rat gerechtfertigt sein, erst nach fruchtlosen Versuchen entsprechender Atemumschaltung mittels blutiger Methoden eine respiratorische Änderung zu veranlassen. Die Verwendung von Atemmuskelübungen neben den eine dauernde Änderung der Atemtätigkeit bezweckenden Erziehungsmethoden empfiehlt sich insbesondere dort, wo als Folge längerdauernder respiratorischer Untätigkeit oder vorausgegangener Operation, wie etwa nach Rippenresektion, Muskelschwund in Erscheinung tritt.

γ) **Apparate oder Freiübungen?** So vorteilhaft auf den ersten Blick die Unabhängigkeit von Apparaten und die dadurch gegebene Möglichkeit einer Behandlung allüberall erscheint, so erweist doch die praktische Erfahrung, daß die temporäre Verwendung von Apparaten in der Hand des Arztes für die Zeit der Erziehung zu physiologisch richtiger Art des Atemholens für manche Zwecke entsprechender sich gestaltet als der Verzicht darauf.

Bei Verwendung des Exspirators z. B. ist eine vom Patienten völlig unabhängige, mit Vermeidung jeder Maximalleistung einhergehende allmähliche Steigerung der

Aufgaben leicht möglich. Demgemäß kommt es hierbei niemals zu den unangenehmen Nebenerscheinungen, wie „Schwindel, Schmerzen in den Brust- und Bauchmuskeln“ (Knopf), welche bei Behandlung mit Freiübungen allein sich oft geltend machen. Zu Hause soll der Patient ohne Apparat das Erlernte üben und dabei von jeder Maximalleistung sich fernhalten. Aus demselben Grunde werden auch beim Arzte die Atemmuskelübungen immer nach dem vom Exspirator angegebenen Tempo absolviert. Dabei muß der Arzt immer im Auge behalten, daß auch die Atemmuskelleistung Schwankungen aufweist wie jede andere, unter der Herrschaft des Zentralnervensystems stehende, mithin der Patient nicht etwa deshalb, weil er tags vorher mit Leichtigkeit eine bestimmte Leistung absolvierte, es auch an den folgenden Tagen können muß.

Hingegen empfiehlt sich z. B. nicht die Anwendung von Apparaten bei Erlernung der Stenosenatmung.

Die Verwendung der „natürlichen Stenose“ des nasalen Atemweges macht die Einschaltung künstlicher Stenosen unnötig, wie dies beim Apparat von Bicking, den Wassermannschen Röhrchen, der Kuhnschen Saugmaske (vgl. oben S. 287 f.) geschieht. Sie verdient gegenüber diesen nur temporär verwendbaren Apparaturen schon infolge ihrer dauernden Verwendbarkeit den Vorzug. Überdies wird hierbei eine bessere Berücksichtigung der subjektiven Sensationen bei allmählicher Erlernung der nasalen Atmung in Form der Nasenatemübungen möglich.

„... Infolgedessen dürfen wir allzu eingreifende Mittel und Manipulationen, welche die Patienten auf die Dauer allzusehr belästigen, nicht benutzen. Schon aus diesem Grunde halte ich die von ... Wassermann praktisch durchgeführte Methode, wonach die Patienten durch eine enge Öffnung inspirieren und frei mit offenem Munde exspirieren sollen, nicht für geeignet ... Das gleiche Bedenken habe ich gegenüber der von Kuhn angegebenen Methode.“ (Leo.)

Spezieller Teil.

I. Brustwandungen.

Bicking: Die Gymnastik des Atmens zur Hebung von verschiedenen Krankheiten. 1872.
Fraenkel, B.: Diskussionsbemerk. Verhandl. Berliner med. Gesellsch., 18. XII. 1901.
Harraß: Indikationen der Chondrotomie. Deutsche med. Wochenschr. 1908.
— Münch. med. Wochenschr. 1908, Nr. 45.
Hart: Mechan. Dispos. d. Lungenspitzen von Ecke. 1906.
Hofbauer: Verhandlungen des I. österr. Tuberkulosentages 1913. Das österr. Sanitätswesen.
— Zur operativen Behandlung gew. Lungenkrankheiten. Zeitschr. f. experim. Pathol. u. Ther. **4**, **5**, **7**. 1907.
— Diskussion zu Czernys Vortrag in der Gesellsch. der Berliner Charitéärzte 1913.
— Zur operativen Behandlung des chondrogenstarren Thorax. Verh. d. Ges. f. inn. Med. u. Kinderh. Wien. Wiener med. Wochenschr. 1913, Nr. 39.
— Brustkorbverletzungen. Deutsche med. Wochenschr. 1916, S. 125.
— Berliner kriegsärztlicher Abend, 22. V. 1917.
— Erfolge beim phthisischen Habitus. Zeitschr. f. ärztl. Fortbildung 1910, Nr. 13.
— Verhandl. d. orthopäd. Kongresses, Berlin 1913. Diskussion zum Referat: Skoliose, Abbotsche Behandlung.
— Zur Skoliosenfrage. Wiener med. Wochenschr. 1916, Nr. 19.

Jessen: Tuberkulose. 31. d. Kongreß f. inn. Med. 1914.
Kidd: Brit. med. Journ. 1904. Ref. in Fortschr. d. Med. 1905.
Knopf: Berliner klin. Wochenschr. 1908, S. 1185.
Kuhn: V. Tuberkuloseärzteversammlung. Ref. Münch. med. Wochenschr. 1908, Nr. 27.
Majewski: Chir. Behandlung d. Lungenemphysems. Centralbl. f. d. ges. inn. Med. u. Grenzgeb. 6, 61. 1913.
Mohr: Berliner klin. Wochenschr. 1907, Nr. 27.
Ranke: Sitzung des ärztl. Vereins München vom 5. II. 1908. Ref. Münch. med. Wochenschr. 1908, Nr. 20.
Rosenfeld: D. Kongreß f. inn. Med. 1914.
Schreber: Ärztliche Zimmergymnastik.
Stähelin: Jahresk. f. ärztl. Fortbildung. Februar 1919.
Stieda: Naturforscherversammlung Dresden 1907.
Stotzer: Beiträge zur Kenntnis u. Behandlung kyphot. Wirbelsäulenverkr. u. der sie begleitenden Thoraxsenkung und deren Folgen. Schweiz. Korresp.-Bl. 1916, Nr. 45.
Törngren: Lehrb. d. schwed. Gymnastik. Eßlingen a. N. 1908.
Velden, R. v. d.: D. starrdilat. Thorax. Stuttgart 1910.
— Deutsche med. Wochenschr. 1910, Nr. 13.

A. Knöcherner Stützapparat.

a. Engbrüstigkeit

(phthisischer, asthenischer, paralytischer Habitus, „enge obere Apertur").

Die Engbrüstigkeit als Folge dauernder respiratorischer Insuffizienz der oberen Brustabschnitte erfordert kausale Bekämpfung durch entsprechende Atemvertiefung. Zwar kann die Atmungstherapie in jedem Lebensalter sich noch betätigen, sie wird aber im wachstumsfähigen Alter am nachhaltigsten ihren guten Einfluß geltend machen. Am vorteilhaftesten erweist sich die Stärkung der Muskeln, welche den oberen Brustkasten bewegen, nicht nur durch einzelne Atemübungen (s. S. 281 ff., 289), sondern durch Erziehung zur dauernden Bestleistung, womöglich in Verbindung mit entsprechender Vertiefung der Einatmung. Diesem Zweck dienen Atemübungen mit allmählicher Steigerung der Ansprüche, daher am besten unter Verwendung des Exspirators beim Arzt und mit häuslichen Wiederholungen. Bei ausgesprochener Neigung zu habitueller Mundatmung womöglich häusliche Übung mit dem Nasenatmer täglich zwei- bis dreimal im Ausmaß von 5 Minuten bis zu einer halben Stunde, ebenfalls allmählich ansteigend.

b. Skoliose, Kyphoskoliose.

Diese Wirbelsäulenverbiegungen sind zum größten Teil durch Beeinträchtigung der Muskelfunktion auf der konkaven Seite zustande gekommen. Aus dieser theoretischen Erkenntnis erfließt die Notwendigkeit kausaler Bekämpfung dieses Faktors durch Übungstherapie in Form nasaler Atmung mit einseitiger Verstärkung der inspiratorischen Muskelleistung (S. 284): Fächersummübungen. Zum Zwecke einschleichender Steigerung der Atemtätigkeit und Vermeidung schädlicher Nebenwirkungen (vgl. S. 291) empfiehlt sich hierbei die Verwendung des Exspirators etwa nach dem Schema:

Zwei große Knöpfe erst bei zusammengelegten und allmählich entfalteten Windflügeln [2 g[1]) × 0, 1, 2, 3[2])] am Exspirator eingestellt. Zu Hause täglich fünf- bis sechsmal je 2 Minuten zu wiederholen.

Daneben kommen außer Summübungen für die Bekämpfung der Kyphose noch respiratorische Stammuskelübungen in Betracht, wie etwa sagittaler Armbogen mit Rückwärtsschleudern der Arme (s. Abb. 130). Betreffs der damit erzielbaren Effekte s. Abb. 66 u. 83 und die Berichte von Hofbauer, Kidd und Stotzer.

c. Faßthorax.

Diese durch Verschiebung des Atemmechanismus ausgelöste Veränderung (s. diesbez. S. 140) wird durch Erziehung zu zweckentsprechender Atemregulation, gleich der beim Emphysem angegebenen, gleichfalls werktätig bekämpft, und führt die Summtherapie zu nachweisbarer Verringerung dieser Thoraxdeformation s. Abb. S. 142.

Bezüglich der operativen Behandlung dieser Veränderung s. S. 141, 291.

d. Starre Dilatation des Thorax (chondrogene Thoraxstarre).

Bei der knöchernen, starren Dilatation des Brustkorbs hat die Atmungstherapie die Aufgabe zu erfüllen, trotz der organischen Behinderung (s. S. 291) die Ausatmung zu erleichtern, das Zwerchfell zu möglichster Aktion zu veranlassen. Wie ich vor Jahren zeigen konnte, läßt sich ohne Operation in solchen Fällen völlige Arbeitsfähigkeit erzielen durch Förderung aktiver Bauchatmung:

„Damit ist erwiesen, daß selbst dann, wenn der Thorax starr dilatiert ist, das Zwerchfell nicht ohne weiteres als starr ausgespannt und dadurch in seiner Bewegungsmöglichkeit behindert angesehen werden darf. Es wäre selbstverständlich verfrüht, auf Grund dieses einen Falles den allgemeinen Schluß zu ziehen, daß in allen Fällen von Freundschem Emphysem durch Übungsbehandlung es gelingt, die Operation zu umgehen. Sichergestellt aber wird durch diesen Fall, daß die Möglichkeit für den Erfolg einer solchen Behandlung gegeben ist, es mithin vor Einleitung der operativen Behandlung nötig ist, eine entsprechend durchgeführte Übungsbehandlung zu versuchen."

Selbst die Anhänger der operativen Behandlungsmethoden (v. d. Velden, Majewsky) verweisen auf die Notwendigkeit von Atemübungen bei der Nachbehandlung.

„Von größter Bedeutung ist die mehrwöchige physikalische Nachbehandlung ... erst nachdem die Wunden ganz verheilt sind, fängt ein sehr wichtiger Teil der Behandlung an, die richtige Nutzbarmachung der Mobilisation ... eine mehrwöchige physikalische Behandlung, wie Turnen, Atemübungen usw. ... Dies genügt aber nicht allein, sondern man muß auch bestrebt sein, die Patienten auf die Möglichkeit einer besseren kostalen Atmung aufmerksam zu machen (v. d. Velden)."

---

[1]) Bezüglich der Abkürzungen gelten hier und im folgenden:

g = große, m = mittlere, kl = kleine } Knöpfe des Exspirators.

[2]) = bei gleichzeitiger Stellung der Windflügel auf 0, 1, 2, 3 ...

e. Morbus Bechterew.

Bei dieser Krankheit findet schon automatisch eine Heranziehung der Bauchmuskulatur zur Verstärkung der hier nahezu allein wirksamen Zwerchfelltätigkeit statt (s. S. 155, Abb. 87). Die letztere muß noch weiterhin geübt und unterstützt werden behufs Erzielung maximaler Bauchatmungsmöglichkeit.

f. Malum Potti.

Die Ausschaltung der oberen Brustabschnitte von der Atemtätigkeit macht die Erlernung möglichst starker Verwendung der kaudalen Brustkorbanteile, sowie des Zwerchfells durch die S. 279 u. 294 f. angegebenen Methoden nötig.

g. Postpleuritischer Thorax.

Sowohl die Abflachung der Thoraxwand mit Verschmälerung der Interkostalräume als auch die Vorwölbung der Thoraxwand mit Auseinanderdrängung der Interkostalräume sowie die Skoliose der Brustwirbelsäule entspringen der auf der kranken Seite herabgesetzten Wirksamkeit der Atemmuskulatur. Demgemäß empfehlen sich Atemübungen zur Reaktivierung der thorakalen Inspirationsmuskulatur auf der erkrankten und Bekämpfung der Mehrleistung auf der „gesunden Seite". Diesem Zwecke dienen Fächersummübungen etwa nach dem Schema: 2 g × 0, 1, 2, 3 (s. oben S. 308) am Exspirator sowie entsprechend gewählte Atemmuskelübungen. Die auf diese Weise erzielbaren vortrefflichen Resultate zeigen die Abb. S. 99 u. 144 als Beispiel.

h. Birnthorax.

Behufs kausaler Bekämpfung dieser Brustkastendeformation empfiehlt sich möglichst frühzeitige Erlernung vertiefter Ausatmung und aktiver Bauchatmung, etwa nach dem Schema 2 g × 1, 2, 3, 2 m × 1, 2, 3, 2 kl × 1, 2, 3, 1 gr × 1, 2 usw. am Exspirator mit Verwendung des Kompressoriums zur Anbahnung wirklicher aktiver Bauchatmung. Den hierbei erzielbaren Nutzen zeigen die Abb. S. 147, 148.

B. Zwerchfell.

a. Zwerchfelltiefstand.

Wird gemeinsam mit den ihn auslösenden pleuropulmonalen oder abdominalen Veränderungen (s. S. 311 ff.) durch die bei den betreffenden Kapiteln angegebenen atemgymnastischen Methoden mit Erfolg bekämpft.

b. Zwerchfellhochstand.

Für eine Reihe von Fällen (vgl. weiter unten Zwerchfellähmung) kommt die mangelhafte Tätigkeit seiner Muskulatur hauptsächlich als Ursache in Betracht (s. Abb. S. 95). Hier wird durch allmählich gesteigerte Bauchatmung bessere Tätigkeit und Erhöhung des Tonus, also Herunterrücken des Zwerchfells erzielt. Ein Gleiches gilt in vielen Fällen von der Relaxatio diaphragmatica ohne nachweisliche respiratorische Insuffizienz.

„Während bei einigen dieser Fälle das Zwerchfell sich leicht in die Höhe treiben ließ ... gelang das bei anderen Fällen nicht ... in den letzterwähnten Fällen erzielte Verfasser durch gymnastische Übungen im Sinne der Hofbauerschen Emphysembehandlung nach mehrmonatigem konsequenten Fortsetzen Herunterrücken des Zwerchfells um 1—2 cm." (Rosenfeld.)

In der weitaus überwiegenden Mehrzahl der Fälle hingegen wird der Zwerchfellhochstand durch pathologische Veränderungen der anliegenden Organe verursacht und durch die für Bekämpfung derselben angewandten atemgymnastischen Methoden kausal beeinflußt.

c. Zwerchfellkrampf

läßt sich, wie eigene Erfahrung mich belehrte, durch Übung langsamer Ein- und möglichst gedehnter Ausatmung mit Vermeidung jeder brüsken Muskelwirkung oft günstig beeinflussen.

d. Zwerchfellähmung.

Daß bei neuromuskulärer Schwäche Übungstherapie förderlich ist, entspricht allgemein therapeutischen Grundsätzen und erwies sich besonders bei Schädigung des Nervus phrenicus durch Schußverletzung langsam gesteigerte aktive Bauchatmung von gewissem Vorteil.

Als Beispiel diene der von mir beobachtete Fall (s. Abb. 95), in welchem bei Aufnahme ($1^1/_2$ Jahre nach erlittener Schußverletzung) paradoxe Zwerchfellbewegung radiologisch sich zeigte, nach fünfwöchiger Behandlung hingegen normale Bewegungen. Nach fünfmonatigem Aussetzen der Übungen ließ sich, wenn auch nur angedeutete, paradoxe Bewegung wieder nachweisen.

II. Rippenfell.

Aron: Therap. d. Gegenw. 1908.
Capeller: Pneumothoraxbehandlung speziell d. Bronchiektasie u. d. Brustfellhöhlenorgane. Diss. Jena 1916.
Delorme: Gaz. des hôp. 1894.
Grober: Resorption. Zieglers Beiträge **30**, 267.
Hofbauer: Wiener klin. Wochenschr. 1913, S. 295; Deutsche med. Wochenschrift 1916.
— Berliner kriegsärztl. Abend, 23. V. 1917.
Kirchberg: Atemgymnastik. Springer, Berlin 1913.
Laqueur: Med. Klin. 1909, Nr. 20.
Lazarus in Goldscheider-Jacob: Physikal. Therapie.
Moszkowicz: Empyembehandlung. Med. Kl. 1920, S. 21.
Nordmann: Empyem. D. Chirurg. Kongreß 1907. Ref. Zentralbl. f. Chir. 1907, Nr. 31, S. 37.
Perthes: Pleuraempyem. Mitt. a. d. Grenzgeb. d. Med. u. Chir. **7**.
Pribram: Pleuraempyem (Klinik v. Eiselsberg). Langenbecks Archiv **103**.

Schede: 9. Kongr. f. inn. Med.; —: Penzoldt-Stintzing, Handbuch.
Silvestri: Contr. clin. al trattamento della pleur. purul. c. meth. Kawahara Policlinico 1915 sez. prat. 22.
Spengler u. Sauerbruch: Chir. Behandl. der tuberkul. Pleuraexsudate. M. med. 1913, Nr. 51.
Vehling: Berliner klin. Wochenschr. 1908, S. 2270.
Volhard: Deutsch. Kongr. f. inn. Med. 1920.
Wenckebach: Pleuraempyem. Mitt. a. d. Grenzgeb. d. Med. u. Chir.

A. Erguß, pleuritisches Exsudat.

Die resorptionsfördernde Wirkung der Atembewegung (s. S. 165) kommt insbesondere bei den, der medikamentösen Therapie trotzenden, durch Punktion nicht genügend entleerbaren, basalen Exsudaten in Betracht. Die atemtherapeutische Aufgabe besteht daher nach Erschöpfung der medikamentösen Therapie resp. der Punktionsbehandlung (gemäß der statischen Verschiebung und kinetischen Insuffizienz des Zwerchfells als Hauptursache der mangelhaften Resorption) in

1. anfänglicher Lagerung auf die Seite des Exsudats,
2. Erlernung aktiver Bauchatmung.

Bei hochfieberhaften, appetitlosen Patienten hingegen wirkt respiratorische Ruhigstellung der befallenen Seite auf die erwähnten Symptome günstig ein (vgl. S. 106, 302). Eine solche wird schon durch Lagerung auf die gesunde Seite angebahnt, eventuell durch Punktion mit nachfolgendem künstlichen Pneumothorax erzwungen (Wenckebach, Capeller). Nach Abklingen der Temperatursteigerung wird allmählich stärker werdende Heranziehung der kranken Seite zur Atemleistung (unter Vermeidung von Fieber und Gewichtsabnahme!) gelehrt.

In allen Fällen erweist sich bei der Lagerungsbehandlung Kontrolle mit Thermometer und Wage, sowie Achtung auf eventuelle Schmerzen (s. S. 107) nötig. Letztere machen allmähliche Annäherung an die Horizontallagerung, am besten mittels eines Klinostaten (s. S. 286), sowie allmähliche Steigerung der Lagerungsdauer nötig.

Beim Vorhandensein von Exsudatresten an den lateralen Anteilen werden diese Übungen verbunden mit Fächersummübungen (vgl. S. 284). Als Beispiel für die auf diese Weise erzielbaren Resultate verweise ich auf die Abb. S. 165, 166 einem Patienten entstammend, der nach mehrfachen, schließlich frustranen Punktionen und medikamentöser Behandlung uns zugewiesen wurde.

B. Schwarte.

Die respiratorische Insuffizienz und all ihre Folgen (Atelektase, Skoliose, Hängen der Schultern), sowie auch die Verklebung des Phrenikokostalwinkels mit ihren Folgen werden mit Vorteil bekämpft durch verstärkte Beanspruchung der atelektatischen Partien (Volhard): Fächersummübungen, Erlernung oberer Atmung oder Bauchatmung je nach dem Sitze der Schwarte und den konsekutiven funktionellen und organischen Veränderungen sowie entsprechende Lagerung (s. S. 286).

Behufs Bekämpfung der Klinophobie (s. S. 108) empfiehlt sich allmählich gesteigerte Annäherung des Oberkörpers an die Horizontale.

Interlobäre Schwarte.

Die durch eine solche Veränderung hervorgerufenen (s. S. 163 f.) mannigfaltigen Beschwerden (Klinophobie, Atemnot) lassen sich durch entsprechende Lagerungs- und Atemübungen völlig beheben (s. S. 286, 289).

C. Empyema pleurae postoperativ.

Nach der Operation machen sich die resultierenden Narbenzüge resp. respiratorische Insuffizienz durch ähnliche Erscheinungen bemerkbar wie bei der Schwarte und müssen daher ebenso wie letztere behandelt werden (s. oben). Freilich muß in diesem Falle noch viel sorgfältiger auf allfällige unangenehme Symptome geachtet werden, welche als Folge der Resorption pyrogener Stoffe auftreten. Daher sind Gewichts- und Temperaturkontrolle nötig! Erziehung zu dauernder Benutzung der erkrankten Partien bei der Atmung erzielt Wiederausdehnung der atelektatischen Lungenpartien und Verkleinerung eines allfälligen Pneumothorax „ex vacuo", ist daher unerläßlich.

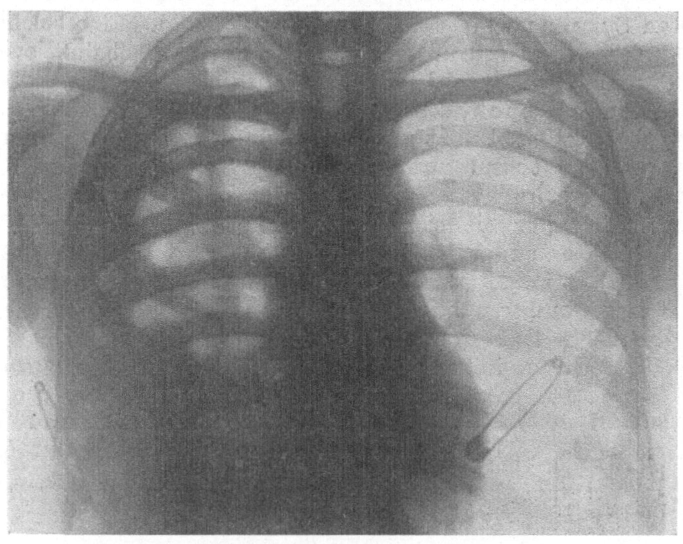

Abb. 143. Röntgenbild eines rechtsseitigen Pneumothorax vor der Atembehandlung (Pat. Len.).

D. Postoperativer Pneumothorax

nach Pleuraempyem ließ sich in allen von mir bisher gesehenen Fällen durch entsprechende Lagerungs- und Atemübungen (aktive Bauchatmung resp. Fächersummübungen) vollkommen beheben. Als Beispiel zeige ich die Abb. 143.

Dieselbe zeigt das Röntgenbild des am 10. 6. 17 wegen Pleuraempyem zum ersten Male, am 22. 8. 17 zum zweiten Male thorakotomierten Pat. Richard Len. (Pr.-Nr. 405/17) vom 21. 11. 17.

5. 4. 18. Der Pneumothorax ist verschwunden.

10. 8. 19 ergibt die Röntgenuntersuchung (Ass. Dr. Eisler): „R. unten und axillar eine konkav begrenzte Schwarte, die das Zwerchfell zum Teil verdeckt. Inspiratorisch hellt sich das obere und mediale Lungenfeld deutlich auf. Die Schwarte zeigt dabei eine wahrnehmbare, nach unten und außen gerichtete Verschiebung. Das Mediastinum zeigt keine wesentliche respiratorische Verschiebung". Pat. ist bei völligem Wohlbefinden und ungehinderter Arbeitsfähigkeit.

III. Lungen.

Bandelier und Röpke: Lehrb. d. spez. Diagn. u. Ther. d. Tuberk. Verl. Kabitzch.

Barth: Deutsche med. Wochenschr. 1899, Nr. 7.

Boghean: Thoraxkompression bei Behandlung der Dyspnöe. Berliner klin. Wochenschr. 1904, S. 11.

Brauer: Künstlicher Pneumothorax. Univ.-Präp. Marburg 1906; Kongreß f. inn. Med.

Broesamlen: Deutsches Archiv f. klin. Med. 1916.

Bruns: Med. Klin. **9**, 1724. 1913.

Carpi: Korresp.-Bl. d. Schweizer Ärzte. Mai 1914.

Floer: Asphaltdämpfe bei Lungentuberkulose. Med. Klin. 1918, S. 344; Ther. d. Gegenw. 1909, 1912.

Forlanini: Lungenabszeß. Münch. med. Wochenschr. 1910.

Garré und Quinke: Grundr. d. Lungenchirurgie. Jena 1903.

Gerhardt: Deutsches Archiv f. klin. Med. **15**; Berliner klin. Wochenschr. 1873, Nr. 3; Zeitschr. f. phys. u. diät. Ther. **1**, 1.

Goldscheider: Berliner med. Ges. Sitzg. v. 12. XII. 1906.

Greeff: Saugmaske bei Tuberkulose. Münch. med. Wochenschr. 1909, Nr. 18, 19.

Grober: Kongreß f. inn. Med. 1907, S. 191.

Harraß: Münch. med. Wochenschr. 1908, Nr. 45.

Hofbauer: Operative Behandlung von Lungenkrankheiten. Zeitschr. f. experim. Pathol. u. Ther. **4**, **5**; Kongreß f. inn. Med. 1912; Wiener med. Wochenschr. 1913, Nr. 39.

— Tuberkulosebehandlung. Disk. Internat. med. Kongreß Budapest 1909.

— Moderne Emphysembehandlung. Wiener klin. Wochenschr. 1912, Nr. 13; Zeitschr. f. phys. u. diät. Ther. **11**.

Hughes: Blätter f. klin. Hydrother. 1894, Nr. 8.

Inman und Paterson: Tuberkulosebehandlung. Lancet, 25. I. 1908.

Jacoby: Münch. med. Wochenschr. 1897; 1899, S. 628.

Jamin: Emphysem. Deutsche med. Wochenschr. 1911, Nr. 26.

Jürgensen: Katarrhal. Pneumonie in Ziemssens Handbuch **5**/1, 232.

Kirchberg: Atmungsgymnastik und Atmungstherapie. Springer, Berlin 1912.

Koch: Neue Tuberkulinpräparate. Deutsche med. Wochenschr. 1897, S. 210.

Kuhn: Lungensaugmaske. Springer, Berlin.

— Kongreß f. inn. Med. 1907, S. 184.

Laqueur: Med. Klin. 1909, Nr. 20.

Leo: Berliner klin. Wochenschr. 1906, S. 900.

Link: zit. nach E. Ebstein, Ergebn. d. inn. Med. u. Kinderheilk. **7**.

Löffler: Med. Klin. 1912, S. 11, 92.

Lommel in Penzoldt-Stintzings Handbuch der Therapie.

Maisel: Pfeilerresektion nach Wilms Deutsche Zeitschr. f. Chirurg. **130**.

Martius: Funktionelle Neurosen Pathogen. innerer Krankh. III, S. 301f. Deuticke, Wien.
Möllers: Antikörper im Blutserum Tuberkulöser. Deutsche med. Wochenschr. 1912, S. 745.
Örtel: Respirat. Therapie in Ziemssens Handb. d. allg. Ther. I/4.
Päßler: Deutsche Klin. a. Ende d. 20. Jahrhunderts. Supplem.
Paterson: Graduated labour in pulmonary tbc. Lancet 1, 25. I. 1908.
Penzoldt: Münch. med. Wochenschr. 1903, S. 10.
Pescatore: Zeitschr. f. phys. u. diät. Ther.
Porges, O.: Wiener klin. Wochenschr. 1917.
Renon: Serothérapie antituberculeuse. Monde médic. 1912, S. 289.
Roßbach: Lehrb. d. physik. Heilmethoden. II. Aufl.
Rühle: Lungenschwindsucht in Ziemssens Handbuch 5/2, 124.
Schmidt, A.: Künstlicher Pneumothorax. Naturforscherversammlung Wien 1914.
Schultzen: ref. Centralbl f. inn. Med. 1900, S. 951 (Tuberkulose).
Seiller, v.: Inhalationstherapie. Wiener klin. Wochenschr. 1904, Nr. 43 (Literatur!).
Stähelin: Lungenkrankheiten in Stähelin-Mohrs Handbuch.
Stotzer: Schweiz. Korrespond.-Blatt 1916, Nr. 45.
Tuffier: Chirurgie du poumon. Paris 1897.
Velden: Deutsche med. Wochenschr. 1910, Nr. 13.
Volhard: 4. Kongreß f. Physiotherapie. Berlin 1913.
Waldenburg: Respiratorische Therapie. Berlin 1872.
Wenckebach: Pneumothorax. Mitt. a. d. Grenzgeb. d. Med. u. Chir. **19.**
Westenhöffer: Lungentuberkulose. Ther. d. Gegenw., Dezember 1906.

A. Hypostatische (asthenische) Pneumonie.

Gemäß der Erkenntnis ihrer Entstehung infolge einer Ruhigstellung des Zwerchfells (s. S. 173) empfiehlt sich zur Verhütung nicht bloß Lagewechsel (s. S. 267), sondern mehrmals täglich durchzuführende aktive Bauchatmung (s. S. 279).

B. Atelektase.

Der Auffassung einer „Kompression" des Lungengewebes als Ursache seiner Luftverarmung entsprang die Anwendung von: Einatmung verdichteter Luft bzw. die Ausatmung gegen Widerstand sowie die einer Luftverdünnung über den Brustwandungen behufs Bekämpfung der im Gefolge von pleuropulmonalen Erkrankungen einseitig auftretenden Atelektasen. Die Erkenntnis einer ungenügenden Wirkung der Einatmungsmuskulatur als Ursache der Atelektase führt zur kausalen Behandlung mittels Stärkung und dauernder Verwendung der Atemmuskulatur in physiologisch richtiger Weise mit Hilfe der daselbst angegebenen Übungen. Als Beispiel der hierdurch erzielbaren Erfolge mögen die Bilder S. 176 dienen.

Die im Gefolge habitueller Mundatmung eingetretene Luftverarmung muß kausal, sowie durch Vertiefung der gesamten Atemtätigkeit behandelt werden. Eine solche wird schon angebahnt durch Erziehung zu dauernder Nasenatmung und verstärkt durch absichtlich verlängerte, hörbar schlürfende Inspiration bzw. durch entsprechende Übungen am Exspirator.

C. Tuberkulose.

Von atmungstherapeutischen Maßnahmen beherrschten bis vor kurzem Klimawechsel und Inhalationsbehandlung das Feld. In den letzten Jahren erst versuchte man, durch Veränderung der Atemleistung die Widerstandsfähigkeit der Gewebe gegenüber der auslösenden Ursache: dem eindringenden Tuberkelbazillus zu beeinflussen. Als unbestrittenes Gebiet fällt der Atmungstherapie hier eine prophylaktische Rolle zu (Rühle, Jürgensen, Hofbauer, Löffler, Hart, Harraß, Stotzer). Die Wichtigkeit einer solchen faßte Koch in die Worte zusammen: „daß auch bei der Tuberkulose die Prophylaxis unendlich wichtiger und vorteilhafter ist als die Therapie".

a. Prophylaxe.

Dieselbe besteht in Erziehung zu dauernder respiratorischer Bestleistung der Lungen im allgemeinen, der Prädilektionsstellen im besonderen bei jedermann, bei disponierten Menschen ganz besonders. Betreffs allfälliger hierbei vorkommender Nebenerscheinungen s. S. 291.

b. Behandlung.

Durch Berücksichtigung der Pathogenese der verschiedenen Symptomenkomplexe, welche die Lungentuberkulose bzw. die Atemleistung auslöst, lassen sich die Indikationen für die verschiedenen oft diametrale Gegensätze bezweckenden atemtherapeutischen Maßnahmen ohne weiteres ableiten. Die dem einzelnen Falle angepaßte Variation der Atemleistung ergibt sich aus den vorwiegenden Krankheitssymptomen, bei deren Berücksichtigung dann Erfolge sich dadurch erzielen lassen.

Beim Überwiegen der Allgemeinsymptome (Fieber, Schweiß, Abmagerung, Appetitmangel) ist respiratorische Ruhigstellung vonnöten, bei Zeichen lokaler Gewebsschwäche hingegen respiratorische Mehrleistung. Da diese beiden Symptomenreihen oft miteinander verquickt sind und oft auch einander ablösen, erweist sich in der Mehrzahl der Fälle ein Übergang von der einen Atmungsalteration zur anderen dringend nötig. Diese Erkenntnis besitzt geradezu ausschlaggebenden Wert für die Wahl der Methode. Wenn irgend möglich, soll diejenige Art der Behandlung vermieden werden, welche bleibende Veränderungen zeitigt, wie etwa die Ruhigstellung durch Brustkorbeindellung, und diejenige gewählt werden, welche die beste Abstufungsmöglichkeit bietet. Auf jeden Fall jedoch (s. S. 303 f.) dürfen gewiß die sonstigen therapeutischen Heilfaktoren nicht außer acht gelassen werden, weil alle respiratorischen Methoden, und hierzu gehört auch die in symptomatischer Beziehung oft Erfreuliches leistende Inhalationstherapie, nur als Einzelkomponenten der Behandlung aufzufassen sind.

α) **Respiratorische Ruhigstellung** des erkrankten Organs (vgl. S. 271 f., 288 f.). Diesem Zwecke dienen Liegekur, Schweigebehandlung, Lagerung sowie die chirurgischen Methoden. Besonders betreffs der letzterwähnten herrscht keineswegs allgemeine Übereinstimmung unter den Autoren. Empfehlenswert scheint mir der Versuch einer (mit Schweigebehandlung verbundenen!) entsprechenden Atemumschaltung vor jedem chirurgischen Eingriff! Konnten doch in nahezu allen mir zur Verfügung stehenden Fällen durch eine solche die bedrohlichen Symptome zum Verschwinden gebracht werden. Mühelos ließ sich daher die im folgenden zu besprechende Reaktivierung der Atemleistung (allmählich gesteigert mit Vermeidung aller unliebsamen Zwischenfälle) anschließen.

β) **Respiratorische Mehrleistung.** Diese eine Verbesserung der Ernährung und Widerstandsfähigkeit des erkrankten Gewebes, überdies eine „Autotuberkulinisation" (Hofbauer) erwirkende Veränderung der Atemleistung ist als der wirksame Faktor bei einer ganzen Reihe verschiedener Methoden anzusehen (s. S. 277, 286, 288). So lassen sich die günstigen Resultate verstehen, welche Tieflagerung bei Spitzentuberkulose erzielt (Jacobi, Leo, Link, Weicker), und ebenso wird leichtbegeiflich die günstige Einwirkung eines „graduated labour" (Inman, Paterson). Die bei den vorgenannten Methoden nur indirekt hervorgerufene, stärkere, respiratorische Beanspruchung der erkrankten Lungenanteile wird in den Vordergrund gestellt bei Verwendung aktiver Atemübungen. Bei denselben (s. S. 278ff.) ist individualisierende allmähliche Steigerung der zu stellenden Ansprüche nötig, aber auch leicht möglich. Die fortlaufende Berücksichtigung der klinischen Erscheinungen ermöglicht eine den Anforderungen des Einzelfalles genau angepaßte, respiratorische Behandlung zum Besten des Patienten. Auf dem Wege körperlicher Ertüchtigung muß einerseits auf Vermeidung des Schadens, andererseits auf Erziehung zur respiratorischen Bestleistung behufs Erzielung möglichster Dauerwirkung geachtet werden. Unter solchen Kautelen verlieren die von manchen Seiten gegen eine solche aktive Atemtherapie geäußerten Bedenken ihre Berechtigung, lassen sich schöne Dauererfolge erzielen.

D. Katarrhalische Pneumonie.

Eine wie weitgehende prophylaktische Wirkung die passive Atemtherapie (Inhalation warmer, wassergeschwängerter Luft (vgl. S. 252ff.) ausübt, erweisen am besten die statistischen Erhebungen von Abelin und Hansen (s. S. 320). Mit dieser Maßnahme verbinde man von aktiven, atemtherapeutischen Methoden die (Atelektasen bekämpfende) Inspirationsvertiefung und die (expektorationsbefördernde) Ausatmungsvertiefung (s. S. 264). Steigerung der Atemleistung erzielt man durch zweckmäßige Lagerung (s. S. 267) und wird gesteigert noch durch Verbindung mit Atemübungen (s. S. 279ff.).

E. Kruppöse Pneumonie.

Die quälende Dyspnöe läßt sich selbst in Fällen, in welchen die medikamentöse Therapie versagt, durch Inhalationstherapie sehr gut beeinflussen. Während man meist durch Sauerstofftherapie (s. S. 255) die Atemnot kausal bekämpfen zu können glaubt, erweist sich dieselbe oftmals als zumindest ungenügend, und wird ihr Effekt durch den einer Sättigung der Einatmungsluft mit warmem Wasserdampf weitaus übertroffen.

„Insbesondere in einem Falle von schwerer doppelseitiger kruppöser Pneumonie ... war der Effekt ein fast zauberhafter. Es war mit Digitalis und Sauerstoff recht wenig erfolgreich gearbeitet worden. Atemnot, Zyanose und subjektive Beschwerden der Patientin erreichten einen Grad, der das Schlimmste befürchten ließ. Ein mit 1proz. Salzsole beschickter Thermovariator wurde nun so in Tätigkeit gesetzt, daß der Dampfstrom über Mund und Nase ... strich — schon nach den ersten Atemzügen begann die Dyspnöe etwas nachzulassen, und nach zirka drei Minuten war ihre Macht gebrochen ... einen ähnlichen Effekt konnte ich bei allen mit schwerer Dyspnöe einhergehenden kruppösen Pneumonien beobachten; durch mehrstündiges Zerstäuben von Kochsalzlösung in der Nähe des Kranken wird stärkerer Atemnot häufig ganz vorgebeugt." (v. Seiller.)

F. Lungenblähung, Emphysem.

1. Prophylaxe.

Die kausale Bedeutung funktioneller Störungen für die Entstehung dieser Lungenveränderung ist als sichergestellt zu betrachten. Sie legt es nahe, die Verhütung und Bekämpfung dieses pathogenetischen Faktors in Form von Vermeidung der schädlichen Art des Atemholens resp. pressender Atmung und Atemhaltens bei körperlicher Anstrengung, Sportbetrieb usw. zu betätigen. Beim Vorhandensein einer organischen auslösenden Ursache (Bronchitis, Pleuraschwarte) empfiehlt sich die Verwendung der dortselbst angegebenen atemtherapeutischen Übungen.

2. Behandlung.

Seit langem steht hier symptomatische Atmungstherapie in Verwendung, und zwar: Inhalation von wassergeschwängerter, ozonreicher (s. S. 246—252), resp. mit schleimlösenden Medikamenten erfüllter Luft behufs Bekämpfung der Bronchitis sowie die pneumatische Behandlung (s. S. 257 f.) mittels erhöhten Luftdruckes (wegen der Schleimhautschwellung der Bronchien [vgl. S. 181]), resp. durch das „spezifische mechanische Antidot des Emphysems" (Waldenburg): die Ausatmung in verdünnte Luft. Behufs Unterstützung der ungenügenden Ausatmung benutzt man die auf S. 260 aufgeführten Apparate von Roßbach, Strümpell. Beim „chondrogen starren" Thorax machte man den Versuch „kausaler" Bekämpfung des Leidens mittels operativer Behandlung der Thoraxdifformität (s. S. 304 u. 308) und nachfolgender Stärkung der Exspiratoren durch Atemübungen (v. d. Velden). Doch erwies sich auch ohne vorausgegangenen chirurgischen Eingriff die aktive Atmungstherapie als zur funktionellen Wiederherstellung völlig genügend (Hofbauer). Mußte in solchen Fällen infolge der Thoraxstarre funktionelle Substitution (vgl. S. 302):

Verstärkung der Zwerchfell- und Bauchmuskeltätigkeit in den Vordergrund gestellt werden, so genügt bei allen, ohne schwere Knorpelverknöcherung einhergehenden Patienten Erziehung zu dauernder Rückführung auf den physiologischen Atemmodus (s. S. 291 ff., 301f.) und zu exspiratorischer Bestleistung (s. S. 292ff.). Bei Verwendung dieser Methode werden dauernde Erfolge nicht bloß funktioneller, sondern auch „organischer" (vgl. Abb. S. 142) Natur erzielt.

IV. Luftwege.

Aron: Pneumatische Kammer. Therap. d. Gegenw. 1908.
Brauer: Pneumothorax. Univ.-Programm Marburg 1906.
Capeller: Zur Pneumothoraxbehandlung speziell der Bronchiektasien. Dissert. Jena 1916.
Czerny, A.: zit. nach Hamburger, Wiener klin. Wochenschr. 1913, S. 283.
Ephraim: Adrenalin bei Asthma. Deutsche med. Wochenschr. 1912, S. 1453.
— (Endobronch. Therapie) 27. Kongr. f. innere Medizin.
Frank und v. Jagič: Pneumothorax bei Bronchiektasien. Wiener klin. Wochenschrift 1910, Nr. 21.
Forlanini: Ergebn. d. inn. Med. u. Kinderheilk. (Literatur!).
Friedrich: In Therapeut. Technik von J. Schwalbe. Leipzig 1907.
Gerhardt: Lehrbuch der Kinderkrankheiten. Tübingen 1871.
— Berliner klin. Wochenschr. 1873, Nr. 3; Deutsches Archiv f. klin. Med. **15** (Emphysem).
Goldscheider: Physik. Behandlung des Asthma bronch. Zeitschr. f. phys. u. diät. Ther. 1907, S. 718.
Göppert: Berliner klin. Wochenschr. 1914, S. 1399.
Hamburger: Psych. Behandlung im Kindesalter. Wiener klin. Wochenschr. 1913, S. 283.
Hofbauer: Asthma. Zeitschr. f. phys. u. diät. Ther. **13**, 45; Med. Klin. 1910, Nr. 11, S. 23; 1911, Nr. 4.
— Zeitschr. f. ärztl. Fortbildung 1910, Nr. 13; Deutsche med. Wochenschr. 1914, S. 1107; Therap. Monatsh. 1915 Mai; Münch. med. Wochenschr. 1917, S. 466 (210).
— Pneumothorax. Zeitschr. f. phys. u. diät. Ther. **17**.
Knopf: Atemtherapie der Bronchitis. Berliner klin. Wochenschr. 1908, S. 1185.
— Atemtherapie bei Asthma. Therap. d. Gegenw. 1909, Juni.
Kuhn: Asthma bronch. Med. Klin. 1910, S. 1656; Kongreß f. inn. Med. 1907, S. 194.
Mahu: Presse médic., 4. I. 1913 (Literatur!).
Moure: Berliner klin. Wochenschr. 1913, S. 862.
Saenger: Asthmabehandlung. Rathke, Magdeburg; Münch. med. Wochenschr. 1904, S. 336.
Siegel: D. Asthma. Fischer, Jena 1912.
Skoda: Vorträge. Allgem. Wiener med. Ztg. 1862, Nr. 16—31.
Seiller, v.: Inhalationstherapie. Wiener klin. Wochenschr. 1904, Nr. 43.
Stähelin: Jahresk. f. ärztliche Fortbildung 1912, S. 20.
Waldenburg: Respiratorische Therapie. Berlin 1872.
Weiß, O.: Asthmabehandlung. Berliner klin. Wochenschr. 1912, S. 1789.
Wenckebach: Mitt. a. d. Grenzgeb. d. Med. u. Chir.

A. Ausschaltung der oberen Atemwege.

a. Organisch verursacht.

Bei Verlegung des Nasenrachenraumes und ebenso nach Tracheotomie kommen die oberen Luftwege für das Atemholen in Wegfall. Die hierbei resultierende Schädigung der tieferen Luftwege sowie des Lungengewebes macht im ersteren Falle die operative Entfernung des Atemhindernisses notwendig, sowie eine nachfolgende Rückführung auf den physiologischen Atemmodus, im letzteren Falle Verbesserung der Luftzusammensetzung in Form von Inhalationstherapie (s. S. 252), sowie möglichst baldigen Verschluß des Tracheostomas behufs Wiederherstellung des physiologischen Atemweges.

b. Funktionell verursacht.

Etwaige bei der respiratorischen Funktionsprüfung (s. S. 184) auftretende üble Nebenerscheinungen (Schwindel, Ohnmacht, Herzklopfen) dürfen nicht ohne weiteres als Kontraindikationen für die rein funktionelle Therapie angesehen werden. Sie verschwinden bald bei einschleichender Steigerung der Ansprüche (Hofbauer). Bezüglich der Erziehung zu dauernder Nasenatmung sowie der Technik der einschleichenden Übungsbehandlung s. S. 296 f.

B. Ozäna.

Von verschiedener Seite wurde die Wichtigkeit der Wiedererziehung zur Nasenatmung bei diesem Leiden auseinandergesetzt (R. Foy, Mahu, Moure), um den trophischen Störungen der kranken Schleimhaut auf diesem Wege entgegenzutreten, und hierfür sogar ein eigenes Instrumentarium angegeben. Doch genügen auch hier die auf S. 296 angegebenen Maßnahmen.

C. Bronchitis chronica („Catarrhe sec" Laennec).

Erziehung zu dauernder Benutzung des nasalen Atemweges ist die kausale Therapie. Symptomatisch empfiehlt sich passive Atemtherapie in Form der Inhalation (s. S. 249 f.), insbesondere von Jodnatrium (v. Seiller) in 1—2 prozentiger Lösung, resp. die pneumatische Behandlung (vgl. S. 258 ff., Aron). Für die Verhütung resp. Bekämpfung von sekundärem Lungenemphysem empfiehlt sich die Anwendung der auf S. 317 angegebenen Maßnahmen.

D. Laryngitis acuta.

Bei dieser Erkrankung ist Schweigebehandlung von Vorteil. Für die Linderung der Entzündungserscheinungen genügt Inhalation (mit Alum. crud. 1,0 Morph. mur. 0,1 Aq. dest. 100, v. Seiller).

E. Bronchorrhöe, Bronchitis putrida.

Zur Bekämpfung dieser Sekretionsanomalie erweisen sich als überaus vorteilhaft Inhalationen (s. S. 249f.) von harzigen Substanzen, Aqua picea (20,0—250 : 500) resp. Terpentinöl oder Latschenöl (0,5—20 : 500) (Skoda, Gerhardt, Waldenburg, Stähelin, v. Seiller, Göppert) resp. Aufenthalt in Waldgegend. Betreffend die Ursachen dieser Wirkung vgl. S. 246, Tappeiner.

F. Bronchiektasie.

Die oben unter (E) empfohlenen Inhalationen kommen bei der in Rede stehenden Erkrankung mit ebensolchem Erfolg behufs Desodorisierung des Sekretes resp. Desinfektion zur Anwendung. Führt diese Therapie nicht zum Ziel, so kann besonders beim Vorhandensein größerer Kavernen die respiratorische Ruhigstellung der betreffenden Lungenpartien (s. S. 271 ff.) in manchen Fällen Vorzügliches erzielen (Brauer, Capeller, Forlanini, Frank und v. Jagič, Wenckebach).

G. Bronchialasthma (Heuasthma, Sexualasthma).

Die pathogenetische Bedeutung der Atemstörungen (s. S. 185 ff.) für das Zustandekommen des Anfalles läßt die empirisch gefundene wirksame Einflußnahme entsprechender Luftveränderung (Höhenluft usw., s. S. 246) leicht verstehen. Gegenüber diesen temporären Erfolgen erzielt Rückführung auf Benutzung des nasalen Atemweges in Verbindung mit Bekämpfung der Überdehnung der Lunge (s. S. 292) mittels methodischer Summübungen gemäß der Rückführung auf den physiologischen Atemmodus ein dauerndes Verschwinden der Anfälle (Hofbauer, über ein Dezennium Beobachtungsdauer!) bei völliger Arbeitsfähigkeit.

Für die Bekämpfung des schon ausgebildeten Anfalles ist freilich viel wirksamer die Inhalation (Jod [v. Seiller], Adrenalin [Ephraim], sauerstoffarme Luft [Adolf Schmidt und David], Räucherpulver), welche die Expektoration erleichtert, sowie die Unterstützung der Atemkräfte (Bruns).

H. Bronchitis capillaris.

„Was für Vorteile die dauernde Feuchterhaltung der Zimmerluft durch Sättigung mit Wasserdampf bei Kindern bringen kann, haben Abelin und Hansen gezeigt, von welchen ersterer im Stockholmer Kinderspital die Sterblichkeit an Kapillärbronchitis bei Säuglingen von 48% auf 18% sinken sah.“ (v. Seiller.)

I. Keuchhusten.

Durch entsprechende Erziehung läßt sich eine Unterdrückung des pathologischen Atemmechanismus und damit der so große, rein funktionelle Anteil der Hustenanfälle erfolgreich bekämpfen (A. Czerny), besonders im „zweiten neurotischen oder psychogenen Stadium" (F. Hamburger).

K. Tuberkulose.

Durch Wiedererlernung der physiologisch richtigen Nasenatmung (s. S. 192) kann man der Weiterverbreitung der absteigenden Tuberkulose der Luftwege erfolgreich Einhalt tun (Holländer).

V. Kreislauf.

Aron: Ther. d. Gegenwart 1908.
Bruns: Münch. med. Wochenschr. 1910, Nr. 42; Med. Klin. 9, 1724. 1913.
David: Zeitschr. f. klin. Med. 74, 404; Zeitschr. f. exp. Path. u. Ther. 1912.
Ebstein, E.: Ergebn. d. inn. Med. u. Kinderheilk. 8.
Fischer: 26. Kongreß f. inn. Med., S. 714.
Fraenkel: Herz bei Pneumonie. Therap. d. Gegenw. 1906, S. 3.
Gerhardt: Referat. 27. Kongreß f. inn. Med. 1910, S. 132 (Literatur!).
Grober: Kongreß f. inn. Med. 1907, S. 191.
Hofbauer: Zeitschr. f. phys. u. diät. Ther. 17, 719.
Jacob: Rééducation respirat. Paris 1906.
Knopf: Berliner klin. Wochenschr. 1908, S. 1185.
Kuhn: Klin. therap. Wochenschr. 1913, Nr. 21.
Leusser: Münch. med. Wochenschr. 1917, S. 739.
Meinert: Volkmanns klin. Vortr., S. 115, 116.
Mendel: zit. nach Jacob.
Morawitz: Thrombose. Referat. Naturforscherversammlung Karlsruhe 1913.
Nageotte-Wilbouchewitch: zit. nach Jacob.
Oertel: Münch. med. Wochenschr. 1889.
Rosenthal: Presse méd. 1904, Nr. 17ff.
— Commun. faite à la soc. méd. du IX. arrond. 1905.
Schleip: Kongreß f. inn. Med. 1907, S. 192 (kontra Saugmaske!).
Vehling: Berliner klin. Wochenschr. 1908, S. 2270.
Weiss E.: Wiener klin. Wochenschr. 1920, S. 843.
Wenckebach: Volkmanns klin. Vorträge Nr. 7, S. 465, 466.
Zimmermann: Inaug.-Dissert. Marburg 1910.

A. Angina pectoris.

„Schon John Hunter sprach in der fesselnden Beschreibung seines eigenen Leidens (Angina pectoris) die Überzeugung aus, daß ihm tiefes Atemholen das Leben gerettet habe. Es bringt auch nach Gibson oft Erleichterung besonders bei gleichzeitig bestehender Zyanose und hohem Blutdruck. Gibson erklärt diese Tatsache dadurch, daß das angestrengte Herz durch das angestrengte Atmen entlastet werde und sich auch der Druck in der Aorta etwas verringert." (Erich Ebstein.)

B. Stenokardie.

„Die Unterdruckatmung ... beseitigt sehr häufig die stenokardischen Erscheinungen der Koronarsklerose." (Bruns.)

C. Herzfehler, Kreislaufschwäche.

Die Atmungstherapie kann die Kreislaufschwäche bekämpfen helfen, wie Beobachtungen in der Klinik Otfr. Müllers direkt erwiesen:

„Wenn z. B. bei Akrozyanose eine Stase in der Blutströmung besteht, so genügt häufig eine tiefe Inspiration, um — allerdings häufig nur für die Zeit derselben — die Strömung in Gang zu bringen. Wir haben hier gleichzeitig einen direkten biologischen Hinweis auf die ansaugende, kreislauffördernde Wirkung der Atmung.“ (E. Weiss.)

Möglichst großen Nutzen erzielt die Atemtherapie dauernd durch Erziehung zu:

1. Genügender Ausatmung,
2. aktiver Bauchatmung,
3. rein nasaler Atmung.

Diese Forderungen werden zum Teil schon durch die Oertelkur angebahnt, vor welcher allerdings Oertel selbst für „Sklerose und Atheromatose der Arterien, überhaupt insbesondere allgemeiner Atheromatose“ eindringlichst warnt. Die Bedürfnisse des Einzelfalles können besser berücksichtigt werden bei Verwendung der Summtherapie am Exspirator mit allmählicher Steigerung der Beanspruchung dieser kardialen Hilfskräfte. Dementsprechend läßt sich das Anwendungsgebiet der Atemtherapie hierdurch wesentlich erweitern, bei dauernder Verwendung anhaltenden Nutzen stiften. Nur so lassen sich die ansonsten bei „Nichtanpassen vor allem der Gefäße an veränderte Zirkulationsbedingungen“ auftretenden unangenehmen Erscheinungen von Kopfschmerzen und Schwindelgefühl (Fischer) vermeiden, die günstigen Effekte erzielen. Fischer konnte den Einfluß der Summtherapie auf Blutdruck, Blutfüllung des Armes und die sphygmobolometrischen Werte im Goldscheiderschen Institute exakt nachweisen.

Temporär wirkt sehr vorteilhaft Luftdruckerniedrigung über den Lungen behufs Unterstützung des venösen Kreislaufs, besonders erfolgreich bei Fettherz und Herzmuskelschwäche der Apparat von O. Bruns sowie die Saugmaske von Kuhn.

Bezüglich Verhütung und Bekämpfung des Sportherzens siehe S. 300, 303.

Vor Behandlung der hartnäckigen Bronchokatarrhe bei Herzkranken mittels pneumatischer Kammern ist eindringlichst zu warnen (Aron).

D. Tropfenherz.

Gemäß den klassischen Darlegungen Wenckebachs veranlaßt der mangelhafte Tonus der Bauchwandmuskulatur die durch Tiefstand des Zwerchfells bedingte Dislokation des Herzens sowohl als die „abdominale Stase“. Die von diesem Autor durch Verwendung seines Mieders erreichten Erfolge beweisen die Richtigkeit dieser Auffassung. Die Atmungstherapie veranlaßt eine kausale Bekämpfung des Leidens durch Erziehung zur Bestleistung der Bauchmuskulatur.

E. Paroxysmale Tachykardie.

Durch Anhalten des Atems in forcierter Inspirationsstellung ließ sich in den Beobachtungen von Nothnagel, Rosenfeld, Leusser der Anfall bekämpfen.

F. Thrombose im Bereich der unteren Hohlvene, Varikositäten.

Aktive Bauchatmung im Liegen mit allmählicher Steigerung sowie Verbindung derselben mit Aufsitzen (s. S. 280) bekämpfen die Blutstauung, sowie die Thrombenbildung im Bereich der unteren Hohlvene. Selbstredend muß aber genaueste Prüfung auf etwa schon vorhandene Thrombosierung die sonst hierbei drohende Gefährdung ausschalten. Demgemäß empfehlen sich diese Übungen besonders prophylaktisch (Morawitz).

G. Chloranämie, Rekonvaleszenz.

Die S. 244 gegebenen Grundlagen lassen die Wirkungen entsprechender Atemübungen bzw. -umschaltung als unterstützenden Faktor bei der Erzielung einer Regeneration des Blutes leichtbegreiflich erscheinen, wie eine solche Meinert, Hofbauer, Rosenthal, Knopf, Mendel, Nageotte, Wilbouchewitch in der Tat eintreten sahen. Den gleichen Effekt erzielte O. Bruns bei Verwendung seines Apparates (s. S. 258) und David bei Verwendung von sauerstoffarmer Luft (s. S. 256). Bezüglich des Wertes der Lungenmaske hingegen „sind auch in dieser Frage noch nicht alle Punkte spruchreif" (Gerhardt, Schleip). Viel eher scheint dies der Fall bezüglich der Höhenluft (s. S. 246) zu sein.

VI. Bauchorgane.

Bauer: Darmatonie. Med. Klin. 1912, S. 956.
Buttersack: Berliner klin. Wochenschr. 1902.
Chilaiditi: Soc. d. radiol. médic. de Paris. Decembre 1910.
Eppinger: Orthostatische Albuminurie. Verhandl. d. Ges. f. inn. Med. u. Kinderheilk. Wien 1914.
Gwerder und Benzler: Albuminurie bei Pneumothorax. Deutsche med. Wochenschrift 1916, S. 1318.
Hamburger: Resorption. Archiv f. (Anat. u.) Phys. 1896, S. 302.
Hofbauer: Mitt. a. d. Grenzgeb. d. Med. u. Chir. **24** (Gallenstauung).
Hofmann: Darmatonie. Therap. Monatsh. Oktober 1902.
Hupertz: Die Lungengymnastik. 1888.
Jürgensohn: Zeitschr. f. phys. u. diät. Ther. **7**, 385.
Kidd: Brit. med. Journ. 1904, ref. in Fortschr. d. Med. 1905, S. 757.
Knopf: Darmatonie. Berliner klin. Wochenschr. 1908, S. 1185.
Meinert: Enteroptose. Volkmanns klin. Vorträge, S. 115, 116.
Mießner: Therap. Monatsh. **11**, 20.
Moebius: Cholelithiasis. Münch. med. Wochenschr. 1899, S. 314.
Mosler: Intestinal stasis. New-York med. Journ. 1916, 28. X., ref. in Med. Klin. 1917, S. 23.
Natier: Monde médical, mars 1914.
Sérégé: Ref. in Zentralbl. f. inn. Med. 1905, S. 1070; Fortschr. d. Med. 1905, S. 757.
Schiele: Zeitschr. f. klin. Med. **76**, 400.
Wenckebach: Atmung und Kreislauf. Volkmanns klin. Vorträge. Neue Folge, S. 465, 466.

A. Motorische Schwäche des Magens.

Durch Heranziehung der muskulären Kräfte des Zwerchfells läßt sich seine kinetische Wirkung auf den Mageninhalt steigern. Diesem Zwecke dient die aktive Bauch- und Zwerchfellatmung (s. S. 294) insbesondere bei Verbindung mit linker Seitenlage; freilich muß wegen der hierbei statthabenden Erschwerung des Abflusses gegen den Pylorus zeitweise mit rechter Seitenlage gewechselt werden. Chilaiditi hat hierbei schon mit „verkehrter Bauchatmung" (vgl. S. 5) günstige Erfolge erzielt.

B. Atonische Obstipation, Meteorismus.

Diese Erkrankungen werden durch Erziehung zur respiratorischen Bestleistung der Bauchmuskulatur (s. S. 294) in Verbindung mit respiratorischen Bauchmuskelübungen günstig beeinflußt (Hofmann, Mosler, Sérégé, Hofbauer, Knopf), der Bauchwandtonus (s. Abb. 144) wird wiederhergestellt. Während entsprechend durchgeführte aktive Bauchatmung nur nützliche Wirkungen zeitigen kann, zeitigt Chilaiditis' Manöver (vgl. S. 5) unerwünschte Nebenwirkungen.

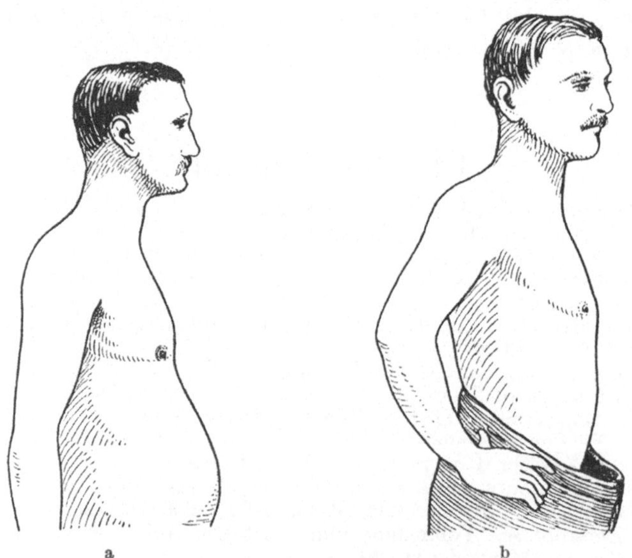

Abb. 144. Atonische Obstipation, Meteorismus.
a vor, b nach Wiederherstellung des Bauchmuskeltonus.

C. Enteroptose.

Erziehung zu dauernder Bauchatmung wirkt bei Eingeweidesenkung nützlich schon infolge der Wiederherstellung des Bauchwandtonus, welchen Wenckebach durch sein Mieder ersetzen läßt:

„Es ist erstaunlich, wie sich nicht selten die Kranken bei dieser Behandlung bessern ... Zyanose, kalte Extremitäten und Kurzatmigkeit verschwinden, Magen- und Darmfunktionen bessern sich ... der Kranke fühlt sich zu neuem Leben wiedergeboren. Er empfindet die Folgen einer wiederhergestellten Zirkulation, wiederhergestellt unter Einfluß des normalen Atemmechanismus.“ (Wenckebach.)

D. Fettsucht, Plethora abdominalis.

Mangelhafte Betätigung der Bauchwandmuskulatur spielt (vgl. S. 26) eine bedeutende Rolle bei der Entstehung dieser Erkrankungen; dieselben werden daher durch aktive Bauchatmung kausal beeinflußt.

E. Gallenstauung (Icterus catarrhalis, Cholelithiasis).

Die theoretischen Grundlagen betreffend den Einfluß der Atembewegung auf den Gallenabfluß (s. S. 27, 221 f.) lassen die praktischen Erfahrungen über den wohltätigen Einfluß gesteigerter Zwerchfellatmung (s. S. 265, 294) bei Gallenstauung (Moebius, Jürgensohn) leicht begreifen, zugleich aber auch die Mahnung zu Individualisierung (Hofbauer) wegen der ansonsten drohenden Schmerzanfälle resp. Fieberattacken.

F. Albuminurie.

Der pathogenetische Einfluß geänderter Statik und Kinetik der Bauchwandungen auf das Zustandekommen der orthostatischen Albuminurie (s. S. 128, 223) läßt die von Kidd, Eppinger erwiesene günstige Beeinflussung dieser Störung durch passive resp. aktive Beeinflussung der Bauchatmung leicht begreifen.

Behinderung der Atembewegung (Pneumothoraxanlegung) hat bei Autointoxikation pulmonalen Ursprungs zur Folge, „daß auf dem Boden der Tuberkulose entstandene, rein toxische Nephritiden durch die Kompressionstherapie wieder direkt zum Schwinden gebracht werden können“ (Gwerder und Benzler).

G. Peritonealer Erguß, Narben post operationem.

Der Einfluß der Atembewegung auf die Lokomotion und Resorption im Bauchraum (Hamburger, s. S. 26) erklärt die Erfolge der von manchen Seiten (Buttersack) vorgeschlagenen, freilich nur unter Kontrolle allfälliger bedrohlicher Symptome (Fieber, Abmagerung) vorzunehmenden Steigerung abdominaler Atemleistung bei Erguß im freien Bauchraum. Ebenso begreiflich ist der Erfolg entsprechend gesteigerter Atemübungen zum Zwecke von „Automassage“ bei Ausbildung von Narbensträngen im Abdomen.

VII. Nervensystem.

Funktionelle Störungen des Atemapparates.

Gutzmann: Sprachheilkunde. 2. Aufl. Berlin 1912.
Hofbauer: Sitzungsbericht d. Neurol. psych. Gesellsch. Wien 1913, 1915.
Hofmann: Therap. Monatsh., Oktober 1902.
Jamin: Zwerchfellneurosen. Münchner med. Wochenschr. 1919, Nr. 49.
Knopf: Berliner klin. Wochenschr. 1908, S. 1185.
Löwy: Neurol. Zentralbl. 1905, S. 880.

Die bei Neurasthenikern oft in Erscheinung tretende „Unmöglichkeit, genug Luft zu bekommen", mit konsekutiver „Atemnot" läßt sich durch allmählich gesteigerte Übungen entsprechend vertiefter Atmung leicht bessern, ebenso die durch den Lufthunger bei psychischen Störungen (Aufregungszuständen) entstehende (s. S. 236) Lungenblähung durch die S. 317 angegebenen Maßnahmen. Die von verschiedenen Seiten betonte günstige Wirkung entsprechender Atemvertiefung bei „neurasthenischen, hysterischen, hypochondrischen Zuständen" (Löwy), Seekrankheit, Schwindelanwandlung, Singultus, Ohnmacht (Hofmann), Schlaflosigkeit (Knopf) basiert zweifelsohne auf der durch entsprechende Atemregulation ausgelösten Verbesserung der Blutzirkulation im Zentralnervensystem.

Besondere Erwähnung verdient die durch Atemtherapie ermöglichte Verhütung von Zwerchfellneurosen bei nervösen Patienten (Jamin), sowie die zum Schwinden zu bringende, weil durch Veränderungen am Atemapparat ausgelöste und kausal atemtherapeutisch zu bekämpfende „Schulterlähmung".

In betreff der Zwerchfellähmung resp. des Zwerchfellkrampfes s. S. 310. Die Sprachstörungen sind durch die klassischen Arbeiten von Gutzmann, Fröschels, Nadolecny, Stern einer auf pathologisch-physiologischer Analyse aufbauenden, kausalen atemtherapeutischen Behandlung zugänglich geworden als glänzendes Beispiel der durch gutfundierte pathogenetische Betrachtung möglichen Bereicherung an therapeutischer Erkenntnis und therapeutischer Vervollkommnung.

Namenverzeichnis.

Sachverzeichnis.

Druck der Spamerschen Buchdruckerei in Leipzig.

Praktisches Lehrbuch der Tuberkulose. Von Professor Dr. **G. Deycke,** Hauptarzt der inneren Abteilung und Direktor des Allgemeinen Krankenhauses in Lübeck. (Fachbücher für Ärzte. Band V.) Mit 2 Textabbildungen. 1920. Gebunden Preis M. 22.—

Das Tuberkulose-Problem. Von Dr. med. et phil. **Hermann v. Hayek** in Innsbruck. Mit 46 Abbildungen im Text. 1920. Preis M. 26.—; gebunden M. 30.—

Tuberkulose, ihre verschiedenen Erscheinungsformen und Stadien und ihre Bekämpfung. Von Dr. med. **G. Liebermeister,** leitender Arzt der inneren Abteilung des städtischen Krankenhauses Düren. Mit 6 Zeichnungen, 5 farbigen Figuren und 5 Fieberkurven. Unter der Presse

---

Die Heliotherapie der Tuberkulose mit besonderer Berücksichtigung ihrer chirurgischen Formen. Von Dr. **A. Rollier** in Leysin (Schweiz). Zweite Auflage. In Vorbereitung

---

Physikalische Therapie innerer Krankheiten. Von Dr. med. **M. van Oordt,** leitender Arzt des Sanatoriums Bühler Höhe.
1. Band: **Die Behandlung innerer Krankheiten durch Klima, spektrale Strahlung und Freiluft (Meteorotherapie).** Mit 98 Textabbildungen, Karten, Tabellen, Kurven und 2 Tafeln. 1920. Preis M. 48.—

Elektrotherapie. Ein Lehrbuch von Dr. **Josef Kowarschik,** Primararzt und Vorstand des Instituts für physikalische Therapie im Kaiser-Jubiläums-Spital der Stadt Wien. Mit 255 Abbildungen und 5 Tafeln. 1920. Preis M. 40.—; gebunden M. 46.80

Die Praxis der Hydrotherapie und verwandter Heilmethoden. Ein Lehrbuch für Ärzte und Studierende. Von Dr. **A. Laqueur,** leitender Arzt der hydrotherapeutischen Anstalt und des medikomechanischen Institutes am städtischen Rudolf-Virchow-Krankenhause zu Berlin. Mit 57 Textabbildungen. 1910. Preis M. 8.—

Die Karlsbader Kur im Hause. Ihre Indikationen und ihre Technik. Von Dr. **Oscar Simon,** Arzt in Karlsbad. 1912. Preis M. 2.40

Gardone Riviera am Gardasee als Winterkurort. Von Dr. **K. Koeniger.** Sechste, von Dr. **U. Koeniger** durchgesehene Auflage. Mit einer Wegekarte. 1913. Preis M. 1.60

Hierzu Teuerungszuschläge